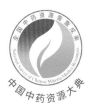

"十三五"国家重点图书出版规划项目

国家新闻出版改革发展项目

国家出版基金项目

中央本级重大增减支项目

科技基础性工作专项

全国中药资源普查项目

梵净山
中药资源图志

▮第一卷▮

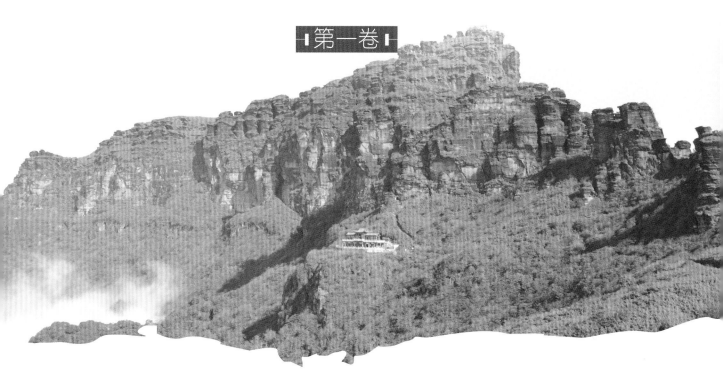

▮主▮编▮

黄璐琦　周　涛　江维克

海峡出版发行集团　福建科学技术出版社

THE STRAITS PUBLISHING & DISTRIBUTING GROUP　FUJIAN SCIENCE & TECHNOLOGY PUBLISHING HOUSE

图书在版编目（CIP）数据

梵净山中药资源图志 / 黄璐琦，周涛，江维克主编 .
—福州：福建科学技术出版社，2022.11

（中国中药资源大典）

ISBN 978-7-5335-6572-5

Ⅰ . ①梵… Ⅱ . ①黄… ②周… ③江… Ⅲ . ①梵净山
—中药资源—中药志 Ⅳ . ① R281.4

中国版本图书馆 CIP 数据核字（2021）第 202935 号

书　　名	梵净山中药资源图志
	中国中药资源大典
主　　编	黄璐琦　周涛　江维克
出版发行	福建科学技术出版社
社　　址	福州市东水路 76 号（邮编 350001）
网　　址	www.fjstp.com
经　　销	福建新华发行（集团）有限责任公司
印　　刷	福州德安彩色印刷有限公司
开　　本	889 毫米 ×1194 毫米　1 / 16
印　　张	137
字　　数	2740 千字
插　　页	16
版　　次	2022 年 11 月第 1 版
印　　次	2022 年 11 月第 1 次印刷
书　　号	ISBN 978-7-5335-6572-5
定　　价	1150.00 元（全四卷）

书中如有印装质量问题，可直接向本社调换

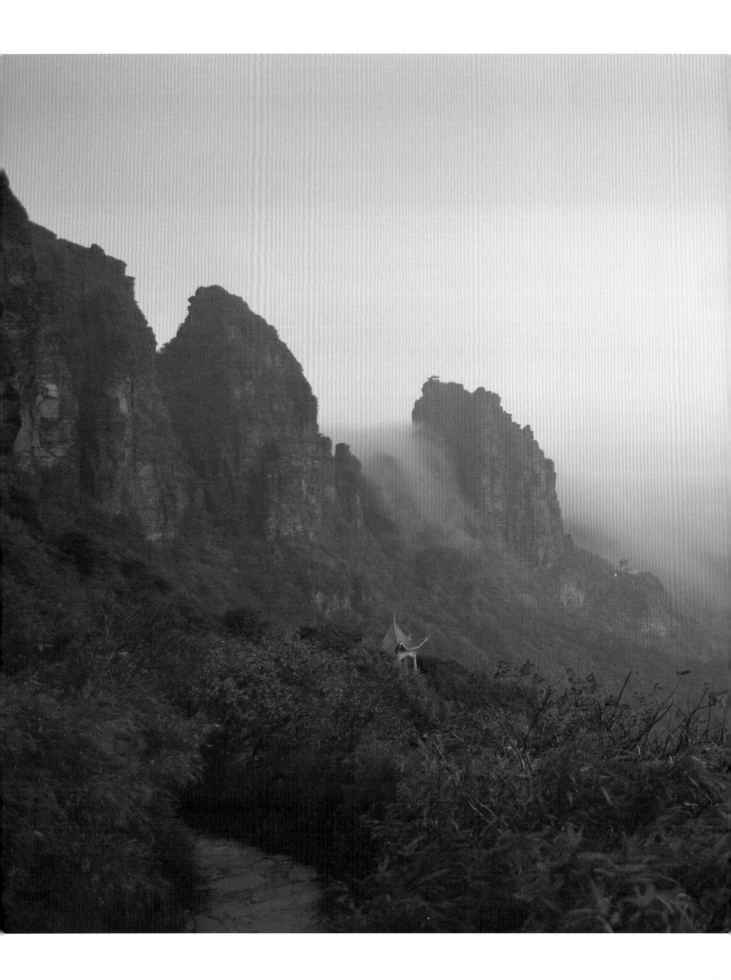

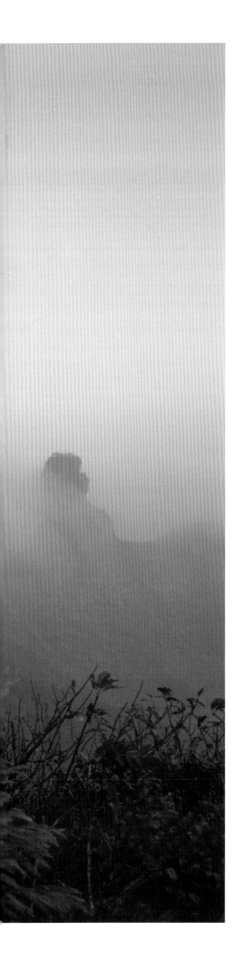

前　言

　　梵净山位于贵州省东北部，地跨北纬 27°49′50″~ 28°1′30″，东经 108°45′55″~ 108°48′30″，是横亘于贵州、重庆、湖南、湖北四省（市）的武陵山脉的主峰，山体庞大，地势隆起显著，突立于我国云贵高原东部向湘西丘陵过渡的大斜坡地带上。最高峰凤凰山海拔 2572 m，最低处盘溪河入口海拔 500 m，高低落差 2000 多米。山体以凤凰山、金顶为中心，四周逐次散布有低中山、低山和丘陵等各种地貌类型，地形多样复杂，气候垂直差异明显。

　　梵净山独特的地形地貌和多变的气候环境孕育了其丰富的生物多样性。梵净山有动植物 6000 余种，其中植物近 4000 种，生物多样性丰富度位居贵州省前列，被誉为"地球绿洲""动植物基因库"。从第四纪以来，梵净山一直处于温暖湿润的气候条件下，成为多种动植物保存和繁衍的场所，珍稀、古老、孑遗动植物种类多，有梵净山冷杉、南方红豆杉、珙桐、黔金丝猴、云豹等珍稀物种，以及贵州报春、梵净山点地梅、梵净山凤仙花、梵净山紫菀等 300 多种动植物模式种，为我国西部中亚热带山地典型的原生植被保存地。1986 年，国务院批准梵净山自然保护区为国家级自然保护区，并成为国际生物圈保护区。2018 年，梵净山被列入世界自然遗产名录。

　　梵净山中药资源十分丰富，初步查明有药用植物 2086 种（含变种），隶属于 242 科 882 属。其中，列入《国家重点保护野生植物名录》的珍稀濒危药用植物有 20 余种，国家重点保护的野生药材物种有 9 种，中国药用植物特有属有 20 个，梵净山地区药用植物特有种有 13 种，贵州新记录的药用植物有 37 种。梵净山是贵州省药用植物种类、珍稀药用植物种类、特有药用植物种类最为丰富的地区之一，保存有较大种群数量、较高经济价值的药用动物、植物、矿物，如七叶一枝花、竹节参、大叶

三七、黄精、天麻、八角莲、黄连、石斛、白及、灵芝、独蒜兰、少棘蜈蚣、中华蟾蜍、乌梢蛇、红腹锦鸡、穿山甲、雄黄、辰砂等。长期以来，周边省份和地区都把梵净山地区视为中药材的宝库。

梵净山地区（贵州梵净山国家级自然保护区及周边区域）是一个多民族聚居地，居住着土家族、苗族、侗族、汉族等38个民族。在丰富的药物资源环境中，世居的各民族在与自然和疾病的斗争过程中，逐步形成了梵净山地区独特的民族、民间用药习惯及医药文化，如苗族医药、土家族医药、侗族医药等，这些民族医药为该区域民族的繁衍昌盛做出了重要贡献。

近年来，中医药在防治严重急性呼吸综合征、新型冠状病毒肺炎等疾病中起到了重要作用，中药、民族药在防病、治病中的独特优势受到世界的关注。而且随着国家发展及环境改造，近年中药资源状况也发生了巨大变化，所以摸清中药资源基本现状成为迫切而重要的任务。2012年5月，贵州省第四次全国中药资源普查试点工作开始筹备。2013年5月，贵州省召开了中药资源普查试点工作的启动会，正式启动包括梵净山地区在内的贵州省中药资源普查试点工作。在国家中医药管理局、中国中医科学院中药资源中心、贵州省中医药管理局等的组织和领导下，普查队按江口县、松桃苗族自治县、印江土家族苗族自治县行政区域划分，覆盖贵州梵净山国家级自然保护区，历经8年，查明了梵净山地区中药资源的种类、分布、传统用药知识等情况。

在中国中医科学院中药资源中心的指导和支持下，贵州中医药大学组织贵州梵净山国家级自然保护区管理局、铜仁学院、贵阳药用植物园等单位的专业技术人员组成《梵净山中药资源图志》编委会，参考了《梵净山药用植物》《中华本草》《贵州中草药资源研究》等有关资料，历时数年，完成了书稿的编写任务。在此，感谢参加梵净山地区普查的队员及各位编委的辛勤付出和无私奉献。

《梵净山中药资源图志》分为总论、各论两部分，全面系统地呈现了梵净山地区第四次全国中药资源普查工作的丰硕成果。总论主要介绍梵净山地区自然地理与经济文化概况、梵净山地区民族医药文化资源概况、梵净山地区中药资源普查概况、梵净山地区中药资源普查取得的成果和社会效益、梵净山地区中药资源现状、梵净山地区药用资源存在的问题、梵净山地区中药资源的保护与利用策略；各论分为三章，主要介绍梵净山药用植物资源、药用动物资源、药用矿物资源，并附有梵净山特有物种。

本书从资料查阅、野外调查、照片拍摄、物种鉴定、品种筛选到完成书稿编纂，历经数载，八次易稿，反复修改，倾注了编者大量的心血。但由于编者水平有限，书中难免有不妥及错误的地方，敬请广大读者和同道批评指正，以便再版时修改、充实，使之臻于完善。

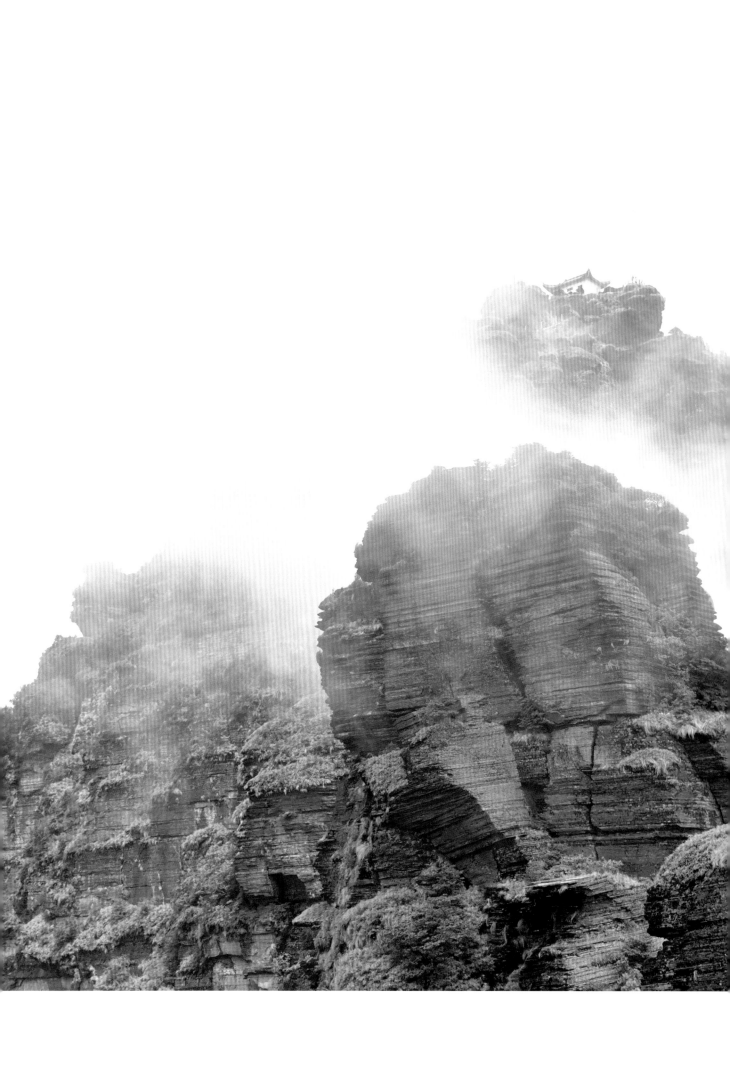

编写说明

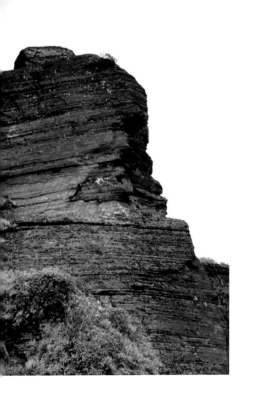

《梵净山中药资源图志》以第四次全国中药资源普查成果为基础，选择梵净山地区（贵州梵净山国家级自然保护区及其周边区域）有分布、功效确切且图像资料齐全的中药资源进行系统整理，共收录药用植物194科1337种（含变种）、药用动物81科125种、药用矿物10种，特有物种30科48种。

本书收载的药用植物资源按低等到高等的顺序排列，包括药用菌类植物、药用苔藓植物、药用蕨类植物、药用裸子植物和药用被子植物。其中，药用菌类植物采用《菌物词典》第10版（Kirk等，2008）中的分类系统，药用苔藓植物采用《中国苔藓志》（英文版）中的分类系统，药用蕨类植物采用秦仁昌蕨类植物分类系统，药用裸子植物、药用被子植物均采用恩格勒分类系统。药用动物采用《中国药用动物志》第2版的分类系统。药用矿物参照《中国自然资源通典·天然药物卷》中的排序。梵净山药用植物和药用动物下每个科中，属及种按属名及种名的拉丁字母排序。

1. 每种药用植物、动物、矿物正文按拉丁学名（或英文名）、别名、形态特征、分布与生境、中药名、功效主治、采收加工、用法用量、用药经验、评述等列项依次编写，部分药材的别名、采收加工、用法用量、用药经验、评述等在梵净山地区及诸家本草均无记载，存在缺项情况。

（1）物种名和拉丁学名（或英文名）：药用植物采用《中国植物志》《中国高等植物图鉴》《中国高等植物》《中国石松类和蕨类植物》等记载的中文名和拉丁学名；药用动物采用《中国药用动物志》第2版、《中华本草》等记载的中文名和拉丁学名；药用矿物主要采用《中国自然资源通典·天然药物卷》《中华本草》记载的中文名和英文名。

（2）别名：一般收录2～5个，为常用的俗名、地方名，部分为民族称谓。

（3）形态特征：记述药用植物、动物、矿物的形态特征，主要参考《中国植物志》、《中国药用动物志》第2版、《中国自然资源通典·天然药物卷》、《中华本草》等。其中，植物形态特征包括生活型、根、茎、叶、花、果实、种子、花期、果期等。

（4）分布与生境：介绍该资源在梵净山地区的分布地名及分布环境。

（5）中药名：依次选用《中华人民共和国药典》（以下简称《中国药典》）2020年版、《中药大辞典》、《中华本草》、《全国中草药汇编》第3版、《贵州中草药资源研究》等图书所载名称，括注对应的药用部位。

（6）功效主治：参照《中国药典》2020年版、《中药大辞典》、《中华本草》及诸家本草简述相应药材的功效与主治。

（7）采收加工：介绍梵净山地区该药材的采收时间和产地初加工方法。在动物药材的采收加工过程中，提倡以人道的方法处死动物，即实施安死术，正文中不再一一说明。

（8）用法用量：根据梵净山地区习惯用法用量并参考诸家本草而定。除另有规定外，用法系指水煎内服，用量系指成人一日常用剂量。

（9）用药经验：对梵净山地区及诸家本草用药经验进行调查、搜集、整理，经筛选后列出。在引用古代诸家本草等时，涉及国家重点保护的野生药材物种，如金钱豹（豹骨）等，在实际应用中应遵循《野生药材资源保护管理条例》等，使用自然淘汰品或替代品。

（10）评述：主要介绍梵净山地区该药用资源的变化等。

2. 每个物种均配有经鉴定后的生境、植株、特征部位、药材等照片。

3. 各论末附有梵净山特有物种。

4. 书末附有药用植物拉丁学名索引、药用动物拉丁学名索引、药用植物中文名索引、药用动物中文名索引等，以便检索。

5. 一般情况下，本书使用的是法定计量单位，但在"用药经验"项中引用古代诸家本草用药经验时，为保持古籍原貌，仍保留钱、两等市制单位。

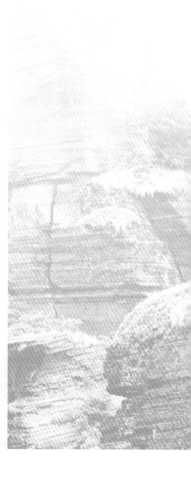

各　论   **37**

第二章　梵净山药用动物资源　　　　　　　　　　　　1847

第三章　梵净山药用矿物资源　　　　　　　　　　　　　　**2009**

附：梵净山特有物种　　　　　　　　　　　　　　　　　**2021**

｜ 各　论　37

第一章　梵净山药用植物资源　39

第一节　药用菌类植物 40

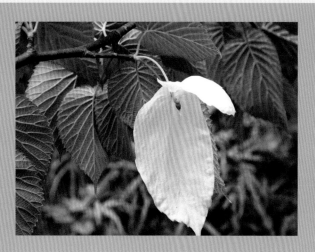
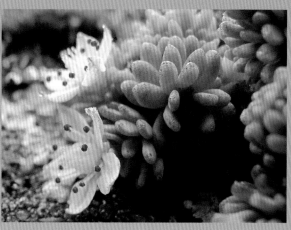
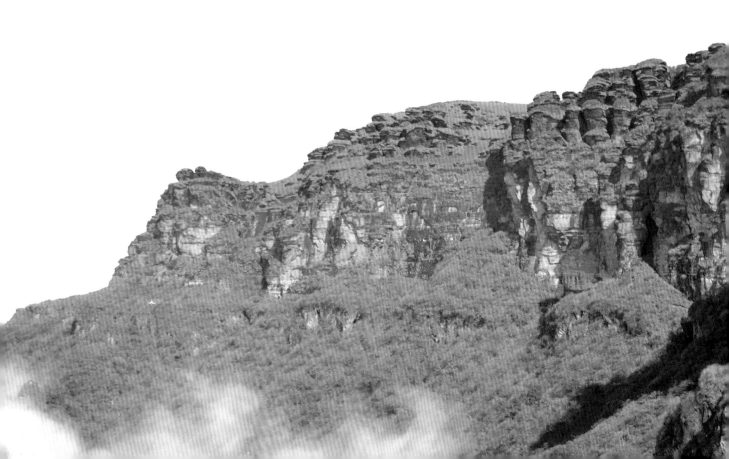

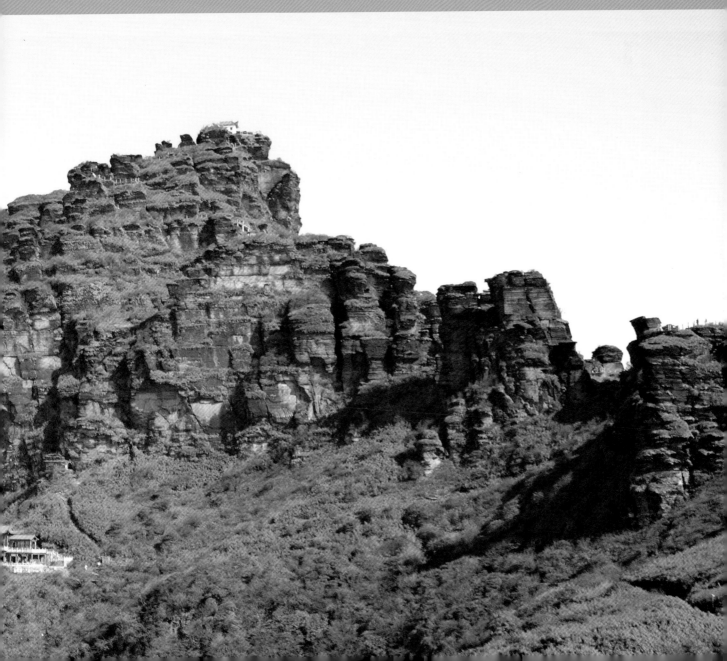

总　论
General Introduction

一、梵净山地区自然地理与经济文化概况

（一）梵净山地区自然地理概况

1. 梵净山地区地势与气候特征

梵净山地处北纬27°49′50″～28°1′30″、东经108°45′55″～108°48′30″地区，是我国云贵高原向湘西丘陵的过渡地区，位于贵州省东北部的江口县、印江土家族苗族自治县和松桃苗族自治县三县交界处，东西宽21 km，南北长27 km，面积775 km²，为武陵山脉主峰。

梵净山是黄河以南最早从海洋中抬升为陆地的古老地区，是武陵山脉西南段最高的山体，也是乌江水系和沅江水系的分水岭。山脉多呈北东—南西走向，山区最高峰凤凰山海拔2572 m，最低处

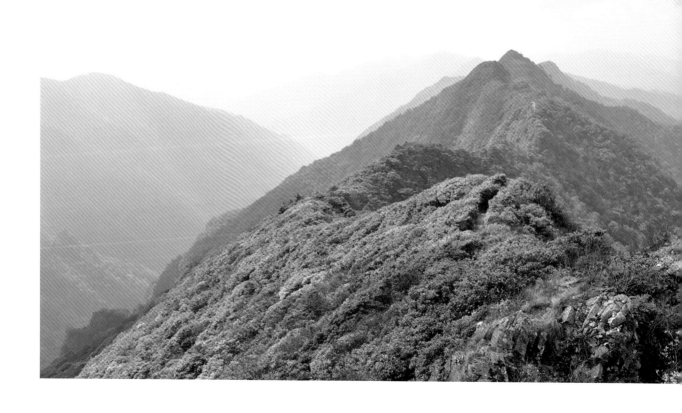

东坡山麓的盘溪河入口海拔500 m，落差2000多米。山体以凤凰山、金顶的中山峡谷为中心，四周逐次散布山地及丘陵地貌，山清水秀，显现出崇山峻岭的景观。

梵净山高大的山体呈北东—南西向（准南北向），形成了气流的阻碍，东南坡正好处于北上暖湿气流的迎风面，多雨，冬温低。气流翻越山脉后下沉增温，使西北坡少雨，雨季稍迟十余天，冬温高。冬季山体两侧降水量差距31%~35%，夏季差距6%~19%。梵净山年均降水1100~2600 mm，年降水日数160~200 d，主要集中在5~10月份，最大降水量在海拔1700 m左右。

由于梵净山的东侧处于寒流进入黔地的通道，在冬季东坡的温度比西坡低4℃以上；东南坡区的年平均气温13.1~14.7℃，7月下旬最高均温24℃，1月上旬最低均温4.6℃，大于10℃积温1500~5500℃；气温随山势增高而降低，年均温5.0~17.0℃，垂直递减率0.50~0.56℃/100 m，如在山脚气温16.2~16.8℃，上升到海拔800 m时降至14.1~14.9℃，到海拔1600 m时气温为10.1~10.6℃，到海拔2000 m以上时气温低于8℃。

2.梵净山地区土壤与植被类型

梵净山地区成土基岩裸露，山势陡峭，土层经流水浸蚀切割和微生物、动植物作用后，普遍比较浅薄，多夹杂大小石砾。土壤呈现垂直地带性分布，从山麓到山顶依次为黄红壤（海拔小于600 m）、山地黄壤（海拔600~1400 m）、山地黄棕壤（海拔1400~2000 m）、山地暗色矮林土

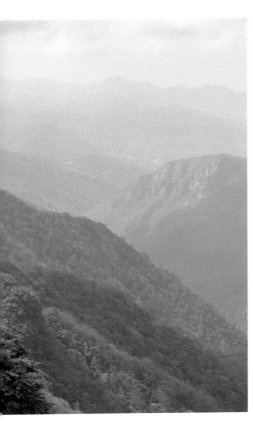 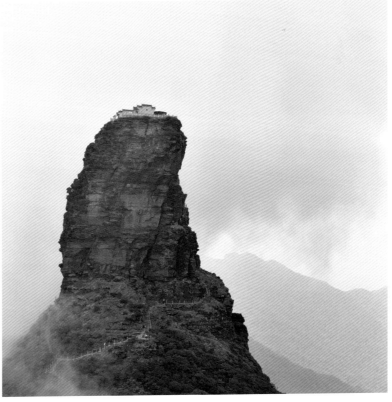

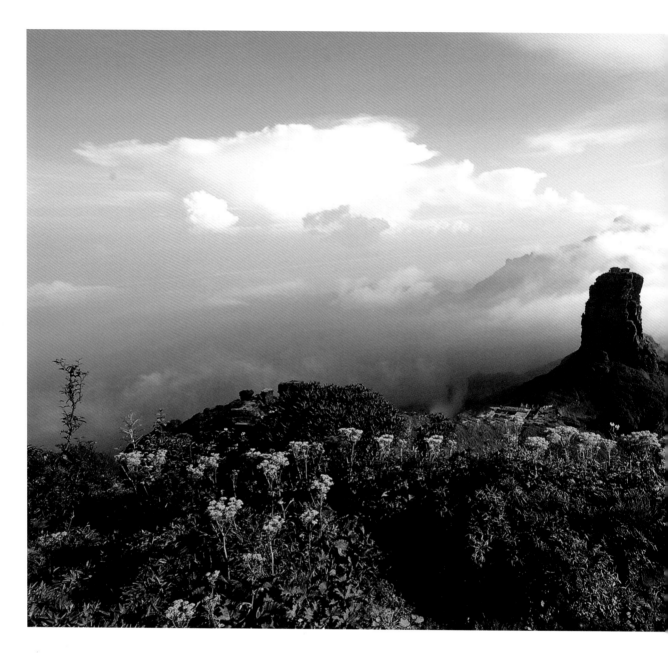

（海拔2000～2200 m）、山地灌丛草甸土（海拔大于2200 m）。全区分布面积最大的为山地黄壤和山地黄棕壤，最少的是山地灌丛草甸土。

梵净山土壤的pH值为4.02～6.41，表层土壤偏酸性，深层土壤略显中性。土壤养分随海拔的升高表现出先增加后减少的趋势：在海拔500～520 m区域的土壤多已垦耕，为山地黄红壤，土壤有机质处于缺乏状态；海拔520～1500 m土壤有机质含量为植物生长最适宜状态；海拔1500～2300 m区域地势较平缓，气候湿暖，植被类型丰富，植物生长茂盛，土壤腐质层厚，有机质含量较高；海拔2300 m以上的山顶区域多岩石，生物量较少，土壤深浅不一，养分略有下降。

虽然梵净山自然保护区的南北纬度之差和东西经度之差均不超过1°，但高大山体的相对落差达2000 m，对季风形成屏障作用，使山体的西南、东北坡面水热分配不均匀，并随海拔形成湿热温

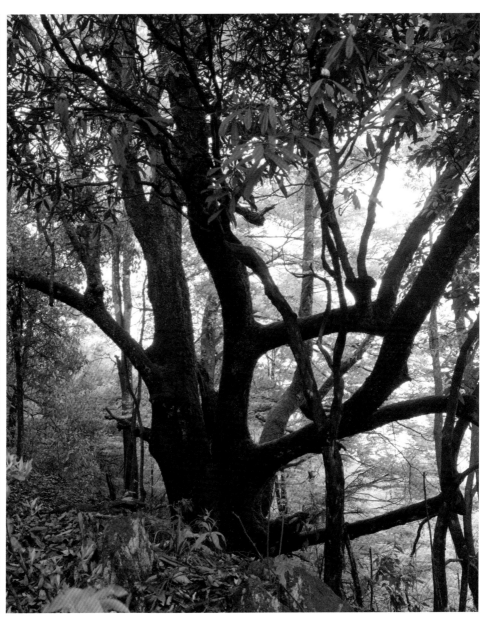

差，造成森林植被类型、树种组成等明显的垂直地带性变化。一般认为，梵净山具有3个植被垂直带：海拔1300~1400 m为常绿阔叶林带；海拔1400~2200 m为常绿阔叶与落叶阔叶混交林带；海拔2200~2572 m为亚高山针阔混交林和灌丛草甸带。其中以中山常绿阔叶与落叶阔叶混交林、温性针阔混交林，含寒温性针叶树的针阔混交林和亚高山灌丛草甸保存较好，基本上由原生性森林组成，孑遗、珍稀植物较多，低山常绿阔叶林和暖性针叶林受人为活动影响较大，形成原生林、次生林和人工林共存的局面。梵净山森林覆盖率在80%以上，活立木蓄积为337.8万 m^3。在750 km^2范围内有800多种木本树种，原生性有栲树林、青冈栎林、珙桐林、黄杨林、高山柏林等，次生性的有响叶杨木林、桦木林、枫香林、枫杨林、马尾松林、毛竹林等44个森林类型。分布的断层、陡岩在垂直带上形成了多种森林植被的镶嵌组合，众多群落交错形成复杂多变的小生境，在植物种类组成和区系上具有温、寒带植物的过渡性特点。在冬无严寒、夏无酷暑、雨量充沛、温暖湿润的环境下，梵净山孕育了丰富的中草药资源。

（二）梵净山地区经济文化概况

梵净山最早载于汉代《汉书·地理志》，始称"三山谷"。唐代《元和郡县志》改称"辰山"。宋代《太平寰宇记》称"思邛山"，佛教于此时传入山区。至明代，该山已是佛教兴盛、寺刹林立，为梵天净土，故名"梵净山"，并沿用至今。

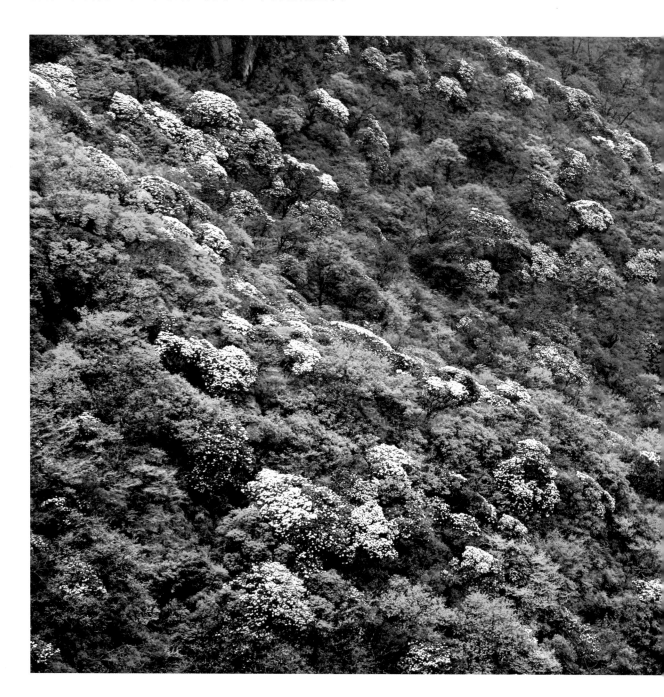

　　梵净山山体绵延庞大，山势险峻高耸，在以船、马为主要交通工具的时代，成为阻隔东西两坡人们交往的天然屏障。这道屏障将铜仁市10个县（区）分隔为东五县（区）与西五县，唯有河流连通，以山为界，以江为带，构成了两个文化区块。东五县（区）主要通过沅水支流锦江与湖南衔接，成为荆楚文化区；而西五县主要通过乌江与蜀地相连，成为巴蜀文化区。梵净山也因此从地理上的分水岭演变成文化区块的自然"边墙"。这是贵州文化因大山阻隔与河流衔接构成文化区块的典型特征。尽管边缘文化的影响力、辐射力、扩张力相对较弱，但是它具有吸纳、兼容的强大功能，这两种不同的区块文化虽然相隔一山，但由于都具有边缘性特征，所以能相互包容兼收。

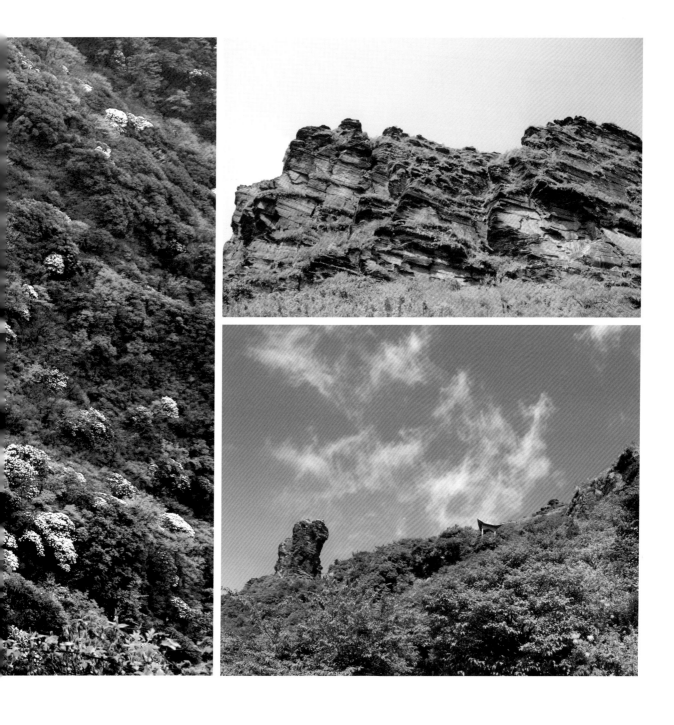

梵净山生态良好，文化多元，为历朝统治者所重视。自明代始，梵净山成为佛教圣地，山上山下佛寺遍布，朝山信众络绎不绝，香火鼎盛，并被敕封为皇庵，成为著名的"四大皇庵"之一，有万历皇帝"敕赐梵净山重建金顶序碑"（简称"敕赐碑"）流传于世。由此，梵净山成为名副其实的"崔巍不减五岳，灵异足播春秋"的梵天净土和古佛圣地。梵净山佛教文化的兴起，对于武陵山区教化人心、净化风气，巩固中央朝廷的统治起到了十分重要的作用。作为黔东门户和沟通蜀中、荆楚的重要交通枢纽，黔东梵净山地区以其特殊的地理优势、区位优势、生态优势、文化优势以及政治优势，深得历朝统治者和地方官员的重视，这在客观上使佛教在黔东梵净山地区得以深入广泛地传播和发展。

梵净山是云贵高原向湘西丘陵的过渡地带，区域内包括江口县、松桃苗族自治县以及印江土家族苗族自治县。其地处"武陵五溪"腹地，是古代"武陵蛮""五溪蛮"的世居之地，至今仍有28个少数民族居住，如土家族、苗族、侗族、仡佬族等。区域内少数民族村落是在一定历史和地域条件下，以一定条件的生产关系及社会关系组成的，是各少数民族居民生活居住得以实现的物质实体，具有独具特色的民居建筑、生产生活方式及风俗习惯。民族的多样性和文化的多元性沉淀了丰富的民族民间医药文化。各少数民族对人体结构、病因、医药种类、医疗技术等方面的认识或经验直接来自长期广泛的人体实践，不仅有现代医药不可替代的医疗保健价值，而且在以健康服务产业为重要经济增长点的区域发展中有着难以估量的经济价值、文化价值和社会价值。

二、梵净山地区民族医药文化资源概况

（一）梵净山地区民族医药文化特点

梵净山所属的武陵山脉绵亘于湘、鄂、渝、黔四省（市）的交界地带，少数民族以土家族、苗族、侗族、白族、瑶族等为主。这些民族依山傍水而居，就地采集自然药物，在长期的生活实践中，形成了自己的民族用药认知体系，代代相传。其中，苗医、土家医在用药治病上以古朴、实用以及简、便、廉、验为特点，在民间为治疗各类疾病做出了贡献。

土家族的土家医以"三元论"来认识人体结构；苗族的苗医把人体从上到下划分为树界、土界和水界3个主要功能区。土家医认为气血失调与冷热失衡为致病机理；苗医认为导致人体生病的因素有蛊、毒、亏、伤、积、菌、虫等7种，这些因素归根结底都要以毒力侵害的方式致病；白族医则多认为病从寒起。在医疗技术方面，民族医诊断疾病多用看、问、听、脉、摸5种方法，但瑶医诊病很少切脉。

土家族医药按药物性质、作用、序数来分类；苗族医药将药物分为酸、辛、苦、涩、甘五味，按药物功效分为清、消、汗、吐、下、补六大类；侗族医药分为冷药、热药两种；瑶族医药一般分为"打药"和"风药"两大类。

民族医十分讲究医规医德。土家医以"良心"为其根本出发点，凭"良心"为邻里乡亲诊病，不论贫富、男女、老幼，均一视同仁。苗医、侗医均有"医为积德，药是施舍"的理念。这些民族医收费一般很低，多少由病人自愿，许多还不直接收取费用，只是病人在过年、过节时以"礼信"来回报。

梵净山地区的侗族、苗族、土家族等民族均没有属于本民族的文字，其民族医药传承主要靠"世袭相传""跟师学徒""民间流传"等方式，这种传授方式一般保守性很强，也容易失真和失传。而且，该地区民族医药还有一些十分不利于传承的内在因素，如侗医药就存在传内不传外、传男不传女、宁愿失传也绝不"乱"传等思想。

（二）梵净山地区苗族医药文化概况

1. 苗药用药特点

自然用药，是苗族人民基于所处生活环境的实践积累，也是苗医用药的一大特色。苗族民间认为"藤本中空能清风，对枝对叶洗涤红，多毛多刺消炎肿，亮面多浆败毒凶"。临床实践证明，藤本植物如木通科木通以及茎中空的号筒杆、薏苡根、水灯草等，均可主利水消肿（苗医所称"风"疾，包括风湿、风水、风毒）。对枝对叶生的龙胆科之龙胆等，有活血、止血之功效。多毛多刺植物如忍冬科之金银花、小檗科之三颗针等，均有消炎、消肿作用。亮面多浆的植物，指叶面光亮、折之有浆水溢出的植物，如罂粟科的血水草，具有败毒赶毒之功效。又如草药一支箭，为瓶尔小草科植物瓶尔小草的全草，夏秋季采收，洗净晒干或鲜用，苗医认为其性冷，入热经，具有清热解毒、凉血、祛风、镇痛等功效。

在苗医的诸多自然用药方法中，熏蒸疗法是一种较有代表性的自然用药方法。熏蒸疗法源于苗族对蒸汽的认识，结合苗医擅用鲜药熏洗外治的经验而产生。一般是利用药物煎煮后所产生的蒸汽熏蒸病人全身，其治疗疾病较广泛，内科、外科、皮肤科等疾病均可治疗。

2. 苗药命名与药性

（1）以苗语给药物命名

一是主要根据形貌，突出药物的形态特征。如"巴陪柔"，意为"岩飞蛾"，表明此药形似贴在岩壁上的飞蛾。又如，木本以"杜"字开头，意译为木，如杉木树皮，苗语为"杜给朵"。草本分两种：以"任"字开头的是草本中的菜类，既可入药又可食用，如胡蒜，武陵山苗语称为"任光"；以"样"字开头的为草本中的草类，如小钱菜，苗语称为"样代当"。藤本也分两种：有毛有刺的以"掐"字开头；无毛无刺的以"厉"字开头，如木瓜藤，苗语称为"厉比告禅"。花类以"毕"字开头，如牵牛花，苗语称为"毕降雍"。二是根据功效性能。如"味儿掌"，意为"大回还"，俗称"叶下红"，这是据其调经回潮、引经利水的回还之效命名的。又如阴行草，苗语名为"嘎夏噶"，意译是拉肚子的药。再如马鞭草，苗语名为"嘎代桑"，意译是医骨折药。三是根据气味。如"比嘎安"，意为"苦药蛋"或"苦胆"，突出了苦味。又如"焦膜香"，意为"香得很"，即中药"九木香"，它能散发出香气。再如皱皮酸模，苗语名为"窝灰消"，"消"的意译为酸味。四是根据药物的奇异生长形态。如"登王帝"，意为"皇帝刀"或"将军刀"，其大叶片像军刀片一样。五是根据颜色。如"锐婆情"，意为"出血草"，即叶片透出红色的草。

（2）把药物划分为公母

同一种药物，如果颜色不同，其功效会有差异；如果因生长环境不同，其颜色发生改变，功效也有区别。如苋科植物鸡冠花，苗语称"锐管查嘎""盆观扎"。大部分鸡冠花的花序呈红紫色，茎、叶柄、叶脉带红色，名公鸡冠花；而少部分鸡冠花的花序呈黄白色，全草浅绿色，名母鸡冠花。苗医认为，红鸡冠花偏入血分，善于收敛止血，多用于月经过多、崩漏；而白鸡冠花偏入气分，善于收湿止带，多用于白带过多。另外，同科同属的药物功效近似，但其形状的差异也是区别药物功效强弱的重要依据。苗医认为，男性体力多强于女性，并将这种认识运用到药物上，便有了公药与母药的概念。药性强的为公药，药性弱的为母药。药物生长在向阳面的、叶尖尖的、植株小样的、颜色偏深或色红色紫的、叶片呈单数的、入血分的、药性温热的为公药，药性一般较强；反之，药物生长在背阳面的、叶尖圆钝的、植株大样的、颜色偏浅或色绿色白的、叶片呈双数的、入气分的、药性寒凉的为母药，药性一般较弱。如水慈菇又名剪刀草、人字草，苗语称"丙改务""锐嘎齐"，具有清热解毒、凉血消肿之功，叶形通常为戟形。按叶形的宽窄与尖端的锐钝分：野慈菇叶形窄小且前端渐尖，故为公水慈菇；而栽培慈菇叶形宽大且前端圆钝，故为母水慈菇。苗医借用原始朴素的公母关系来概括区分药性的强弱，以有效地指导临床运用。在过去科学技术不发达的年代，在交通闭塞的民族地区，它对指导武陵山苗医的临床用药，起到了十分重要的作用。

3. 苗药配制

梵净山民族地区流传着一些富有特色的苗药配方和验方，是千百年来苗族传统医药的结晶。苗药方剂有独特的配制法则，即遵循"三位一体"的事物生存原则，把药物分为三类。第一类为治疗主要病症的领头药，苗语叫"各碑嘎"；第二类为治疗次要病症及补助身体的辅底药，苗语叫"各薄嘎"；第三类为缓解领头药、辅底药的劣性及消除其毒性的监护药，苗语叫"各管嘎"。这三类药按一定法度组合成为治病的药方。在方剂中，所用药物的数量及分量，也有特别的法度。一是配单不配双。苗医认为，配单的疗效比配双的疗效好。二是不能等量用药。苗医认为，药量平等了，药效就会降低，治不了大病，即所谓的"太平药"。

梵净山地区苗医对药物有深刻的研究，对药物的素质特征了解得比较详细，流传下来的苗药走关学说和苗药质征歌，为择药配方奠定了理论基础。苗药质征歌将苗药的气味素质分为香、臊、臭、馊、咬、麻、辣、腥、酸、苦、煳、鲜、甜、夹、皮、咸16种，将药性特征分热、冷和不热不冷3种。对于各种质征的药物功能作用，都分别做了阐述。药物除了有上述16种气味素质以外，还有17种结构素质：黏、糯、沙、面、扒、硬、松、散、滑、涩、腻、粗、细、膨、紧、绵、脆。它们亦各有其功能作用，这是对气味素质学说的补充，尤其适用于食疗学。苗药质征歌积累了千百年来苗族民间药物学的精华，是苗族民间药物学方面的"珍品"。

苗族人民世居山区，所处气候环境多湿热，常配"百草汤"以解毒、散寒、活血止痛。百草汤药物组成比较灵活，药味可多可少。人们将采得的鲜药清水洗净，切成3 cm长的段，加水适量，煎至水沸后再小火煎约15 min，滤取药汁，置于沐浴桶中泡浴。组成百草汤的常用药物约有20种（见表1），大多为藤本和草本类植物药，少数为根茎、茎木类，均为鲜药。

表 1　百草汤 20 种常用组成药物

苗族药名	科名种名	药用部位	功效
芮社勿	菊科艾	地上部分	理气血，逐寒湿
窝与那	菊科千里光	地上部分	除热，解毒，明目
阿尚兴	天南星科石菖蒲	全草	开窍，散寒，消积
加保翁	天南星科水菖蒲	全草	止痛，止痢
锐灯笼	唇形科夏枯草	全草	退虚热，散结，补虚
芮拉吡棍	唇形科金疮小草	茎、叶	清热解毒，消肿止痛
茹思能	茜草科茜草	全草	凉血，活血，祛瘀
孟介能	茜草科钩藤	枝叶	退热，止痛
呷比解	葡萄科乌蔹莓	全草	解毒消肿，活血散瘀
拉比着光	葡萄科爬山虎	全草	祛风，活血，解毒
五爪风	葡萄科狭叶崖爬藤	全草	祛风湿，活血，接骨
加洛根	马鞭草科马鞭草	全草	止筋骨痛、腹痛
窝项嘎	马鞭草科臭牡丹	茎、叶	解毒，祛风利湿，补虚
比加枪	忍冬科忍冬	茎、叶	退热，解毒
比目	猕猴桃科多花猕猴桃	茎、叶	清热解毒，止痛消肿
加欧万囊	蓼科杠板归	全草	解毒，祛湿
芮已当	报春花科过路黄	全草	利湿，通淋
锐主	三白草科蕺菜	全草	退热，排毒，消食
窝乃八降	车前科车前	全草	清热，利尿
整姜	樟科木姜子	茎、叶	祛风散寒，止痛止泻

4. 苗药采集与制作

　　苗药中，植物药多在其有效成分富足时采集。如根类药宜在植株茂盛至翌年抽苗前采集，茎、叶宜在生长旺期时采集，花类宜在待放时采集，果实宜在初熟间采集，芽力求娇嫩，皮类以浆汁富足为好。动物药，如鱼、虾、虫、兽，要辨别真假，腐败者不能入药。矿物、金属类药材应剔净杂质。

药物制作包括一般加工、炮制、提炼、合成及剂型改革等。常见的药物加工方法有浸渍法、晒干法、温干法、火燎法。常见的药物剂型有粉剂、丸剂、片剂、泥剂、酊剂、囊剂。凡季节性药材和珍稀药材，须经加工后储存，以备临床使用。

受当地生活条件的影响，苗药的制作及临床用药形式多样，方法独特。一般是随采随用，不少药仅需简单捶捣成泥或浆即可使用，习惯生用、鲜用，以保持药鲜、味浓、性猛、效速的效果，以最低的代价、最快的速度换取最好的疗效。苗药在选药配方、用药分量、服药方式、禁忌事项以及药物的采集和制作方法上都强调要注意发扬事物之间的良性关系，以达到最佳的治疗效果。

5. 苗医治病方法

苗医治病多用鲜品，且根据病情决定使用单方或复方、内服或外用，灵活多变。用药方法主要有外用法、内服法、化水法、蒸汽法、抽箭法、针刺法。

（1）外用法

外用法主要指用鲜药捣烂后敷患处，或擦或包，均按病情选用。

（2）内服法

内服法用药以鲜品为主，单味药物使用得多，配方用得较少。绝大部分疾病均用此法。

（3）化水法

化水法主要用于止血、接骨、退热、安胎、止痛、安身、止寒、驱邪等。此法有点神秘，但确实具有止血、止痛等作用，其原理相当于冷敷。

（4）蒸汽法

苗医理论认为，风毒、水毒、气毒、寒毒，属于外来致病因素，由皮肤及口鼻等孔窍侵入人体，致使人体发生各种疾病，如风症、气症、水症、寒症等。这类疾病的部位多在皮肉经脉之间，用内服药药力一时难以外达病所。而采用药物的蒸汽，可以使药物的有效成分从毛孔、口鼻等孔窍进入身体内，发挥解毒、散风寒、活血通经、开窍等作用；用火力蒸煮形成的热气，可以温热全身，起到解除寒凝、松软筋骨、行气活血、开利孔窍的作用，使毒气、寒气、黄水等病理产物通过毛孔、七窍随汗、尿、涕、泪、涎、唾等排出体外。此外，蒸汽法还有清洁作用，能够清除分泌、排泄于体表的废物，清洁皮肤、毛窍，达到爽身健体的作用。

（5）抽箭法

抽箭法主要是用于治疗中箭致病的方法。苗医认为有致病箭，中箭后症状表现为放射性牵痛。治疗中箭疾病除用药外，还需要运用手法抽箭，如三十六手、七十二手等。抽箭法是湘黔边界苗医的传统外治法之一。

（6）针刺法

针刺法也是苗医常用的传统外治疗法之一。苗医认为，针刺一定的部位可以治疗特定的疾病，如针刺两侧舌下静脉可治疗蚂蝗症等。

（三）梵净山地区土家族医药文化概况

1. 土家族医学理论

土家族文化受到多元崇拜的影响，医学上形成"三元论""三元性"体系。"三元论"即将人体分为上、中、下三元，上元为脑、心、肺，中元为胃、肠、肝，下元为肾、膀胱、子宫或睾丸。"三元性"是根据药物特性分为凉、温、平三性，凉药指苦、酸、涩味的药，温药指麻、辣、咸味的药，平药指甜、淡、滑味的药。土家族将疾病主要分为两类，即自然疾病和象征疾病。这两类疾病的诊断都采用"九字断病法"，但具体内容却不相同。自然疾病的"九字断病法"，即"一看、二摸、三问、四综合"。看，就是观察病人的肤色，判断其症状；摸，就是摸病人的手或者额头，判断心跳和体温；问，就是询问病人的疾病反应；综合，就是结合前3种诊断的结果综合分析病情，确定治疗方案。象征疾病的"九字断病法"，即"一看、二问、三查、四对照"，具体为观察耳根了解病情，询问病人的发病日期，根据断病口诀查清致病原因，查出结果后与口诀上的疾病症状进行对照。

2. 土家族治病方法与特点

梵净山地区土家族治病方法分为外治法和内治法。外治法是土家族传统技法，概括为"五术一体"，即"刀、针、水、火、药"五术为一体，是土家族医学史上的经典疗法。内治法有泻法、汗法、止法、温法、消法、补法等。

土家族对药物生长习性、外观形态、实用功能等的概括和总结是对药物的认知，也是对具体对象及其性能的一种抽象表达，包括对药物生态认知、药物命名规则、药物分类体系等。在药物利用上有3个特点：①疗病类型和疗病效果与药物生长的空间相关；②药物外形与人体组织器官形状在治疗上具有对应性；③现采现用。

土家族治病的模式大体有3种：一是对自然疾病用药物治疗，二是对象征疾病用仪式治疗，三是对疑难疾病用神药两解。药物治疗就是利用药物治疗那些具有明显病理特征的疾病。仪式治疗是利用仪式治病的一种疗病模式。治疗的仪式指由被认为具有疗病功能的咒语、符、道具以及一系列行为构成的知识表达模式，主要服务于那些身体上没有明显病理特征的特殊人群，这类人群在观念上被认为正在遭遇或可能遭遇疾病的威胁，通过仪式治疗就可以解除这种威胁。神药两解就是将药物治疗和仪式治疗结合的混合治疗模式。从治疗实践来看，它主要有两种表现形式：一种是先用药物治疗，再用仪式治疗；另一种是药物治疗和仪式治疗同时进行，这种情况下，药物往往被当成了仪式治疗中具有治疗功能的道具。

（四）梵净山地区民族医药文化的时代价值

在梵净山及所处的武陵山区，苗族、土家族、布依族等医药学与其他民族医药学一样，在历史、经济、社会、自然等方面条件的制约及影响下，形成了自己独特的医药学理论和思想，在民间为各类疾病的诊断、治疗做出了很大的贡献。其用药理论和方法不仅蕴涵着丰富的生态智慧，也具有典型的代表性和时代意义。

梵净山地区民族医药学植根于中国传统思想文化，以中国丰厚文化底蕴的整体观念为理论基础，是各民族在长期的生产和医疗实践中逐步摸索、总结出来的独特医药理论和诊疗方法。梵净山地区民族民间用药多取自自然，与其生存环境息息相关，一方面体现了现实性和生活性，另一方面也汇集了民族文化的认知体系。苗族用药有防治结合、药护结合、药商结合、药巫结合、药武结合五大特色。在苗族的整个药学体系中，这五大特色是相互联系的，其中的生态智慧主要表现在强调医药的系统性。

梵净山地区各民族对生物资源的利用方式表现在自然用药上，识药、配药、药物的采集和制作等环节都各有特点。这些特点能确保均衡、高效地利用资源，避免对生物资源的单向倾斜利用，也不会对生态环境中的某种植物构成巨大的冲击。因此，引导各民族合理利用生物资源，通过改变资源的利用方式，借助文化运行的力量，才能稳妥地消除人为生态灾变。这一结论不仅有助于实现民族医药的可持续发展，维护人类的健康，而且能深化人们对人为生态灾变成因的认识，总结应对人为生态灾变的有效对策。

三、梵净山地区中药资源普查概况

（一）梵净山地区生物资源概况

梵净山悠久的自然地理发育历史，为北方动植物在第三纪、第四纪冰期南移和南方动植物在冰期北移提供了条件。特别是第四纪以来，该区域一直处于温暖湿润的气候环境中。梵净山地区优越的水热条件，复杂多变的地形所形成的各种生境类型，成为多种生物保存和繁衍的理想场所，不仅保留了一些古老、原始的类群，也产生了特有种类。

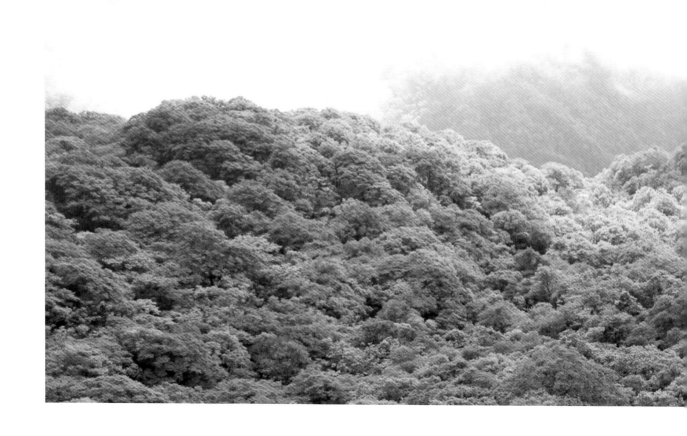

现初步查明，梵净山的动植物种类有6000余种。植物类中，地衣植物96种，真菌植物450种，苔藓植物74科223属657种，蕨类植物44科106属329种，裸子植物6科13属25种，被子植物179科924属2287种。动物类中，昆虫2567种，鱼类7科35属48种，两栖类8科11属34种，爬行类9科24属41种，鸟类39科215种，哺乳类23科70种。其中，属国家一级重点保护的野生植物有梵净山冷杉、珙桐、银杏、红豆杉、南方红豆杉、贵州苏铁等6种；属国家二级重点保护的野生植物有梵净山石斛、天麻、白及、金线兰、杜鹃兰、八角莲、黄连、金荞麦、水青树、香果树、中华猕猴桃、金铁锁、美丽独蒜兰等77种。属国家一级重点保护的野生动物有黔金丝猴、穿山甲、大灵猫、小灵猫、云豹、豹、林麝、白劲长尾雉、白冠长尾雉、秃鹫、黄胸鹀等11种；属国家二级重点保护的野生动物有熊猴、猕猴、黑熊、豹猫、毛冠鹿、勺鸡、红腹锦鸡、松雀鹰、赤腹鹰、画眉、红嘴相思鸟、平胸龟、大鲵等46种。梵净山野生动植物中有300余个种为模式种，其中仅昆虫就有221种，植物有66种，动物有19种。在66个模式植物中有梵净山冷杉、贵州报春、梵净山点地梅、梵净山火绒草、梵净山紫菀、梵净山韭、梵净山景天、梵净山铠兰、梵净山悬钩子、贵州柴胡、贵州凤仙花、梵净山凤仙花、江口盆距兰等23个种为梵净山地区特有种。随着调查研究的进一步深入，梵净山还将会有新的动植物种类被发现。

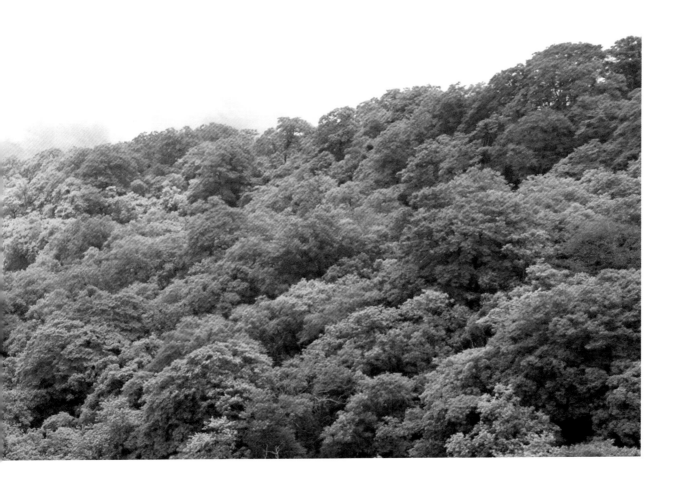

（二）梵净山地区中药资源普查实施情况

1978年，梵净山建立省级自然保护区，1986年晋升为国家级自然保护区，同年成为联合国教科文组织国际"人与生物圈"保护区，主要保护亚热带森林生态系统及黔金丝猴、珙桐等珍稀动植物。同时，在第三次、第四次全国中药资源普查工作中，梵净山被列入普查地区。

1. 梵净山地区第三次全国中药资源普查实施情况

梵净山的第三次全国中药资源普查工作从1985年开始，比全国其他地区要晚近2年。1985年3～5月，在贵州省地县各级政府、省中药资源普查办公室（设在贵州省中药研究所）技术指导下，印江土家族苗族自治县、江口县、松桃苗族自治县成立了中药资源普查领导小组和普查队。1985年8月2～14日，印江土家族苗族自治县普查队从木黄区芙蓉坝经坪所上斗篷山、棉絮岭、锯齿山、剪刀峡、牛塘，过笔筒峰、万卷书、滴水崖、金顶，进行中药资源调查和标本采集。翌年5月15～25日，该队又从朗溪区、张家坝乡上护国寺、钟灵寺、三王殿、黑巷子，经接引佛、滴水崖二上梵净山老山，并对护国寺、肖家河、淘金河的植物标本进行采集。1985年8月，松桃苗族自治县普查队对梵净山东北坡的牛角河、泡木坝、牛风包等地进行药用植物调查和采集。1986年7月，江口县普查队对梵净山东南坡的黑湾河、马槽河、铜矿山、凤凰山、回香坪等地进行中药资源调查。三县普查队共采集制作腊叶标本3702份，发现新植物资源15种、珍稀濒危植物36种、菌类12种、矿物药27种；整理民族药24种，搜集当地民族中草药单验方128个；共摄制彩色照片217张、黑白照片156张。根据普查资料统计，梵净山中药材总蕴含量为319.7万kg，其中植物药287.3万kg，矿物药29.7万kg，动物药1.45万kg，菌类药1.25万kg。据《贵州梵净山科学考察集》（1987年）记载，收藏于贵州省中医研究所（现与贵州中医药大学合并）并注有标本号的药用高等植物有100科72属410种。其中，清热解毒药96种，止咳、祛痰、平喘药44种，止血药43种，祛风除湿、舒筋活血药60种，补中益气、散寒解表药33种，理气止痛、活血通经药42种，其他功用药物92种。

2. 梵净山地区第四次全国中药资源普查实施情况

2012年，梵净山地区开始启动第四次全国中药资源普查工作，外业普查自2014年4月开始。普查队按江口县、松桃苗族自治县、印江土家族苗族自治县行政区域划分，普查范围覆盖梵净山自然保护区，普查工作根据《第四次全国中药资源调查贵州省重点调查品种目录》《全国中药资源普查技术规范》执行。

（1）样地样方调查

根据全国中药资源普查信息管理系统给出的样地信息［每个样地的全球定位系统（GPS）数据一般在45个以上］，尽量选择常用中药种类丰富、便于操作且样地之间的直接距离在1km以上的样地。根据《全国中药资源普查实施方案》的要求，每个县的样地数量不少于36个。在样地内依据植被类型、可达性、地形地势等情况设置不能重叠的5个以上样方套（一般按等间距设置），每样方套由6个不同大小的样方组成，包括10m×10m的1号样方，5m×5m的2号样方，2m×2m的3号、4号、5号、6号样方，按左上、右上、右下、左下顺序排列（见图1）。

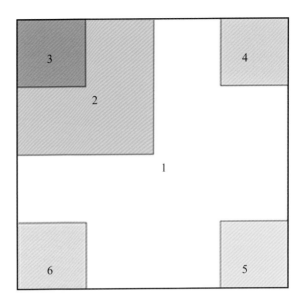

图1　每套样方的设置（数字代表样方号）

其中1号样方用于调查乔木品种，2号样方用于调查灌木品种，3~6号样方用于调查草本植物品种。样方中乔木、灌木资源的计量，建议采用"标准木"的方法进行。例如，如果1号样方中有杜仲树，需要计算这棵杜仲树树皮（药材）的量，可以查询资料或按照10棵杜仲树产杜仲树皮量的平均值，计算1号样方中杜仲树所产杜仲药材的量；如果2号样方中有1株金樱子，可以查询资料或计算10株金樱子所产果实（金樱子药材）量的平均值，计算2号样方中金樱子药材的量。3~6号样方中草本植物资源的计量，采用全部采挖后称取药用部位重量的方法计算。

（2）本底资源调查（一般调查）

调查县域内所有中药资源的种类、分布情况。根据地形、地貌和资源分布情况，选择具有代表性的调查线路。如按照方位、海拔高度、植被类型等选择具有代表性的山体、山沟、坡地等设计调查路线，平原可以调查田埂、河堤、池塘等区域。也可结合重点调查资源品种的样地调查进行本底资源调查。

（3）栽培资源调查

调查县域内所有的栽培资源，主要了解栽培资源的种类、种源的来源和栽培历史、栽培技术情况、病虫害情况及防治技术等。

（4）市场调查

药材市场的调查，主要调查药材品种的流通情况、县域内季节性市场的品种情况（如端午药市的药材情况）等。此外，还有医疗单位和医药企业使用中药材的情况。

（5）传统知识调查

县域内民族民间采用的与中医中药使用不同的医药知识调查。例如，民间传统有使用金樱子根治疗妇科炎症、徐长卿全草治疗头痛头晕、刺梨根治疗痢疾、八爪金龙根治疗牙龈炎、毛茛全草捣烂包大拇指治疗牙痛等。

（6）标本采集

标本是中药资源调查的重要凭证。所有资源品种都需要采集3~5份及以上的标本，所有标本都应该具有鉴定特征的器官，一般植物需要有繁殖器官，标本记录应完整。

（7）药材样品、种质材料、影像资料采集

县域内重点调查资源品种应该采集药材样品和种质材料。种质材料主要包括种子、活体。每一种资源品种至少需要4张照片，包括生境、群落、植株和植株特征照片各1张；每一份标本需要至少1张照片；每一个样地样方需要有影像资料证明；每一个普查队需要有工作照片。

（8）内业整理

内业整理包括：①标本的压制、制作和鉴定，药材样品的干燥等处理，种质材料的处理；②外业调查数据的整理；③数据、影像材料的上传；④其他工作。

（9）普查结果

1）江口县境内：通过野外3轮集中普查和20多次分散补充调查，江口县共采集标本3200余份，上台制作标本2880余份，拍摄图片2.5万余张。调查发现江口县有药用植物资源175科561属1120种（野外实地调查发现药用植物152科745种，重点药材72种）。其中，蕨类植物41科88属246种，占贵州省现有文献报道药用蕨类植物的54.6%，文献未报道的有26种；具有药用价值的蕨类植物有12属37种；1~4个种的有30科（包括39属65种），5个种以上的有11科（包括49属181种）。资源的具体科属种是：金星蕨科11属18种、水龙骨科10属39种、蹄盖蕨科10属21种、鳞毛蕨科5属32种、中国蕨科4属10种、石松科4属4种、膜蕨科3属8种、三叉蕨科3属4种、里白科2属5种、稀子蕨科2属3种、碗蕨科2属3种、乌毛蕨科2属3种、球盖蕨科2属2种、铁角蕨科1属16种、卷柏科1属14种、凤尾蕨科1属13种、铁线蕨科1属5种、木贼科1属4种、瘤足蕨科1属4种、裸子蕨科1属4种、石杉科1属3种、阴地蕨科1属3种、瓶尔小草科1属3种、紫萁科1属3种、海金沙科1属2种、蕨科1属2种、书带蕨科1属2种、舌蕨科1属2种、剑蕨科1属2种、蚌壳蕨科1属1种、车前蕨科1属1种、蘋科1属1种、鳞始蕨科1属1种、姬蕨科1属1种、肿足蕨科1属1种、球子蕨科1属1种、岩蕨科1属1种、骨碎补科1属1种、肾蕨科1属1种、槲蕨科1属1种、满江红科1属1种。重点品种有6科6属8种：蚌壳蕨科金毛狗 *Cibotiumbarometz* (L.) J. Sm.，卷柏科垫状卷柏 *Selaginella pulvinata* (Hook. et Grev.) Maxim.，石松科石松 *Lycopodium japonicum* Thunb. ex Murray，紫萁科紫萁 *Osmunda japonica* Thunb.，水龙骨科石韦 *Pyrrosia lingua* (Thunb.) Farw.、有柄石韦 *Pyrrosia petiolosa* (Christ) Ching、庐山石韦 *Pyrrosia sheareri* (Bak.) Ching，槲蕨科槲蕨 *Drynaria roosii* Nakaike。

此外，梵净山自然保护区的裸子植物有6科13属15种，被子植物有130科463属887种，属于国家

珍稀濒危与保护植物的有25种，新记录种有红花寄生、四川花楸、苍叶守宫木、锈色蛛毛苣苔等12种；民族（土家族、苗族、侗族）常用药材有55种；药用新资源有25种；保护引种移栽药用植物有30余种。江口县集贸市场有野生药材品种155种，归属46科92属，其中重点药材有35种；全县栽培中药材有黄精、缬草、玉竹、厚朴、黄柏、重楼、金银花、百合等10余种，种植面积1.5万亩（1亩=666.67m²）左右，其中，中草药缬草的提取物主要出口东南亚国家。民间调查中搜集医药验方50余个。

2）松桃苗族自治县境内：完成了47个样地、168个样方套和1008个样方的重点品种调查，调查发现野生中药资源有124科396属486种，重点品种327种；搜集种质资源101份，药材样品366份；栽培资源有45种；市场调查重点品种121种。在分类上，菊科物种的多样性最丰富，有39个物种；其次是百合科、豆科和蔷薇科，其物种数都超过22种。资源蕴藏量超过1000 t的约占6.6%；100～1000 t的约占20.4%，有功劳木、川莓、石楠叶、飞龙掌血、山茶根、救军粮叶、虎杖、鸡眼草、截叶铁扫帚、牡荆叶、侧柏、卷柏、牛姆瓜、白茅根、杉木根等；100 t以下的有83种，约占73%，有野桂花、大细辛、血水草根、叶下珠、羊蹄草、红豆杉、凤眼草等。

通过内业整理得到有效标本486种2425份，其中重点品种有73种，比该县第三次全国中药资源普查的品种多出26种。松桃县有12个乡镇栽培药材，如孟溪镇栽培桑白皮，乌罗镇栽培白术、木树乡、盘信镇和长兴堡镇栽培忍冬，大路乡和永安乡、甘龙镇栽培百合和苦参，普觉镇栽培百合、丹参和黄花白及，黄板乡栽培太子参和万寿菊，正大乡栽培百合、苦参、忍冬、铁皮石斛。民间调查中搜集医药验方5个，验方信息量完整具体。

3）印江土家族苗族自治县境内：采集标本2600余份，上台制作标本2200余份，拍摄照片3万多张；上交腊叶标本1880份；引种移栽药用植物35种，种子资源27种；采集药材标本120余种，上交药材标本96种，其中重点品种45种、区域特色药材8种、常用药材43种。药用植物资源有188科465属788种，其中梵净山世界遗产地核心区保护有120多种，蕨类植物有32科75属161种。栽培品种有黄精、缬草、厚朴、五倍子、续断、金银花、刺梨、桔梗、菊花、党参、白术、太子参、白及、淫羊藿、天麻、钩藤、何首乌、百合、青蒿、迷迭香等22种中药材。土家族特色药材6种，种植面积5.3万亩，其中黄精单品占1万余亩。集贸市场常用药材品种122种，归属40科75属，其中重点药材有35种。民间调查中搜集医药验方23个、民族医药古籍2种，表明民族医药有着悠久的用药历史。

四、梵净山地区中药资源普查取得的成果和社会效益

（一）普查取得的成果

1. 多方合作，摸清资源家底

梵净山自然保护区是贵州植被和药用植物资源最为丰富的地区，保护区进行过多次科学考察，拥有丰富的调查研究资料。利用好自然保护区，加强与各类自然保护区合作，是推进中药资源普查的有效方法。例如，江口县普查队与梵净山自然保护区合作进行江口县中药资源普查工作，一方面能够到核心保护区进行样方调查，使江口县的本底资料数据显著上升，并且在此基础上出版了《江口县药用植物资源》，另一方面还有望发现新物种。所在地区各县编写了"中药资源普查试点工作总结报告""中药产业发展规划建议"，为当地中医产业的发展提供了科学客观的依据，也为下一步编制贵州省中药产业发展规划打下良好的基础。

2. 培养中药资源专业技术和管理队伍

第四次全国中药资源普查试点工作培养了一批中药资源普查相关的专业技术和管理人才，以及一支能打硬仗的中药资源普查队伍。由于在中药资源普查（试点）工作中的优秀表现，有10多人被提拔到更高的职务，有10多位乡村医生转聘为医院的医生，有5人从中级技术职称晋升到高级职称或由副高级职称晋升为正高级职称。这些人才是宣传中药资源相关知识的火种，是中药资源普查成果转化应用和后续开展中药资源普查工作的基础和保障。此外，还有若干学生在参与中药资源普查工作中得到锻炼和进步。例如，铜仁学院团队通过中药资源普查培养本科生22名，其中8名考取硕士研究生，编写的《全国中药资源普查（玉屏德江试点县）》被《铜仁学院社会服务经典案例——依托梵净服务发展》（湘潭大学出版社）收录；贵州中医药大学30多名本科生和10多名研究生参与了内业整理，有多名学生以内业整理为毕业专题，实现了"引社会服务之水，灌人才培养之田"的目标。

3. 支持中药民族药学科建设，助推中药产业发展

第四次全国中药资源普查工作留下了大量梵净山物种资源的标本和影像资料、纸质材料等，可利用这些资料建设展示厅和标本馆，或参与乡镇中医馆的建设，用于宣传中医药文化。贵州中医药大学建立了贵州苗医药博物馆、贵州省种子种苗繁育基地和贵州特色药材种质资源保存圃（种繁基地和保存圃100亩，种子保存库120 m²，智能玻璃温室964 m²，钢架半自动大棚1820 m²，种子种苗检验实验室1000 m²），同时扩建了标本馆。铜仁市在江口、玉屏、德江等县普查的基础上，建立了"铜仁市武陵山道地药材博物馆"；铜仁学院利用中药资源普查队采集的标本，丰富了"铜仁学院人文生态馆"的内容，成为2017年贵州省应用型本科高校转型发展现场会的一个展示窗，对梵净山中医药文化建设和大健康产业发展产生积极的推动作用。

（二）普查成果应用的社会效益

铜仁学院是贵州省中药资源普查试点县玉屏侗族自治县、江口县和德江县的技术依托单位，后续还承接了印江土家族苗族自治县的中药资源普查工作。铜仁学院通过全面承担这4个县的中药资源普查工作，获得了大量标本、药材和影像资料，并且培养了一批热爱中药资源、了解当地资源的专业人才。基于梵净山地区中药资源普查成果，铜仁学院成功建设了"铜仁市武陵山道地药材博物馆"和"铜仁学院人文生态馆"。所有的标本、药材以及电子标本均由中药资源普查团队提供，如果没有中药资源普查项目的支持，要建成这两个场馆是难以想象的。这两个场馆的建设得到当地政府的高度重视，也成为介绍当地中医药文化、展示中医药资源优势的标志，更是铜仁学院师生进行人文生态知识教学教育的基地，还是2017年贵州省应用型本科高校转型发展现场会的重要展示窗口。

贵州苗医药博物馆、苗药标本馆、中药民族药种质资源圃、国家基本药物所需中药材种子种苗繁育基地的建设者正是贵州中药资源普查的省级技术专家和普查大队骨干。这些场馆也是教学示范、教学方法改革和科研的场所。例如，过去由于缺乏场地不能开设药用植物栽培学的实验课，现在都可以在种质资源圃的大棚里进行；过去只能栽培在花盆里的科研用样品，现在能栽培在温室大棚里，并且能够进行控温控湿的对比实验，显著提高了科研的质量。此外，贵州苗医药博物馆、苗药标本馆和中药民族药种质资源圃更是展示贵州中药资源优势、普及民族医药传统知识的窗口，是"申博升大""一认证一评估"期间相关专家必定考察的地方，给相关专家留下了深刻印象并获得一致好评。

五、梵净山地区中药资源现状

（一）药用植物资源现状

梵净山自1978年成立省级自然保护区以来，经过近40年的有效保护，特别是退耕还林、天然林保护工程的实施，保护区周边的森林植被得到有效恢复。目前初步查明梵净山有药用植物2086种，包括菌类植物、苔藓类植物、石松类和蕨类植物、裸子植物、双子叶植物、单子叶植物六大类群，隶属于242科882属。其中，药用真菌类植物42科75属171种，超出贵州已知的146种真菌；药用苔藓类植物15科18属22种，占贵州已知35种苔藓的62.9%；药用石松类和蕨类植物28科85属244种，占贵州已知433种石松类和蕨类植物的56.4%；药用裸子植物8科16属25种，占贵州已知46种裸子植物的54.3%；药用双子叶植物128科575属1379种，占贵州已知3189种双子叶植物的43.2%；药用单子叶植

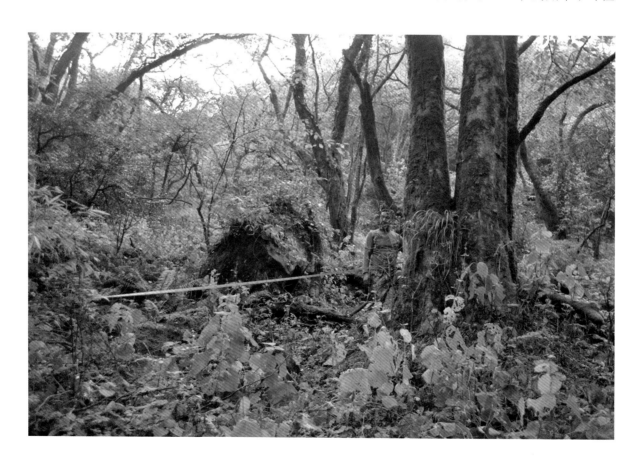

物21科113属245种，占贵州已知680种单子叶植物的36.0%。梵净山还保存有较大种群数量的珍稀药用植物，如七叶一枝花、竹节参、大叶三七、黄精、天麻、八角莲、黄连、石斛、白及、灵芝等随处可见，长期以来梵净山地区被视为中药材的宝库（见表2、表3）。

表2　贵州梵净山国家级自然保护区药用植物科、属、种统计

种类	科	属	种
真菌类植物	42	75	171
苔藓类植物	15	18	22
石松类和蕨类植物	28	85	244
裸子植物	8	16	25
双子叶植物	128	575	1379
单子叶植物	21	113	245
合计	242	882	2086

表3　贵州梵净山国家级自然保护区药用植物与其他区域药用植物丰富性比较

保护区	真菌类植物			苔藓类植物			石松类和蕨类植物			裸子植物			被子植物		
	科	属	种	科	属	种	科	属	种	科	属	种	科	属	种
贵州麻阳河国家级自然保护区	9	13	19	8	8	9	27	46	91	7	11	13	116	433	947
湖南八大公山国家级自然保护区	11	18	24	8	10	13	29	51	91	7	13	16	130	561	1084
贵州纳雍珙桐省级自然保护区	9	11	17				29		73	6		11	120		724
贵州望谟苏铁自然保护区							26		74	8	10	15	153		955
贵州习水中亚热带常绿阔叶林国家级自然保护区	6		19	5		5	38		120	5		9	126		530
贵州宽阔水国家级自然保护区				12	16	21	9	12	20	5	6	7	95	361	535
贵州梵净山国家级自然保护区	42	75	171	15	18	22	28	85	244	8	16	25	149	688	1624

梵净山药用植物中，草本类占明显优势，有1173种，占总数的56.2%；木本类715种，占总数的34.3%。

在2086种药用植物中，有32个科含20种及以上药用植物。其中，多孔菌科11属23种、红菇菌科2属24种、凤尾蕨科10属33种、蹄盖蕨科9属22种、金星蕨科12属21种、鳞毛蕨科10属42种、水龙骨科12属35种、樟科8属33种、毛茛科15属37种、小檗科6属21种、荨麻科12属26种、蓼科5属29种、

杜鹃花科5属22种、虎耳草科12属23种、蔷薇科23属83种、卫矛科4属24种、大戟科12属28种、葡萄科6属25种、芸香科11属22种、五加科9属21种、伞形科19属33种、唇形科25属40种、玄参科13属32种、茜草科19属29种、忍冬科6属35种、菊科100种、天南星科6属20种、莎草科9属23种、禾本科21属27种、百合科23属56种、兰科24属51种等。

有32个科含10~19种药用植物。其中，药用真菌类植物3科30种、药用石松类和蕨类植物2科30种、药用双子叶植物26科345种、药用单子叶植物1科14种。具体为：灵芝科2属10种、伞菌科7属10种、牛肝菌科4属10种、卷柏科1属14种、铁角蕨科1属16种、木兰科5属14种、榆科6属10种、桑科4属15种、壳斗科6属16种、山茶科6属16种、猕猴桃科2属12种、藤黄科1属12种、堇菜科1属11种、葫芦科5属13种、十字花科6属14种、紫金牛科4属12种、报春花科3属15种、景天科3属12种、柳叶菜科3属10种、山茱萸科7属15种、冬青科1属14种、鼠李科6属17种、槭树科1属10种、龙胆科5属10种、萝摩科5属10种、茄科6属15种、马鞭草科6属19种、木犀科4属13种、苦苣苔科9属11种、桔梗科9属19种、败酱草科2属10种、拔葜科1属14种。

有66个科含4~9种药用植物。其中，真菌类10科51种、石松类和蕨类7科44种、裸子植物2科12种、双子叶植物41科252种、单子叶植物6科37种。具体是：炭角菌科2属6种、鸡油菌科1属5种、拟层孔菌科3属6种、丝膜菌科1属4种、小皮伞科3属5种、膨瑚菌科2属4种、口蘑科3属4种、银耳科1属4种、硬皮马勃科2属7种、鬼笔科2属6种、石松科2属9种、木贼科1属4种、瓶尔小草科3属6种、

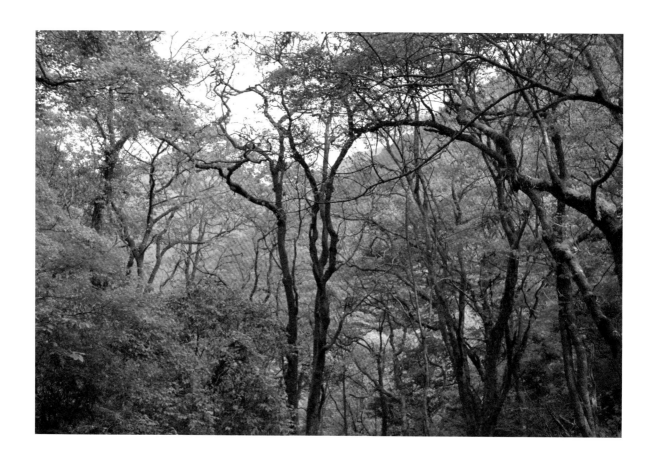

里白科2属5种、瘤足蕨科1属4种、碗蕨科5属8种、松科3属7种、柏科4属5种、金粟兰科2属4种、马兜铃科2属9种、五味子科2属7种、木通科4属7种、清风藤科2属8种、紫堇科1属6种、金缕梅科5属8种、胡桃科5属8种、桦木科4属6种、秋海棠科2属4种、苋科3属6种、石竹科7属9种、椴树科3属4种、锦葵科5属8种、杨柳科2属5种、柿树科1属6种、安息香科3属9种、山矾科1属8种、海桐花科1属6种、茶藨子科2属4种、云实科6属8种、胡颓子科1属6种、瑞香科3属4种、野牡丹科4属6种、八角枫科1属5种、蓝果树科3属4种、桑寄生科3属5种、蛇菰科1属4种、黄杨科3属5种、远志科1属9种、漆树科5属9种、楝科3属4种、牻牛儿苗科1属5种、凤仙花科1属7种、防己科4属4种、夹竹桃科4属8种、紫草科6属9种、醉鱼草科1属4种、爵床科5属6种、眼子菜科1属5种、鸭跖草科5属8种、灯心草科1属4种、姜科5属7种、鸢尾科2属4种、薯蓣科1属9种等。

有50个科含药用植物2～3种。其中，真菌类11科27种、苔藓类5科12种、石松类和蕨类4科9种、裸子植物4科11种、双子叶植物19科43种、单子叶植物7科15种。具体是：虫草科1属2种、羊肚菌科1属2种、黑粉菌科1属2种、木耳科1属3种、鹅膏科1属3种、韧革菌科1属2种、小菇科1属3种、侧耳科2属3种、球盖菇科2属2种、蛇苔科1属2种、泥炭藓科1属2种、真藓科2属3种、羽藓科2属2种、金发藓科2属3种、紫萁科1属2种、海金沙科1属2种、槐叶蘋科1属2种、乌毛蕨科2属3种、苏铁科1属2种、杉科3属3种、三尖杉科1属3种、红豆杉科2属3种、三白草科3属3种、罂粟科2属2种、马齿苋科2属2种、梧桐科2属2种、大风子科3属3种、旌节花科1属2种、鹿蹄草科1属3种、水晶兰科2

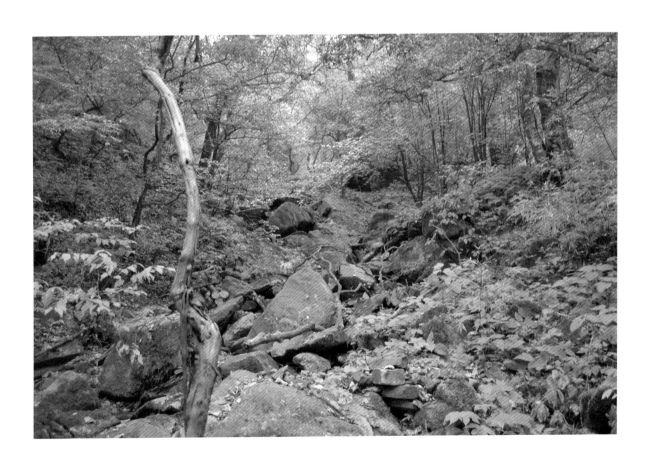

属2种、含羞草科1属2种、千屈菜科2属2种、桃金娘科1属2种、无患子科2属2种、苦木科2属2种、酢浆草科1属2种、菟丝子科1属2种、车前科1属2种、列当科3属3种、紫葳科3属3种、川续断科1属2种、泽泻科1属2种、水鳖科2属2种、浮萍科2属2种、香蒲科1属2种、棕榈科2属2种、石蒜科2属3种、雨久花科2属2种。

有62个科含1种药用植物。其中，真菌类16科、苔藓类10科、石松类和蕨类8科、裸子植物2科、双子叶植物23科、单子叶植物3科。具体是：火丝菌科、刺孢多孔菌科、皱孔菌科、齿耳菌科、猴头菌科、革菌科、小脆柄菇科、黏褶菌科、丝盖伞科、裂褶菌科、地星科、硬皮地星科、丽口菌科、牛舌菌科、轴腹菌科；地钱科、牛毛藓科、曲尾藓科、丛藓科、葫芦藓科、提灯藓科、珠藓科、万年藓科、柳叶藓科、灰藓科；合囊蕨科、𬬻科、金毛狗科、鳞始蕨科、冷蕨科、岩蕨科、球子蕨科、肾蕨科；银杏科、罗汉松科；番荔枝科、腊梅科、胡椒科、金鱼藻科、大血藤科、马桑科、连香树科、杜仲科、大麻科、杨梅科、商陆科、番杏科、仙人掌科、小二仙草科、杉叶藻科、石榴科、铁青树科、茶茱萸科、省沽油科、伯乐树科、七叶树科、透骨草科、水马齿科、狸藻科、精谷草科、芭蕉科。

（二）药用动物和矿物资源现状

梵净山拥有华中、华南和西南三个区系成分的动物。梵净山自然保护区有初步记录的野生动物有1004种及4个亚种。其中，兽类8目23科68种，占全国兽类种数的13.6%；鸟类16目39科191种，占全国鸟类种数的6.2%；爬行类3目9科41种，占全国爬行类种数的10.9%；两栖类2目8科34种，占全国两栖类种数的12.2%。此外，鱼类4目9科48种；陆栖寡毛类2科21种；昆虫18目，目前已知有600多种。梵净山还有众多低等动物、无脊椎动物类群的研究未涉及。梵净山国家一级重点保护野生动物有黔金丝猴、穿山甲、大灵猫、小灵猫、云豹、豹、林麝、白劲长尾雉、白冠长尾雉、秃鹫、黄胸鹀等11种；国家二级重点保护野生动物有熊猴、猕猴、黑熊、豹猫、毛冠鹿、勺鸡、红腹锦鸡、松雀鹰、赤腹鹰、画眉、红嘴相思鸟、平胸龟、大鲵等46种。其中黔金丝猴是我国特有物种，仅分布于梵净山，是梵净山自然保护区的重点保护对象，也是世界濒危物种之一。

梵净山鸟类有20多种，如苍鹭、池鹭、白鹭、普通秋沙鸭、竹鸡、勺鸡、雉鸡、山斑鸠、多种画眉和绣眼鸟、麻雀、山麻雀等。一些食谷鸟类为山区的主要狩猎鸟类。珍稀鸟类有鸳鸯、红腹角雉、红腹锦鸡、白冠长尾雉4种，对保持该山区的生态平衡起着积极作用。梵净山有鳖、北草蜥、黑眉锦蛇、王锦蛇、赤链蛇、灰鼠蛇、滑鼠蛇、乌梢蛇、翠青蛇、竹叶青蛇、银环蛇、尖吻蝮蛇等爬行类动物；有大鲵、中华蟾蜍、华西蟾蜍、黑眶蟾蜍、黑斑蛙、沼蛙、棘腹蛙、棘侧蛙、双团棘胸蛙等两栖类动物；有众多的观赏蝶类、倍蚜、白蜡虫、中蜂、寄生蜂等昆虫；在梵净山河流中主要有泥鳅、黄鳝、马口鱼、青鱼、园吻鲴、鳙、鲢、花滑鱼、华泉鱼、刺鲫、云南光唇鱼、泉水鱼、鲤、黄颡等18种经济鱼类。

梵净山矿产资源丰富，已探明具有开发价值的矿产资源有锰矿、铅锌矿、钒矿、大理石、磷矿、石煤、石英砂等共20余种，其中锰的远景储量达9000万 t，占全国总储量的1/8，是我国三大锰矿基地之一。梵净山所在的铜仁地区蕴藏有丰富的汞、钾、磷、石英砂等10多种矿产资源，钾矿储量1亿 t以上，石英砂储量160万 t以上。

（三）梵净山珍稀濒危、特有物种及贵州新记录物种

梵净山国家一级重点保护野生植物有梵净山冷杉、珙桐、银杏、红豆杉、南方红豆杉、贵州苏铁等6种；国家二级重点保护野生植物有梵净山石斛、天麻、白及、金线兰、杜鹃兰、八角莲、黄连、金荞麦、水青树、香果树、中华猕猴桃、金铁锁、美丽独蒜兰等77种。

梵净山国家二级重点保护野生药材物种有杜仲、厚朴、凹叶厚朴、黄连等4种；国家三级重点保护野生药材物种有天门冬、华中五味子、铁皮石斛、流苏石斛、金钗石斛等5种。

梵净山有中国种子植物特有属20属：银杏属、青钱柳属、血水草属、钟萼木属、杜仲属、枳属、喜树属、星果草属、香果树属、裸蒴属、大血藤属、腊梅属、通脱木属、匙叶草属、独花兰属、珙桐属、盾果草属、动蕊花属、八角莲属、半蒴苣苔属，隶属于19个科，其中银杏科、杜仲

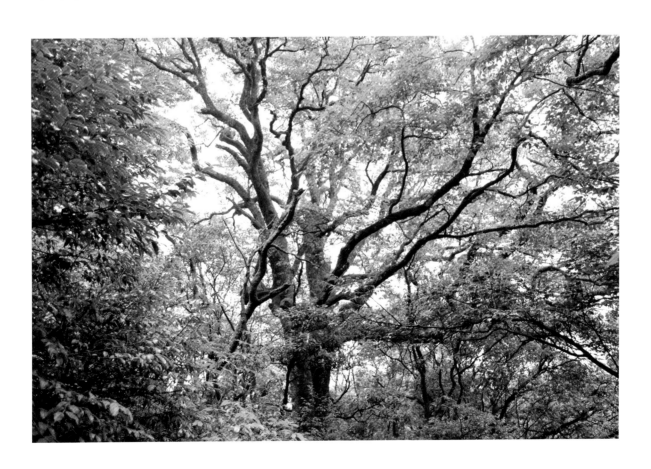

科、伯乐树科、珙桐科4个科为中国特有科。地方特有种有银背叶党参、梵净山小檗、梵净山火绒草、梵净石斛、梵净山冠唇花、梵净蒲耳根、短茎淫羊藿、贵州报春、梵净山紫菀、贵州金丝桃、绥阳雪里见等10余种。

近年调查发现的梵净山新记录植物有37种。其中，真菌类26种、种子植物类11种。具体有三小叶山豆根、管萼山豆根、独叶兰、河南石斛、红花五味子、华空木、距药黄精、叉枝茇、藤紫珠、双花黄堇菜、球果假水晶兰、伯氏圆孢子地花孔菌、南方灵芝等，其中三小叶山豆根、独叶兰为国家二级重点保护珍稀植物。

六、梵净山地区中药资源保护与开发利用现状

（一）存在的问题

1. 保护与开发力度不够

从目前资源普查数据来看，贵州省野生药用植物资源为6122种，梵净山约占1/5，但被开发利用的仅350种左右，人工栽培的药材有196种，所占比例不到梵净山药用植物资源的10%，剩余的药用资源未得到合理利用。分析原因，与以下因素有关：一是贵州中药资源的宣传力度还不够。道地药材如天麻、半夏、茯苓、党参等，相对于全国市场，种植产量和品牌优势不突出。二是对民族药资源的保护研究与引种繁殖技术的关注力度不足。中药民族药成方制剂使用的原料药材有300余种，50%尚依赖于野生资源，但野生资源贮藏量不高。在引种繁殖机制未解决的情况下，野生金铁锁、毛慈菇、天麻、黄连、竹节参等资源已面临濒危威胁。

2. 中药材种植专业化、规范化、规模化程度不足

虽然贵州省中药材人工种植及保护抚育面积有600万亩，但种植10万亩以上的中药材不到20种，大部分中药材种植专业化、规范化及规模化程度不足。究其原因：一是贵州各地的土壤、气候等因素不尽相同，受到区域限制，很难大规模发展一种中药材品种；二是山区中药材种植技术不发达，多数中药材的种植无专业种植人员指导，盲目引种、连作、过度施肥、撒药等现象严重，导致大量种质退化，质量、产量下降；三是多数中药材为药农自发种植，未与厂家、商家联合，不能形成规模化种植。

3. 中药材商业发展滞后

梵净山地区的中药民族药资源丰富，产业发展较快，但中药材商业发展相对落后，主要原因是未建立起专业的中药材交易市场及信息平台。而与贵州相邻的云南、四川、广西、湖南均拥有自己的中药材市场，并打造出本省的中药材品牌，如川牛膝、川黄连、湘玉竹、湘白术、云木香、云当归、广豆根等。贵州生产的药材经商户收购后进入其他省药材市场销售，贵州省内一些制药企业又

从这些药材市场采购回来，既增加了生产成本，又不利于贵州中药材品牌的打造。贵州无专业的中药材市场，信息流相对滞后，使得中药材供需矛盾、库存情况、品种需求的趋势等信息不能客观、快速、准确地反馈给种植户。

4. 制药工业结构粗放，成果转化利用较少

经过多年的发展，贵州的中药民族药工业虽已取得了很大进步，但大部分企业规模小，效益低，科技含量不高，中药民族药成方制剂多，品牌少，剂型单一。在贵州150多家制药企业中，虽然有贵州益佰药业、神奇药业、威门药业、同济堂药业等龙头企业或骨干企业，但是大多数其他制药企业年销售收入在百万元至千万元之间，有的年销售收入仅几十万元；中成药1000多个品种，但除了几个优势品种外，90%以上的产品科技含量低，缺乏竞争优势和发展后劲；剂型单一，虽然有20余种剂型，但是近80%是常用的片剂、胶囊剂、合剂、滴丸等，现代剂型少。在梵净山地区的邻近县几乎没有骨干制药企业。

近年来，随着中药现代化项目的实施，中药资源保护利用相关的成果大批涌现。贵州省在天麻、杜仲、太子参、石斛、刺梨、艾纳香、金银花（山银花）、半夏、何首乌、淫羊藿、头花蓼、钩藤等中药材的种质资源保护、提纯复壮、新品种选育、规范化繁种育苗、原药质量控制等技术方面进行了大量研究，但大多成果没有得到推广应用，转化率低，没能很好地实现科技进步对经济的促进作用。

（二）保护与开发利用策略

梵净山周边各级地方政府和贵州梵净山国家级自然保护区管理局结合梵净山地区生态环境优越、药用动植物及珍稀药用植物资源丰富的特点及优势，着眼于未来，针对一些药用价值高、治疗流行病等有良好疗效的药用植物，从野外引种、驯化繁殖、生物化学分析着手，制定中期、长远期的中药材发展战略规划，最终形成有代表性、有影响力、有规模和有特色的中药材产地。在保护的基础上合理利用，在种植区域规划的范围内保护野生药材资源，对珍稀濒危品种严禁乱采滥伐，对野生、半野生药材资源进行保护、抚育、轮采及封育，以利于野生药材资源的恢复与再生，保障其资源的可持续利用。

1. 加强良种选育及优良种子种苗繁育基地建设

目前，贵州人工栽培的中药材大部分未经过人工选育，且仅有少数中药材拥有种子种苗繁育基地，大部分中药材种苗由农家自行留种，不同农户使用的种苗差异较大，同一种中药材存在地方品种、野生种、栽培种等多种生态类型相互混杂的情况，导致中药材产量和质量不稳定。要解决中药材的规范化种植，良种筛选和优良种苗繁育基地建设是关键。为此，一要对目前栽培的中药材品种进行提纯复壮，筛选优良种源，并加强大宗道地药材的良种选育工作，达到提高产量和质量的目

的；二要建立种子种苗繁育基地，在确保种源纯正的基础上，发展和繁育适宜本地区种植的优良品种，为生产基地和药农提供适宜的种子种苗，保证中药材种植的健康发展。

2. 开发特色"小三类"资源和民族药资源

在围绕如何解决好群众对资源保护与资源利用的矛盾、促进经济的持续稳步快速发展上，梵净山地区结合当地民族传统性用药特点及长期与疾病做斗争的实践，发现和总结出有较好疗效或较高经济价值的特色"小三类"品种，如朱砂莲、雪里见、蛇莲、青牛胆、大叶三七、竹节参等，并开展林下药材种植技术探索。针对适宜在本地种植、市场前景广阔的青钱柳、黄精、蛇足石杉、大叶三七、山豆根、管花党参、七叶一枝花、续断、梵净山石斛、杜鹃兰、淫羊藿等，考虑在保护区的科学试验区开展中药材规范化种植，并积极传授现代中药材种植技术，引导当地群众开展中药材种植，逐步形成当地农民增收的支柱产业和传统优势产业，从而减少梵净山地区群众对野生资源的依赖，促进农民的增收，实现资源的有效保护和规模化发展。

开发"小三类"品种既是"贵药"的传统，也是"贵药"的特色。贵州除了对苗族药进行开发外，尚有侗族、水族、仡佬族、布依族等民族药未得到合理开发。这些民族药研究已多有成果，可成为贵州中药民族药资源开发利用的热点。

3. 推进技术改革，促进优质中药材规范化种植

具体措施为：①在贵州省中药资源普查获得的大量环境数据的基础上，进行中药材分布区划、产量区划和质量区划，并参照大农业规划，分析中药材分布格局，完成中药材种植分区；②明确各区域优势特色中药材品种及其生产特点和规律，确认该优势与当地自然生态和社会生态的相关性，分析优势特色中药材品种中药农业生产和社会发展的有利条件和限制因子；③在各类农业区划内选择代表性中药材，开展典型中药材与根际土壤微生态互作规律研究，并运用土壤宏基因组、代谢组等现代技术研究中药材与根际土壤互作机制；④依据各区域中药农业特征及各类典型中药材的生理生态学特性，综合研究品种筛选、栽培物候期、播种密度、养分平衡、测土配方、立体栽培、耕作技术、中药材与其他农林牧副产业的综合生产等各种实用技术；⑤综合考虑土地利用布局、生态系统组分能量流、生物种群结构安排、食物链关系设计、品种选择等因素，在景观、生态系统、群落、种群、个体和基因等不同尺度、不同生物层次，总结、提炼并固化经济适用、高效低毒的中药生态农业模式，开展大田推广应用。

4. 加大对药材栽培关键技术的研究

梵净山地区的中药和民族药具有较悠久的栽培历史，但生产技术和管理运营远远落后于农业，尚未形成中药种植的特色和产业优势。在生产过程中未按药材品种的生长习性进行适时播种、合理密植、合理采收加工等，导致了药材产量或质量下降、农药残留超标等一系列问题。因此，应加大对中药材规范化种植关键技术和相关应用的基础研究，制定大宗道地药材的种子种苗、种植加工等一系列标准规范，为中药材的专业化、规范化、规模化种植加工提供技术支撑。

5. 加强地区信息服务及第三方检测平台建设

目前，贵州省省级中药原料质量监测技术服务中心已较好地开展这方面工作。在信息服务方面，开展了中药材种植、产新、交易等服务；在第三方检测方面，贵州中医药大学中药民族药资源研究院获得资质认定（CMA），已向社会提供第三方真伪鉴定、药材质量检测等一系列服务，但认定范围还需进一步扩大，以便更好地开展种子种苗质量评价、外源污染物检测、品种选育等技术服务。建立完善的信息服务及第三方检测平台，可为贵州省生产质量合格、品质优良的中药材提供保障。

6. 保护道地药材种植环境，促进中药资源可持续发展

道地药材的质量与地域性密不可分，药材的道地性决定了中药资源发展中所占有的特殊性和规律性。梵净山适宜的自然条件形成了传统的道地药材和特色药材产区。资源是有限的、不可复制的，适宜的自然条件是道地药材的自然基础，如果自然基础被破坏，那么药材的数量和质量必然受到影响。随着中医药的全面推广与应用，中药资源供应量已经难以满足市场需求，部分资源甚至存在彻底消失的危险。我们要在保护生态环境及保障中医药持续发展的前提下，积极推进各项措施的研究与贯彻落实，有效利用并开发中药资源，为中药资源可持续发展营造良好的环境。

主要参考文献

［1］贵州省林业厅，梵净山国家级自然保护区管理处.梵净山研究［M］.贵阳：贵州人民出版社，1990.

［2］杨传东,石磊,雷孝平.梵净山药用植物［M］.贵阳：贵州科技出版社，2013.

［3］梁正海.土家族传统医药知识及其现代利用［J］.湖北民族学院学报（哲学社会科学版），2012，30（2）：19-22.

［4］田华咏.试论土家族医药学术特点［J］.中医药通报，2003，2（2）：110-112.

［5］田华咏，潘永华，唐永佳，等.土家族医药学［M］.北京：中医古籍出版社，1994：3-8.

［6］田华咏.土家族医药研究新论［M］.北京：中医古籍出版社，2006：9-10.

［7］陈功锡.湘西药用植物资源开发利用研究［M］.长沙：湖南科学技术出版社，2005：4.

［8］伍新福.苗族文化史［M］.成都：四川民族出版社，2000.

［9］吴新绿，石建树.试论武陵山苗医用药的生态智慧［J］.原生态民族文化学刊，2011，3（1）：110-113.

［10］朱国豪，朱娜琳.土家族医药的学术价值和开发研究概述［J］.湖北民族学院学报（医学版），2007（3）：4-7.

［11］张彦.土家族药用植物民间利用研究［D］.武汉：中南民族大学，2009.

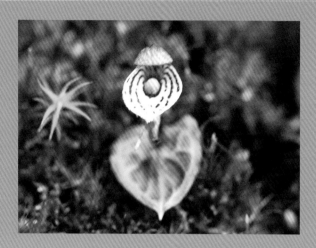

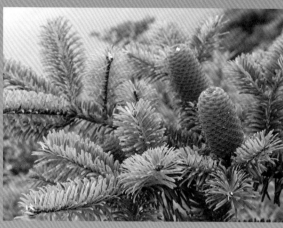

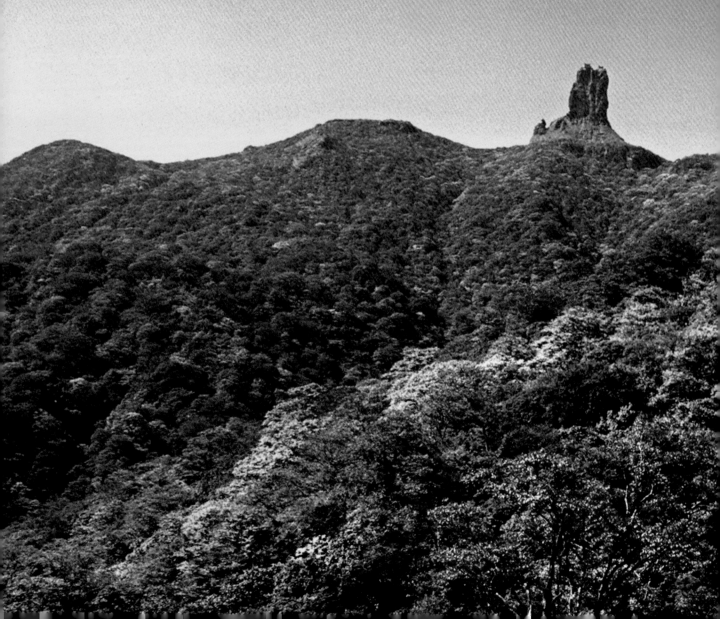

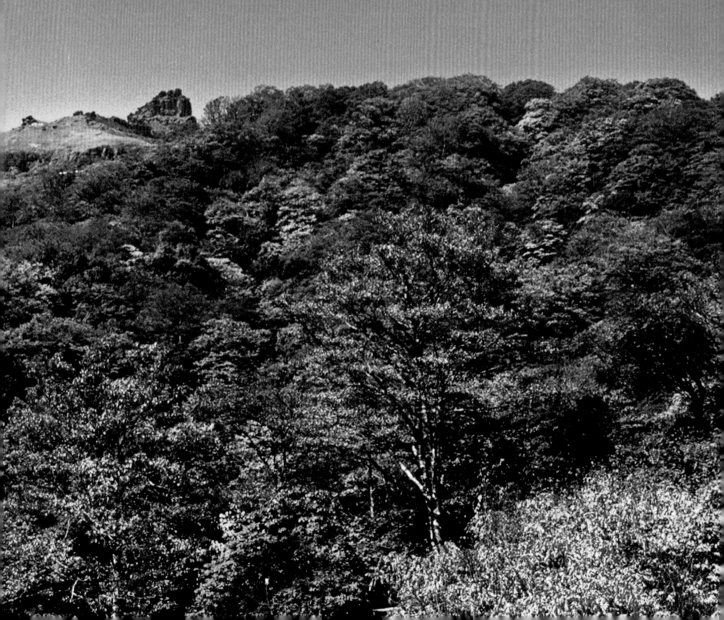

各 论
Monographs

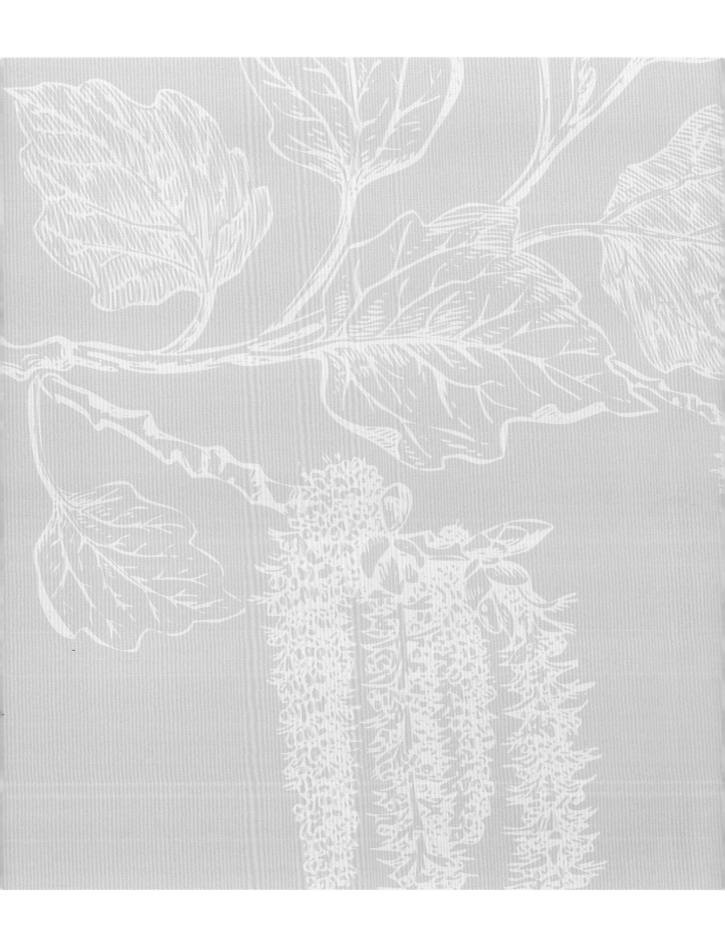

FIRST
CHAPTER
第一章

梵净山药用植物资源

第一节
药用菌类植物

虫草科

蝉 花 *Cordyceps cicadae* (Hill. ex Watson) Berk. et Br.

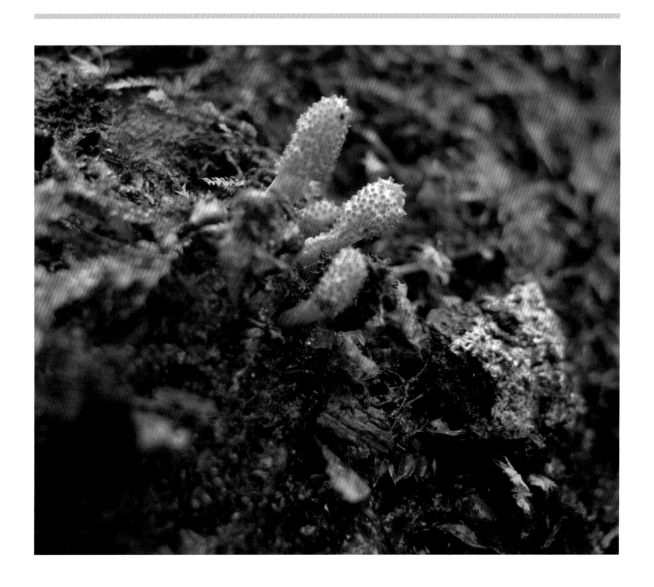

【别　　　名】冠蝉（《本草纲目》），虫花（《四川中药志》），蝘花（《新华本草纲要》）。

【形 态 特 征】子座1或2~3个，从虫体头部长出，棍棒状，高2.5~7.0（~8.0）cm，不分枝或基部有分生孢子梗束，中空，柄部呈肉桂色，干后色深，有时具不孕的小分枝。其头部呈棒状，肉桂色至茶褐色，干后呈浅朽叶色，（7~28）mm×（2~6）mm。子囊壳呈长卵形，埋生于子座内，孔口稍凸，（450~650）μm×（200~260）μm。子囊圆柱形，（200~600）μm×（5~7）μm。子囊孢子成熟时易断为（6.5~7.5）μm×（1~1.5）μm的小段。

【分布与生境】梵净山地区资源分布的代表区域：黑湾河、回香坪等。生于海拔500~1500 m的疏林下、路旁的鳞翅目昆虫上。

【中　药　名】蝉花（子座及其所寄生的虫体）。

【功 效 主 治】安神解痉，平肝息风。主治小儿惊风，夜啼，破伤风，心烦难寐。

【采 收 加 工】6~8月自土中挖出，去除泥土，晒干。

【用 法 用 量】内服：煎汤，3~9 g。

【用 药 经 验】①痘疹遍身作痒：蝉花（微炒）、地骨皮（炒黑）各30 g，研末，每服1茶匙，水酒调服。②小儿惊风、夜啼、咳嗽、咽喉壅肿：蝉花、白僵蚕（酒炒）、甘草（炙）各0.3 g，延胡索0.15 g，共研细末，1岁每服0.3 g，4~5岁每服1.5 g，每日2次。③小儿惊风、夜啼：蝉花6 g，千日红3 g，水煎服。④白膜遮睛：蝉花15 g，菊花60 g，白蒺藜30 g，上为末，每服9 g，清水调下。⑤翳膜遮睛：蝉花、甘菊花、草决明各等分，研末，每服6 g，茶水少许调下。

古尼虫草 *Cordyceps gunnii* (Berk.) Berk.

【别　　　名】霍克斯虫草（《虫草》）。

【形 态 特 征】子座从虫体头部长出，多单生，罕为二叉分枝或簇生。柄灰白色、淡黄色至暗灰色，干后暗灰色至灰黑色，（30~60）mm×（3~5）mm；基部粗5~7 mm，近柱状，稍弯曲。头部近暗灰色至深灰色，椭圆形至圆柱形，顶端钝圆，无不育顶端，（15~20）mm×（4~5）mm。子囊孢子8个，丝状，成熟时断裂成（4.5~5.5）μm×（1.5~2）μm的次生子囊孢子。次生子囊孢子易萌发，在未射出子囊壳时，一些孢子的侧生芽管可长达孢子的数倍。

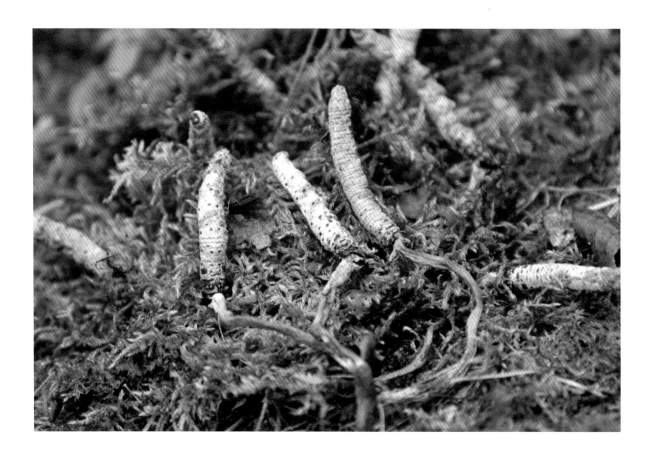

【分布与生境】梵净山地区资源分布的代表区域：坝梅寺、密麻树、大园子、茶园、苗王坡等。生于海拔500～1000 m的疏林下、路旁的鳞翅目昆虫上。

【中　药　名】古尼虫草（菌核及子座）。

【功效主治】保肺气，实腠理，补肾益精。主治肺虚咳喘，劳嗽痰血，自汗，盗汗，肾亏阳痿，遗精，腰膝酸痛等。

【采收加工】冬季采收，晒干。

【用法用量】内服：煎汤，6～10 g；或与鸡肉、鸭肉炖食。

【用药经验】肺结核咯血：古尼虫草6 g，白及12 g，贝母、百部各9 g，水煎服。

蛹虫草 *Cordyceps militaris* (L.) Fr.

【别　　　名】北冬虫夏草（《吉林中草药》）。

【形态特征】子座单生，从虫体的头部长出，长2.7～10 cm，粗2.8～5.5 mm，黄色至橙黄色，不分枝。可育头部棒形，长0.8～3.0 cm，粗3.3～6.0 mm，黄色，顶端钝圆。柄圆柱

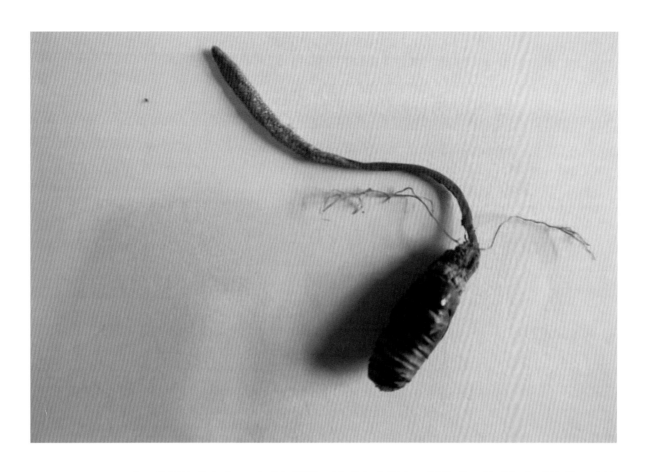

形，稍呈波状弯曲。无不育顶端，子囊壳半埋生，粗棒形，外露部分近锥形，呈棕褐色，（500～1089）μm×（132～264）μm，成熟时壳口喷出白色胶质孢子角或小块。子囊（142～574）μm×（4～6）μm，蠕虫状，内含8个单行排列的孢子。孢子柱状，断裂为（5～7）μm×1 μm的小段。

【分布与生境】梵净山地区资源分布的代表区域：黑湾河、回香坪等。生于海拔500～1700 m的林下、路旁的鳞翅目昆虫蛹上。

【中 药 名】蛹草（菌核及子座）。

【功 效 主 治】益肺肾，补精髓，止血化痰。主治肺结核，老人虚弱，贫血虚弱，肾虚腰疼等。

【采 收 加 工】春、夏采收，除去泥土，晒干。

【用 法 用 量】内服：煎汤，5～10 g；泡酒或炖鸡、鸭肉。

【用 药 经 验】①久病虚羸：蛹草15 g，研为细末，分10次服，每日1次，连服。②肾虚腰疼：蛹草9 g，白酒500 mL浸泡，每次饮25 mL，每晚1次。③肺结核、贫血或年老所致虚弱：蛹草9～15 g，水煎服；或研粉，每次1.5～3 g，吞服。

肉座菌科

竹 黄 *Shiraia bambusicola* Henn.

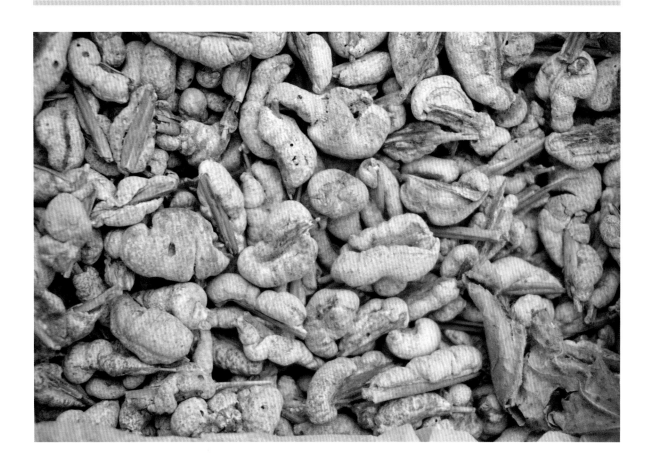

【别　　　名】淡竹黄、竹三七（《全国中草药汇编》），赤团子、天竹花、竹花（《中国药用真菌》）。

【形 态 特 征】子座粉红色，呈不规则肉瘤状，初期平滑，白色，后期有龟裂，内部粉红色肉质，渐变为近木栓质，（1.8～2.8）cm×（1.1～2）cm。子囊壳近球形，埋生于子座内，直径450～500 μm。子囊圆柱状，（260～300）μm×（20～30）μm；子囊孢子单行排列，长方形至梭形，两端大多尖锐，（45～80）μm×（11.5～30）μm，无色或近无色。

【分布与生境】梵净山地区资源分布的代表区域：黑湾河、盘溪河。生于箬竹及刚竹属的竹竿上，常见于将衰败或已衰败的竹林中。

【中　药　名】竹黄（子座及孢子）。

【功效主治】化痰止咳，活血祛风，利湿。主治咳嗽痰多，百日咳，带下，胃痛，风湿痹痛，小儿惊风，跌打损伤。

【采收加工】清明前后采收，晒干。

【用法用量】内服：煎汤，6～15 g；或浸酒。外用：适量，酒浸敷。

【用药经验】①咳嗽多痰型气管炎：竹黄30 g，加蜂蜜60 g，浸于500 mL白酒（50度）内，24 h后即可服用，每日早、晚各服9 mL。②虚寒胃疼：竹黄50 g，浸于500 mL白酒（50度）内，24 h后即可服用，每次9 mL，日服3次。

炭角菌科

黑柄炭角菌 *Xylaria nigripes* (Klotzsch) P. M. D. Martin

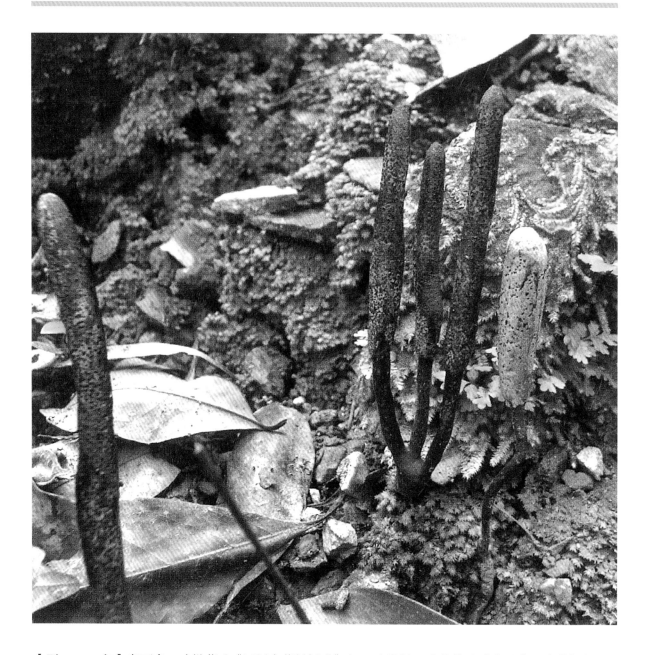

【别　　　名】乌丽参、鸡枞菌（《四川中药材标准》），地炭棍、鸡茯苓（《中国药用真菌》）。

【形 态 特 征】菌丝体白色，交织成网状；外表褐色或黑色，直径1~8 cm，与菌丝连接处有圆形凹窝，菌核长成后逐渐与菌丝脱落，呈"胚脐"状。菌核内部白色，肉质绵软，有类似鸡枞菌的香气；菌核上端有柄悬着于白蚁穴上壁，并与假根相连；假根圆柱形或扁圆柱形，外表黑色，内部白色，常有分枝；其上部与子座柄部相连，多单枝，呈圆柱形。子座棍棒状，中部稍粗，顶端圆钝，初生时灰白色，后变为褐色，外表有疣状突起的子囊盖；子囊壳椭圆形，外突；子囊孢子众多，类球形，熟时黑褐色，侧丝单根或分枝。

【分布与生境】梵净山地区资源分布的代表区域：马槽河、艾家坝等。生于海拔600 m以下较为干燥的林下，通常从白蚁废弃的巢穴内长出。

【中　药　名】乌灵参（菌核）。

【功效主治】安神，止血，降压。主治失眠，心悸，吐血，衄血，高血压，烫伤等。

【采收加工】春、夏季挖出地下菌核后，洗去污物和砂粒，风干。

【用法用量】内服：煎汤，3～10 g。外用：适量，研末，麻油调敷。

【用药经验】①产后瘀血腹痛：乌灵参15 g，红鸡冠花10 g，鸡蛋2个，红糖适量，前两味煎汤取汁，冲入鸡蛋，调红糖饮服。②烫伤：乌灵参、麻油各适量，乌灵参研末，麻油调敷。

木耳科

木 耳 *Auricularia auricula-judae* (Bull.) Quél

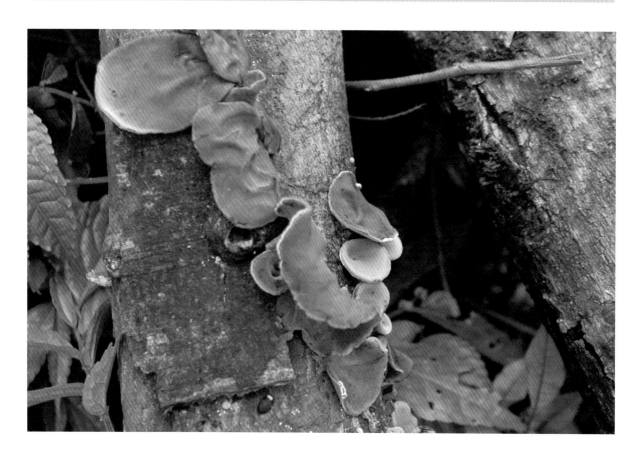

【别　　名】黑木耳（《圣惠方》），云耳（《药性切用》），耳子（《四川中药志》），光木
耳、木茸（《中国药用真菌》）。

【形 态 特 征】子实体薄，丛生，有弹性，角质，半透明，中凹，往往呈耳状或杯状，后为叶状或
花瓣状，红褐色或黑褐色，直径3~9 cm。表面近平滑或有脉状褶皱。初期为柔软
的胶质，黏而富弹性，干后强烈收缩，子实层变为褐色至黑色。背面呈弧形，紫褐
色至暗青灰色，疏生短绒毛，绒毛基部褐色，向上渐尖，尖端几无色；里面凹入，
平滑或稍有脉状皱纹，黑褐色至褐色。菌肉由具锁状联合的菌丝组成。子实层生于
里面，由担子、担孢子及侧丝组成，横隔明显。孢子圆柱形或肾形，无色透明，
（9~16）μm×（5~7.5）μm。

【分布与生境】梵净山地区资源分布的代表区域：盘溪河、黑湾河、铜矿厂、肖家河、回香坪等。生于海拔500～1600 m的疏林下、林缘，常见于阔叶林的枯木上。

【中　药　名】木耳（子实体）。

【功效主治】补气养血，润肺止咳，止血，降压，抗癌。主治气虚血亏，肺虚久咳，咳血，衄血，血痢，痔疮出血，妇女崩漏，眼底出血，高血压，子宫颈癌等。

【采收加工】6～10月采收，采摘后放到烘房中烘干，温度由35℃逐渐升高到60℃。

【用法用量】内服：煎汤，3～10 g；或炖汤；或烧炭存性，研末。

【用药经验】①大便干燥，痔疮出血：木耳5 g，柿饼30 g，同煮烂，随意吃。②高血压：木耳15 g，皮蛋1只，水炖，代茶频服。③牙痛：木耳、荆芥各等分，煎汤漱之，痛止为度。

皱木耳 *Auricularia delicata* (Fr.) Henn.

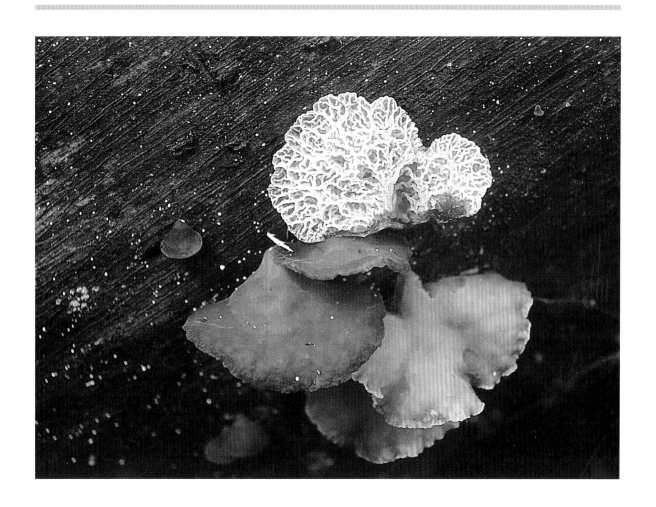

【形态特征】子实体群生，胶质，干后软骨质。幼时杯状，后期盘状至叶状，（2～7）cm×（1～4）cm，厚5～10 cm，边缘平坦或波状，干后强烈收缩。不孕面乳黄色至红褐色，平滑，疏生无色绒毛，绒毛（35～185）μm×（4.5～9）μm。孢子圆柱形，稍弯曲，无色，光滑，（10～13）μm×（5～5.5）μm。

【分布与生境】梵净山地区资源分布的代表区域：长岗岭、狮子头、盘溪河、黑湾河、铜矿厂、回香坪等地。生于海拔600～1500 m的疏林中、林缘、路旁。

【中 药 名】木耳（子实体）。

【功效主治】补气养血，润肺止咳，止血，降压，抗癌。主治气虚血亏，肺虚久咳，咳血，衄血，痔疮出血，妇女崩漏，眼底出血，高血压，子宫颈癌等。

【采收加工】夏、秋季采收，采摘后放到烘房中烘干，温度由35℃逐渐升高到60℃。

【用法用量】内服：3～10 g，煎汤；或炖汤；或烧炭存性，研末。

【用药经验】年老生疮久不封口：将木耳用瓦焙焦，研末，过筛，用时2份木耳粉配1份白糖，加水调成膏，摊在纱布上，敷于患处，早、晚各换药1次。

毛木耳 *Auricularia polytricha* (Mont.) Sacc.

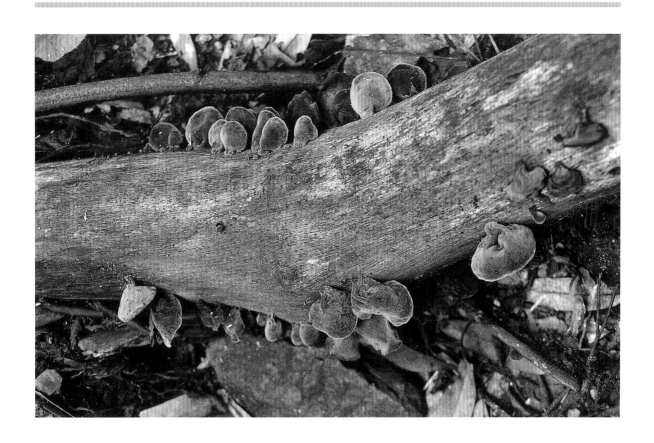

【形 态 特 征】子实体薄，初期呈杯状，渐变为耳状至叶状，胶质，有弹性，干后软骨质，大部平滑，基部常有皱褶，直径10～15 cm，干后强烈收缩；背面呈弧形，灰褐色至红褐色，有绒毛，无色，仅基部带褐色。子实层面紫褐色至近黑色，平滑并稍有皱纹，成熟时上面有白色粉状物及孢子。孢子肾形，无色，（13～15）μm×（5～6）μm。

【分布与生境】梵净山地区资源分布的代表区域：盘溪河、黑湾河、三角岩、密麻树等地。生于海拔500～1300 m的阔叶林中、林缘、路旁、沟边等阔叶树的枯木上。

【中　药　名】木耳（子实体）。

【功 效 主 治】益气强身，止血，活血，止痛。主治血崩，淋证，痢疾，跌打损伤，肠风痔血。

【采 收 加 工】夏、秋季采收，采摘后放到烘房中烘干，温度由35℃逐渐升高到60℃。

【用 法 用 量】内服：煎汤，3～10 g；或炖汤；或烧炭存性，研末。

【用 药 经 验】①反胃，多痰：木耳7～8个，水煎服，日服2次。②误食毒蕈中毒：木耳30 g，加白糖30 g，煮食。

鸡油菌科

鸡油菌 *Cantharellus cibarius* Fr.

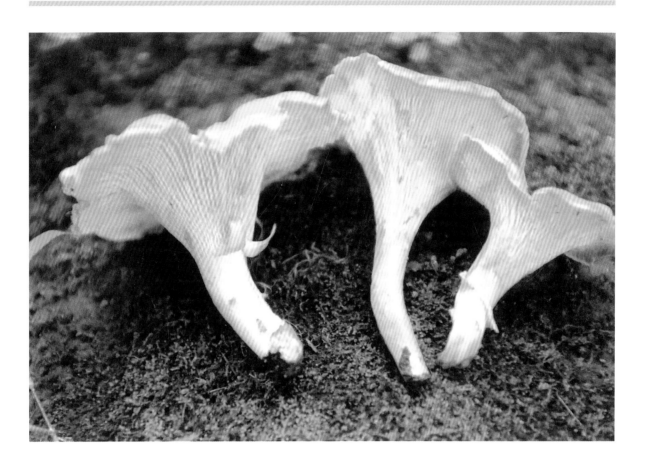

【别　　名】黄菌（《滇南本草》），杏菌、鸡蛋黄菌（《全国中草药汇编》）。

【形态特征】子实体肉质，高4~10 cm，宽3~5 cm，全菌杏黄色或鸡油黄色。菌盖初期内卷呈
　　　　　　凸形，后展开，中间下凹呈喇叭形，光滑，边缘厚而钝，呈波浪状，内卷且常有瓣
　　　　　　裂。菌肉浅黄色，较厚。菌褶窄，棱脊状，稀疏，下延至柄部，分叉或相互交织。
　　　　　　菌柄内实，圆柱形或向下渐细狭，光滑。孢子椭圆形。

【分布与生境】梵净山地区资源分布的代表区域：回香坪。生于海拔1700 m左右的阔叶林下。

【中　药　名】鸡油菌（子实体）。

【功效主治】明目，润燥，益肠胃。主治夜盲症，结膜炎，皮肤干燥等。

【采收加工】秋季采收，除去泥土、杂质，洗净。

【用法用量】内服：煎汤，30～60 g，鲜品30～100 g；或炖汤、煸炒。

【用药经验】①目翳：鸡油菌15 g，茜草45 g，水煎服，每日2次。②肠炎：鸡油菌12 g，地锦草45 g，水煎服，分3次服用；或鸡油菌、仙鹤草各30 g，水煎，分2次服用。

小鸡油菌 *Cantharellus minor* Peck

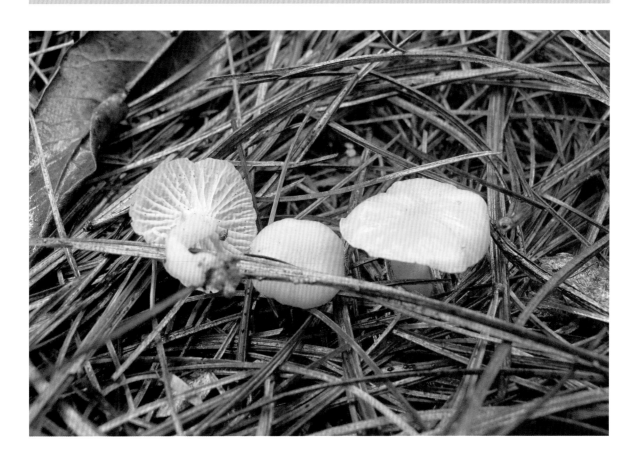

【别　　　名】喇叭菌、黄丝菌（《贵州食用真菌和毒菌图志》）。

【形态特征】子实体小，肉质，高0.7～25 mm，呈喇叭形，全菌杏黄色或鸡油黄色。菌盖初期内卷呈凸形，展开后中间下凹，光滑，边缘波浪状，内卷且常有瓣裂。菌肉浅黄色，较薄。菌褶狭窄，棱脊状，稀疏，下延至柄部，分叉或相互交织。菌柄内实，后变中空，长1.5～3.5 cm，粗2～5 mm，圆柱形或向下渐细狭，往往弯曲，光滑。孢子无色，光滑，椭圆形，（6.5～8）mm×（4.5～5.5）mm。

【分布与生境】梵净山地区资源分布的代表区域：回香坪。生于海拔1700 m左右的阔叶林下，常见于地上。

【中　药　名】鸡油菌（子实体）。

【功 效 主 治】明目，利肺，益肠胃。主治视力失常，夜盲，泄泻。

【采 收 加 工】夏季采收，烘干。

【用 法 用 量】内服：煎汤，30~60 g。

【用 药 经 验】预防消化道、呼吸道感染和夜盲症：鸡油菌30~60 g，水煎服。

金黄喇叭菌 *Craterellus aureus* Berk & M. A. Curtis

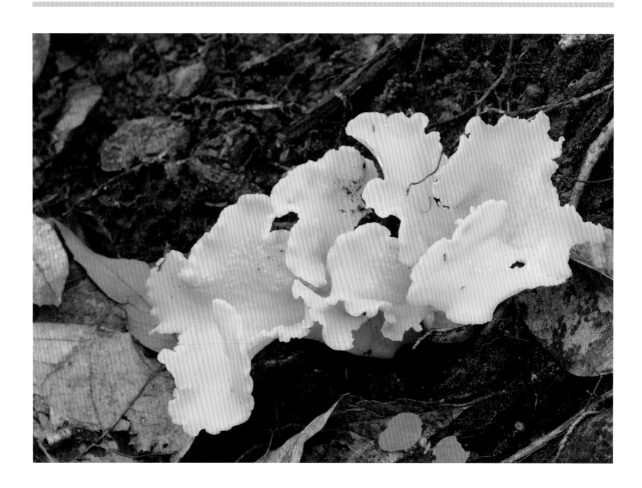

【形 态 特 征】子实体高6~9 cm，菌盖直径2~3.5 cm，黄色至金黄色，近喇叭状，下凹至柄部，边缘往往不等，呈波状，内卷或向上伸展，近光滑，有蜡质感。子实层面平滑无褶棱，柄与盖相连形成筒状，偏生，长2~6 cm，粗0.5~1 cm，向基部渐细。孢子无色，光滑，椭圆形，（7.5~9.5）μm×（6~7.5）μm。

【分布与生境】梵净山地区资源分布的代表区域：回香坪、牛风包等地。生于海拔1600~1800m的阔叶林下地面上。

灰喇叭菌 *Craterellus cornucopioides* (L.) Pers.

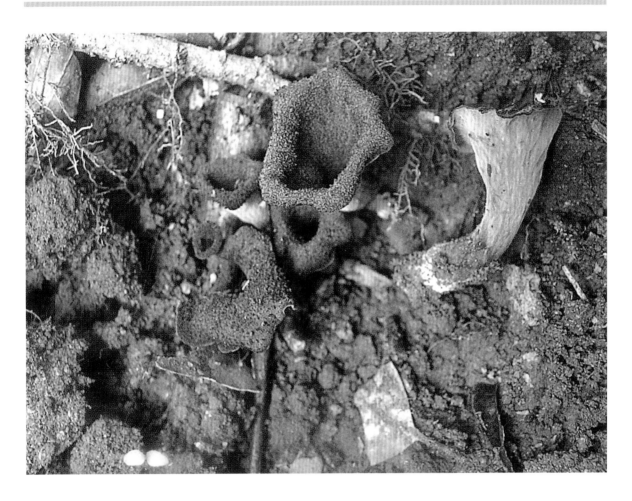

【别　　名】灰号角、唢呐菌（梵净山）。

【形态特征】子实体高3.5～7 cm，菌盖号角形或漏斗形，中部深深凹陷至基部，棕灰色或灰黑色，有细小鳞片，盖薄，边缘波浪状，瓣裂或不规则下卷；子实层灰黑色，近平滑，或稍有皱纹。菌柄与菌盖的分界不明显，菌柄长1.5～3 cm，粗3～8 mm，黑褐色，平滑，中空。孢子无色，光滑，卵圆形至椭圆形，（8～12）μm×（6～7.5）μm。

【分布与生境】梵净山地区资源分布的代表区域：护国寺、棉絮岭、鱼坳、金顶等地。生于海拔900～2300 m的阔叶林下地面上。

【中 药 名】灰号角（子实体）。

【采收加工】秋季采收，除去泥土、杂质，洗净，晒干或烘干。

淡黄喇叭菌 *Craterellus lutescens* Fr.

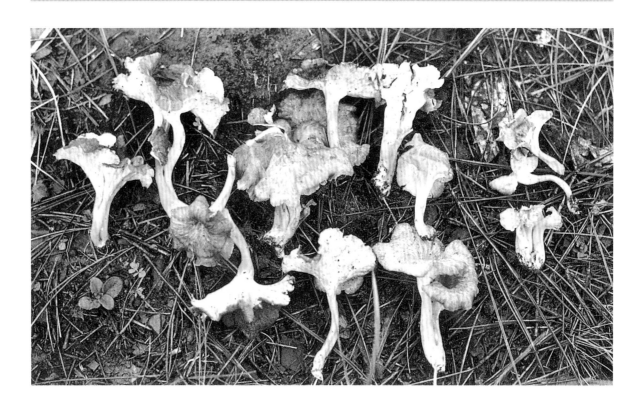

【形态特征】子实体高5～7 cm，菌盖漏斗形、喇叭形，直径2～6 cm，初黄褐色、橄榄黄色，后深红褐色或深橄榄褐色，光滑，初微黏，中央的漏斗下陷至柄的中下部。菌肉薄，淡黄色；子实层乳白色，有分叉的隆起脉络从菌盖边缘的下部延伸到柄部，老后子实层近于平展，几呈革菌状。菌柄长4.5～7 cm，粗4～9 mm，中生，中空，外表光滑，黄色，老后呈深黄色，上部往往白色，脆骨质，易纵长撕裂。孢子长圆形，一端偏斜，两侧面不等长，一端有钝尖突出，（6～9）μm×（5～7）μm，透明，无色。

【分布与生境】梵净山地区资源分布的代表区域：护国寺、棉絮岭、鱼坳、岩高坪等。生于海拔900～2300 m的阔叶林下。

【中 药 名】淡黄喇叭菌（子实体）。

【功效主治】其体内活性成分具有抗肿瘤作用。

拟层孔菌科

硫色干酪菌 *Laetiporus sulphureus* (Bull.) Murrill.

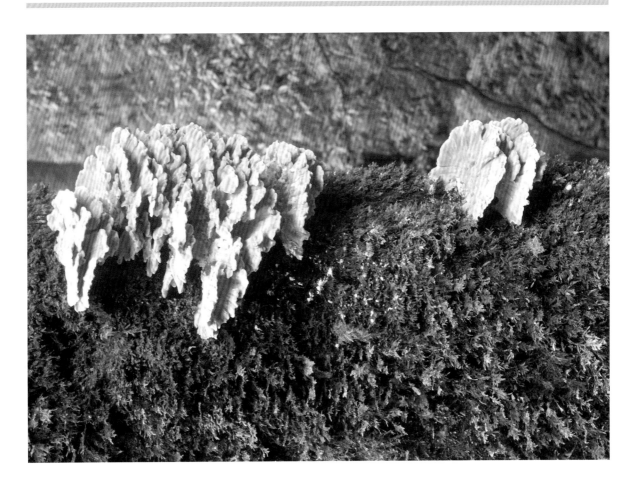

【别　　名】黄芝、金芝（《神农本草经》），硫色菌（《新华本草纲要》），硫黄多孔菌（《中国的真菌》），硫黄菌（《中国梵净山大型真菌》）。

【形 态 特 征】子实体无柄或基部狭窄似菌柄。菌盖半圆形或扇形，通常覆瓦状叠生，有时单生，新鲜时肉质，干后脆酪质。表面幼时橘黄色，后期退色变为浅黄褐色至污白色，有微细茸毛，后期变光滑，有不明显的同心环沟或环带；边缘与菌盖表面基本同色或略浅，钝或略锐，波状。孔口表面幼期乳白色，逐渐变为硫黄色，后期变为污白色至浅黄褐色；孔口多角形，每毫米3~4个；管口边缘薄，略锯齿状。菌肉乳白色，干后干酪质或脆木栓质。菌管与孔口表面同色，比菌肉颜色深，木栓质。孢子椭圆形，薄壁，光滑，无色，有时含一小油滴，（4.9~6）μm×（3.2~4）μm。

【分布与生境】梵净山地区资源分布的代表区域：乱石河、牛角洞等。生于海拔900～1200 m的阔叶林下腐木上或农家的房屋上。

【中　药　名】硫黄菌（子实体）。

【功效主治】清目，利肺，益肠胃。主治视力失常，眼结膜炎，夜盲，皮肤干燥，黏膜失去分泌能力等。

【采收加工】全年均可采收，除去杂质，晒干。

【用法用量】内服：煎汤，9～15 g；或食用。

锈革孔菌科

贝木层孔菌 *Phellinus conchatus* (Pers.) Quél.

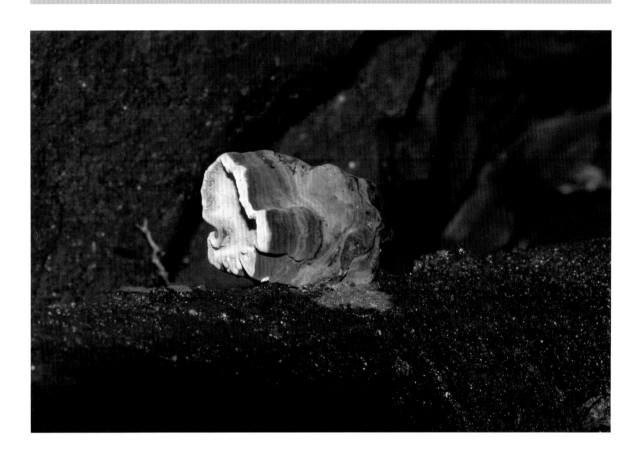

【形 态 特 征】子实体平状而反卷，不易与基质分离，新鲜时软木栓质，干后硬木栓质，表面咖啡色、暗灰色至黑褐色，反卷部分菌盖长2～5 cm，直径达3～6 cm，具不明显的同心环纹。孔口边缘黄褐色，孔口圆形，每毫米5～6个，边缘厚，全缘。菌肉污褐色。菌管浅灰褐色至锈褐色，多层，分层明显。孢子宽椭圆形至球形，壁薄，光滑，无色，（4.5～6）μm×（4～5）μm。

【分布与生境】梵净山地区资源分布的代表区域：盘溪河、两岔河等。生于海拔500～900 m的阔叶林下多种阔叶树腐木上。

【中 药 名】贝木层孔菌（子实体）。

【功 效 主 治】具有抗肿瘤作用。

淡黄木层孔菌 *Phellinus gilvus* (Schwein.) Pat.

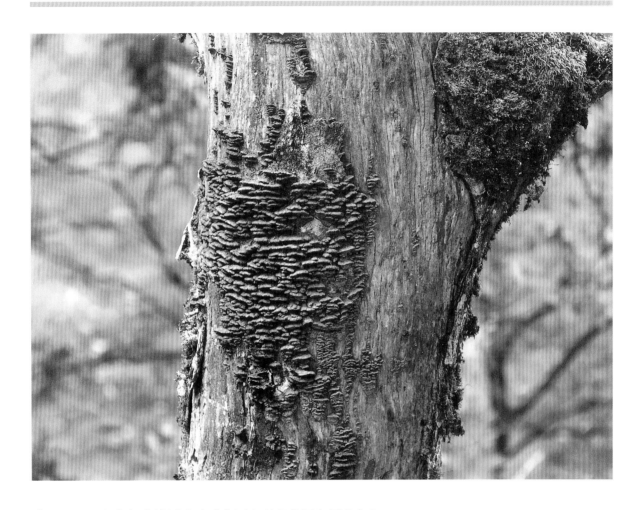

【别　　　名】粗皮针层孔（《中国大型真菌原色图鉴》）。

【形 态 特 征】子实体无柄，木栓质，菌盖覆瓦状叠生，半圆形或贝壳形，（1.5～3.5）cm×（2～5）cm，厚3～15 mm，锈褐色、浅朽叶色至浅栗色，无环带，有粗硬毛或粗糙。菌盖边缘薄锐，浅黄褐色。菌肉浅锈黄色至锈褐色，管口圆形，后撕裂至齿状，咖啡色至浅烟色，每毫米5～8个。孢子无色、光滑，宽椭圆形至近球形，（3～4.5）μm×（2.5～3.5）μm。

【分布与生境】梵净山地区资源分布的代表区域：盘溪河、两岔河、陈家沟等。生于海拔600～1300 m的阔叶林区的林下或倒木上。

【中　药　名】淡黄木层孔菌（子实体）。

【功 效 主 治】补脾、祛湿、健胃。

灵芝科

皱盖乌芝
Amauroderma rude (Berk.) Y. F. Sun，D. H. Costa & B. K. Cui

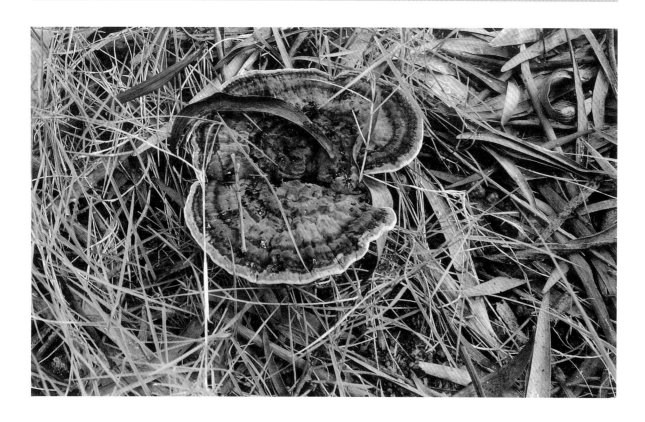

【别　　　名】假灵芝（《中国药用真菌》），黑云芝（《采芝图》）。

【形 态 特 征】子实体有柄，木栓质。菌盖近圆形或近肾形，直径（5～9）cm×（6～10）cm，厚0.5～1.1 cm，表面有放射状深皱纹，灰褐色或褐色，中部稍深，有明显或不明显的环纹，无光泽，边缘锐，波浪状。菌肉暗灰土黄色至暗灰黄褐色，厚0.3～0.5 cm。菌管长0.2～0.4 cm，颜色比菌肉深，灰黑色至黑色，管口近圆形，每毫米3～4个。孔面初为灰白色，不久变为灰黑色。菌柄偏生，偶有中生，圆柱形或不规则圆柱形，似念珠状，常弯曲，下部似假根状，有时分叉，长7～15 cm，粗0.5～1.2 cm，与菌盖同色。孢子近球形，双层壁，外壁透明、平滑，内壁小刺不明显，近无色或稍带淡黄褐色，（8～10.5）μm×（8～9.5）μm。

【分布与生境】梵净山地区资源分布的代表区域：龙泉寺、黑湾河等。生于海拔600～900 m的常绿阔叶林下的树桩或腐根上。

【药用部位】黑芝（子实体）。

【功效主治】益肾，利尿，消积。主治急、慢性肾炎，消化不良。

【采收加工】夏、秋季采收，去掉泥沙，晒干。

【用法用量】内服：煎汤，10～15 g。

【用药经验】①急、慢性肾炎：黑芝15 g，石韦12 g，女贞子9 g，车前草12 g，水煎，每日1剂，分2～3次服。②消化不良：黑芝12 g，山楂9 g，炒麦芽12 g，水煎服，每日1剂，分2～3次服。

乌 芝 *Amauroderma rugosum* (Blume et T. Nees) Torrend

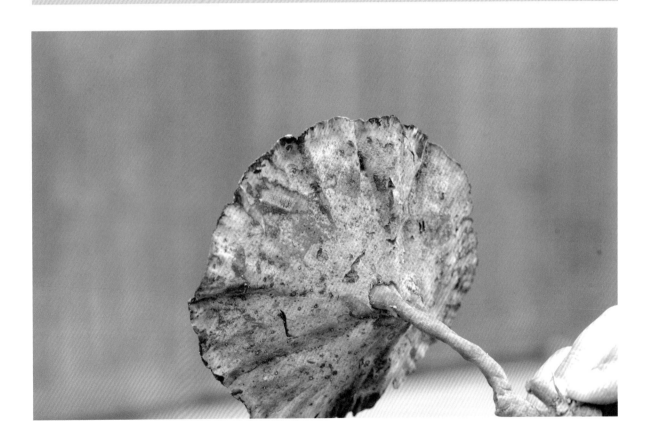

【形态特征】子实体一年生，有柄，木栓质。菌盖近圆形、近肾形或半圆形，宽2～15 cm，厚0.3～1.6 cm；表面灰褐色、污褐色、暗褐色至黑褐色或黑色，无似漆样光泽，有显著的纵皱和同心环带，并有不显著的辐射状皱纹，具微绒毛，边缘钝或呈截形，有时薄，波浪状，稍内卷。菌肉淡褐色或较深灰色，有时呈灰白色，但比菌管色淡，厚0.15～1 cm；管口近圆形，或稍不规则，每毫米4～6个。菌柄侧生或偏生，圆柱形，往往弯曲，与菌盖同色，光滑，长1.5～10 cm，粗0.2～1.4 cm，有假根，有时分叉。孢子近球形，双层壁，外壁透明、平滑，内壁淡黄褐色或近无色，有微小刺或小刺不清晰，（9～11）μm×（7.5～10）μm。

【分布与生境】梵净山地区资源分布的代表区域：盘溪河、两岔河、盘溪试验场等。生于海拔600～900 m的阔叶林中朽木上。

【中　药　名】黑芝（子实体）。

【功效主治】消积，化瘀，消炎，止血。主治急、慢性肾炎，消化不良等。

【采收加工】夏、秋采收，去掉泥沙，晒干。

【用法用量】内服：煎汤，10～15 g。

树舌灵芝 *Ganoderma applanatum* (Pers.) Pat.

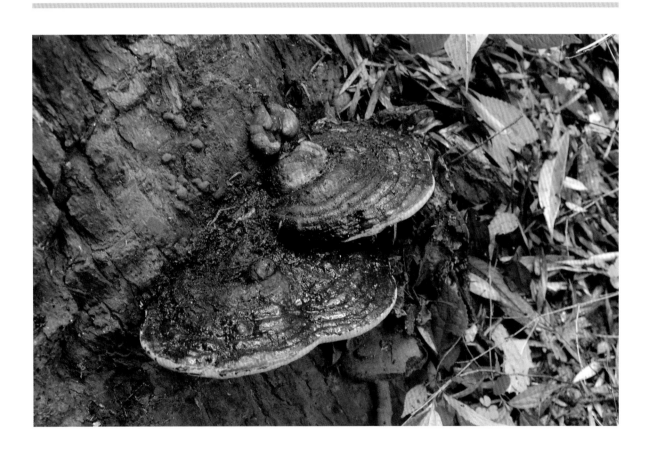

【别　　　名】赤色老母菌、扁木灵芝、树舌（《内蒙古植物药志》）。

【形态特征】子实体无柄，木栓质。菌盖半圆形或不规则形，（4～7）cm×（5～13）cm，厚1.5～4 cm；表面褐色至黑褐色，光滑，同心环纹明显或不明显，无似漆样光泽，边缘薄或厚，完整。菌肉淡褐色至褐色，有同心环纹，无黑色壳质层，厚1～2 cm。菌管褐色，长1～1.5 cm；孔面新鲜时灰白色或淡褐色，后为褐色至暗褐色；管口近圆形，每毫米4～7个；无柄，基部形成柄基与基物相连。孢子卵圆形、椭圆形或顶端平截，双层壁，外壁透明、平滑，内壁淡褐色，有小刺或小刺不清晰，（7～11）μm×（6～7）μm。

【分布与生境】梵净山地区资源分布的代表区域：金厂、岩高坪、土地坳等。生于海拔800～1600 m的阔叶树树桩上或立木基部腐朽处。

【药用部位】树舌灵芝（子实体）。

【功效主治】止痛，清热，消积，止血，化痰。主治肺结核，食管癌等。

【采收加工】秋季采收，烘干。

【用法用量】内服：煎汤，10～30 g。

【用药经验】①食管癌：树舌灵芝（生于皂角树上者）30 g，炖猪心、猪肺服，每日2～3次。②鼻咽癌：树舌灵芝、蒲葵子各30 g，水煎，分3次服。③慢性咽喉炎：树舌灵芝90 g，蜂蜜60 mL，水煎，分3次缓缓饮下。

南方灵芝 *Ganoderma australe* (Fr.) Pat.

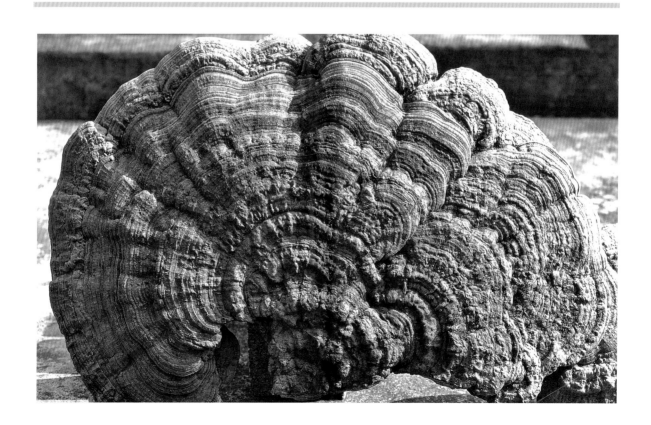

【别　　　名】南方树舌（《中国灵芝》）。

【形 态 特 征】子实体无柄，半圆形，长可达55 cm，宽可达35 cm，基部厚可达7 cm，复合子实体厚可达20 cm，新鲜时木栓质，干燥后变为硬木栓质。菌盖表面褐色至黑褐色，具明显的环棱和环带，无光泽，但形成一厚表皮层壳，边缘奶油色至浅灰褐色，圆钝。孔口表面新鲜时灰白色，干后灰褐色、近污黄色或淡褐色，手触摸后立即变为暗褐色或黑色；孔口圆形，每毫米4～5个。菌肉新鲜时浅褐色、木栓质，干燥后变为棕褐色、坚硬，厚可达3 cm。菌管暗褐色，比菌肉颜色深，木栓质或纤维质，分层不明显，长可达40 mm。孢子广卵圆形，顶端通常平截，淡褐色至褐色，双层壁，外壁无色、光滑，内壁有小刺，（7～8.9）μm×（5～6）μm。

【分布与生境】梵净山地区资源分布的代表区域：黑湾河、龙泉寺、梵净山生态站等。生于海拔500～900 m的常绿阔叶林中腐木上。

【中 药 名】南方灵芝（子实体）。

【功 效 主 治】清热，消积，化痰，止血，止痛。主治肺结核。

【采 收 加 工】子实体成熟后采收，除去杂质，烘干。

【用 法 用 量】内服：煎汤，10～15 g。

有柄灵芝 *Ganoderma gibbosum* (Blume & T. Nees) Pat.

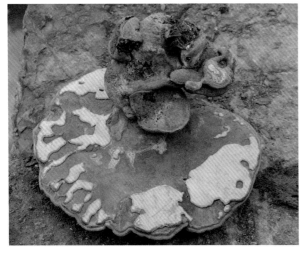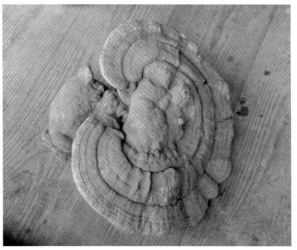

【形 态 特 征】子实体有柄，木栓质至木质。菌盖半圆形或近扇形，（3.5～9）cm×（4～8）cm，厚0.6～1.8 cm，表面锈褐色或污褐色，有同心环带，皮壳较薄，有时用手指即可

压碎，有时有龟裂，无光泽；边缘圆钝，完整。菌肉呈褐色至暗褐色，厚0.5～0.9 cm。菌管深褐色，长0.4～0.8 cm；孔面污白色或褐色；管口近圆形，每毫米4～5个。菌柄短而粗，侧生，长3～6 cm，粗1～2 cm，基部更粗，与菌盖同色，无光泽。孢子卵圆形或顶端平截，双层壁，外壁无色透明、平滑，内壁淡褐色、有小刺。

【分布与生境】梵净山地区资源分布的代表区域：郭家沟、凯土河、密麻树等。生于海拔600～1200 m的阔叶林中阔叶树腐木桩上或倒木上。

【中　药　名】灵芝（子实体）。

【功效主治】抗氧化、杀菌、免疫抑制和抗肿瘤。主治带状疱疹等。

【采收加工】全年采收，除去杂质，剪除附有朽木、泥沙等的下端菌柄，阴干或烘干。

灵　芝 *Ganoderma lucidum* (Leyss. ex Fr.) Karst.

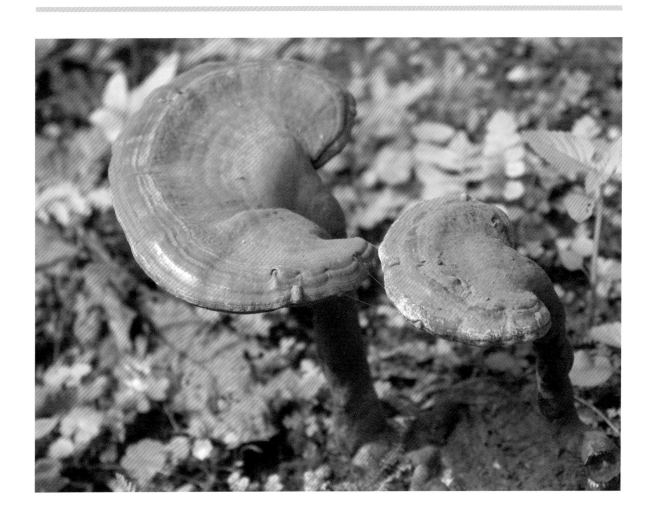

【别　　　名】赤芝、丹芝（《神农本草经》），潮红灵芝（《全国中草药汇编》）。

【形态特征】子实体一年生，有柄，栓质。菌盖半圆形或肾形，直径10～20 cm，盖肉厚
1.5～2 cm，盖表褐黄色或红褐色，盖边渐趋淡黄，有同心环纹，微皱或平滑，有
亮漆状光泽，边缘微钝。菌肉乳白色，近管处淡褐色。菌管长1 cm，每毫米4～5
个。管口近圆形，初呈白色，后呈淡黄色或黄褐色。菌柄圆柱形，侧生或偏生，偶
中生，长10～19 cm，粗1.5～4 cm，与菌盖色泽相似。皮壳部菌丝呈棒状，顶端膨
大。菌丝系统三体型。生殖菌丝透明，薄壁；骨架菌丝黄褐色，厚壁，近乎实心；
缠绕菌丝无色，厚壁弯曲，均分枝。孢子卵形，双层壁，顶端平截，外壁透明，内
壁淡褐色，有小刺，大小（9～11）μm×（6～7）μm。

【分布与生境】梵净山地区资源分布的代表区域：黑湾河、盘溪河等。生于海拔600～1000 m的阔
叶林中腐木或腐木桩周围地上。

【中　药　名】灵芝（子实体）。

【功效主治】补气安神，止咳平喘。主治心神不宁，失眠心悸，肺虚咳喘，虚劳短气，不思饮食。

【采收加工】全年采收，除去杂质，剪除附有朽木、泥沙或培养基的下端菌柄，阴干或40～50℃
烘干。

【用法用量】内服：煎汤，10～12 g；研末，2～6 g；或浸酒。

【用药经验】①神经衰弱，心悸头晕，夜寐不宁：灵芝1.5～3 g，水煎服，每日2次。②慢性肝
炎，肾盂肾炎，支气管哮喘：灵芝焙干研末，开水冲服，每服0.9～1.5 g，每日3
次。③冠心病：灵芝6 g，切片，加水煎煮2 h服用，早、晚各1次。④误食毒菌中
毒：灵芝120 g，水煎服。

紫　芝
Ganoderma sinense Zhao, Xu et Zhang

【别　　　名】黑芝、玄芝（《中药大辞典》）。

【形态特征】子实体有柄，木栓质。菌盖近匙形、半圆形或近圆形，（4～12）cm×（5～18）cm，
厚0.6～1.8 cm；表面紫红褐色、紫黑色至黑色，有似漆样光泽，有明显或不明显的
同心环沟和纵皱；边缘薄或钝。菌肉呈均匀褐色至深褐色，厚0.2～0.6 cm，有环
纹。菌管长0.3～1 cm，褐色、深褐色，初期孔面灰白色，后为淡褐色、褐色至深褐
色；管口近圆形，每毫米5～6个。菌柄侧生或偏生，长5～15 cm，粗0.7～2 cm，有

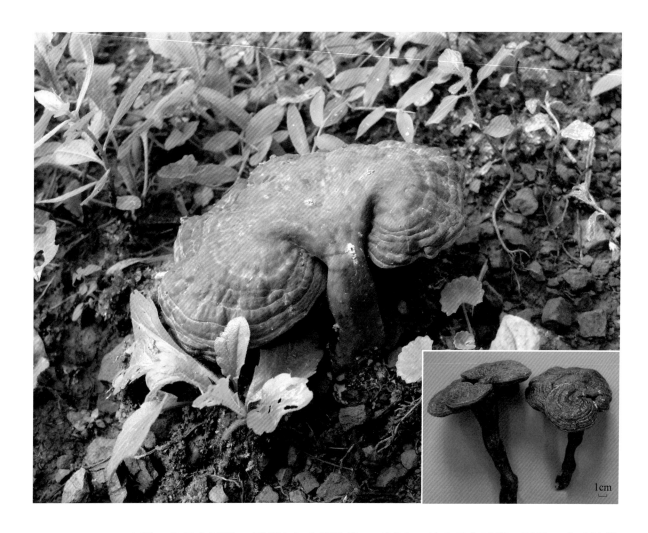

1cm

光泽。孢子卵圆形，顶端脐突或稍平截，双层壁，外壁无色透明、平滑，内壁淡褐色，有显著小刺，（9 ~ 12.5）μm×（7.8 ~ 8.8）μm。

【分布与生境】梵净山地区资源分布的代表区域：黑湾河、鱼坳、回香坪、漆树坪等。生于海拔700 ~ 1600 m的阔叶林内倒木或腐木树根上。

【中 药 名】灵芝（子实体）。

【功 效 主 治】补气安神，止咳平喘。主治心神不宁，失眠心悸，肺虚咳喘，虚劳短气，不思饮食。

【采 收 加 工】全年采收，除去杂质，剪除附有朽木、泥沙或培养基的下端菌柄，阴干或40 ~ 50℃烘干。

【用 法 用 量】内服：煎汤，10 ~ 12 g；研末，2 ~ 6 g；或浸酒。

【用 药 经 验】①虚劳短气，胸胁苦满，唇口干燥，手足逆冷，或有烦躁，目视肮肮，腹内时痛，不思饮食：灵芝45 g，山芋、天雄（炮裂，去皮）、柏子仁（炒香，别研）、枳实（去瓤，麸炒黄）、巴戟天（去心）、白茯苓（去黑皮）各0.4 g，人参、生干地黄（洗，焙）、麦冬（去心，焙）、五味子（去茎叶，炒）、半夏（汤洗去滑，炒）、牡丹皮、附子（炮裂去脐皮）各0.9 g，蓼实、远志（去心）各0.3 g，泽泻、瓜子仁（炒香）各15 g，上药捣为末，炼蜜和丸，如梧桐子大，每服15丸，温酒下，空心日午、夜卧各一服，渐至30丸。②各类毒蘑菇中毒：取无虫蛀灵芝干品50 g磨粉，按常法加水煎2次，并将2次煎液合并浓缩成150 mL（含原生药33.3%），备用，每日3次，每次口服50mL，昏迷患者鼻饲给药。

多孔菌科

彩绒革盖菌 *Coriolus versicolor* (L. ex Fr.) Quel

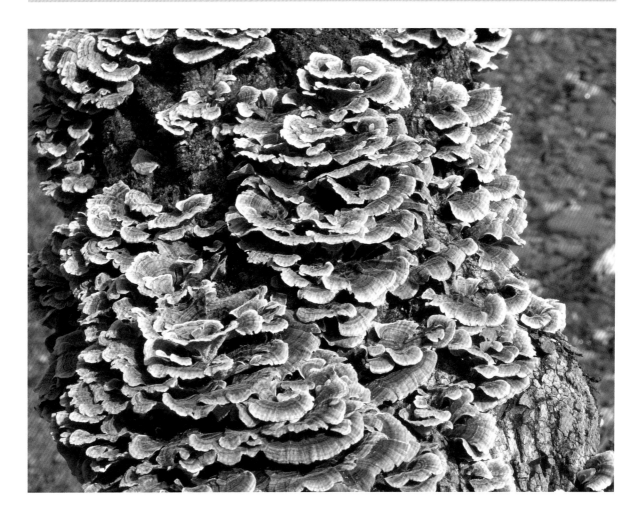

【别　　　名】彩纹云芝（《云南中药资源名录》），杂色云芝（《中国药用真菌》），彩云革盖菌（《中国药用真菌图鉴》）。

【形 态 特 征】子实体通常覆瓦状叠生。菌盖近圆形、半圆形、扇形或不规则形，（2～5）cm×（2～6）cm，厚2～4 mm，淡黄褐色、棕黄色、褐色或灰色至紫灰色，具明显的同心环带，被细密茸毛；边缘锐，淡黄色至浅黄褐色。菌肉白色。菌管初期白色，后烟灰色至灰褐色。孔口初期白色，后奶油色至浅灰色；孔口近圆形、多角形至不规则形。孢子圆柱形，无色，光滑，（4.5～6.5）μm×（2～2.5）μm。

【分布与生境】梵净山地区资源分布的代表区域：黑湾河、盘溪试验场、平定沟、牛角洞、乱石河等。生于海拔500～1800 m的阔叶林下。

【中 药 名】云芝（子实体）。

【功效主治】健脾利湿，清热解毒。主治湿热黄疸，胁痛纳差，倦怠乏力。

【采收加工】全年均可采收，除去杂质，晒干。

【用法用量】内服：煎汤，9～27 g，宜煎24 h以上；或制成片剂、冲剂、注射剂使用。

【用药经验】①乙型肝炎：云芝15 g，广金钱草30 g，水煎服，每日1剂，半个月为一疗程。②迁延性肝炎、慢性活动性肝炎：云芝15 g，地耳草30 g，水煎，温服，20 d为一疗程。③慢性支气管炎：云芝15 g，水煎服。④咽喉肿痛久治不愈：云芝、毛冬青根各15 g，水煎，凉服。

雷 丸 *Omphalia lapidescens* Shoret.

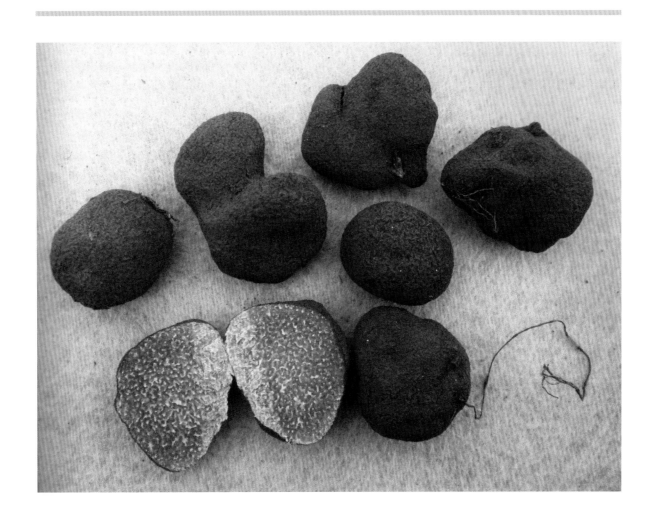

【别　　　名】竹失、雷公丸（《新华本草纲要》），雷矢（《范子计然》），木连子（《广西中药志》）。

【形 态 特 征】菌核小型，通常呈不规则球形、块状或其他形状，大小不等，直径0.5～5 cm。表面呈黄褐色、褐色、黑褐色至黑色，稍平滑或具细密皱纹，有时在凹处可见一束菌索，干后坚硬。菌核剖面白色至蜡黄色，略带黏性。断面褐色呈角质样者，不可药用。

【分布与生境】梵净山地区资源分布的代表区域：黄家坝、河口、转弯塘等。生于海拔700 m以下的楠竹林下。

【中　药　名】雷丸（菌核）。

【功 效 主 治】杀虫消积。主治绦虫、钩虫、蛔虫病，虫积腹痛，小儿疳积。

【采 收 加 工】秋季采挖，洗净，晒干。

【用 法 用 量】内服：15～21 g。不宜入煎剂，一般研粉服，一次5~7 g，饭后用温开水调服，一日3次，连服3 d。

【用 药 经 验】绦虫病：雷丸（研细末）18 g，另取槟榔、石榴皮各30 g，水煎待凉，于空腹时与雷丸粉同服，每日1次，连服3日。

贝叶多孔菌 *Polyporus frondosus* (Dicks.) Fr.

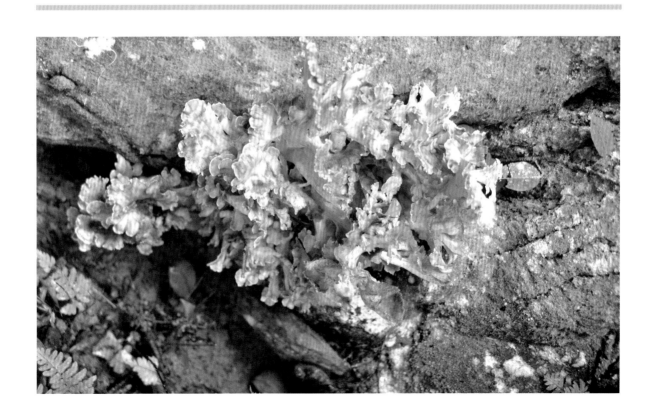

【形 态 特 征】子实体肉质或半肉质，有柄或近有柄，菌柄多次分枝，形成一丛覆瓦状的菌盖，直径可达30~50 cm，重2~4 kg及以上。菌盖扇形、匙形至花瓣状，幼时表面灰色，后渐变褐色至灰褐色，有放射状条纹和环纹。菌肉白色至奶油色，厚。菌管淡白色，与菌柄垂生；菌管管口多角形，每毫米2~3个。菌柄基部粗大，表面淡白色。孢子卵形至椭圆形，无色，光滑，薄壁，（5~7）μm×（3.8~4.5）μm。

【分布与生境】梵净山地区资源分布的代表区域：鱼坳、回香坪等。生于海拔800~1500 m的阔叶林中。

【中　药　名】灰树花（子实体）。

【功 效 主 治】益气健胃，补虚扶正。主治肿瘤患者放、化疗后脾虚气弱，体倦乏力，神疲懒言，饮食减少等。

【采 收 加 工】春、秋季子实体成熟后采收，除去柄蒂部及杂物，晒干。

【用 法 用 量】内服：煎汤，10~20 g。

【用 药 经 验】①小便不利：灰树花30 g，荔枝皮15 g（焙黄），共研细末，每服15 g，黄酒为引。②水肿：灰树花、白茅根、赤小豆各30 g，共煮汤，去白茅根，连渣服。③高血压：灰树花、车前草、荠菜各15 g，水煎服，每日1剂。

茯 苓 *Poria cocos* (Schw.) Wolf

【别　　　名】茯菟（《神农本草经》），松薯、松苓、松木薯（《广西中药志》）。

【形 态 特 征】子实体生于菌核表面，呈平伏状，厚0.2~2 cm，白色至浅褐色，管孔不规则形状。菌管长2~6 cm，偶有双层，厚可达1~2.5 cm；孔径0.6~2 mm，孔口边缘老时呈齿状。孢子长方椭圆形至近圆柱形，（6~8.5）μm×（3~4）μm，孢子大量集中时呈灰白色。菌核球形、椭圆形或不规则块状，直径10~30 cm或更大，重量不等，可达数十斤甚至近百斤。表面粗糙起皱或瘤状，淡棕黄色、褐色至黑褐色，内部白色或带浅粉红色。

【分布与生境】梵净山地区资源分布的代表区域：金厂、棉絮岭等。生于海拔700~1900 m的针叶林下，尤其在马尾松和大明松林下多见。

【中　药　名】茯苓（干燥菌核），赤茯苓（干燥菌核近外皮部的淡红色部分），茯苓皮（干燥菌核的外皮），茯神（干燥菌核中间抱有松根的白色部分），茯神木（干燥菌核中间的松根）。

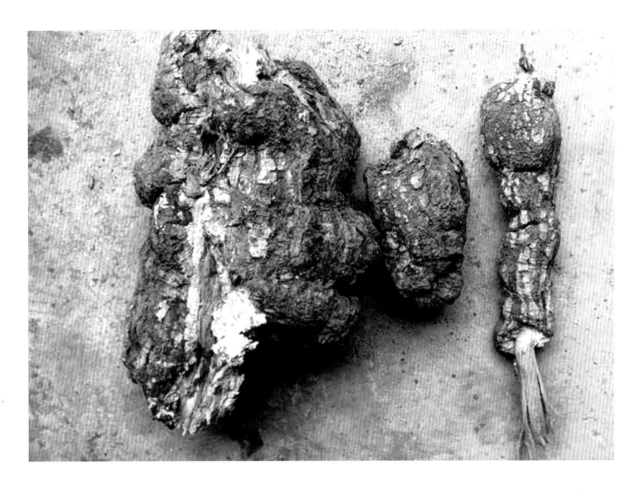

【功效主治】■茯苓　利水渗湿，健脾，宁心。主治水肿尿少，痰饮眩悸，脾虚食少，便溏泄泻，心神不宁，心悸失眠等。

　　　　　　■赤茯苓　行水，利湿热。主治小便不利，水肿，淋浊，泄泻。

　　　　　　■茯苓皮　利水消肿。主治水肿，小便不利。

　　　　　　■茯神　宁心安神，利水消肿。主治惊悸，怔忡，健忘失眠，惊痫，小便不利。

　　　　　　■茯神木　平肝安神。主治惊悸健忘，中风语謇，脚气转筋。

【采收加工】■茯苓　多于7~9月采挖，挖出后除去泥沙，堆置"发汗"后，摊开晾至表面干燥，再"发汗"，反复数次至出现皱纹、内部水分大部分散失后，阴干，称为"茯苓个"；或将鲜茯苓按不同部位切制，阴干，分别称为"茯苓块"和"茯苓片"。

　　　　　　■赤茯苓　收获季节和方法同茯苓，茯苓削去外皮后，再切成厚薄均匀的片，取其中淡红色部分，晒干。

　　　　　　■茯苓皮　加工茯苓时将茯苓的紫黑色外皮削下，阴干或晒干。

　　　　　　■茯神　取茯苓切去白茯苓后，选茯苓中间抱有松根者，除去杂质，晒干。

　　　　　　■茯神木　采茯苓，选择中有松根者，敲去苓块，拣取细松根，晒干。

【用法用量】■茯苓　内服：煎汤，10~15 g；或入丸、散。

■赤茯苓 内服：煎汤，6～12 g；或入丸、散。

■茯苓皮 内服：煎汤，15～30 g。

■茯神 内服：煎汤，9～15 g；或入丸、散。

■茯神木 煎汤，6～9 g；或入丸、散。

【用药经验】①小便多，滑数不禁：茯苓（去黑皮），干山药（去皮，放入矾水内浸泡后，慢火焙干），上二味研细末，各等分，稀米饮调服之。②水肿：白术（净）6 g，茯苓9 g，郁李仁4.5 g，加生姜汁煎服。

木蹄层孔菌 *Pyropolyporus fomentarius* (L. ex Fr.) Teng

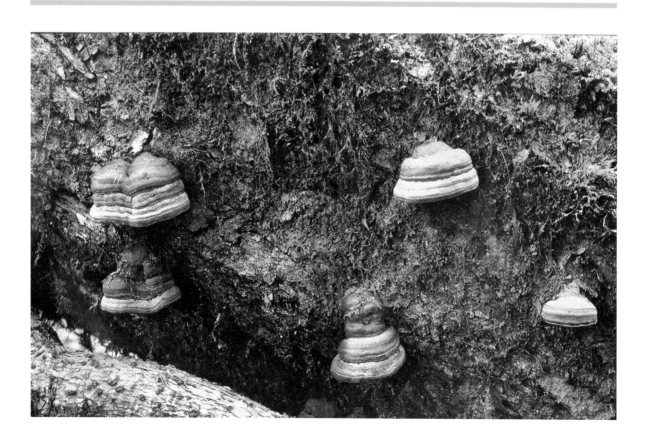

【别　　　名】桦菌芝（《陕西中草药》）。

【形态特征】子实体多年生，木质，半球形至马蹄形，或呈吊钟形。无柄，侧生。菌盖光滑，无毛，有坚硬的皮壳，鼠灰色、灰褐色至灰黑色，断面黑褐色，有光泽和明显的同心环棱。菌盖缘钝，黄褐色。菌肉暗黄色至锈褐色，分层，软木栓质，厚0.5～3.5 cm，无光泽。菌管多层，层次明显，每层厚0.5～2.5 cm，管壁较厚，灰褐色；管口圆形，较小。管口面灰色至肉桂色，凹陷。孢子长椭圆形，表面平滑，无色，（13~16）μm×（5~6）μm。

【分布与生境】梵净山地区资源分布的代表区域：盘溪试验场、大岩屋、回香坪、小黑湾等。生于海拔500~1750 m的疏林下。

【中　药　名】木蹄（子实体）。

【功效主治】消积，化瘀，抗癌。主治小儿积食，食管癌，胃癌，子宫癌等。

【采收加工】6~7月采收，除去杂质，晒干。

【用法用量】内服：煎汤，12~15 g。

【用药经验】①食管癌，胃癌，子宫癌：木蹄13~16 g，水煎服，日服2次。②小儿食积：木蹄9 g，红石耳12 g，水煎服。

东方栓菌 *Trametes orientalis* (Yasuda) Imazeki

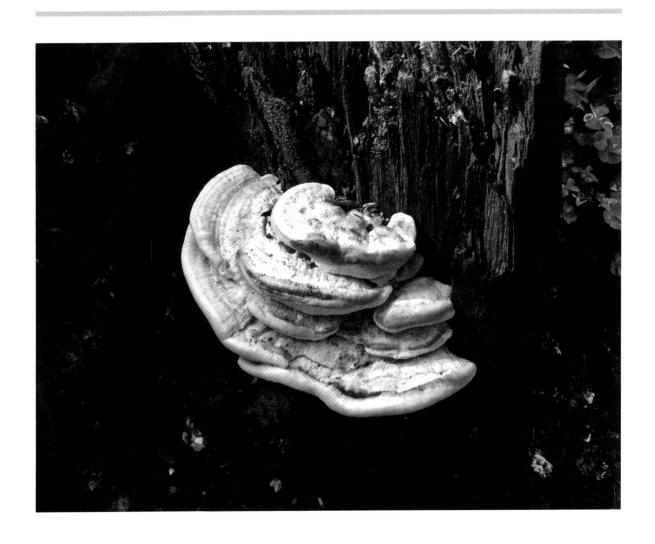

【形态特征】子实体无柄，多覆瓦状叠生，往往数个菌盖左右相连。菌盖贝壳状、肾形、半圆形或近圆形，（5～10）cm×（5～15）cm，厚5～10 cm，具微细茸毛，米黄色至浅灰黄褐色，常有灰色的环纹和较宽的同心环棱，基部常具褐色小疣突，盖边缘锐或钝。菌肉白色。菌管白色；管口近圆形，白色至浅黄白色，每毫米2～3个。孢子长椭圆形，稍弯曲，无色，光滑，（5.5～7）μm×（2.5～3）μm。

【分布与生境】梵净山地区资源分布的代表区域：回香坪、金顶等。生于海拔1500～2000 m的阔叶林下腐木上。

【中　药　名】白鹤菌（子实体）。

【功效主治】祛风除湿，清肺止咳。主治风湿痹痛，肺结核，支气管炎，咳嗽痰喘等。

【采收加工】子实体成熟时采收，除去杂质，洗净，晒干。

【用法用量】内服：煎汤，6～12 g。

光茸菌科

香 菇 *Lentinus edodes* (Berk.) Pegler

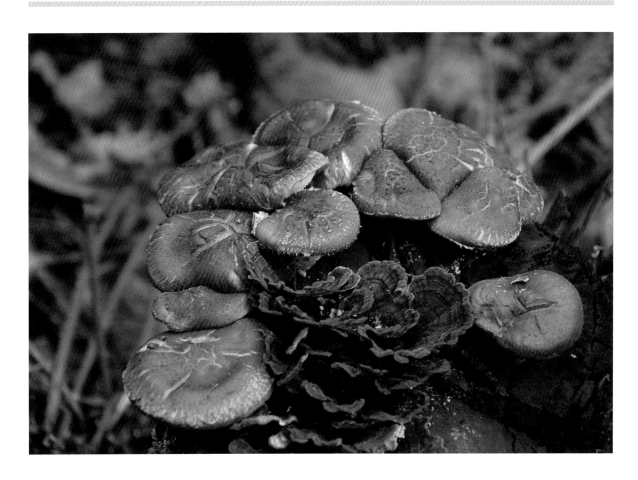

【别　　名】香蕈（《日用本草》），冬菇（《中国药用真菌》），菊花菇（《全国中草药汇编》），香纹（山西）。

【形态特征】菌盖半肉质，直径4～10 cm，扁半球形，后渐平展，菱色至深肉桂色，上有淡色鳞片。菌肉厚，白色，味美。菌褶白色，稠密，弯生。菌柄中生或偏生，上部近白色或浅褐色，下部褐色，内实，常弯曲，长3～5 cm，粗0.5～0.8 cm，菌环以下往往覆有鳞片，菌环窄而易消失。孢子椭圆形，无色，光滑，（4.5～5）μm×（2～2.5）μm。

【分布与生境】梵净山地区资源分布的代表区域：岩高坪、老黄家、马槽河、盘溪河、凯土河、双狮子等。生于海拔600～1500 m的阔叶林下、林缘、沟旁，常见于阔叶林中的倒木上。

【中　药　名】香菇（子实体）。

【功效主治】扶正补虚，健脾开胃，祛风透疹，化痰理气，解毒，抗癌。主治正气衰弱，神倦乏力，消化不良，贫血，高血压，慢性肝炎，水肿，麻疹透发不畅，毒菇中毒，肿瘤等。

【采收加工】子实体长到七八分成熟、边缘仍向内卷曲、菌盖尚未全展开时采收，烘干或晒干。

【用法用量】内服：煎汤，30～50 g。

【用药经验】①头痛，头晕：香菇煮酒，食之。②胃肠不适，腹痛：鲜香菇90 g，切片，水煎服。③水肿：香菇（干品）16 g，鹿衔草、金樱子根各30 g，水煎服，每日2次。④盗汗：香菇15 g，酒酌量，炖后调白糖服。⑤麻疹不透：香菇柄15 g，桂圆肉12 g，水煎服。

齿菌科

猴头菌 *Hericium erinaceus* (Bull.) Pers.

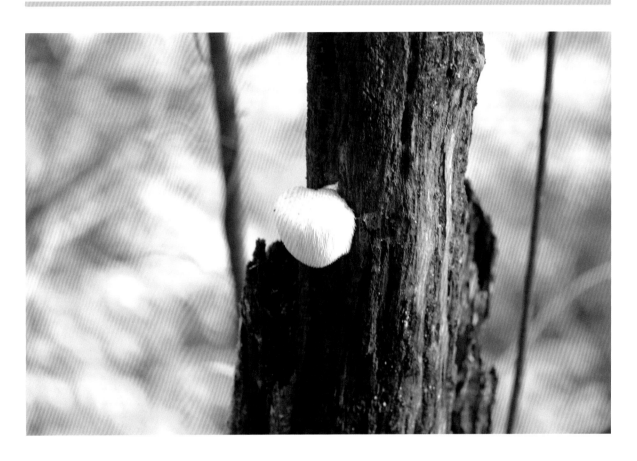

【别　　　名】刺猬菌、猬菌（《中国药用真菌》），猴菇、猴头菇（上海）。

【形 态 特 征】子实体单生，椭圆形至球形，常常纵向伸长，两侧收缩，团块状；悬于树干上，少数座生，长5～20 cm，最初肉质，后变硬，个别子实体干燥后菌肉有木栓化倾向，有空腔，松软；新鲜时白色，干后黄色至褐色。菌刺长2～6 cm，粗1～2 cm，针形，末端渐尖或稍弯曲，下垂，单生于子实体表面中部，下部、上部刺退化或发育不充分。菌丝具隔膜，有时具镶嵌状联合。囊状体内有颗粒状物。孢子近球形，无色，光滑，内常含一油状物。

【分布与生境】梵净山地区资源分布的代表区域：马槽河、鱼坳、九龙池等。生于海拔800～2100 m的常绿落叶阔叶混交林内的树干上。

【中 药 名】猴头菌（子实体）。

【功 效 主 治】健脾养胃，安神，抗癌。主治体虚乏力，消化不良，失眠，胃、十二指肠溃疡，慢
性胃炎，消化道肿瘤等。

【采 收 加 工】采收子实体后，去掉有苦味的菌蒂，晒干或烘干。

【用 法 用 量】内服：煎汤，10～30 g，鲜品30～100 g；或与鸡肉共煮食。

【用 药 经 验】①消化不良：猴头菌6 g，水浸软，切成薄片，水煎，日服2次，黄酒为引。②神经
衰弱，身体虚弱：猴头菌（干品）15 g，切片与鸡肉共煮食用，日服1次；或用鸡
汤煮食。

红菇科

香乳菇 *Lactarius camphoratus* (Bull.) Fr.

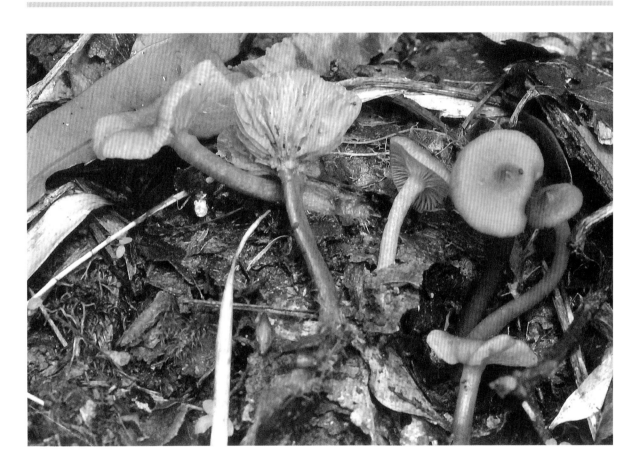

【别　　　名】奶浆菌（云南）。

【形 态 特 征】菌盖扁半球形，后平展，中央微凹，往往有小凸起，直径3～5 cm，深肉桂色至深红褐色，湿时黏，无环纹。菌肉近白色而微带浅肉桂色。菌褶近白色至微带浅肉桂色、肉桂色，近直生。菌柄近圆柱形，长3～5 cm，粗0.5～0.8 cm，肉桂色至深肉桂色，内部松软，后中空。孢子近球形，有疣和网纹，无色，（7～9）μm×（6～8）μm。

【分布与生境】梵净山地区资源分布的代表区域：漆树坪、鱼坳、铜矿厂等。生于海拔700～1000 m的阔叶林中地上。

【中 药 名】香乳菇（子实体）。

【功 效 主 治】利五脏，助消化，滋补，抗癌。主治消化不良，神经衰弱，身体虚弱，胃溃疡，慢性胃炎等。

【采 收 加 工】采摘后去杂质，晒干。

【用 法 用 量】内服：煎汤，10～15 g。

【用 药 经 验】胃寒腹痛，反胃呕吐：香乳菇15 g，水煎服，每日2次。

黑乳菇 *Lactarius picinus* Fr.

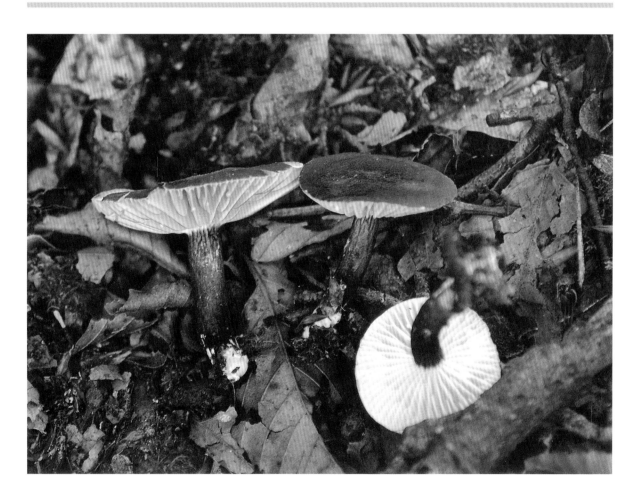

【别　　　　名】尖顶暗褐乳菇、核桃菇（《贵州食用真菌和毒菌图志》），蘑菇（山西）。

【形 态 特 征】菌盖扁平，有时微下凹，中央有凸尖，直径3～6 cm，浅烟色、褐色至深褐色，不黏，无环带，表面中部常有皱纹，边缘薄。菌肉白色，伤后渐变黏。菌褶近白色，伤后变粉红色，老时变淡锈色，直生或延生。菌柄长2.5～4 cm，粗0.5～1 cm，向下渐细，与菌盖同色。孢子球形，无色至近无色，有小刺和网纹。

【分布与生境】梵净山地区资源分布的代表区域：岩高坪、黑湾河。生于海拔800～1600 m的针阔
混交林中地上。

【中　药　名】黑乳菇（子实体）。

【功效主治】祛风散寒，舒筋活络。主治风湿痹痛，手足麻木，四肢抽搐。

【采收加工】夏、秋季采收子实体，除去泥沙，晒干。

【用法用量】内服：煎汤，9～12 g；或入丸、散。

辣乳菇 *Lactifluus piperatus* (L.) Roussel

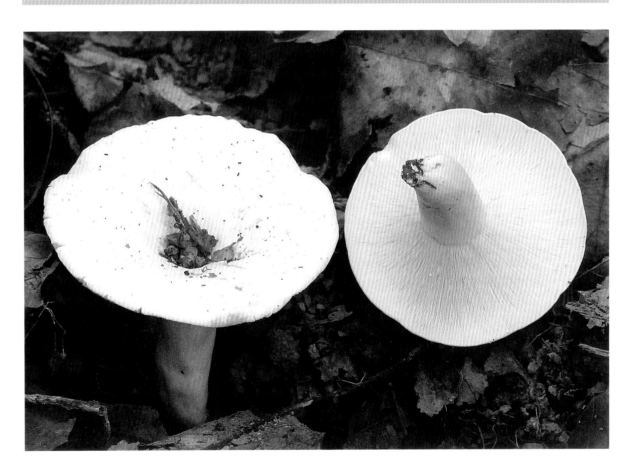

【别　　　名】白奶浆菌、板栗菌（《中国药用真菌图鉴》），白蘑菇（《秦岭巴山天然药物
志》），石灰菌（云南）。

【形态特征】菌盖扁平半球形，中央脐状，下凹呈浅漏斗状，直径5～13 cm，白色或稍带浅污黄
色，光滑，无环带，不黏或稍黏。盖缘渐薄微上翘，有时呈波状。菌肉白色，坚
脆，伤后不变色或微变土黄色，有辣味。乳汁白色，不变色。菌褶白色，极密，

不等长，分叉，狭窄，近延生；菌肉白色，暴露于空气中后变为浅土黄色。菌柄长3～6 cm，粗1.5～3 cm，白色，圆柱形或向下渐细，内实，无毛。孢子近球形或广椭圆形，有小疣或稍粗糙，无色。

【分布与生境】梵净山地区资源分布的代表区域：黑湾河、回香坪等。生于海拔800～1600 m的针叶林或针叶阔叶混交林地上。

【中　药　名】白乳菇（子实体）。

【功效主治】祛风散寒，舒筋活络。主治腰腿疼痛，手足麻木，筋骨不舒，四肢抽搐。

【采收加工】秋季采摘，晒干备用。

【用法用量】内服：煎汤，6～9 g。

白蘑科

蜜环菌 *Armillaria mellea* (Vahl) P. Kumm.

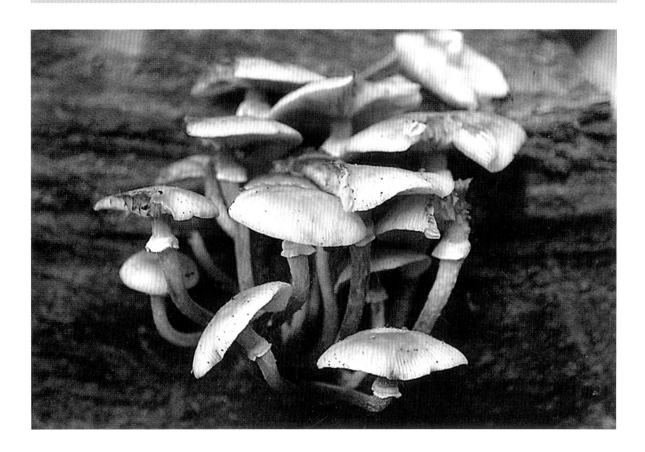

【别　　名】蜜色环菌、根索菌、栎菌、根腐菌（《中国药用真菌》），小蜜环菌（《东北药用植物》）。

【形 态 特 征】菌盖肉质，宽4~13 cm，扁半球形，后平展，中部钝或稍下凹；盖面通常干，湿时黏，浅土黄色、蜜黄色或浅黄褐色，老后棕褐色，中部有平伏或直立小鳞片，有时光滑；盖缘初时内卷，有条纹。菌褶近白色，老后常有暗褐色斑点。菌柄近圆柱形，长5~8.5 cm，粗0.5~1 cm，基部稍膨大，常弯曲，与盖面同色，有纵条纹或毛状小鳞片，纤维质，内部松软，后中空。菌环上位，白色，幼时双层，松软。孢子椭圆形或近卵圆形，无色或稍带黄色，光滑。

【分布与生境】梵净山地区资源分布的代表区域：岩高坪、老黄家等。生于海拔1000~1700 m的常绿阔叶林中的倒木或朽木上。

【中 药 名】蜜环菌（子实体）。

【功 效 主 治】息风平肝，祛风通络，强筋壮骨。主治头晕，头痛，失眠，四肢麻木，腰腿疼痛，
冠心病，高血压，血管性头痛，眩晕综合征，癫痫等。

【采 收 加 工】7~8月采收子实体，去泥土，晒干。

【用 法 用 量】内服：煎汤，30~60 g；或研末。

【用 药 经 验】①神经衰弱：蜜环菌120 g，水煎，每日1剂，分2次服。②高血压，半身不遂后遗
症：蜜环菌100 g，黄芪、川芎各60 g，鹿角胶15 g，水、酒各半煎服。③癫痫：蜜
环菌120 g，白糖90 g，用水煮蜜环菌，滤汁，加白糖，随意饮，每日5次。④腰腿
疼痛，半身不遂后遗症等：蜜环菌90 g，炙马前子3 g，共研细末，每次服3g，日服2
次。⑤佝偻病：蜜环菌1 kg，用瓦焙干，研成细末，每次6~9 g，日服2次，白酒为引。

发光假蜜环菌 *Desarmilaria tabescens* (Scop. ex Fr.) Sing

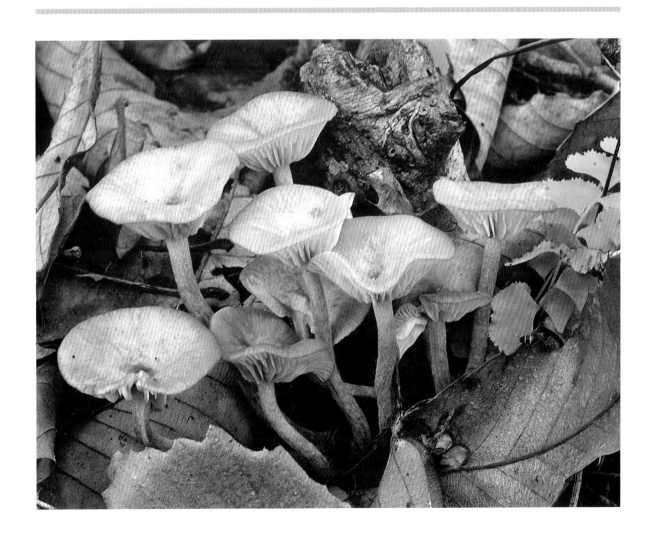

【别　　　名】青杠钻（《中国药用真菌图鉴》），光菌（《新华本草纲要》），发光小蜜环菌（《云南中药资源名录》）。

【形 态 特 征】菌盖直径2.5～6 cm，初期扁半球形，后渐平展，中部下凹；盖面不黏，蜜黄色或黄褐色，老后锈褐色，往往中部色深，有纤毛状鳞片；盖缘有时稍上翘。菌肉白色，中部厚，边缘薄。菌褶延生，较窄，幅宽，不等长，浅肉色。菌柄圆柱形，纤维质，内部松软，长5～10 cm，粗0.5～0.8 cm，上部蛋壳色或灰黄白色，基部浅棕灰色至深棕灰色，有细毛鳞片，渐变光滑。孢子印近白色。孢子无色，光滑，广椭圆形，（7.5～10）μm×（5.5～7.5）μm。

【分布与生境】梵净山地区资源分布的代表区域：黑湾河、鱼坳、回香坪等。生于海拔800～1600 m的阔叶林下的树干基部或木桩上。

【中　药　名】亮菌（菌丝体）。

【功 效 主 治】清热解毒，清利湿热，疏肝解郁。主治急、慢性胆囊炎，胆道感染，肝炎，阑尾炎，中耳炎。

【采 收 加 工】夏、秋季采收，洗净，晒干。

【用 法 用 量】内服：煎汤，6～15 g；研末，1.5～3 g。

【用 药 经 验】胆囊炎，肝炎：亮菌、板蓝根各15 g，连翘、金银花各10 g，水煎，每日1剂，分2～3次服。

安络裸柄伞 *Gymnopus androsaceus* (L.) Della Magg. & Trassin.

【别　　　名】茶褐小皮伞（《中国药用真菌图鉴》）。

【形 态 特 征】菌盖半球形至近平展，0.5～2 cm，中部有明显或不明显脐凸，有明显条纹或沟条，膜质，光滑，褐色至深褐色，中央色深。菌肉薄，白色至乳白色。菌褶直生，近白色，稀疏，不等长。菌柄长3～5 cm，粗0.05～0.1 cm，马鬃毛状，中空，软骨质，黑褐色至黑色，有细长的菌索。孢子长方椭圆形，（6～9）μm×（3～4.5）μm，光滑，无色。

【分布与生境】梵净山地区资源分布的代表区域：回香坪、金顶等。生于海拔1600～2100 m的常绿阔叶混交林中的枯枝、枯干或活立木上。

【中　药　名】鬼毛针（菌索）。

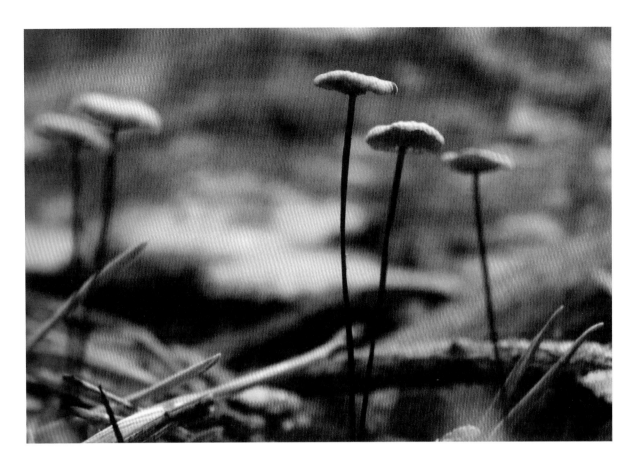

【功效主治】活血止痛。主治跌打损伤，骨折疼痛，偏头痛，各种神经痛，腰腿疼痛，风湿痹痛。

【采收加工】夏、秋季采收菌索，除去泥沙、杂质，晒干。

【用法用量】内服：煎汤，5～15g；或浸酒、研末。

【用药经验】麻风病关节痛：将鬼毛针焙干，研成细粉，少量白酒兑服，每次0.5g，每日2次。

硬柄小皮伞 *Marasmius oreades* (Bolton) Fr.

【别　　名】硬柄皮伞、仙环小皮伞（《中国药用真菌》）。

【形态特征】子实体较小。菌盖宽3～5 cm，初期扁半球形，后平展，中部平或稍凸起；盖面干，平滑，浅肉色或浅土黄色，有时色极淡；盖缘干或湿时稍有条纹。菌肉中部厚，稍强韧，肉质，类白色，有香气。菌褶离生，稍稀，幅宽，白色或淡色。菌柄长4～5.5 cm，粗3～4 mm，圆柱形，平滑或有细绒毛，中实。孢子椭圆形，光滑，无色，（8～10）μm×（5～6）μm。

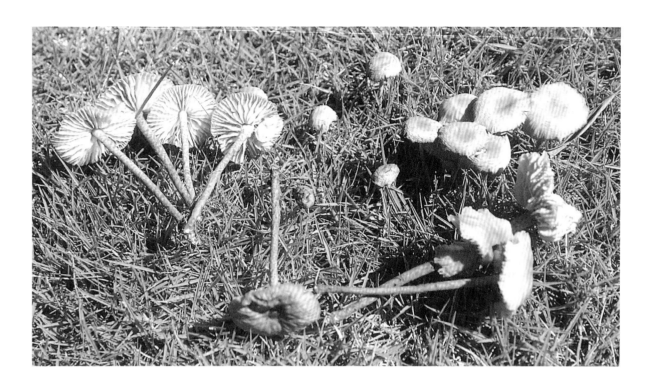

【分布与生境】梵净山地区资源分布的代表区域：盘溪河、盘溪试验场等。生于海拔600～900 m的常绿阔叶林中的地上及枯叶上。

【中　药　名】杂蘑（子实体）。

【功效主治】追风散寒，舒筋活络，健脾益气。主治腰腿疼痛，手足麻木，筋络不舒，胃脘闷痛。

【采收加工】夏、秋季采摘，洗去泥沙，晒干。

【用法用量】内服：煎汤或入丸、散，3～9 g。

【用药经验】坐骨神经痛：杂蘑、接筋草各9～15 g，水煎，每日1剂，分2次服。

牛肝菌科

黄粉末牛肝菌 *Pulveroboletus ravenlii* (Berk. et Curt.) Murr.

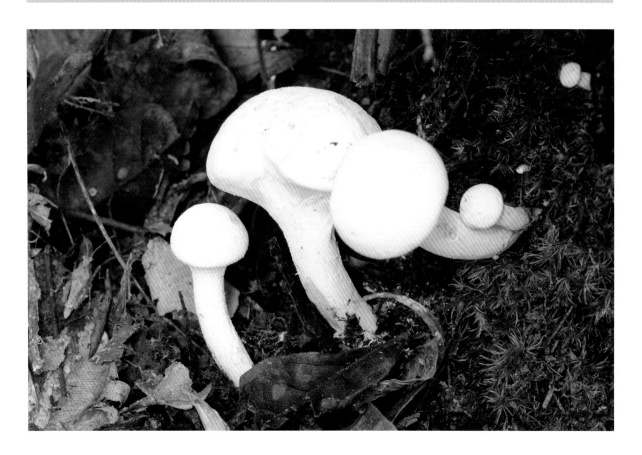

【别　　　名】黄牛肝、黄衣牛肝、拉氏黄粉牛肝（《中国药用真菌》），黄犊菌（《中国药
　　　　　　　用真菌图鉴》）。

【形 态 特 征】子实体覆有柠檬黄色的粉末，粉末脱离后，盖色为浅紫色至黄褐色，上有茸毛，
　　　　　　　受伤时变蓝色。菌盖直径4～6.5 cm，湿时稍黏。菌肉白色至带黄色。菌管层浅黄
　　　　　　　至暗褐色，靠近菌柄处周围凹陷；管口多角形，每毫米约2个。菌柄近圆柱形，
　　　　　　　常弯曲，内部实心，长5～7.5 cm，粗1～2 cm。孢子椭圆形至长椭圆形，褐色，
　　　　　　　（8～13.5）μm×（5.5～6.5）μm。

【分布与生境】梵净山地区资源分布的代表区域：鱼坳、回香坪、金顶等。生于海拔800～2100 m
　　　　　　　的阔叶或针阔叶混交林下。

【中　药　名】黄蘑菇（子实体）。

【功 效 主 治】祛风散寒，舒筋活络，止血。主治风寒湿痹，腰腿疼痛，手足麻木，外伤出血。

【采 收 加 工】夏、秋季采收，晒干或烘干。

【用 法 用 量】内服：煎汤，6~9 g；或入丸、散。外用：适量，研末敷。

【用 药 经 验】①风湿关节痛：黄蘑菇6 g，络石藤12 g，威灵仙9 g，水煎服。②外伤出血：黄蘑菇晒干，研末外敷。

乳牛肝菌 *Suillus bovinus* (L.) Roussel

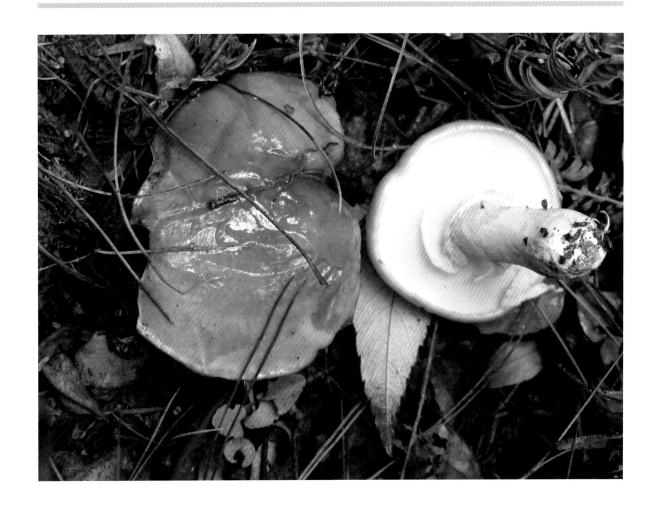

【形 态 特 征】菌盖平展，直径3.5~10 cm，菌盖缘初内卷，后呈波状，新鲜时土黄色、淡黄褐色，干后呈肉桂色，湿时胶黏。菌肉淡黄色。菌管直生或近延生，淡黄褐色，管口大，复式，角形或常呈辐射状排列；菌柄近圆柱形，长3~7 cm，粗0.5~1.3 cm，有时基部稍细，光滑，无腺点，上部色淡土黄色至淡黄褐色，下部呈黄褐色。孢子长椭圆形，平滑，淡黄色，（7~11）μm×（3~4.5）μm。

【分布与生境】梵净山地区资源分布的代表区域：金厂、芙蓉坝等。生于海拔700～1000 m的马尾
　　　　　　　松和杉木林下或林缘。

【中　药　名】乳牛肝菌（子实体）。

【功效主治】祛风散寒，舒筋活络。主治腰腿疼痛，手足麻木，筋络不舒。

褐环乳牛肝菌 *Suillus luteus* (L. ex Fr.) Gray

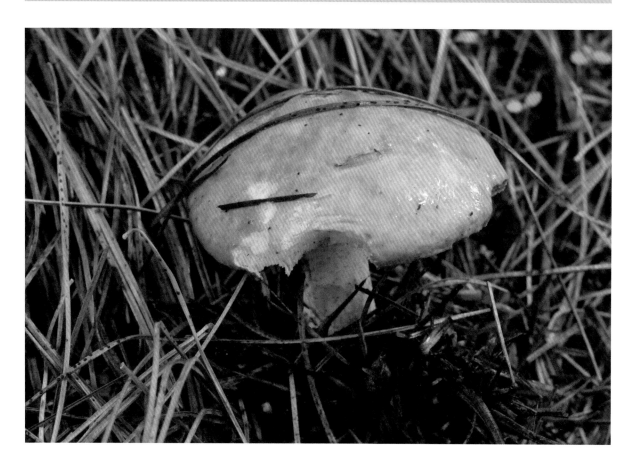

【别　　　名】褐环黏盖牛肝菌、土色牛肝菌、蘑菇（《中国药用真菌》）。

【形态特征】菌盖肉质，肥厚，直径5～15 cm，半球形，后平展，扁平或中部稍凸；盖面平滑，有
　　　　　　　光泽，甚黏，黏液干后变为线条，灰褐色、黄褐色、红褐色或肉桂色，老后色变暗。
　　　　　　　菌肉柔软，往往水润状，初时白色，后淡柠檬黄色。菌管在菌柄周围直生或稍下延或
　　　　　　　稍凹陷，易与菌肉分离，米黄色或芥黄色，老后变暗，管口角形，小，有腺点。菌柄
　　　　　　　长4～7 cm，粗0.7～2 cm，近圆柱形或在基部稍膨大，菌环以上黄色，有细小褐色颗
　　　　　　　粒，菌环以下浅褐色，基部类白色，中实。菌环上位，膜质，薄，初时白色，后为褐

色。孢子平滑，带黄色，近纺锤形或长椭圆形，（7.5～9）μm×（3～3.5）μm。孢子印锈褐色。囊状体丛生，棒状，无色至淡褐色，（22～41）μm×（5～8）μm。

【分布与生境】梵净山地区资源分布的代表区域：回香坪、芙蓉坝。生于海拔600～1000 m的松林或针阔叶混交林地。

【中　药　名】松蘑（子实体）。

【功 效 主 治】散寒止痛，消食。主治大骨节病，消化不良。

【采 收 加 工】夏、秋季采收，采后切去菌柄基都泥沙部分，晒干。

【用 法 用 量】内服：煎汤，9～12 g；或研末。

【用 药 经 验】大骨节病：松蘑750 g，松节7500 g，红花500 g，加水50 kg，煮沸至25 kg，过滤后加白酒5000 mL，制成酊剂，每次服20 mL，日服2次。

硬皮马勃科

大孢硬皮马勃 *Scleroderma bovista* Fr.

【别　　　名】硬皮马勃（江苏）。

【形 态 特 征】子实体不规则球形至扁球形，直径3～6 cm，高1.5～3 cm，由白色根状菌索固定于地上。浅黄色、灰褐色至灰黑色。初期平滑，后期有不规则裂纹，或有粗糙不定形的小鳞片，易落。基部有根状物与基质固定。孢体暗青褐色，有网纹交错，由白色隔片分生小腔。孢子球形，暗褐色，壁表有网纹，周围具透明的鞘胶膜，直径11～16μm。

【分布与生境】梵净山地区资源分布的代表区域：盘溪河、两岔河等。生于海拔800～1200 m的常绿阔叶林中的地上。

【中　药　名】硬皮马勃（子实体）。

【功 效 主 治】清热利咽，解毒消肿，止血。主治咽喉肿痛，疮疡肿毒，冻疮流水，痔疮出血，消化道出血，外伤出血等。

【采 收 加 工】夏、秋季采收，洗净泥沙，晒干或烘干。

【用 法 用 量】内服：煎汤，3～9 g。外用：适量，研末撒敷。

【用 药 经 验】①消化道出血：硬皮马勃6 g，景天三七15 g，茜草9 g，水煎服。②外伤出血，冻疮流水：硬皮马勃孢子粉撒敷在伤口处。

光硬皮马勃 *Scleroderma cepa* Pers.

【别　　名】牛眼睛（云南）。

【形态特征】子实体近球形、梨形或陀螺形，宽1.5～8 cm，基部无柄，仅有丛集的菌索呈束状着生。表面白色、乳白色至黄褐色，老后暗赤褐色，后期龟裂，有微型小颗粒，并易剥落。内部的孢体紫褐色、黑褐色至煤黑色。包被的菌丝初期白色，横切面观如牛眼状，干后土黄色、浅青褐色，后暗红褐色，光滑或顶端具细致斑纹。孢子近球形，深褐色，具尖凸，（8～10）μm×（7.5～9.5）μm。

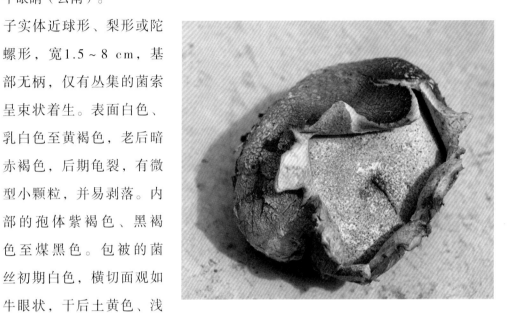

【分布与生境】梵净山地区资源分布的代表区域：盘溪河。生于海拔600～1000 m的常绿阔叶林中的地上。

【中　药　名】硬皮马勃（子实体）。

【功效主治】清热利咽，解毒消肿，止血。主治咽喉肿痛，疮痈肿毒，冻疮流水，痔疮出血，消化道出血，外伤出血。

【采收加工】夏、秋季采收，晒干。

【用法用量】内服：煎汤，3～9 g。外用：适量，研末撒敷。

【用药经验】①扁桃体炎：硬皮马勃9 g，白毛夏枯草15 g，蛇莓9 g，水煎服。②痔疮出血：硬皮马勃适量，敷患处。

多根硬皮马勃 *Scleroderma polyrhizum* (J. F. Gmel.) Pers.

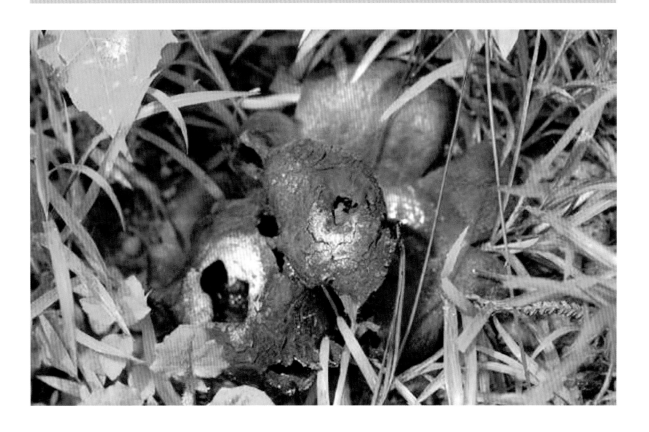

【别　　名】星裂硬皮马勃（《中国药用真菌》），马皮泡、地蜘蛛（《云南中药资源名录》）。

【形态特征】子实体近球形，未开裂前直径5～8.5 cm。包被厚而坚硬，初期浅黄白色，后期浅土黄色，表面常有龟裂纹或斑状鳞片，成熟时呈星状开裂，裂片反卷。孢体成熟后暗褐色。孢子球形，褐色，有小疣，常相连成不完整的网纹，直径5～10μm。

【分布与生境】梵净山地区资源分布的代表区域：岩高坪、两岔河。生于海拔800～1600 m的阔叶林中的地上、草丛或石缝中。

【中　药　名】硬皮马勃（子实体）。

【功效主治】消肿，止血。主治外伤出血，冻疮溃破流水。

【采收加工】夏、秋季采收，晒干。

【用法用量】内服：煎汤，3～9 g。外用：适量，研末撒敷。

【用药经验】孢子粉作为爽身粉，防止生痱子。

银耳科

金 耳 *Tremella aurantia* Schw. ex Fr.

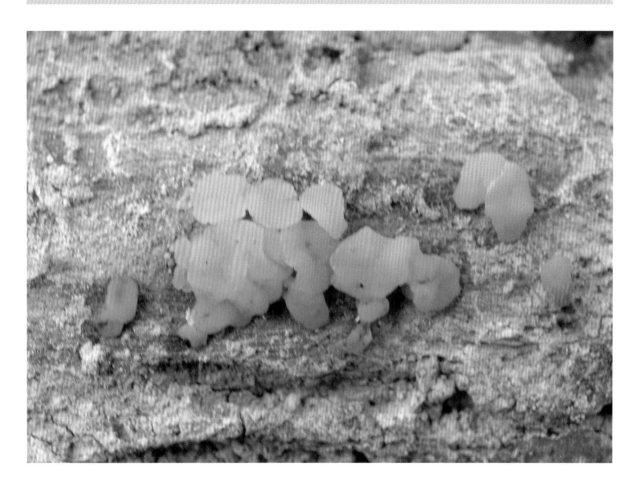

【别　　　名】金木耳、黄金银耳、黄耳（《中国药用真菌》）。

【形 态 特 征】子实体脑状或瘤状，不规则皱卷，基部狭窄，从树皮缝隙间生出，宽5～10 cm，高3～6 cm。新鲜时表面金黄色或橙黄色，胶质，具深沟槽而粗厚的裂瓣，裂片中间有白色肉质，纤维状，剖面外层橙黄色胶质，内部白色肉质，干后缩小呈软骨质，但基本保持原状和原色。菌肉柔软多汁，金黄色，半透明。子实层同色，成熟时表面出现霜状的担孢子或分生孢子。孢子球形至洋梨形，无色，直径4～5 μm。

【分布与生境】梵净山地区资源分布的代表区域：漆树坪。生于海拔600～1000 m的栎树及其他阔叶树的朽木或死树树皮上。

【中 药 名】黄木耳（子实体）。

【功 效 主 治】滋阴润肺，生津止渴。主治虚劳咳嗽，痰中带血，津少口渴，骨蒸潮热，盗汗。

【采 收 加 工】夏、秋季采收，除去泥土杂质，洗净，晒干。

【用 法 用 量】内服：煎汤，6～12 g；或温水浸泡12 h左右，煮成稠糊状，加入白糖适量，拌匀
后服。

【用 药 经 验】慢性支气管炎，高血压：黄木耳3～4.5 g，每日睡前炖服，7～10 d为一疗程。

茶色银耳 *Tremella foliacea* Pers.

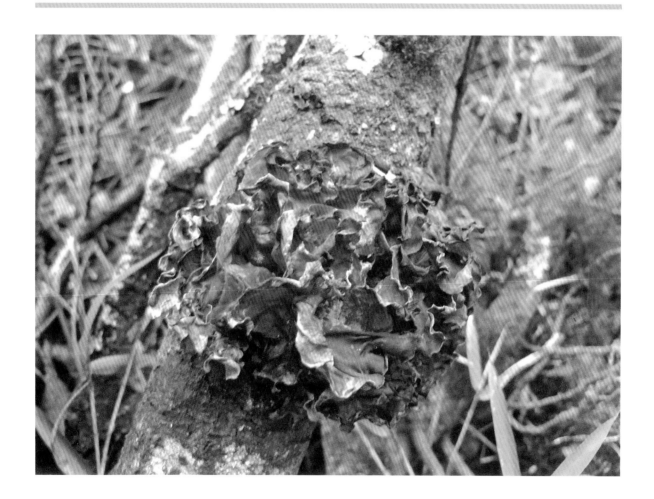

【形 态 特 征】子实体小或中等大，直径4～12 cm，由无数宽而薄的叶状瓣片组成，浅褐色或锈褐
色，干后深褐色，角质，半透明；菌丝有锁状联合。担子纵裂为4瓣。孢子无色，
近球形或卵状椭圆形，基部粗，（7.5～10）μm×（6.8～8）μm。

【分 布 与 生 境】梵净山地区资源分布的代表区域：鱼坳、回香坪、金顶等。生于海拔800～2100 m
的阔叶林下的倒木或腐木上。

【中　药　名】银耳（子实体）。

【功 效 主 治】滋阴，润肺，养胃，生津。主治虚痨咳嗽，痰中带血，虚热口渴，大便秘结，高血压，血管硬化等。

银　耳　*Tremella fuciformis* Berk.

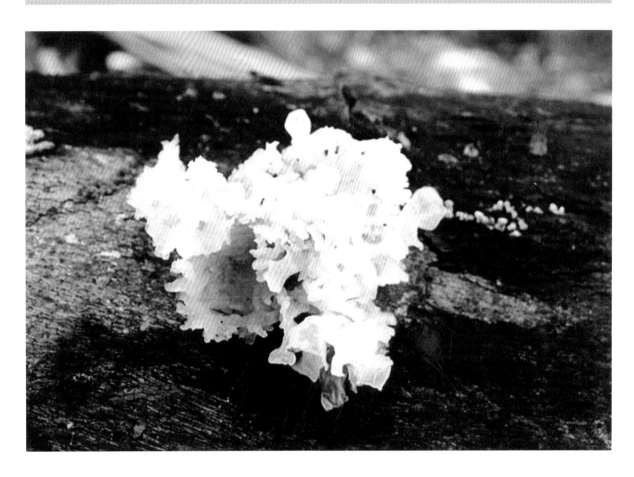

【别　　　　名】白耳、桑鹅、五鼎芝（《清异录》），白耳子（《贵州民间药集》）。

【形 态 特 征】担子果胶质，光滑，半透明，耳状或花瓣状，直径5～9 cm，纯白色，有平滑柔软的胶质皱襞，由3～10片扁薄而卷曲的瓣片组成，干后色变淡黄色，基蒂常黄褐色，脆而硬；每个瓣片的上下表面均为子实层所覆盖，直径3～7 cm，厚2～3 mm，带状至花瓣状，边缘波状或瓣裂，两面平滑。孢子卵形或近球形，无色，透明，（6～8.5）μm×（4～6）μm。

【分布与生境】梵净山地区资源分布的代表区域：乱石河、鱼泉沟。生于海拔900～1500 m的常绿落叶阔叶混交林下的倒木或腐木上。

【中 药 名】银耳（子实体）。

【功效主治】滋补生津，润肺养胃。主治虚劳咳嗽，痰中带血，津少口渴，病后体虚，气短乏力。

【采收加工】耳片开齐停止生长时及时采收，清水漂洗3次后，及时晒干或烘干。

【用法用量】内服：煎汤，3～10 g；或炖冰糖、肉类服。

【用药经验】①润肺，止咳，滋补：银耳6 g，竹参6 g，淫羊藿3 g，先将银耳及竹参用冷水泡发，然后加水1小碗及冰糖、猪油适量调和，最后取淫羊藿稍加碎截，置碗中共蒸，服时去淫羊藿渣，竹参、银耳连汤内服。②热病伤津，口渴引饮：银耳10 g，芦根15 g，小环草10 g，水煎，取银耳，滤去药渣，喝汤，并吃银耳，每日1剂。

黄金银耳 *Tremella mesenterica* Retz. ex Fr.

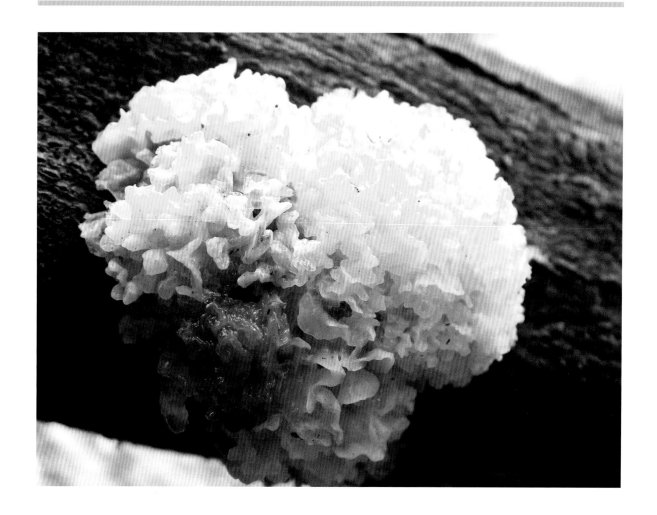

【别　　　名】黄木耳、金银耳、脑耳（《甘肃药用真菌》）。

【形 态 特 征】子实体呈脑状或瓣裂状，不规则皱卷，基部狭小，着生于树干裂缝中，宽5～10 cm，高达2 cm，新鲜时黄色或橙黄色，胶质，干后坚硬，但其形态和颜色基本不改变，浸泡或可恢复原状。菌丝有锁状联合。孢子圆形至卵圆形，纵裂为4，（5～6）μm×（3～4）μm，透明无色。

【分布与生境】梵净山地区资源分布的代表区域：盘溪河、两岔河、洼溪河等。生于海拔600～1000 m的阔叶落叶林或针阔混交林中的青冈栎腐木上。

【中　药　名】黄木耳（子实体）。

【功 效 主 治】滋阴润肺，生津止渴。主治虚劳咳嗽，痰中带血，肺结核。

【采 收 加 工】夏、秋季采收，除去泥土杂质，洗净，晒干。

【用 法 用 量】内服：煎汤，6～12 g；或温水浸泡12 h左右，煮成稠糊状，加入白糖适量，拌匀后服。

【用 药 经 验】慢性支气管炎，高血压：黄木耳3～4.5 g，每日睡前炖服，7～10 d为一疗程。

地星科

硬皮地星 *Astraeus hygrometricum* (Pers.) Morgan

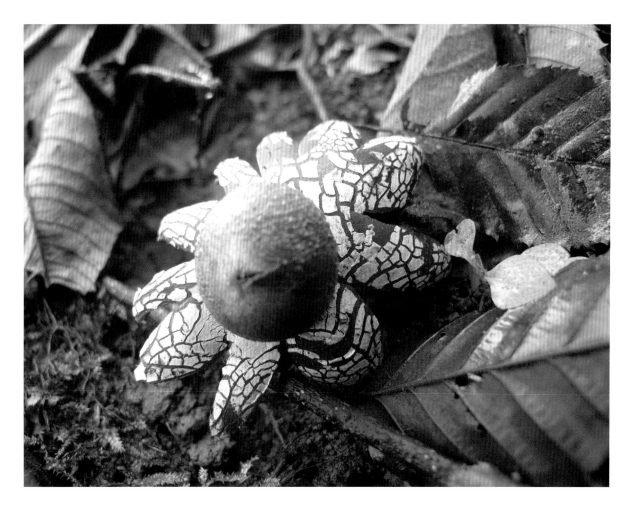

【别　　　名】米屎菰、地蜘蛛（《云南中草药选》），量湿地星（《中药大辞典》），土星菌（《贵州中草药名录》），山蟹（浙江）。

【形态特征】子实体初呈球形，后从顶端呈星芒状张开。外包被3层，外层薄而松软，中层纤维质，内层软骨质。成熟时开成6至多瓣，湿时仰翻，干时内卷。外表面灰至灰褐色，内侧淡褐色，多具不规则龟裂。内包被薄膜质，扁球形，直径1.2～2.8 cm，灰褐色。无中轴。成熟后顶部口裂。孢体深褐色，孢子球形，褐色，壁具小疣，直径7.5～11 μm。孢丝无色，厚壁无隔，具分枝，直径4～6.5 μm。表面多附有粒状物。

【分布与生境】梵净山地区资源分布的代表区域：龙门坳、大烂沟等。生于海拔1200～1600 m的阔叶林缘沙质地上、次生林下。

【中　药　名】地星（子实体或孢子粉）。

【功效主治】清肺，利咽，解毒，消肿，止血。主治咳嗽，咽喉肿痛，痈肿疮毒，冻疮流水，吐血等。

【采收加工】夏季采收，除去杂质，烘干。

【用法用量】内服：煎汤，3～6 g。外用：适量，研末敷。

【用药经验】①外伤出血：地星（孢子粉）撒于伤口。②气管炎，咽喉炎：地星3 g，蛇莓15 g，筋骨草9 g，水煎服。

袋形地星 *Geastrum saccatum* Fr.

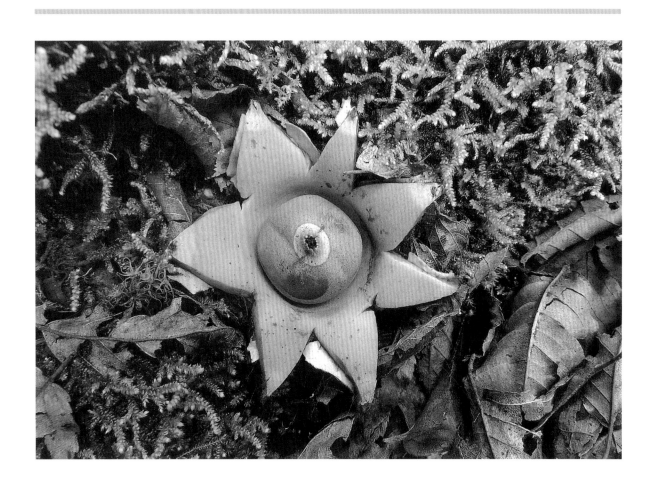

【形 态 特 征】子实体初期扁球形。外包被深袋形或浅袋形，上半部裂为5～8片尖瓣，裂片反卷，外表面光滑，沙土色、污褐色至污栗褐色；内层肉质，干后变薄，草棕黄色、污棕黄色至栗褐色，往往中部分离并部分脱落，仅残留基部。内包被无柄，球形，沙土色、草棕黄色至污棕黄色，直径0.7～2.5 cm，嘴部圆锥形。孢子球形，棕色至栗褐色，有小疣，直径3～5μm。孢丝棕黄色，不分枝，粗2～8μm。

【分布与生境】梵净山地区资源分布的代表区域：狮子头、燕子阡等。生于海拔1400～1900 m常绿落叶阔叶混交林中的地上。

【中 药 名】袋形地星（子实体）。

【功 效 主 治】子实体具有消炎、抗氧化和抗肿瘤作用。孢子粉用于外伤止血。

【采 收 加 工】夏季采收，烘干。

【用 法 用 量】内服：3～6 g，煎服。外用：适量，研末敷患处。

鬼笔科

白鬼笔 *Phallus impudicus* L.

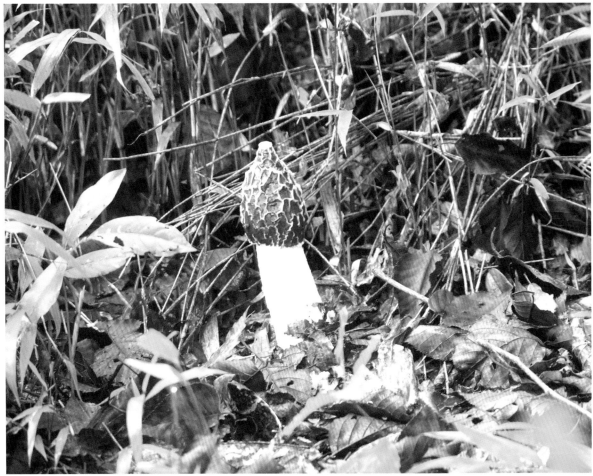

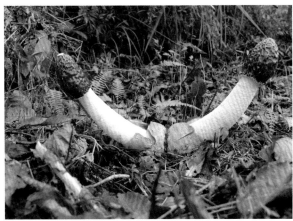

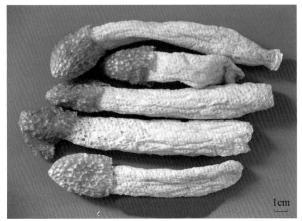

1cm

【别　　　名】鬼笔、鬼笔菌（《中国药用真菌》），竹下菌、竹菌（《云南中药资源名录》）。

【形态特征】子实体单生或群生。幼时菌蕾近球形，直径达2～2.5 cm，包被成熟时从顶部裂开。孢托从包被内伸出，由菌柄及柄顶部的菌盖所组成，高10～15 cm，基部有白色菌托。菌盖钟形，顶端平截，有穿孔，高2～3 cm，白色，表面有明显网格，上有黏臭、青褐色的孢体。菌柄圆柱状，中空，壁薄，海绵质，白色，向上渐尖削，长7～10 cm，粗1.8～2.5 cm。孢子长椭圆形至椭圆形，平滑，无色或近无色，（3～4.5）μm×（1.6～2.3）μm。

【分布与生境】梵净山地区资源分布的代表区域：黑湾河、鱼坳、铜矿厂。生于海拔700～1000 m的阔叶林下。

【中　药　名】白鬼笔（子实体）。

【功效主治】祛风除湿，活血止痛。主治风湿痛。

【采收加工】夏、秋季采集，去泥土杂质，洗净，鲜用或晒干。

【用法用量】内服：煎汤，3～6 g；或浸酒。

【用药经验】风湿痛：取鲜品180 g，浸泡在150 g白酒或五加皮酒内，10 d后服用，每服9～15 g，日服2次，干品用量为鲜品的1/10。

长裙竹荪 *Phallus indusiata* Vent.

【别　　　名】竹藤（《食疗本草》），竹荪（《本草纲目》）。

【形态特征】菌蕾近球形至卵球形，（3～5）cm×（4～5）cm，近白色或浅灰褐色。基部常有白色的菌丝索，成熟时包被破裂伸出笔形的孢托。孢托由菌柄和菌盖组成。菌柄白色，中空，壁海绵状，基部粗3～5 cm，向上渐细。菌盖生于菌柄顶部，钟形，顶部平截并开口，高2.8～4.5 cm，直径2.8～4.5 cm，有显著网络，具暗绿色的微臭孢子液。菌裙白色，从菌盖下垂达菌柄基部，边缘直径可达8～12 cm，网眼多角形，宽0.5～1.5 cm。孢子椭圆形，平滑，（3～4）μm×（1.5～2）μm。

【分布与生境】梵净山地区资源分布的代表区域：黑湾河、冷家坝、洼溪河等。生于海拔800～900 m的竹林下或阔叶林地上。

【中　药　名】竹荪（子实体）。

【功效主治】补气养阴，润肺止咳，清热利湿。主治肺虚热咳，喉炎，痢疾，高血压，高脂血症。

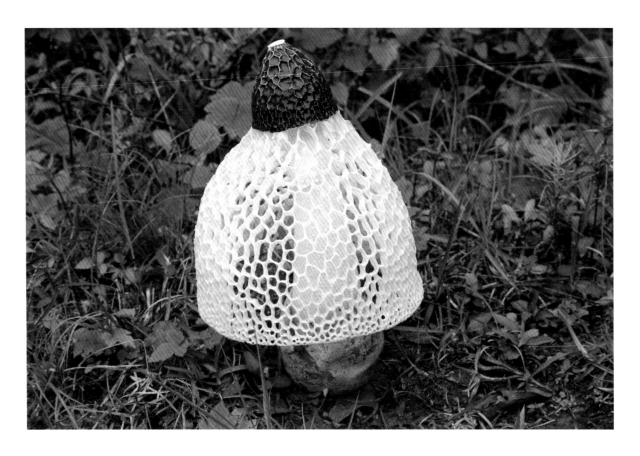

【采收加工】子实体成熟时采收，晒干或烘干。

【用法用量】内服：煎汤，10～30 g。

【用药经验】①慢性支气管炎：竹荪、银耳各6 g，淫羊藿3 g，竹荪、银耳用冷水发胀，加冰糖、猪油、淫羊藿，隔水炖烂，去淫羊藿服用。②脾胃虚弱，食欲不振：竹荪15 g，鸡肉200 g，清汤、调料各适量，煮汤食用。③咳喘：竹荪、沙参各40 g，鹌鹑蛋20个，沙参水煎取汁，鹌鹑蛋煮熟去壳，锅内加清汤、沙参汁、调料煮沸，放入竹荪、鹌鹑蛋煮至入味一起服用。

黄裙竹荪 *Phallus multicolor* Berk. et Broome.

【别　　名】杂色竹荪（《中国药用真菌》），网纱菇（《中国药用真菌图鉴》）。

【形态特征】菌蕾卵形至近球形，白色或污白色，（3～4）cm×（3～4.5）cm。菌盖钟形，高3～4 cm，直径2.8～3.5 cm，有显著的网络，黄色至橘黄色；表面覆盖一层青褐色或橄榄绿色的黏液状臭孢体，顶端平，有穿孔。菌裙从菌盖下垂长达菌柄基部，黄色，网眼多角形或不规则形，宽0.5～2.5 cm。菌柄近白色或淡黄色，海绵状，中空，长10～18 cm，粗2～3.5 cm。孢子椭圆形，（3～4）μm×（1.5～2）μm。壁光滑，透明。

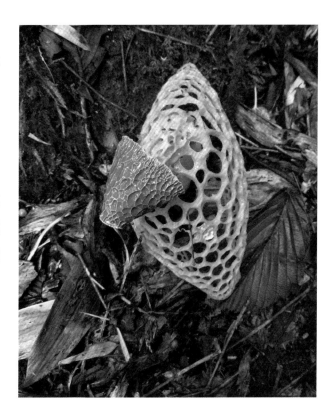

【分布与生境】梵净山地区资源分布的代表区域：马槽河、核桃坪、苦竹坝等。生于海拔700～900 m的阔叶林或竹林地上。

【中　药　名】黄裙竹荪（子实体）。

【功效主治】燥湿杀虫。主治足癣湿烂、瘙痒等。

【采收加工】夏、秋季采收，晒干或烘干。

【用法用量】外用：适量，浸酒涂。

【用药经验】脚气：黄裙竹荪于70%的乙醇溶液中浸泡，取浸液外涂。

红鬼笔 *Phallus rubicundus* (Bosc.) Fr.

【别　　　名】细皱鬼笔（《中药大辞典》），蛇卵蛋（《中国药用真菌图鉴》），狗鞭参、蛇头菌（《贵州中草药名录》）。

【形态特征】子实体高6～20 cm。基部有白色的菌托。菌盖钟形，橘红色，有皱纹，成熟后顶平，有穿孔，上面覆盖一层青褐色的恶臭孢体。菌柄长5～16 cm，粗0.5～2 cm，近圆柱形，中空，上部深红色或红色，向下颜色渐淡，壁海绵状，向外开孔。孢子椭圆形，无色，透明。

【分布与生境】梵净山地区资源分布的代表区域：回香坪、岩高坪、漆树坪等。生于海拔900～1700 m的竹林或混交林地、路边、田野中。

【中　药　名】鬼笔（子实体）。

【功效主治】清热解毒，消肿生肌。主治恶疮，痈疽，喉痹，刀伤，烫火伤。

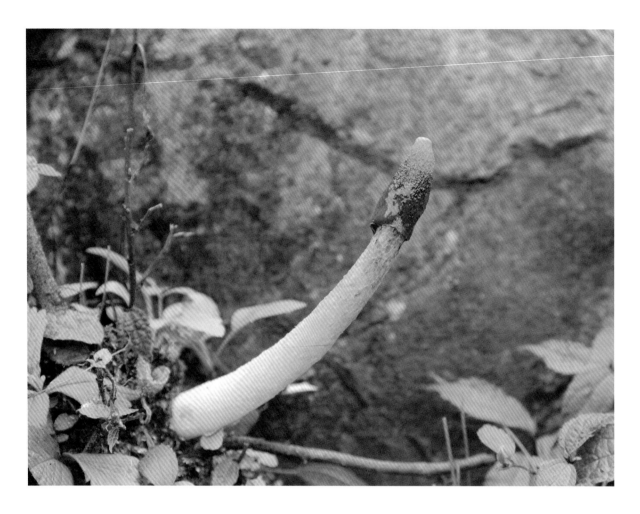

【采 收 加 工】夏、秋季采，洗净，晒干。

【用 法 用 量】外用：适量，研末敷或香油调涂。

【用 药 经 验】①恶疮肿毒：鬼笔适量，研末，用醋调和，外敷患处。②疮疽，虫咬伤，疥痈蚁 瘘：鬼笔适量，晒干研末，用香油调和，外敷患处。

黄鬼笔 *Phallus tenuis* (Fisch.) Ktze.

【别　　　　名】鬼笔（《贵州食用真菌和毒菌图志》）。

【形 态 特 征】子实体高7～12 cm，基部有白色菌托。菌盖钟形，顶端平，有穿孔，高1.8～ 2.5 cm，黄色，有明显网格，上有黏臭、青褐色的孢体。菌柄中空，壁薄，海绵 质，柄长5～10 cm，粗1～1.2 cm，淡黄色，向上渐尖削。孢子椭圆形，光滑，无 色，（2.5～3.5）μm×（1.5～2）μm。

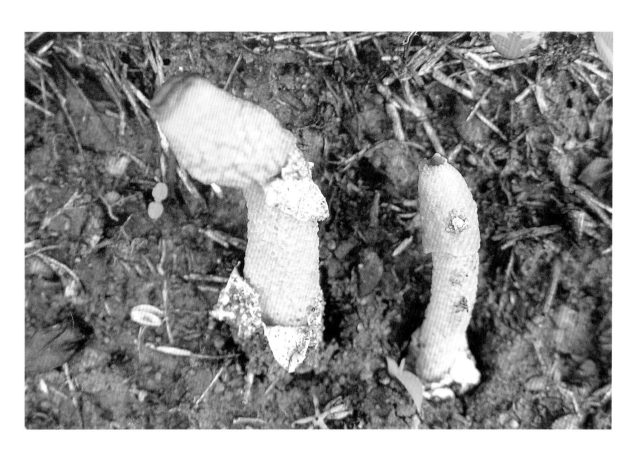

【分布与生境】梵净山地区资源分布的代表区域：黑湾河、盘溪河等。生于海拔800~1200 m的阔
　　　　　　　叶林腐木下。

【中　药　名】黄鬼笔（子实体）。

【功 效 主 治】清热解毒，消肿生肌。外用主治疮疽。

第二节
药用苔藓植物

蛇苔科

蛇 苔 *Conocephalum conicum* (L.) Dum.

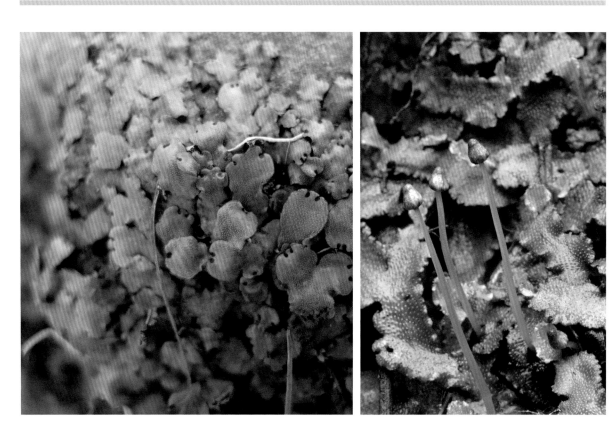

【别　　名】蛇皮苔（《云南中草药》），地皮斑、石皮斑、云斑（《草药手册》），地青苔（《云南中药资源名录》）。

【形态特征】叶状体深绿色，革质，有光泽，多回二歧分叉，长5～10 cm，宽约1.2 cm。背面有肉眼可见的六角形或菱形气室，内有多数直立的营养丝，每室中央有个单一型的气孔。腹面淡绿色，有假根，两侧各有一列深紫色鳞片。雌雄异株。雌托钝头圆锥形，褐黄色，托下生5~8枚总苞，每苞内具一梨形孢朔，孢子褐黄色，表面密被细疣；雄托椭圆盘状，紫色，无柄，贴生于叶状体背面。

【分布与生境】梵净山地区资源分布的代表区域：黑湾河、马槽河、盘溪河等。生于海拔600~1700 m的溪边、路旁阴湿岩石上。

【中　药　名】蛇地钱（全草）。

【功效主治】清热解毒，消肿止痛。主治痈疮肿毒，烧烫伤，毒蛇咬伤，骨折损伤。

【采收加工】全年采收，洗净，晒干或鲜用。

【用法用量】外用：适量，研末，麻油调敷；或鲜品捣敷。

【用药经验】①背痛初起：蛇地钱适量，晒干研末，加砂糖和桐油各适量，调匀外敷。②烫火伤：蛇地钱适量，晒干研末，麻油调搽。③蛇咬伤：蛇地钱适量，捣烂外敷。

小蛇苔 *Conocephalum japonicum* (Thumb.) Grolle.

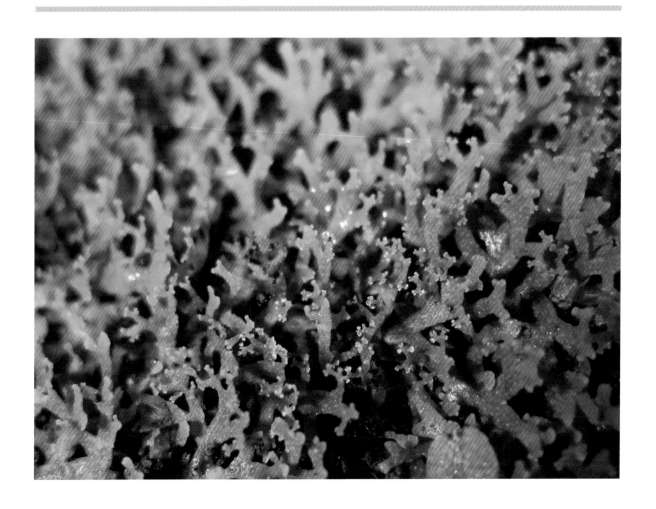

【别　　　名】花叶蛇苔（《中国药用孢子植物》）。

【形 态 特 征】叶状体淡绿色，无光泽，长约3 cm，宽约3 mm。背面有小型气室，内有多数直立的营养丝，每室中央有一单一型气孔。腹面有假根，两侧各有一列深紫色鳞片。雌雄异株。孢子黄褐色，直径60～80 μm，表面密被细疣。弹丝2～4条螺纹状加厚。雄托椭圆盘状，紫色，无柄。秋季雌雄两性植株先端边缘密生绿色或暗绿色的芽胞体。

【分布与生境】梵净山地区资源分布的代表区域：黑湾河、马槽河、盘溪河等。生于海拔500～2400 m的溪边林下阴湿处。

【中　药　名】蛇地钱（全草）。

【功 效 主 治】清热解毒，消肿止痛。主治痈疮肿毒，烧烫伤，毒蛇咬伤，骨折损伤。

【采 收 加 工】夏、秋季采收，洗净，晒干或鲜用。

【用 法 用 量】外用：适量，研末，麻油调敷；或鲜品捣敷。

【用 药 经 验】①背痈初起：蛇地钱适量，晒干研末，加砂糖和桐油各适量，调匀外敷。②无名肿毒：蛇地钱、鲜犁头草、鲜腐婢叶各等分，酌加甜酒，捣极烂，敷患处。③蛇咬伤：蛇地钱适量，捣烂外敷。

地钱科

地 钱 *Marchantia polymorpha* L.

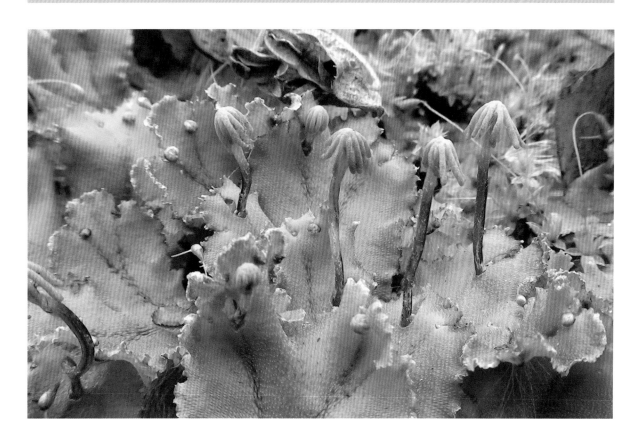

【别　　　名】地浮萍、团云、地梭罗（《贵州民间药物》），地龙皮（《西昌中草药》）。

【形 态 特 征】叶状体暗绿色，宽带状，多回二歧分叉，长5～10 cm，宽1～2 cm，边缘呈波曲状，有裂瓣，背面具六角形、整齐排列的气室分隔，气室内具多数直立的营养丝，每室中央具一个烟囱形的气孔，孔口边细胞4裂，呈"十"字形排列。腹面鳞片紫色；假根平滑或带花纹。雌雄异株。雄托盘状，波状浅裂，精子器埋于托筋背面；雌托扁平，先端深裂成9～11个指状裂瓣；孢蒴生于托的指腋腹面。

【分布与生境】梵净山地区资源分布的代表区域：黑湾河、金顶等。生于海拔300～2500 m的阴湿土坡上、墙下或沼泽地湿土或岩石上。

【中 药 名】地钱（全草）。

【功 效 主 治】清热利湿，拔毒生肌。主治痈疽肿毒，烧烫伤，毒蛇咬伤，骨折等。

【采 收 加 工】夏、秋季采收，洗净，鲜用或晒干。

【用 法 用 量】内服：煎汤，5~15 g；或入丸、散。外用：适量，捣敷；或研末调敷。

【用 药 经 验】①刀伤，骨折：地钱捣绒包伤处。②毒蛇咬伤：地钱鲜全草适量，捣烂敷患处；另用雄黄9 g，白芷3 g，共研细粉，用白酒送服。③烫伤：地钱焙干研磨，调茶油敷患处。④多年烂脚疮：地钱焙干，头发烧枯存性，等分，共研磨，调菜油敷患处。

泥炭藓科

尖叶泥炭藓 *Sphagnum capillifolium* (Ehrh.) Hedw

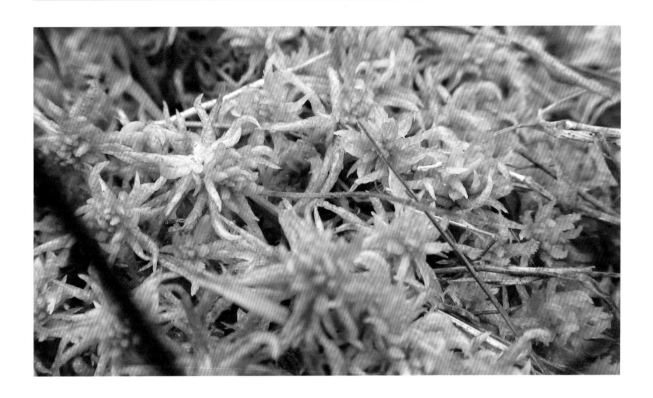

【形态特征】疏丛生，大小、色泽深浅变异均甚大，通常呈绿色、黄褐色或带紫红色，干时无光泽。茎中轴淡黄色或带红色。茎叶在同株上异形，叶片呈长卵状等腰三角形，渐狭，上部边缘内卷，几成兜形，叶长1~1.5 mm，分化边缘上狭，下部明显广延。枝丛3~5，枝叶卵状长披针形，上部叶边内卷，先端平钝具齿，长1~1.5 mm。雌雄异株，雄枝在精子器部分带红色，雄苞叶较普通叶短阔、急尖，叶尖截齐，具钝齿，下部无色。孢子淡黄色。

【分布与生境】梵净山地区资源分布的代表区域：凤凰山、棉絮岭、燕子阡等。生于海拔800~2000 m的林下背阴坡面、岩面，或阔叶林下背阴处，或有水的沼泽低洼地带。

【中药名】泥炭藓（全株）。

【功效主治】清热明目，止痒。主治目生云翳，皮肤病，虫咬瘙痒。消毒后可代药棉。

【采收加工】四季均可采收，洗净，鲜用或晒干。

【用法用量】内服：煎汤，9~12 g。外用：适量，捣敷。

暖地泥炭藓 *Sphagnum junghuhnianum* Doz. et Molk.

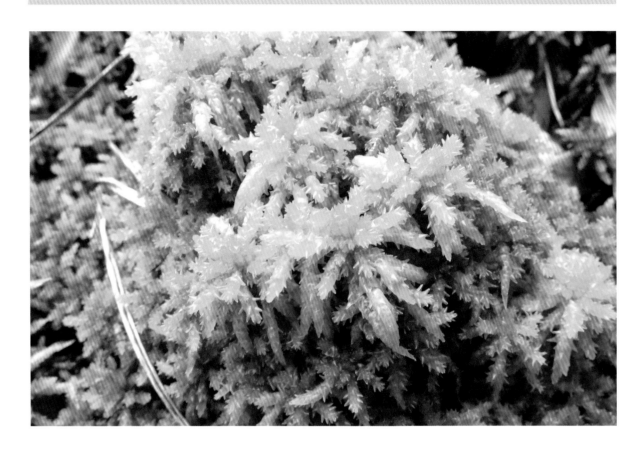

【形 态 特 征】植物体较粗大，高约10 cm，淡褐白色，或带淡紫色，干燥时具光泽。茎直立，细长，表皮无色细胞特大，薄壁，具大型水孔，侧壁具纵列小水孔，中轴黄棕色带红色。茎叶大，呈长等腰三角形，长约1.8 mm，基部宽0.7～0.85 mm，上部渐狭，先端狭而钝，具齿，边内卷，狭分化边向下不广延。枝丛4～5，倾立。枝叶大型，下部贴生，先端背仰，呈长卵状披针形，渐尖，顶端钝，具细齿，具狭分化边，上段内卷；腹面基部及边缘有多数大而圆形的无边水孔；背面具半椭圆形厚边成列的对孔及大而圆形的水孔。雌雄异株。

【分布与生境】梵净山地区资源分布的代表区域：金盏平、棉絮岭、牛尾河等。生于海拔900～2000 m的林下背阴坡面。往往在山坡的背阴面或潮湿的山涧岩面上形成小群集。

【中 药 名】泥炭藓（新鲜或干燥的全株）。

【功 效 主 治】清热明目，止痒。主治目生云翳，皮肤病，虫咬瘙痒。

【采 收 加 工】四季均可采收，洗净，鲜用或晒干。

【用 法 用 量】内服：煎汤，9～12 g。外用：适量，捣敷。

牛毛藓科

黄牛毛藓 *Ditrichum pallidum* (Hedw.) Hamp.

【别　　名】刀口药（《贵州中草药名录》），金牛毛（浙江）。

【形态特征】植物体丛生，黄绿色或绿色，高0.5～1 cm，略具光泽。茎直立，多单一，少分枝。叶片倾立，略向一侧弯曲。叶片长卵圆形，向上渐成细长尖，先端具齿突；中肋扁宽。雌雄同株。苞叶较大，基部鞘状，向上渐呈细长叶尖。蒴柄细长，红棕色；孢蒴长卵形，略向一边弯曲，不对称，黄褐色，蒴口收缩变小；蒴盖圆锥形。

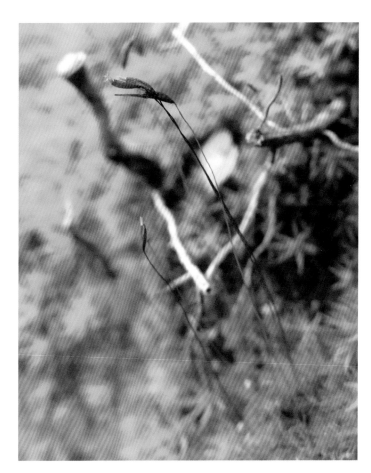

【分布与生境】梵净山地区资源分布的代表区域：烂茶顶、棉絮岭、燕子阡等。生于海拔1500～1800 m的阔叶林下或林下树干上。

【中　药　名】黄牛毛藓（全株）。

【功效主治】息风镇惊。主治小儿惊风。

【采收加工】夏、秋季采收，洗净，晒干。

【用法用量】内服：煎汤，15～30 g。

曲尾藓科

多蒴曲尾藓 *Dicranum majus* Turn.

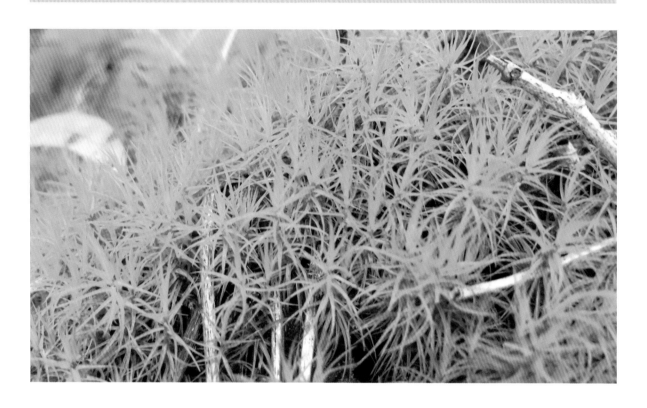

【别　　　名】大曲尾藓（《拉汉孢子植物名称补编》）。

【形 态 特 征】植物体丛生，绿色、黄绿色或深绿色，具光泽。茎直立或倾立，长5~8 cm，分枝，下部被覆褐色或灰褐色假根。叶多列，向一侧镰刀形弯曲，尖端有时钩形，从宽的基部向上渐呈长披针形，叶尖细长镰刀状弯曲，叶缘上部具细齿，中肋细弱，背部具刺突。雌雄异株。蒴柄黄色或黄褐色，长2.5~3 cm，一个雌苞中生1~5个孢子体；孢蒴柱形，弓背形弯曲，平列或倾垂，黄绿色或褐色，平滑。

【分布与生境】梵净山地区资源分布的代表区域：燕子阡、冷家坝、棉絮岭等。生于海拔700~1600 m的高山阔叶林下的岩面薄土、腐木上或倒木以及树基部的腐殖质上。

【中　药　名】多蒴曲尾藓（全草）。

【功 效 主 治】清肺止咳。主治肺热咳嗽。

【采 收 加 工】夏、秋季采收，洗净，晒干。

【用 法 用 量】内服：煎汤，10~15 g。

丛藓科

小石藓 *Weisia controversa* Hedw.

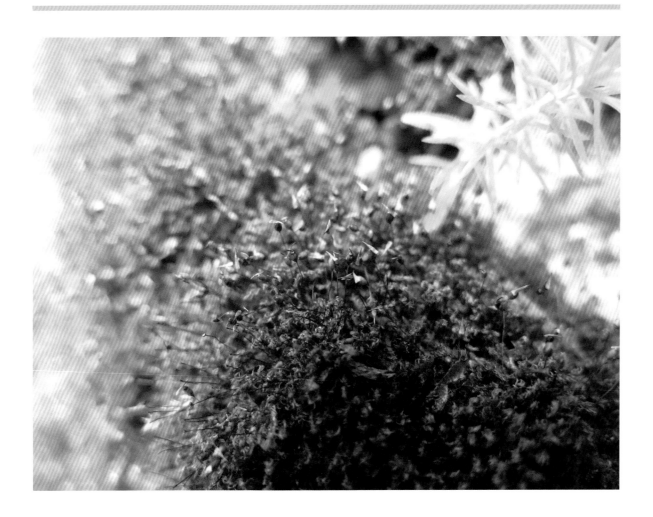

【别　　　名】垣衣（《浙江中医药》）。

【形 态 特 征】植物体矮小，密集丛生，绿色或黄绿色。茎单一直立或具分枝，高0.5~1 cm。叶呈
　　　　　　　长披针形，先端渐尖，叶缘内卷，全缘；中肋粗壮，突出叶尖；叶片上部细胞呈多
　　　　　　　角状圆形，壁薄，两面均密被粗疣，基部细胞长方形，平滑，透明，无疣。蒴柄长
　　　　　　　5~8 mm；孢蒴直立，卵状圆柱形；齿片短，表面被密疣；蒴帽兜形。

【分布与生境】梵净山地区资源分布的代表区域：天庆寺、冷家坝等。生于海拔900~1300 m的林
　　　　　　　地或树干基部阴湿岩面上。

【中 药 名】小石藓（全草）。

【功 效 主 治】清热解毒。主治急、慢性鼻炎，鼻窦炎。

【采 收 加 工】四季均可采收，洗净，鲜用或晒干。

【用 法 用 量】外用：适量，纱布包裹后塞入鼻孔。

【用 药 经 验】急、慢性鼻炎，鼻窦炎：每日刮取小石藓若干，用干净薄纱布包裹后塞入鼻孔内
（两鼻孔宜轮流使用），待鼻塞解除，流涕及其他伴随症状完全消失时，再继续应
用3～4 d。

葫芦藓科

葫芦藓 *Funaria hygrometrica* Hedw.

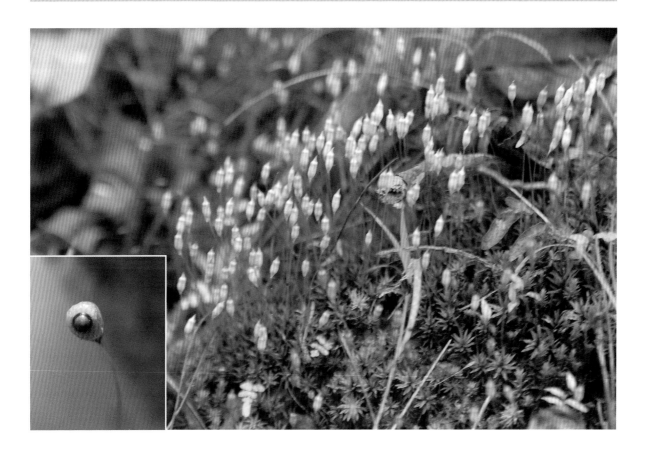

【别　　　名】石松毛、红孩儿（贵州），牛毛七（四川），地七（云南）。

【形 态 特 征】多年生植物，植物体丛集或大面积散生，黄绿带红色。茎长1～3 cm，单一或自基部分枝。叶簇生茎顶，长舌形，叶端渐尖，全缘；中肋至顶或突出。雌雄同株异苞。发育初期雄苞顶生，呈花蕾状；雌苞则生于雄苞下的短侧枝上，当雄枝萎缩后即转成主枝。蒴柄细长，淡黄褐色，长2～5 cm，下部直立，先端弯曲；孢蒴梨形，不对称，多垂倾；蒴盖圆盘状，顶端微凸；蒴帽兜形，先端具细长喙状尖头，形似葫芦瓢状。

【分布与生境】梵净山地区资源分布的代表区域：冷家坝、亚木沟等。生于海拔600～1000 m潮湿而阳光直射的村边、山地或林下。

【中 药 名】葫芦藓（全草）。

【功 效 主 治】祛风除湿，止痛，止血。主治风湿痹痛，鼻窦炎，跌打损伤，劳伤吐血。

【采 收 加 工】夏季采收，洗净，鲜用或晒干。

【用 法 用 量】内服：煎汤，30～60 g。外用：适量，捣敷。

【用 药 经 验】①肺热吐血：葫芦藓、茅草根各60 g，侧柏叶30 g，泡酒或熬水服。②跌打损伤：葫芦藓60 g，水煎服；另取鲜草适量捣敷。

真藓科

真 藓 *Bryum argenteum* Hedw.

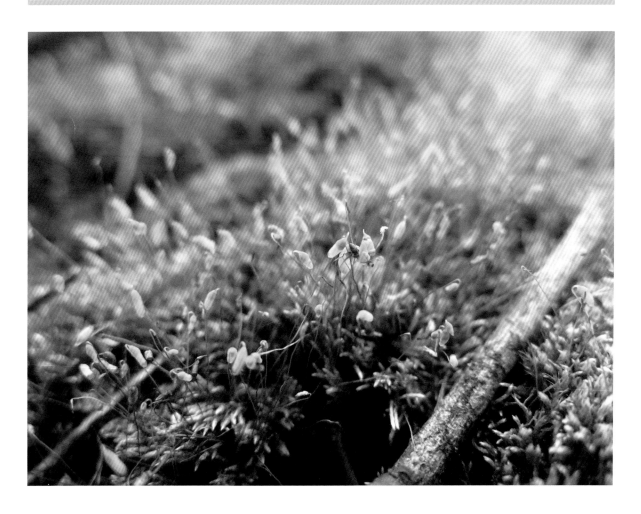

【别　　　名】垣衣、屋游（《名医别录》），银叶真藓（《中国药用孢子植物》）。

【形 态 特 征】植物体密集丛生，银白色至灰绿色。茎单一或基部分枝。叶紧密覆瓦状排列，阔卵形，具细长的毛状尖；叶边全缘，常内曲；中肋粗，突出叶尖。蒴柄红色，直立；孢蒴近长梨形，下垂，褐红色；蒴齿两层；孢子球形，有疣。

【分布与生境】梵净山地区资源分布的代表区域：黑湾河、金顶、棉絮岭等。生于海拔800～2100 m干燥的岩面、土坡、沟谷、林地焚烧后的树桩、城镇老房屋顶及阴沟边缘等处。

【中 药 名】真藓（全草）。

【功 效 主 治】清热解毒，止血。主治细菌性痢疾，黄疸，痈疽肿毒，衄血，咳血等。

【采 收 加 工】四季均可采收，洗净，晒干。

【用 法 用 量】内服：煎汤，10～15 g。外用：适量，研末调敷；或捣碎后用纱布包好塞鼻孔。

【用 药 经 验】①痢疾：真藓15 g，水煎服。②鼻窦炎：真藓15 g，水煎服；另取适量捣碎后用纱
布包好塞鼻孔。

暖地大叶藓 *Rhodobryum giganteum* (Schwaegr.) Par.

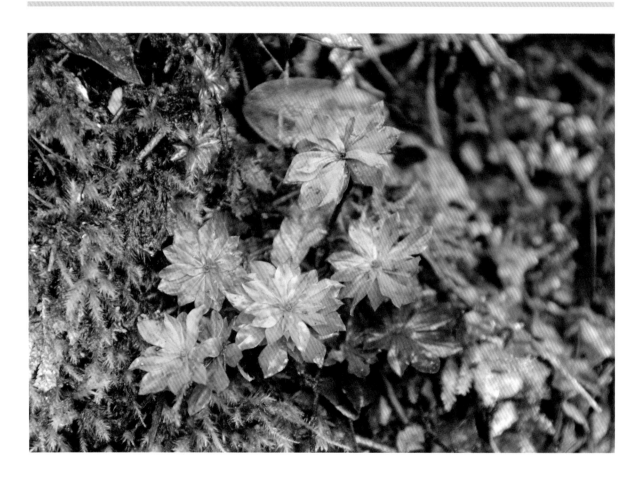

【别　　　　名】岩谷伞（《贵州草药》），茴心草（《云南中草药》）。

【形 态 特 征】植物体稀疏丛集，鲜绿色或深绿色。叶在茎顶部为莲座状，叶片长舌状至匙形，上
部明显宽于下部，尖部渐尖，凹形，顶部叶变小；叶上部边缘平或波褶状，叶边缘
明显具双齿，中下部边缘强烈背卷；中肋下部明显粗壮，渐上变细，达叶尖部；叶
中部细胞长菱形，边缘不明显分化。雌雄异株。蒴柄长，紫红色，直立；孢蒴圆柱
形，下垂，褐色；蒴齿两层；蒴盖凸形，有短喙；孢子球形，黄棕色。

【分布与生境】梵净山地区资源分布的代表区域：凯土河、护国寺、岩高坪等。生于海拔600～1800 m的林区或灌丛下的腐殖质土层上。

【中 药 名】回心草（全草）。

【功效主治】养心安神，清肝明目。主治心悸怔忡，神经衰弱，目赤肿痛，冠心病，高血压等。

【采收加工】全年可采，洗净，鲜用或阴干。

【用法用量】内服：煎汤，3～9 g。外用：适量，捣敷；或煎汤熏洗。

【用药经验】①心脏病：回心草3～9 g，冰糖或酒为引，水煎服。②精神病，神经衰弱：回心草6～9 g，辰砂草3 g，酒少许，水煎服。

大叶藓 *Rhodobryum roseum* (Hedw.) Limpr.

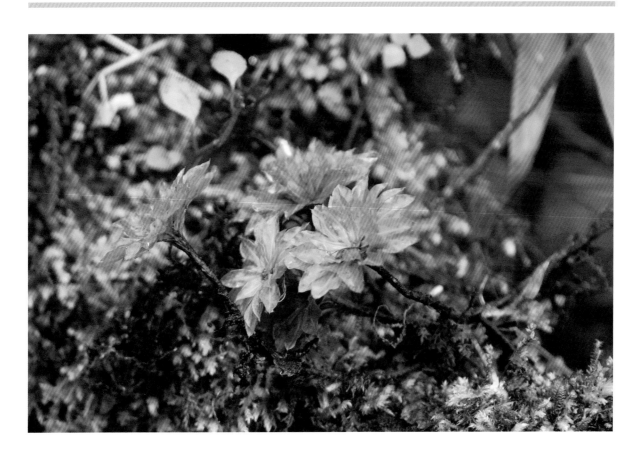

【别　　　名】铁脚一把伞（《云南中草药选》），太阳草（陕西）。

【形态特征】植物体鲜绿色或深绿色，根茎横走，具多数毛状假根。茎直立，分枝或不分枝。茎下部的叶较小，膜质，呈鳞片状贴生；茎顶部的叶较大，多数簇生如菊花状。叶片长椭圆形，渐尖，叶缘平直。雌雄异株。夏、秋自顶叶丛中簇生数个孢子体；蒴柄细，长3~5 cm；孢蒴圆柱状长卵形，红黄色，下垂。

【分布与生境】梵净山地区资源分布的代表区域：凯土河、护国寺、岩高坪等。生于海拔800~
1600 m的林区或灌丛下的腐殖质土层上。

【中　药　名】回心草（全草）。

【功效主治】养心安神。主治心悸怔忡，神经衰弱等。

【采收加工】四季均可采收，洗净，鲜用或晒干。

【用法用量】内服：煎汤，6~9 g。

【用药经验】①心脏病：回心草3 g，大枣30 g，冰糖适量，水煎服。②心悸：回心草3~6 g，胡
椒数粒，捣细后塞入猪心内煮熟，连渣带汤一起服用。

提灯藓科

尖叶提灯藓 *Mnium Cuspidatum* Hedw.

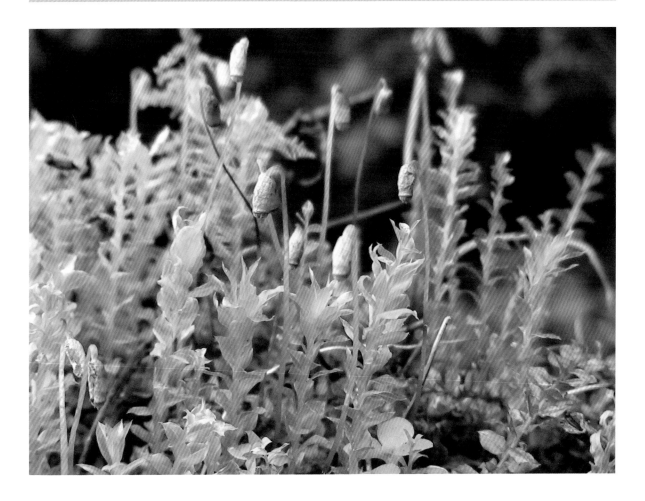

【形态特征】植物体纤细，暗绿带红棕色，疏松丛生。茎直立，红色，长2～3 cm，疏具小分枝，基部密被红棕色假根。叶卵圆形，渐尖，叶缘具分化的狭边，叶边上下部均具双列尖锯齿；中肋红色，长达叶尖，背面平滑无刺状突起。孢蒴长椭圆形，平展或垂倾；孢子体单生；蒴柄黄红色，长2～3 cm。

【分布与生境】梵净山地区资源分布的代表区域：棉絮岭、黑湾河、金顶等。生于海拔700～2200 m的林地、腐木或树干上，以及林缘、路边、沟旁阴湿的土坡上。在林缘或路旁的石阶上常形成小的斑块状群落。

【中 药 名】水木草（全草）。

【功 效 主 治】凉血止血。主治鼻衄，吐血，便血，崩漏等。

【采 收 加 工】夏、秋季采收，洗净，晒干。

【用 法 用 量】内服：煎汤，9～12 g。

【用 药 经 验】①鼻衄：水木草9 g，小蓟30 g，白糖为引，水煎服。②崩漏：水木草12 g，白糖为引，水煎服。

珠藓科

泽　藓　*Philonotis fontana* (Hedw.) Brid.

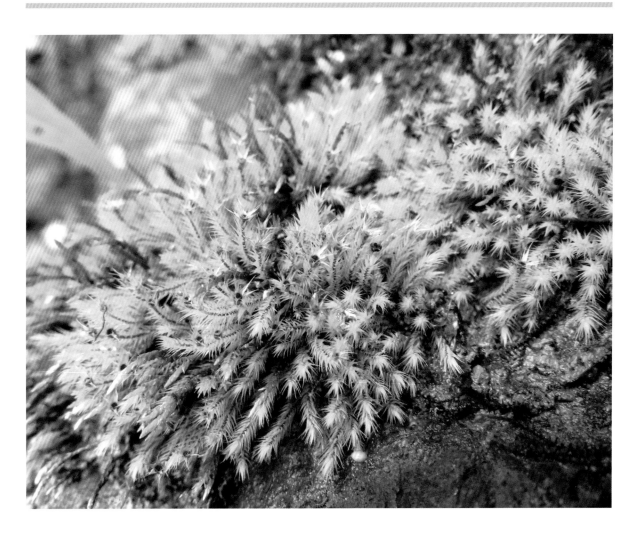

【别　　名】阴阳草、旱青苔（陕西）。

【形态特征】植物体密集丛生，黄绿色，有光泽，色艳。茎高5～8 cm，顶端具轮状苞生枝。叶基部阔卵状或心形，渐上成狭长尖，下部具纵褶，叶缘内卷，具疣突构成的齿；中肋粗壮，达于叶尖，呈短毛尖状。雌雄异株，稀同株。蒴柄红色；孢蒴球形，深褐红色，具纵沟状皱褶；蒴齿两层；孢子黄褐色，具密疣，20～28 μm。

【分布与生境】梵净山地区资源分布的代表区域：冷家坝、牛角洞、黑湾河等。生于海拔600～1800 m的滴水石面上及河边、岩缝中。

【中　药　名】泽藓（全草）。

【功 效 主 治】清热解毒。主治咽喉肿痛，感冒，咳嗽，痈肿疮疖等。

【采 收 加 工】夏、秋季采收，洗净，鲜用或晒干。

【用 法 用 量】内服：煎汤，9～12 g。外用：适量，鲜品捣敷。

【用 药 经 验】①扁桃体炎，喉炎：泽藓15 g，蛇莓9 g，水煎服。②疮疖：泽藓适量捣敷。

万年藓科

万年藓 *Climacium dendroides* (Hedw.) F. Weber. et D. Mohr.

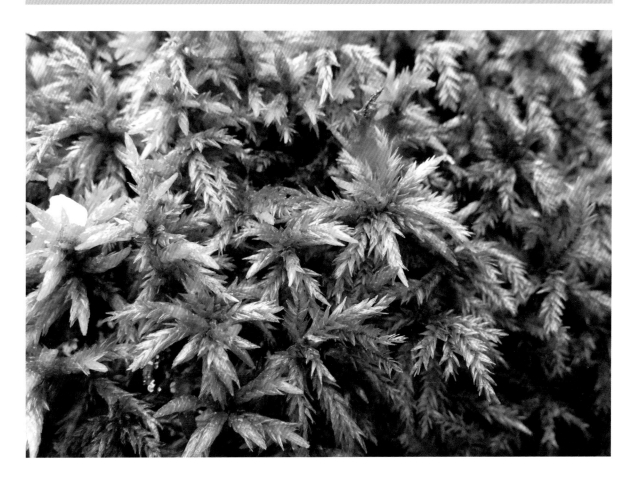

【别　　　名】天朋草（《贵州中草药名录》）。

【形 态 特 征】植物体形粗壮，黄绿色，略具光泽。主茎匍匐，横展，密被红棕色假根。支茎直立，长6～8 cm，下部不分枝。茎基叶紧密覆瓦状贴生于茎上，上部密生羽状分枝。枝多直立，密被叶，先端钝。茎基部叶阔卵形，先端具钝尖，无纵褶；叶边平展，上部具齿；中肋不及叶尖即消失。上部茎叶长卵形，具长纵褶，先端宽圆钝，具齿。枝叶狭长卵形至卵状披针形，具长纵褶；基部圆钝，上部宽钝至锐尖，叶边上部具齿；中肋细弱，消失于叶尖下。雌苞着生于支茎上部，内雌苞叶长卵形，具长锐尖。蒴柄细长，长2～3 cm，平滑；孢蒴长圆柱形或椭圆状圆柱形，略弓形弯曲；蒴盖长圆锥形。

【分布与生境】梵净山地区资源分布的代表区域：岩高坪、金顶、棉絮岭等。生于海拔1600~2300 m
的常绿阔叶林下腐殖质上。

【中　药　名】万年藓（全草）。

【功效主治】清热除湿，舒筋活络。主治风湿劳伤，筋骨疼痛等。

【采收加工】春、夏季采收，洗净，晒干。

【用法用量】内服：煎汤，6~9 g。

羽藓科

细叶小羽藓 *Haplocladium microphyllum* (Hedw.) Broth.

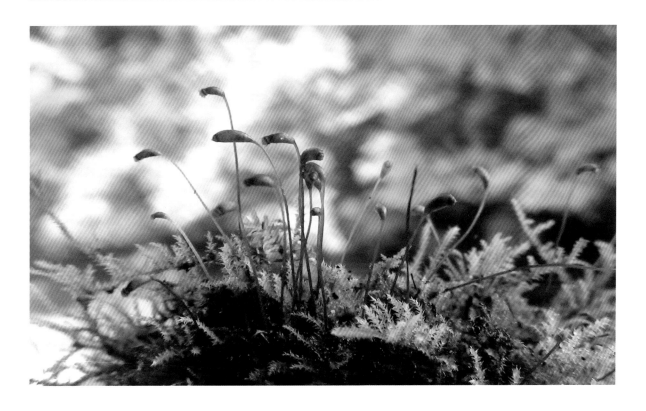

【别　　　名】尖叶小羽藓、青苔、树毛衣（《云南中药资源名录》），绿青苔（湖北）。

【形 态 特 征】植物体小型，植株纤细，绿色或黄绿色。匍匐茎长3~8 cm，具不规则一回或二回
　　　　　　　羽状分枝，茎上生许多各种形状的鳞毛。茎叶阔卵形或卵状披针形，具狭长尖端，
　　　　　　　叶基部具2褶皱，边缘平展或内卷，全缘或有细锯齿，中肋明显，至叶尖消失；枝
　　　　　　　叶较小，卵圆形，叶细胞长方形或不规则六角形，每个细胞先端具一透明的疣状突
　　　　　　　起。孢蒴长椭圆形，淡黄色，水平列；蒴柄由枝部的叶腋处伸出，直立，长1.5~
　　　　　　　3 cm，红色。

【分布与生境】梵净山地区资源分布的代表区域：黑湾河、盘溪试验场、盘溪河、瓦溪河等。生于
　　　　　　　海拔500~1300 m沟谷的阔叶林下腐木上，或阴湿的土坡上、树干基部，或墙脚废
　　　　　　　弃的砖瓦上。

【中 药 名】细叶小羽藓（全草）。

【功效主治】清热解毒。主治急性扁桃体炎，乳腺炎，丹毒，疖肿，上呼吸道感染，肺炎，中耳炎，膀胱炎，尿道炎，产后感染，虫咬高热等。

【采收加工】夏、秋季采收，洗净，晒干或鲜用。

【用法用量】内服：煎汤，12～15 g。

【用药经验】扁桃体炎：细叶小羽藓15 g，一枝黄花15 g，水煎服。

大羽藓 *Thuidium cymbifolium* (Dozy et Molk.) Dozy et Molk.

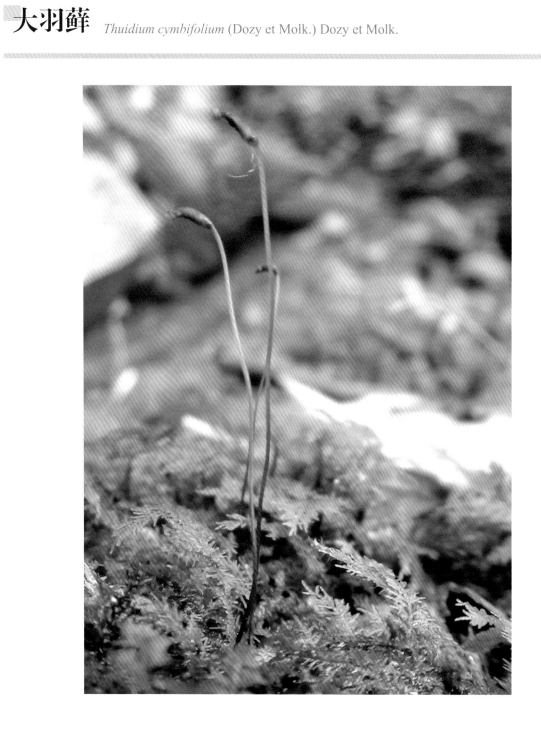

【别　　　名】羽藓（《中国中药资源志要》）。

【形 态 特 征】植物形体大，鲜绿色至暗绿色，老时呈黄褐色，常交织成大片状生长。茎匍匐，长可达10 cm以上，通常规则羽状二回分枝，枝长约1.5 cm，中轴分化。鳞毛密生于茎和枝上，披针形至线形。茎叶边多背卷或背曲，稀平展，上部具细齿；中肋长达披针形尖部，背面具疣或鳞毛；枝叶内凹，卵形至长卵形，短尖，中肋长达叶片2/3处。雌雄异株。蒴柄黄棕色至红棕色，长约2 cm；孢蒴圆柱形。

【分布与生境】梵净山地区资源分布的代表区域：盘溪试验场、黑湾河、盘溪河、金盏坪等。生于海拔500～1600 m的阴湿石面或腐殖土上。

【中　药　名】大羽藓（全草）。

【功 效 主 治】清热，拔毒，生肌。主治各种烫伤等。

【采 收 加 工】夏、秋季采收，洗净，烘干。

【用 法 用 量】内服：煎汤，3～9 g。外用：适量研磨，加菜油调敷或捣敷。

柳叶藓科

牛角藓
Cratoneuron filicinum (Hedw.) Spruce.

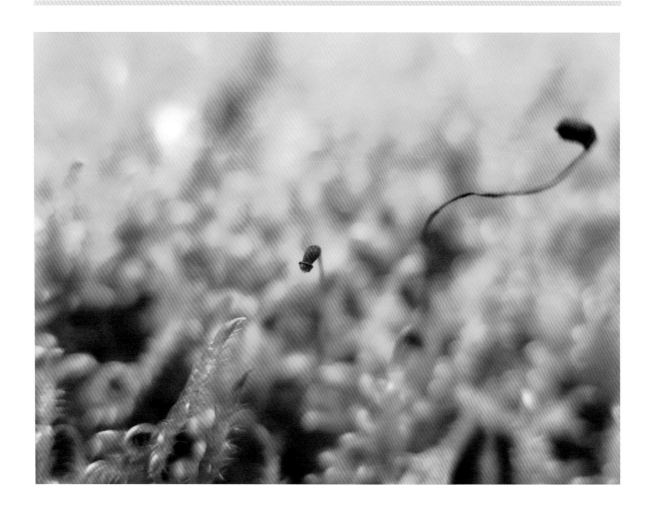

【别　　　名】短叶牛角藓（《新华本草纲要》）。

【形 态 特 征】植物体中等，绿色或黄绿色，无明显光泽。茎倾立，羽状分枝；分枝整齐，呈两列排列，在干燥时略呈弧形弯曲。茎与枝均具有不分枝的鳞毛。叶宽卵形或卵状披针形，上部常急尖，多数叶缘带粗齿；中肋粗壮，达叶尖部终止。雌雄异株。蒴柄长3～4 cm，红褐色。孢蒴长筒形，红褐色。

【分布与生境】梵净山地区资源分布的代表区域：黑湾河、瓦溪河、盘溪河等。生于海拔500～800 m处的潮湿岩面或泥土上。

【中　药　名】牛角藓（全草）。

【功效主治】宁心安神。主治心神不安，惊悸怔忡等。

【采收加工】全年均可采收，洗净，晒干。

【用法用量】内服：煎汤，5～15 g。

【用药经验】心慌心悸：牛角藓15 g，大叶藓15 g，水煎服。

灰藓科

鳞叶藓
Taxiphyllum taxirameum (Mitt.) Fleisch.

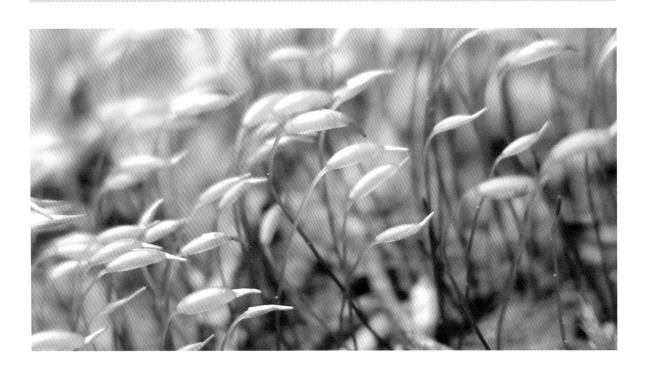

【别　　　名】多枝鳞叶藓（《全国中草药汇编》），树干柴（云南）。

【形 态 特 征】植物体中等大小，黄绿色或黄褐色，稍具光泽。茎匍匐，分枝少；假鳞毛三角形。茎叶和枝叶斜展，呈两列状扁平排列，卵圆状披针形，先端宽，渐尖，基部一侧常内折，两侧不对称，略下延，内凹，长约1.8 mm；叶边一侧常内曲，具细齿；中肋2根，短弱或不明显。雌雄异株。蒴柄长8～10 mm，红褐色，细弱。孢蒴长椭圆形，长1.3～1.5 mm，平列，干燥时口部以下收缩。

【分布与生境】梵净山地区资源分布的代表区域：棉絮岭、金顶、黑湾河、护国寺、盘溪河等。生于海拔900～2100 m针叶阔叶混交林下的土上和岩面上，也见于树干上或腐木上。

【中　药　名】鳞叶藓（全草）。

【功 效 主 治】敛疮止血。主治外伤出血。

【采 收 加 工】全年均可采收，洗净，晒干；或晒干研磨，过筛，消毒。亦可鲜用。

【用 法 用 量】外用：适量，捣敷；或研磨调敷。

金发藓科

东亚小金发藓 *Pogonatum inflexum* (Lindb.) Lac.

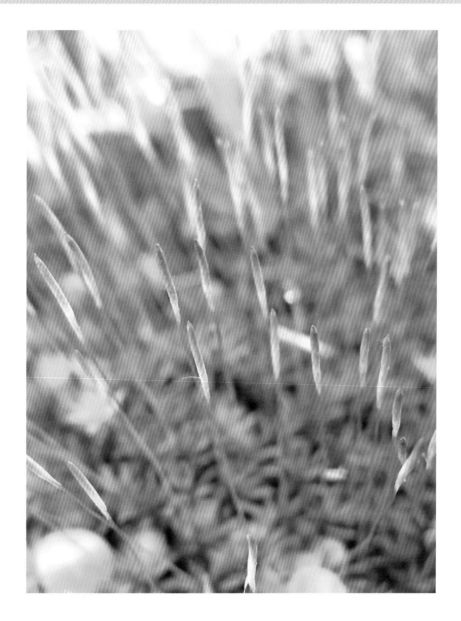

【别　　　名】红孩儿、止血药（《贵州中草药名录》）。

【形 态 特 征】植物体中等大小，灰绿色，老时呈褐绿色，往往成大片群生。茎多单一，通常长
　　　　　　　　1～3 cm，稀长度超过3 cm。下部叶疏松，三角形或卵状披针形；上部叶簇生，内
　　　　　　　　曲。叶由卵形鞘状基部向上成披针形；鞘部上方强烈收缩并略反曲；尖部锐尖并内

曲；叶边略内曲；中肋带红色，背面上半部密被锐齿。雌雄异株。蒴柄一般单出，红褐色；孢蒴直立或近于直立，圆柱形，中部较粗；蒴齿钝端，基膜高出。

【分布与生境】梵净山地区资源分布的代表区域：黑湾河、瓦溪河、盘溪河、肖家河等。生于海拔900~1400 m常绿阔叶林下的路边或林地腐殖质上、潮湿泥土上。

【中　药　名】小金发藓（全草）。

【功效主治】镇静安神，散瘀，止血。主治心悸怔忡，失眠多梦，跌打损伤，吐血等。

【采收加工】春、夏季采收，洗净，晒干。

【用法用量】内服：煎汤，9~15 g。

【用药经验】心悸怔忡，神经衰弱：小金发藓10~15 g，加红糖或白糖少许，水煎服。

小口小金发藓 *Pogonatum microstomum* (Schwaegr.) Brid.

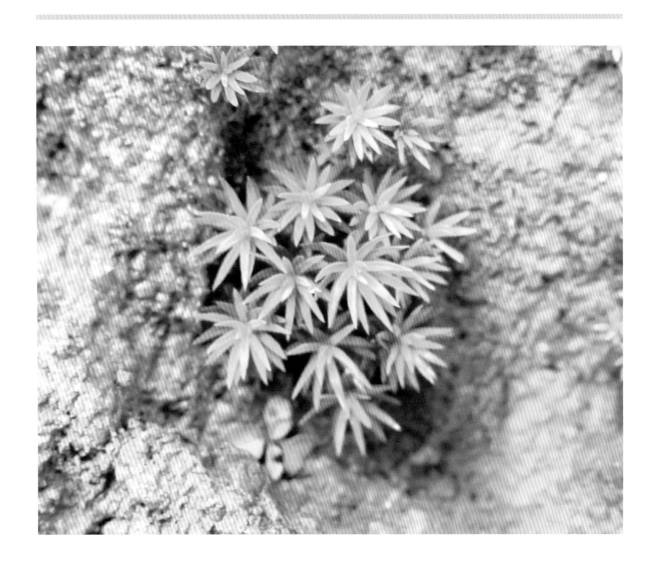

【别　　　名】小口杉叶藓、大荫小金发藓（《新华本草纲要》）。

【形 态 特 征】植物体较挺拔，幼时暗绿色，老时赤褐色。茎单一，稀有1~2分枝，高2~10 cm，基部密生假根。叶多集生于上部，紧贴茎上，似不卷曲，湿时倾立，阔披针形，基部卵圆半鞘状，上部阔披针状，短尖，叶缘具多细胞组成的锐齿；中肋粗达叶尖，腹面满布栉片，高4~5个细胞，顶细胞呈双驼峰状。雌雄异株。蒴柄单生或多枚丛生，长2~3 cm，红色；孢蒴圆柱形，蒴盖有长喙；蒴帽兜形，具黄色长绒毛。

【分布与生境】梵净山地区资源分布的代表区域：黑湾河、瓦溪河、盘溪河、肖家河等。生于海拔800~1500 m常绿阔叶林下的路边或林地腐殖质上、潮湿泥土上。

【中　药　名】小口小金发藓（全草）。

【功 效 主 治】疏肝利胆，排石。主治胆囊结石。

【采 收 加 工】全年均可采收，洗净，晒干。

【用 法 用 量】内服：煎汤，9~15 g。

金发藓 *Polytrichum commune* L. ex Hedw.

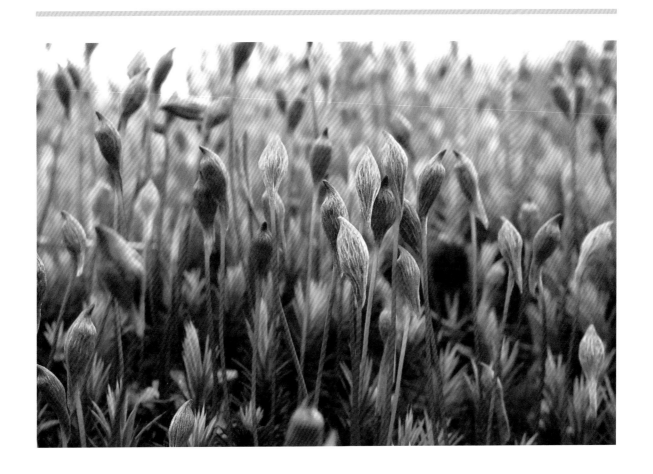

【别　　名】大金发藓、独根草（《中国药用植物志》），眼丹药、土马鬃（《贵州草药》），矮松树（《四川常用中草药》）。

【形 态 特 征】植物体大型或中等大小，高3～45 cm，暗绿色至棕红色，硬挺，丛生或散生。茎多单一，稀分枝。叶倾立，干时卷曲，湿时展开。叶片上部较大，基部鞘状，鞘部以上的中肋及叶背均具刺突。雌雄异株。雄株稍短，顶端精子器状似花苞；雌株较高大，顶生孢蒴，红棕色，雌苞叶长而深，中肋及顶。蒴具四棱角，长方形；蒴帽覆盖全蒴，扁平；蒴齿单层；孢子小圆形，黄色，平滑。

【分布与生境】梵净山地区资源分布的代表区域：棉絮岭、烂茶顶、金顶等。生于海拔1200～2200 m中高山或高山阔叶林下的路边或林地腐殖质上、潮湿泥土上。

【中　药　名】土马鬃（全草）。

【功 效 主 治】滋阴清热，凉血止血。主治阴虚骨蒸，潮热盗汗，肺痨咳嗽，血热吐血，衄血，咳血等。

【采 收 加 工】全年均可采收，洗净，晒干。

【用 法 用 量】内服：煎汤，10～30 g；或入丸、散。外用：适量，捣敷；或研磨调涂。

【用 药 经 验】①盗汗，咳嗽：土马鬃9 g，黄柏6 g，沙参9 g，梧桐枝树皮6 g，大血藤6 g，五皮风6 g，水煎服。②耳上湿疮：土马鬃、井中苔等分，为末，灯盏内油和涂之。③溃疡病出血：土马鬃鲜全草、檵木叶各30 g，水煎服。

石松科

笔直石松 *Dendrolycopodium verticale* (Li Bing Zhang) Li Bing Zharg & X. M. Zhou

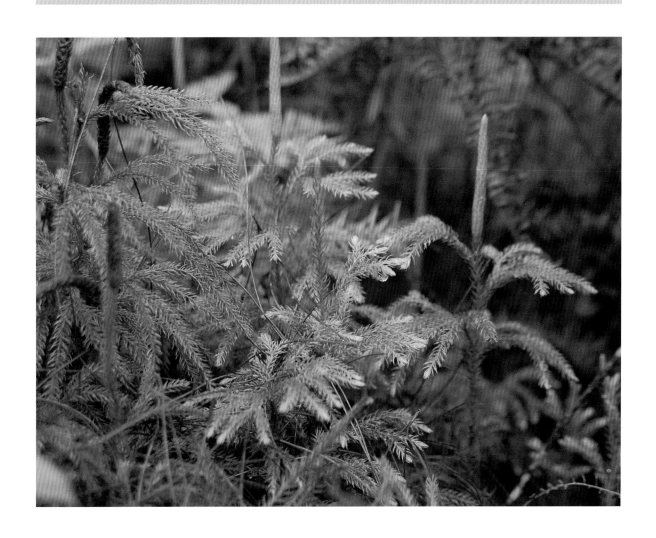

【别　　　名】劲直树状石松（《中国珍稀野生花卉》），玉柏石松（《中国高等植物图鉴》）。

【形 态 特 征】多年生草本植物。匍匐茎地下生，细长横走，棕黄色，光滑或被少量的叶；侧枝斜立，高15～50 cm，下部不分枝，单干，顶部二叉分枝，分枝密接，枝系圆柱状。叶螺旋状排列，稍疏，斜立或近平伸，线状披针形，基部楔形，下延，无柄，先端渐尖，具短尖头，边缘全缘，中脉略明显，革质。孢子囊穗单生于小枝顶端，直立，圆柱形，无柄，长2～3 cm，直径4～5 mm；孢子叶阔卵状，长约3 mm，宽约2 mm，先端急尖，边缘膜质，具啮蚀状齿，纸质；孢子囊生于孢子叶腋，内藏，圆肾形，黄色。

【分布与生境】梵净山地区资源分布的代表区域：烂茶顶、棉絮岭等。生于海拔1300～2300 m的河谷、山坡灌丛中及林下、林缘、矮箭竹林下。

【中　药　名】玉柏石松（全草及孢子）。

【功 效 主 治】祛风除湿，舒筋活络，活血化瘀。主治风湿痹痛，腰腿痛，肢体麻木，跌打损伤，水肿，脊髓灰质炎后遗症等。

【采 收 加 工】夏、秋季采收，洗净，晒干。

【用 法 用 量】内服：煎汤，6～15 g；或浸酒。

【用 药 经 验】①关节痛：玉柏石松30 g，丝瓜络15 g，酒水各半煎服。②鸡爪风：玉柏石松15 g，木瓜12 g，桑枝15 g，白芍9 g，熟地黄15 g，水煎服。③跌打损伤：玉柏石松、红花、赤芍、川芎各9 g，水煎，兑酒服。

扁枝石松 *Lycopodium complanatum* L.

【别　　　名】凤尾草、马尾松（《湖南植物志》），扁叶石松（《云南中草药》），伸筋草（《贵州民间方药集》），风藤草（四川）。

【形 态 特 征】多年生草本。主茎匍匐状，长达100 cm。侧枝近直立，高达15 cm，多回不等位二叉分枝，小枝明显扁平状，灰绿色或绿色。叶4行排列，密集，三角形，基部贴生在枝上，无柄，先端尖锐，略内弯，边缘全缘，中脉不明显，草质。孢子囊穗（1）2～5（6）个生于长10～20 cm的孢子枝顶端，圆柱形，长1.5～3.0 cm，淡黄色；孢子叶宽卵形，覆瓦状排列，先端急尖，尾状，边缘膜质，具不规则锯齿；孢子囊生于孢子叶腋，内藏，圆肾形，黄色。

【分布与生境】梵净山地区资源分布的代表区域：棉絮岭等。生于海拔750～2200 m的疏林下、灌丛下或山坡草地。

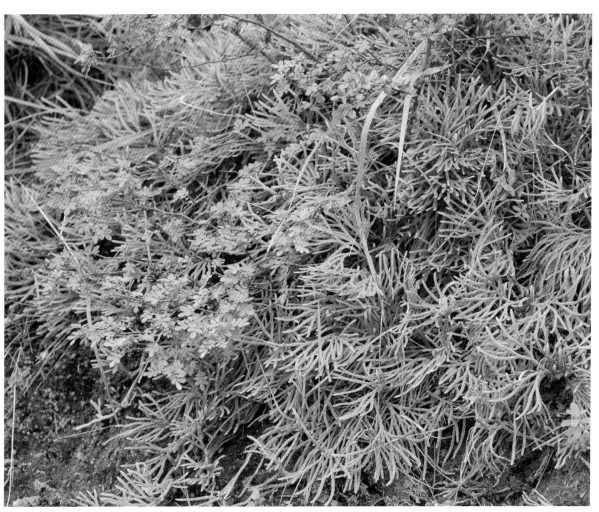

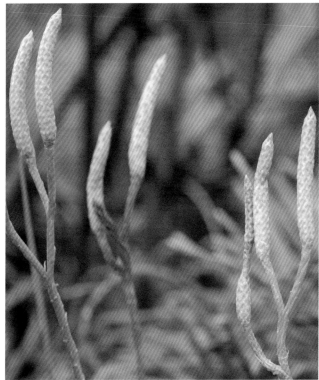

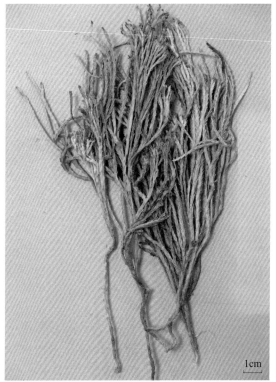

1cm

【中 药 名】过江龙（全草及孢子）。

【功效主治】祛风除湿，舒筋活血，调经。主治风湿关节痛，跌打损伤，月经不调，脚转筋等。

【采收加工】夏、秋季茎叶茂盛时采收，除去根茎、须根，晒干或鲜用。

【用法用量】内服：煎汤或冲服，9~30 g；或泡酒服。

【用药经验】①吐血：过江龙30 g，捣烂冲淘米水服。②膀背疼痛，手足麻木：过江龙150 g，八仙草60 g，牛膝15 g，全当归90 g，米酒5 L，密封浸泡，临时炖温，每次服20~30 mL。③湿热淋证，小便涩痛：过江龙10 g，水煎服。

石 松 *Lycopodium japonicum* Thunb. ex Murray

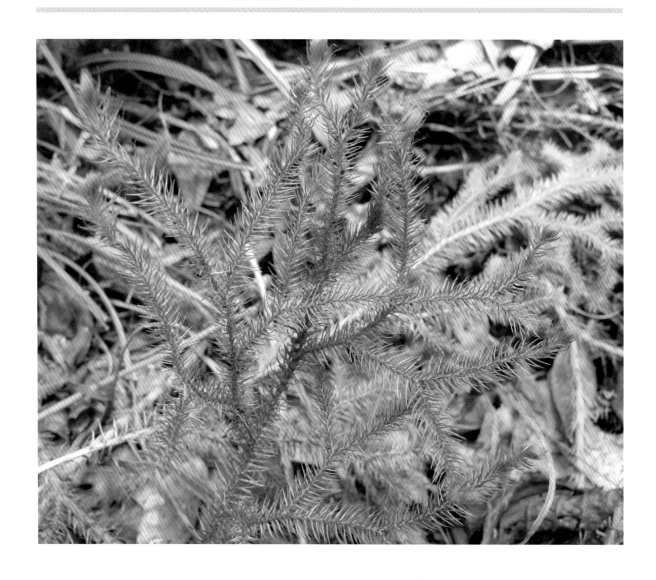

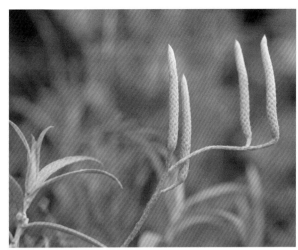
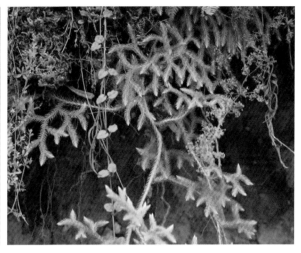

【别　　　名】筋骨草（《陕西中药志》），蜈蚣藤、大地毛公、盘龙草（《浙江民间常用草药》），狮子草（《贵州民族常用天然药物》）。

【形 态 特 征】多年生草本植物。匍匐茎地上生，细长横走，二至三回分叉，绿色，被稀疏的叶；侧枝直立，高达40 cm，多回二叉分枝，稀疏，压扁状（幼枝圆柱状），枝连叶直径5～10 mm。叶螺旋状排列，密集，上斜，披针形或线状披针形，基部楔形，下延，无柄，先端渐尖，具透明发丝，边缘全缘，草质，中脉不明显。孢子囊穗（3）4～8个集生于长达30 cm的总柄，总柄上苞片螺旋状稀疏着生，薄草质，形状如叶片；孢子囊穗不等位着生（即小柄不等长），直立，圆柱形，具1～5 cm长的长小柄；孢子叶阔卵形，先端急尖，具芒状长尖头，边缘膜质，啮蚀状，纸质；孢子囊生于孢子叶腋，略外露，圆肾形，黄色。

【分布与生境】梵净山地区资源分布的代表区域：凤凰山西坡、棉絮岭、董崩山、白云寺等。生于海拔2500 m以下的山坡、草地、林下、林缘。

【中　药　名】伸筋草（全草）。

【功 效 主 治】祛风活络，镇痛消肿，调经。主治风寒湿痹，四肢麻木，跌打损伤，月经不调，外伤出血。

【采 收 加 工】夏季采收，连根拔起，洗净，晒干。

【用 法 用 量】内服：煎汤，9～15 g；或浸酒。外用：适量，捣敷。孕妇及出血过多者慎用。

【用 药 经 验】①风湿疼痛，骨折：伸筋草15 g，土牛膝、铁筷子各10 g，威灵仙、刺五加各8 g，水煎服。②坐骨神经痛：伸筋草、大沃烟草、四棱筋骨草各30 g，水煎服或与猪脚炖服。③跌打损伤：伸筋草适量，水煎热洗伤处。

蛇足石杉 *Huperzia serrata* (Thunb. ex Murray) Trev.

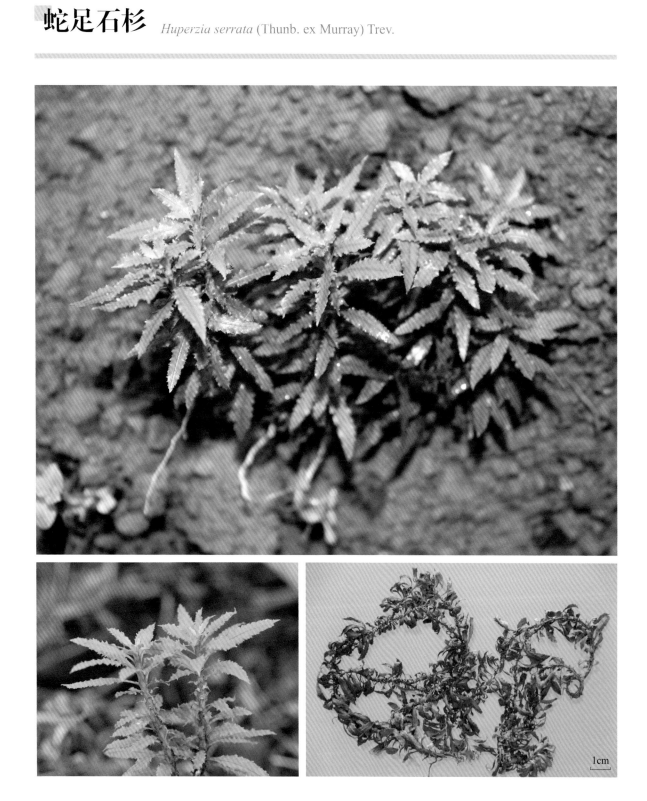

【别　　名】蛇足草、虱子草（《贵州民间药物》），千金虫、狗牙菜（《湖南药物志》），跌打损伤草（《安徽中草药》）。

【形态特征】多年生草本植物。茎直立或斜生，高10～30 cm，中部直径1.5～3.5 mm，枝连叶宽1.5～4.0 cm，二至四回二叉分枝，枝上部常有芽胞。叶螺旋状排列，疏生，平伸，狭椭圆形，向基部明显变狭，通直，长1～3 cm，宽1～8 mm，基部楔形，下延有柄，先端急尖或渐尖，边缘平直不皱曲，有粗大或略小而不整齐的尖齿，两面光滑，有光泽，中脉突出明显，薄革质。孢子叶与不育叶同形；孢子囊生于孢子叶的叶腋，两端露出，肾形，黄色。

【分布与生境】梵净山地区资源分布的代表区域：护国寺、棉絮岭、大烂沟、金厂、狮子头等。生于海拔500～1900 m的山坡、河谷、溪边、林下、林缘或灌丛下。

【中　药　名】千层塔（全草）。

【功效主治】散瘀消肿，止血生肌，镇痛，杀虱。主治瘀血肿痛，跌打损伤，烧烫伤。

【采收加工】夏末秋初采收全草，去泥土，晒干。

【用法用量】内服：煎汤，5～15 g；或捣汁。外用：适量，煎水洗；或捣敷、研末撒或调敷。有小毒，内服不宜过量，孕妇禁服。

【用药经验】①烧烫伤：千层塔、豆瓣草、山乌龟、浮萍各适量，焙干研末，调茶油敷患处。②腰痛水肿：千层塔、六月雪、白茅根各适量，水煎服。③跌打损伤，瘀血肿痛：千层塔、菊三七各等量，共研末，睡前用温黄酒或温开水送服，每日6 g；另用鲜品捣烂敷患处。

四川石杉　*Huperzia sutchueniana* (Hert.) Ching

【形态特征】多年生草本植物。茎直立或斜生，高8～15（18）cm，中部直径1.2～3.0 mm，枝连叶宽1.5～1.7 cm，二至三回二叉分枝，枝上部常有芽胞。叶螺旋状排列，密生，平伸，上弯或略反折，披针形，向基部不明显变狭，通直或镰状弯曲，长5～10 mm，宽0.8～1.0 mm，基部楔形或近截形，下延，无柄，先端渐尖，边缘平直不皱曲，疏生小尖齿，两面光滑，无光泽，中脉明显，革质。孢子叶与不育叶同形；孢子囊生于孢子叶的叶腋，两端露出，肾形，黄色。

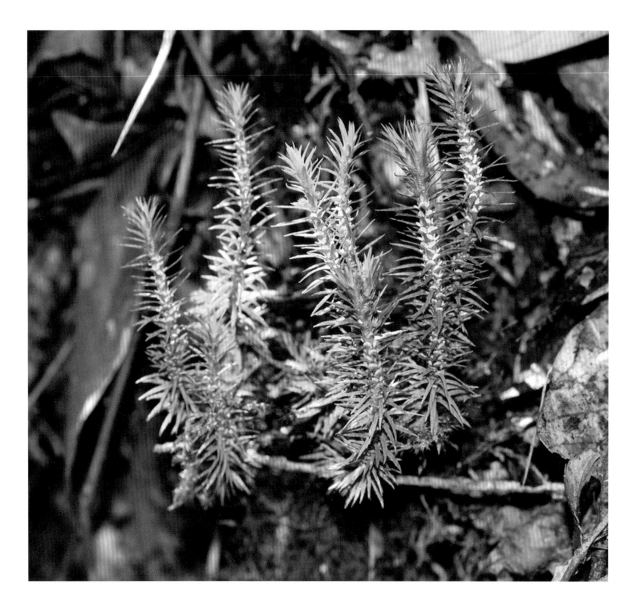

【分布与生境】梵净山地区资源分布的代表区域：护国寺、大堰河等。生于海拔800~2000 m的林
　　　　　　　下或灌丛下湿地、草地或岩石上。

【中　药　名】千层塔（全草）。

【功效主治】活血化瘀，益智提神。主治跌打损伤，瘀肿出血，神思恍惚，健忘失眠。

【采收加工】夏、秋季采收，去泥土，洗净，晒干。

【用法用量】内服：煎汤，5~15 g；或捣汁。外用：适量，煎水洗；或捣敷、研末撒或调敷。

【用药经验】①跌打损伤，瘀血肿痛：千层塔鲜全草和酒糟、红糖捣烂，加热外敷。②劳伤咳
　　　　　　　血，胸闷：千层塔鲜全草30 g，水煎服。

卷柏科

深绿卷柏 *Selaginella doederleinii* Hieron.

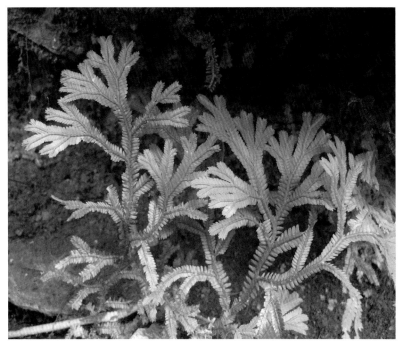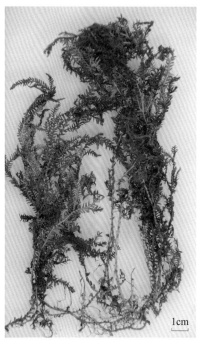

1cm

【别　　　名】金龙草、龙鳞草（《全国中草药汇编》），岩青（《四川中药志》），大凤尾草、地柏草（《贵州中草药名录》）。

【形 态 特 征】近直立，基部横卧，高25～45 cm，无匍匐根状茎或游走茎。根托达植株中部，通常由茎上分枝的腋处下面生出，偶有同时生2个根托，1个由上面生出，长4～22 cm，根少分叉，被毛。主茎自下部开始羽状分枝，无关节，禾秆色，主茎下部直径1～3 mm，茎卵圆形或近方形，不具沟槽，光滑；侧枝3～6对，二至三回羽状分枝。叶交互排列，二型，纸质，表面光滑，无虹彩，边缘不为全缘，不具白边孢子叶穗紧密，四棱柱形，单个或成对生于小枝末端；孢子叶一形，卵状三角形，边缘有细齿，白边不明显，先端渐尖，龙骨状；孢子叶穗上大、小孢子叶相间排列，或大孢子叶分布于基部的下侧。大孢子白色，小孢子橘黄色。

【分布与生境】梵净山地区资源分布的代表区域：黑湾河、盘溪河等。生于1200 m以下的酸性山地常绿阔叶林下、溪沟边。

【中 药 名】石上柏（全草）。

【功 效 主 治】清热解毒，活血祛瘀。主治病毒性肝炎，肺结核，小儿惊风，麻疹，月经不调，烫伤等。

【采 收 加 工】全年均可采收，洗净，晒干或鲜用。

【用 法 用 量】内服：煎汤，9～15 g，鲜品倍量。外用：适量，研末；或鲜品捣敷。

【用 药 经 验】慢性肝炎：石上柏15 g，白花蛇舌草30 g，水煎服。

兖州卷柏 *Selaginella involvens* (Sw.) Spring

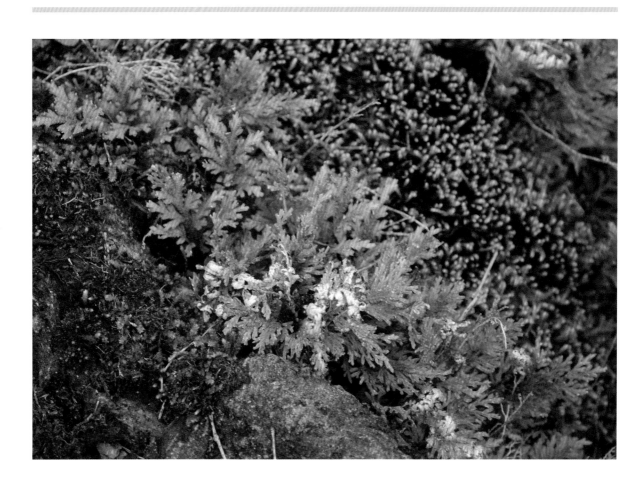

【别　　　名】柏叶草、细叶金鸡尾（《湖南药物志》），山扁柏（《福建药物志》），干蕨基（《贵州中草药名录》），卷筋草（贵州）。

【形 态 特 征】石生，旱生，直立，高15～65 cm，具横走地下茎和游走茎，着生鳞片状淡黄色的叶。根托生于匍匐根茎和游走茎，纤细，根上分叉，被毛。主茎自中部向上羽状分枝，无关节，禾秆色，不分枝主茎圆柱状，无毛，二至三回羽状分枝，小枝较密排列规则，分枝无毛，背腹扁。叶交互排列，二型，纸质或较厚，光滑，非全缘，无白边；侧叶不对称，主茎的大于分枝的，分枝的卵圆形或三角形，大、小孢子叶相间排列，或大孢子叶位于中部的下侧。大孢子白色或褐色，小孢子橘黄色。

【分布与生境】梵净山地区资源分布的代表区域：两岔河、陈家沟、盘溪河、冷家坝等。生于海拔700~2000 m的山坡疏林下、林缘、荒地、山谷路边。

【中 药 名】兖州卷柏（全草）。

【功效主治】利湿散寒，活血止痛。主治痢疾，骨髓炎，无名肿毒，烧烫伤等。

【采收加工】秋季采收，晒干或鲜用。

【用法用量】内服：煎汤，干燥全草9~15 g，鲜者30~60 g。外用：适量，捣敷或研末调敷。

【用药经验】①烫伤：兖州卷柏适量，研末，茶油调涂。②狂犬咬伤：兖州卷柏适量，水煎服。③创伤出血：鲜兖州卷柏适量，捣烂敷伤口。

江南卷柏 *Selaginella moellendorffii* Hieron.

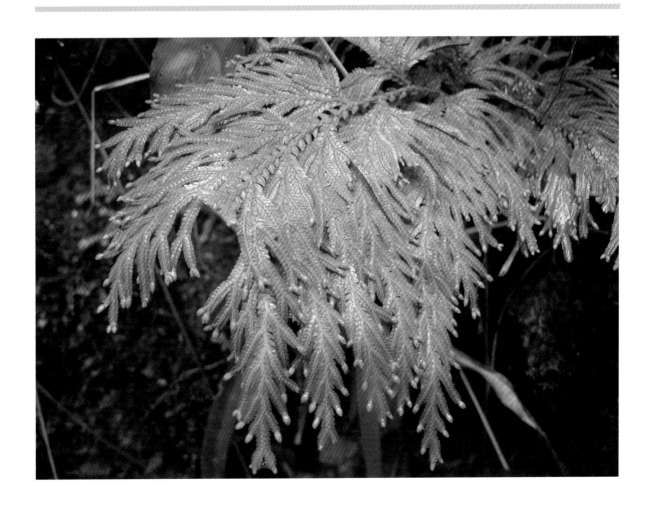

【别　　　名】岩柏草、石柏（《天目山药用植物志》），黄疸卷柏（《中草药学》），烂皮蛇（广东），金花草（四川）。

【形 态 特 征】直立，具横走地下根状茎和游走茎，着生鳞片状淡绿色的叶。主茎禾秆色或红色，二至三回羽状分枝，小枝较密。叶交互排列，二型，草质或纸质，光滑，具白边。孢子叶穗紧密，四棱柱形，单生于小枝末端，孢子叶卵状三角形，边缘有细齿，具白边，先端渐尖，龙骨状；大孢子叶分布于孢子叶穗中部的下侧。大孢子浅黄色，小孢子橘黄色。

【分布与生境】梵净山地区资源分布的代表区域：盘溪河、马槽河、平定河等。生于海拔570～1700 m的山坡林缘、溪边、荒坡石隙、山谷路边。

【中　药　名】地柏枝（全草）。

【功 效 主 治】清热利尿，活血消肿。主治急性病毒性肝炎，胸胁腰部挫伤，全身浮肿，血小板减少等。

【采 收 加 工】夏、秋季采收，洗净晒干或鲜用。

【用 法 用 量】内服：煎汤，4.5～10 g。外用：适量，研末敷。

【用 药 经 验】①黄疸胁痛：地柏枝、凤尾草各30 g，水煎服。②吐血：地柏枝、反背红各30 g，水煎服。③哮喘：地柏枝15 g，铁角蕨50 g，猪肝100 g，水煎服。④小儿惊风：地柏枝15 g，水煎服。

伏地卷柏 *Selaginella nipponica* Franch. et Sav.

【别　　　名】六角草（《湖北中草药志》），宽叶卷柏（《中国药用孢子植物》），补地云、石打穿、铺地蜈蚣（四川）。

【形 态 特 征】匍匐，能育枝直立，高5～12 cm，无游走茎。根托沿匍匐茎和枝断续生长，自茎分叉处下方生出，长1～2.7 cm，纤细，根少分叉，无毛。茎自近基部开始分枝，无关节，禾秆色，茎下部具沟槽，无毛。叶交互排列，二型，草质，光滑，非全缘，不具白边；分枝上的腋叶边缘有细齿。孢子叶穗疏松，单生于小枝末端；孢子叶二型或略二型，正置，和营养叶近似，排列一致，不具白边，边缘具细齿，背部不呈龙骨状，先端渐尖；大孢子叶分布于孢子叶穗下部的下侧。大孢子橘黄色，小孢子橘红色。

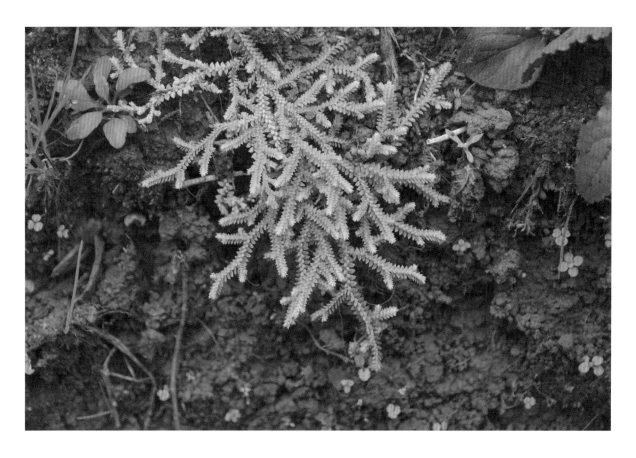

【分布与生境】梵净山地区资源分布的代表区域：牛角洞、转弯塘、高峰、郭家沟等。生于海拔
　　　　　　80~1300 m的草地或岩石上。

【中　药　名】小地柏（全草）。

【功 效 主 治】止咳平喘，止血，清热解毒。主治咳嗽气喘，吐血，痔血，外伤出血，烫火伤。

【采 收 加 工】夏、秋季采收，晒干。

【用 法 用 量】内服：煎汤，9~15 g。外用：适量，研末撒。

【用 药 经 验】①吐血：小地柏、景天三七各15 g，仙鹤草9 g，水煎服。②淋病：小地柏15 g，瓜
　　　　　　子金9 g，石韦12 g，水煎服。③烧伤：小地柏适量，研细末，先用生理盐水洗净伤
　　　　　　口，然后将药粉敷于创面，用纱布包扎，每日换1次。

疏叶卷柏 *Selaginella remotifolia* Spring

【别　　　　名】翠云草（《贵州民间药物》），翠羽草、石打穿（《全国中草药汇编》），小爬岩
　　　　　　草、风轮草（《新华本草纲要》）。

【形 态 特 征】匍匐，长20～50 cm，能育枝直立。主茎近基部分枝，具关节，禾秆色，一至二回羽状分枝，分枝稀疏。叶交互排列，二型，草质，光滑，主茎叶疏生，较分枝的大。孢子叶穗紧密，四棱柱形，单个端生或侧生；孢子叶一形，卵状披针形，边缘有细齿，龙骨状，下侧的孢子叶卵状披针形，只有一个大孢子叶位于孢子叶穗基部的下侧，其余均为小孢子叶。大孢子灰白色，小孢子淡黄色。

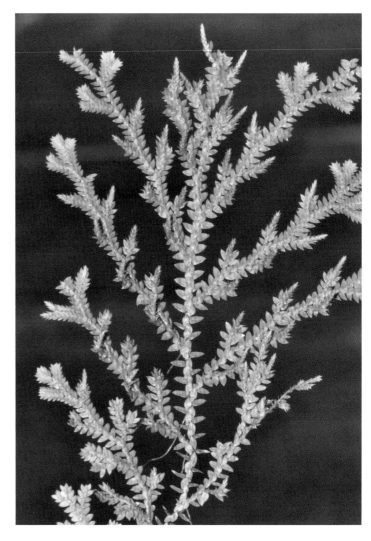

【分布与生境】梵净山地区资源分布的代表区域：黑湾河、漆树坪、大河坪等。生于海拔2000 m以下的山坡林下、林缘、溪边。

【中　药　名】蜂药（全草）。

【功 效 主 治】清热解毒，利湿，镇咳祛痰。主治黄疸，痢疾，水肿，风湿痹痛，刀伤等。

【采 收 加 工】全年均可采收，晒干或鲜用。

【用 法 用 量】内服：煎汤，10～30 g。外用：适量，捣敷。

【用 药 经 验】①外伤青肿：蜂药、刺五加皮、血当归、筋骨草各30 g，捣绒兑酒外敷。②烫伤：蜂药鲜品适量，捣烂外敷。

红枝卷柏 *Selaginella sanguinolenta* (L.) Spring

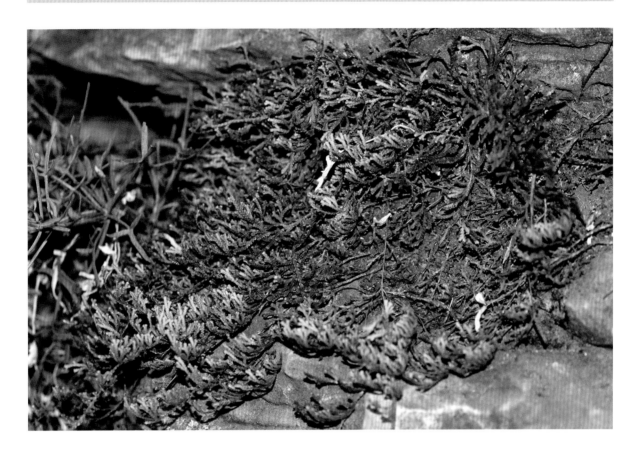

【别　　　名】金鸡尾（贵州），舒筋草（四川）。

【形态特征】茎匍匐或近地直立，纤细，常为红色，长20～30 cm。叶近圆形，呈4行排列，紧贴枝上，交互覆瓦状排列，卵形，长约1.5 mm，宽约0.8 mm，质厚呈龙骨状，先端渐尖，边缘全缘或略有小齿。孢子囊穗单生于小枝顶端，长0.4～1.2 cm，有4棱；孢子叶宽卵形，长约1.2 mm，宽约0.8 mm，先端渐尖，边缘有极小的尖齿；孢子囊圆形。

【分布与生境】梵净山地区资源分布的代表区域：金顶、凤凰山、烂茶顶等。生于海拔1400 m以上的石灰岩上。

【中　药　名】地柏树（全草）。

【功效主治】清热利湿，活血舒筋，止血。主治湿热痢疾，跌打损伤，内外伤出血，烫伤。

【采收加工】夏、秋季采收，晒干或鲜用。

【用法用量】内服：煎汤，9～15 g。外用：适量，捣敷。

翠云草
Selaginella uncinata (Desv.) Spring

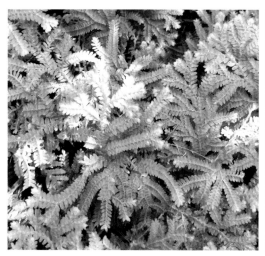 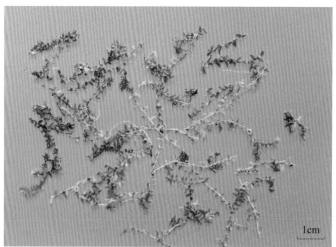

1cm

【别　　名】绿绒草（《广州植物志》）。

【形态特征】多年生草本。主茎伏地蔓生，长30～60 cm，有细纵沟，侧枝疏生并多次分叉，分枝处常生不定根。叶二型，在枝两侧及中间各2行；侧叶卵形，长2～2.5 cm，宽1～1.2 cm，基部偏斜心形，先端尖，边缘全缘，或有小齿；中叶质薄，斜卵状披针形，长1.5～1.8 cm，宽0.6～0.8 mm，基部偏斜心形，淡绿色，先端渐尖，边缘全缘或有小齿，嫩叶上呈翠绿色。孢子囊穗四棱形，单生于小枝顶端；孢子叶卵圆状三角形，先端渐尖，龙骨状，4列覆瓦状排列。孢子囊圆肾形，大孢子囊极少，生于囊穗基部，小孢子囊生在囊穗基部以上。孢子期8～10月。

【分布与生境】梵净山地区资源分布的代表区域：团龙、芙蓉坝、金厂、高峰、金盏坪等。生于海拔50～1200 m的林下。

【中　药　名】翠云草（全草）。

【功效主治】清热利湿，止血，止咳。主治急性黄疸性肝炎，胆囊炎，肠炎，痢疾，肾炎水肿，泌尿系感染，风湿关节痛，肺结核咳血等。外用治疖肿，烧烫伤，外伤出血，跌打损伤。

【采收加工】全年可采，鲜用或晒干。

【用法用量】内服：煎汤，25～50 g，鲜品可用至60 g。外用：鲜全草捣烂敷；或全草晒干研粉外敷患处。

【用药经验】①黄疸：翠云草30～50 g，水煎服。②咳嗽：翠云草30 g，羊奶奶叶20 g，水煎服。③刀伤出血：翠云草鲜品适量，捣烂外敷。

木贼科

披散木贼 *Equisetum diffusum* D. Don

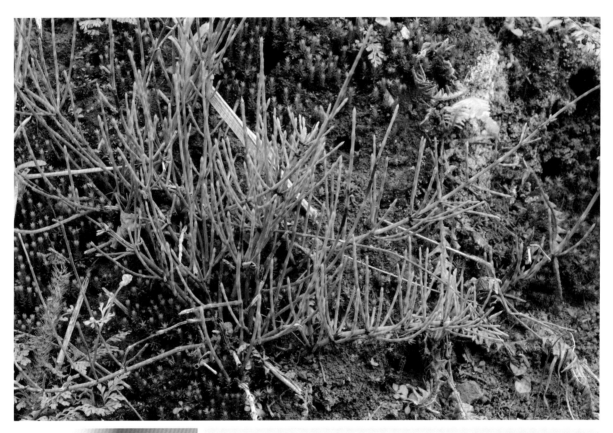

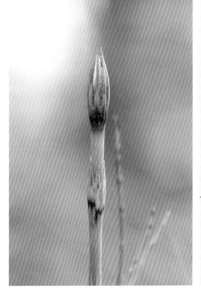

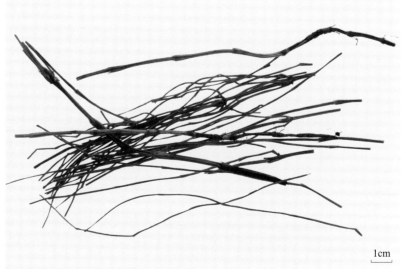

1cm

【别　　　名】小笔筒草、小木贼（《广西药用植物名录》），笔筒草（四川、贵州），马浮草（四川），接续草（广西）。

【形 态 特 征】中小型植物。根茎横走，直立或斜升，黑棕色，节和根密生黄棕色长毛或光滑无毛。地上枝当年枯萎，高10～30（70）cm，中部直径1～2 mm，节间长1.5～6.0 cm，绿色，但下部1～3节节间黑棕色，无光泽，分枝多。主枝有脊4～10条，脊的两侧隆起成棱，伸达鞘齿下部，每棱各有一行小瘤伸达鞘齿；鞘筒狭长，下部灰绿色，上部黑棕色；鞘齿5～10枚，披针形，先端尾状，革质，黑棕色，有一深纵沟贯穿整个鞘背，宿存。侧枝纤细，较硬，圆柱状，有脊4～8条，脊的两侧有棱及小瘤，鞘齿4～6个，三角形，革质，灰绿色，宿存。孢子囊穗圆柱状，长1～9 cm，直径4～8 mm，顶端钝，成熟时柄伸长，柄长1～3 cm。

【分布与生境】梵净山地区资源分布的代表区域：张家坝、牛角洞、冷家坝、马槽河等。生于海拔580～2200 m的潮湿路旁、空旷地、水边、瀑布旁。

【中　药　名】密枝问荆（全草）。

【功 效 主 治】清热利尿，明目退翳，接骨。主治感冒发热，小便不利，目赤肿痛，跌打骨折。

【采 收 加 工】夏、秋季采收，拔起全草，洗净，晒干或鲜用。

【用 法 用 量】内服：煎汤，9～15 g。外用：适量，鲜品捣敷。

【用 药 经 验】①感冒发热：密枝问荆、板蓝根各15 g，金银花9 g，水煎服。②目翳：密枝问荆15 g，野菊花9 g，水煎服。③跌打骨折：密枝问荆鲜草适量，捣敷患处。

笔管草

Equisetum ramosissimum Desf. subsp. *debile* (Roxb. ex Vauch.) Hauke

【别　　　名】锉草、笔头草（《浙江民间常用草药》），空心草、接骨草、野木贼（《福建药物志》）。

【形 态 特 征】大中型植物。根茎直立和横走，黑棕色，节和根密生黄棕色长毛或光滑无毛。地上枝多年生。枝一型。高可达60 cm或更多，节间长3～10 cm，绿色，成熟主枝有分枝，但分枝常不多。主枝有脊10～20条，脊的背部弧形，有一行小瘤或有浅色小横纹；鞘筒短，下部绿色，顶部略为黑棕色；鞘齿10～22枚，狭三角形，上部淡棕色，膜质，早落或有时宿存，下部黑棕色革质，扁平，两侧有明显的棱角，齿上气孔带明显或不明显。侧枝较硬，圆柱状，有脊8～12条，脊上有小瘤或横纹；鞘

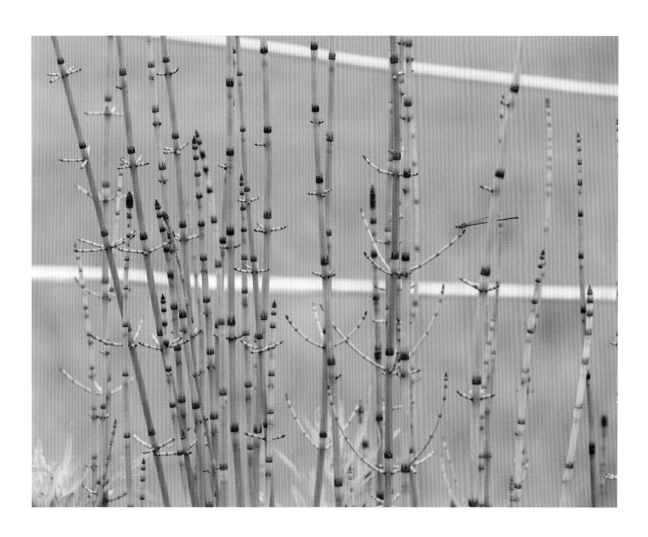

齿6～10个，披针形，较短，膜质，淡棕色，早落或宿存。孢子囊穗短棒状或椭圆形，长1～2.5 cm，中部直径0.4～0.7 cm，顶端有小尖突，无柄。

【分布与生境】梵净山地区资源分布的代表区域：张家坝、芙蓉坝、金厂、牛角洞、冷家坝等。生于海拔580～1700 m的路边、草丛、溪旁、林缘、灌丛旁。

【中 药 名】驳骨草（全草）。

【功 效 主 治】清热，明目，止血，利尿。主治风热感冒，咳嗽，目赤肿痛，云翳，尿血，肠风下血，淋证，黄疸，带下，骨折。

【采 收 加 工】夏、秋季采挖，洗净，鲜用或置通风处阴干。

【用 法 用 量】内服：煎汤9～30 g，鲜品30～60 g。外用：适量，捣敷；或研末撒。

【用 药 经 验】①目生云翳：驳骨草250 g，炖鸡服。②膀胱湿热，小便淋涩疼痛，尿血：驳骨草30 g，薏苡根30 g，白茅根30 g，川牛膝10 g，水煎服。

节节草 *Hippochaete ramosissmum* Desf.

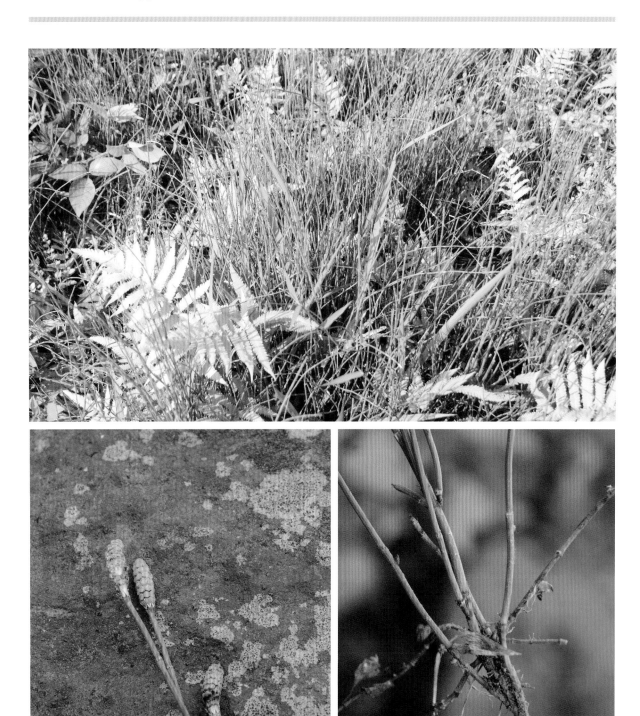

【别　　　名】通气草（《草木便方》），土木贼（《天宝本草》），眉毛草（《分类草药性》），锁眉草（《四川中药志》）。

【形 态 特 征】多年生常绿草本，高30～100 cm。根茎横走或直立，黑棕色，节和根有黄棕色长毛。地上枝多年生。枝一型，高达1 m或更多，中部直径（3）5～9 mm，节间长5～8 cm，绿色，不分枝或直基部有少数直立的侧枝。地上枝有脊16～22条，脊的背部弧形或近方形，无明显小瘤或有小瘤2行；鞘筒0.7～1.0 cm，黑棕色或顶部及基部各有一圈或仅顶部有一圈黑棕色；鞘齿16～22枚，披针形，小，长0.3～0.4 cm。顶端淡棕色，膜质，芒状，早落，下部黑棕色，薄革质，基部的背面有3～4条纵棱，宿存或同鞘筒一起早落。孢子囊穗卵状，长1.0～1.5 cm，直径0.5～0.7 cm，顶端有小尖突，无柄。

【分布与生境】梵净山地区资源分布的代表区域：平定沟、马槽河、洼溪河等。生于海拔2100 m以下的林中、灌丛中、溪边或潮湿的旷野。

【中 　药　 名】笔筒草（全草）。

【功 效 主 治】清热，明目，止血，利尿。主治风热感冒，咳嗽，目赤肿痛，云翳，尿血，肠风下血，淋证，黄疸，带下，骨折。

【采 收 加 工】夏、秋季采收，洗净，鲜用或置通风处阴干。

【用 法 用 量】内服：煎汤，9～30 g，鲜品30～60 g。外用：适量，捣敷；或研末撒。

【用 药 经 验】①风热感冒，目赤肿痛：笔筒草、连翘、桑叶各9 g，薄荷（后下）、菊花各6 g，水煎服。②急性结膜炎：笔筒草9 g，菊花6 g，水煎服。③目生云翳：笔筒草250 g，炖鸡服。

瓶尔小草科

华东阴地蕨 *Botrychium japonicum* (Prantl) Underw.

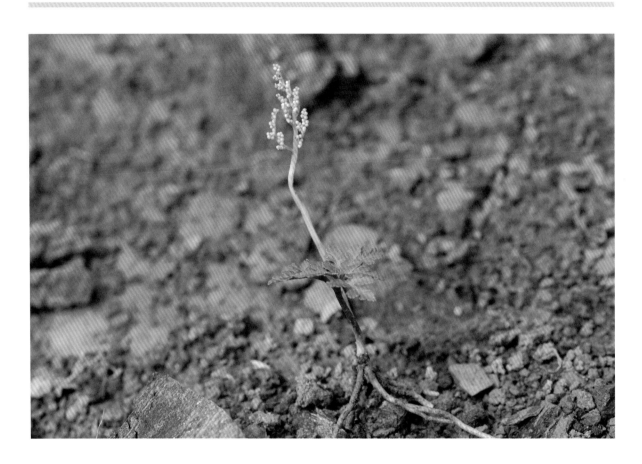

【别　　　名】日本阴地蕨（《中国药用孢子植物》），满天云、一朵云（广西）。

【形 态 特 征】根状茎短而直立，有较粗的肉质根。总叶柄短，长2~6 cm，无毛。营养叶全长18~24 cm，或更长，柄长10~15 cm，宽3~4 mm，无毛或向顶端略有一、二疏毛。叶片略呈五角形，长12~15 cm，宽16~18 cm，渐尖头，三回羽状；羽片约6对，对生或近对生，斜出，彼此密接，下部2~3对有柄，其上各对无柄，基部一对最大，略呈不等边宽三角形，柄长1.5~2.5 cm，基部心脏形，渐尖头，二回羽状深裂。叶脉明显，直达锯齿。孢子叶全长25~35 cm，自总叶柄基部生出，远高过营养叶片。孢子囊穗长8~10 cm，宽4~5 cm，圆锥状，二回羽状，无毛。

【分布与生境】梵净山地区资源分布的代表区域：马槽河、黑湾河等。生于海拔1200 m以下的林下溪边。

【中 药 名】华东阴地蕨（全草及根茎）。

【功效主治】清肝明目，化痰消肿。主治目赤肿痛，小儿高热抽搐，咳嗽，吐血，瘰疬，痈疮。

【采收加工】夏、秋季采收全草，洗净，鲜用或晒干。秋季采挖根茎，洗净，去除须根与叶柄，晒干。

【用法用量】内服：煎汤，9～15 g。外用：适量，捣敷。

【用药经验】①肿毒：华东阴地蕨30 g，水煎后当茶饮。②风痛：华东阴地蕨（根茎）30 g，炖肉服。③吐血：华东阴地蕨（根苗）15 g，水煎服。

阴地蕨 *Botrychium ternatum* (Thunb.) Sw.

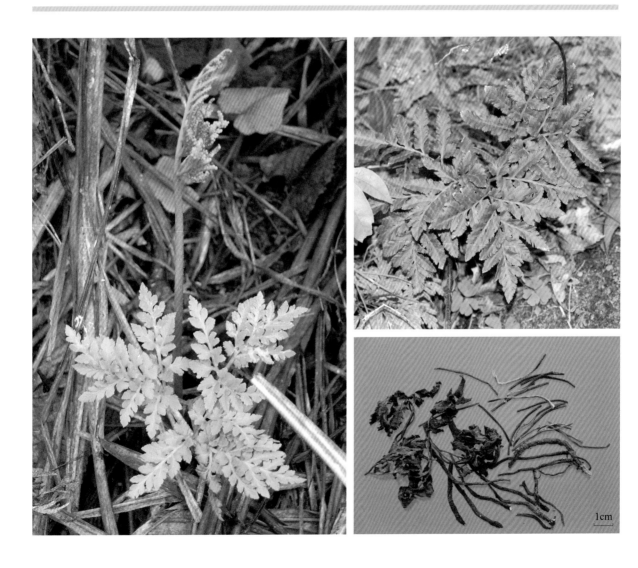

1cm

【别　　　名】独立金鸡（《贵州民间方药集》），独脚蒿、冬草（《民间常用草药汇编》），郎萁细辛（《贵阳民间药草》），散血叶（《湖南药物志》）。

【形 态 特 征】根状茎短而直立，有一簇粗健肉质的根。总叶柄短，长仅2~4 cm，宽约2 mm。营养叶片的柄细长达3~8 cm，宽2~3 mm，光滑无毛；叶片为阔三角形，长通常8~10 cm，宽10~12 cm，三回羽状分裂；侧生羽片3~4对，羽片长宽各约5 cm，阔三角形，短尖头，二回羽状；一回小羽片3~4对，有柄，柄长约1 cm，一回羽状；末回小羽片为长卵形至卵形，基部下方一片较大，长1~1.2 cm，略浅裂，有短柄，其余较小，长4~6 mm，边缘有不整齐的细而尖的锯齿密生。叶干后为绿色，厚草质，遍体无毛，表面皱凸不平。叶脉不见。孢子叶有长柄，长12~25 cm，少有更长者，远远超出营养叶之上，孢子囊穗为圆锥状，长4~10 cm，宽2~3 cm，二至三回羽状，小穗疏松，略张开，无毛。

【分布与生境】梵净山地区资源分布的代表区域：烂茶顶、龙门坳、大烂沟等。生于海拔800~2200 m的溪沟边、林下、林缘、山坡灌丛旁、草丛中、次生林缘。

【中　药　名】阴地蕨（带根全草）。

【功 效 主 治】清热解毒，平肝息风，止咳，止血，明目去翳。主治小儿高热惊搐，肺热咳嗽，咳血，百日咳，瘰疬，毒蛇咬伤，目赤火眼，目生翳障等。

【采 收 加 工】冬季或春季采收，连根挖取，洗净晒干。

【用 法 用 量】内服：煎汤，干燥全草9~12 g，鲜品15~30 g。外用：适量，捣烂敷。

【用 药 经 验】①热咳：阴地蕨6~15 g，加白萝卜、冰糖，水煎服。如无白萝卜，可单用冰糖水煎服。②虚咳：阴地蕨6~15 g，蒸瘦肉吃。③百日咳：阴地蕨、生扯拢、兔耳风各15 g，水煎，兑蜂蜜服。④火眼：阴地蕨叶、棘树叶，捣汁点眼。

心脏叶瓶尔小草 *Ophioglossum reticulatum* L.

【别　　　名】心叶瓶尔小草（《四川中药志》），心叶一支箭（广西）。

【形 态 特 征】根状茎短细，直立，有少数粗长的肉质根。总叶柄长4~8 cm，淡绿色，向基部为灰白色；营养叶片长3~4 cm，宽2.6~3.5 cm，为卵形或卵圆形，先端圆或近于钝头，基部深心脏形，有短柄，边缘多少呈波状，草质，网状脉明显。孢子叶自营养叶柄的基部生出，长10~15 cm，细长；孢子囊穗长3~3.5 cm，纤细。

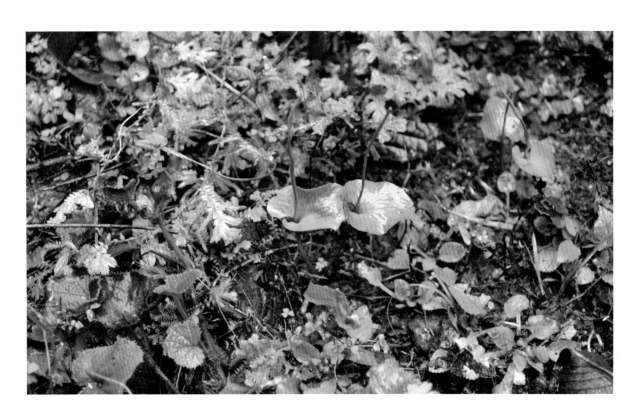

【分 布 与 生 境】梵净山地区资源分布的代表区域：团龙、盘溪河、陈家沟等。生于海拔800～2000 m
　　　　　　　　的溪边、路边、草坡、疏林下。

【中 药 名】一支箭（全草）。

【功 效 主 治】清热解毒，活血祛瘀。主治痈肿疮毒，疥疮，毒蛇咬伤，烧烫伤，瘀滞腹痛，跌打
　　　　　　　　损伤等。

【采 收 加 工】全年均可采收，去杂质，洗净，鲜用或晒干。

【用 法 用 量】内服：煎汤，15～30 g。外用：适量，鲜品捣敷；或研末调敷。

【用 药 经 验】痈疖：一支箭适量，捣敷患处。

狭叶瓶尔小草 *Ophioglossum thermale Kom.*

【别　　　　名】温泉瓶尔小草（《长白山植物志》），狭叶一支箭（四川）。

【形 态 特 征】多年生草本，根状茎细短，直立，有一簇细长不分枝的肉质根，向四面横走如匍匐
　　　　　　　　茎，在先端发生新植物。叶单生或2～3叶同自根部生出，总叶柄长3～6 cm，纤细，
　　　　　　　　绿色或下部埋于土中，呈灰白色；营养叶为单叶，每梗一片，无柄，长2～5 cm，宽

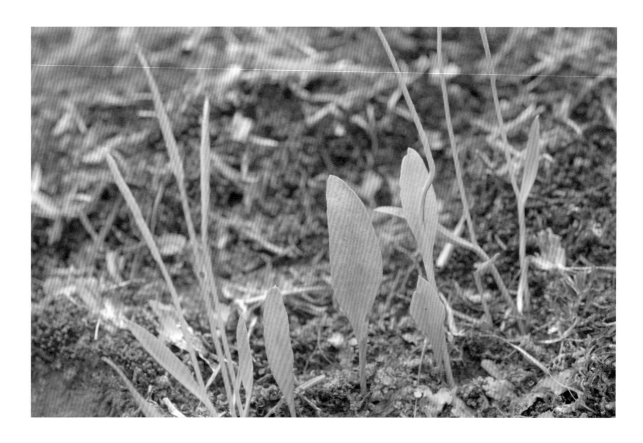

3～10 mm，倒披针形或长圆状倒披针形，向基部为狭楔形，全缘，先端微尖或稍钝，草质，淡绿色，具不明显的网状脉，但在光下则明晰可见。孢子叶自营养叶的基部生出，柄长5～7 cm，高出营养叶，孢子囊穗长2～3 cm，狭线形，先端尖，由15～28对孢子囊组成。孢子灰白色，近于平滑。

【分布与生境】梵净山地区资源分布的代表区域：徐家沟、凯土河等。生于海拔1000 m以下的山地草坡上或温泉附近。

【中　药　名】一支箭（全草）。

【功效主治】清热解毒，活血祛瘀。主治痈肿疮毒，疔疮，毒蛇咬伤，烧烫伤，瘀滞腹痛，跌打损伤。

【采收加工】春、夏季采挖带根全草，去泥土，洗净晒干或鲜用。

【用法用量】内服：煎汤，15～30 g；外用：适量，鲜品捣敷；或煎水洗；或研末调敷。

【用药经验】①毒蛇咬伤：鲜一支箭30 g，水煎服；另用鲜草适量，捣烂外敷。②湿热毒疮：一支箭、蒲公英、鱼鳅串、鱼腥草各30 g，水煎服。③头疔、痈疖疔毒疼痛：一支箭、雄黄连各等量研细末，用醋调外敷患处。

紫萁科

紫 萁 *Osmunda japonica* Thunb.

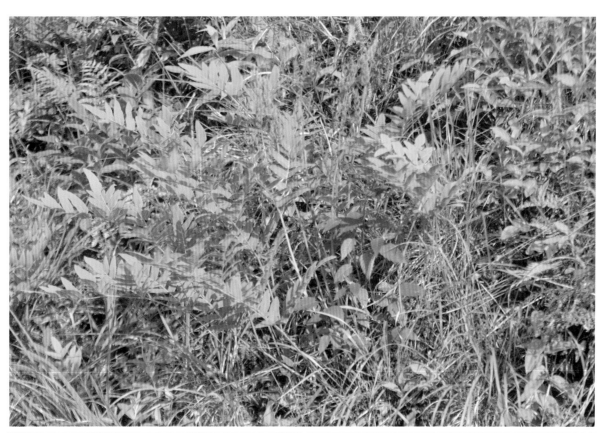

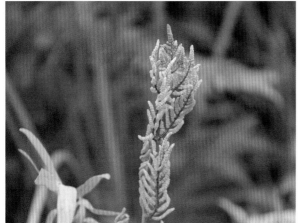

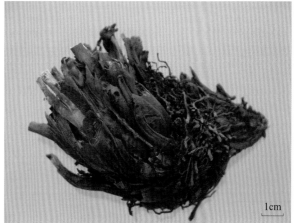

1cm

【别　　名】月亮叶（《贵州民间药物》），大叶狼萁、毛贯众、紫萁仙（《浙江民间常用草药》），薇贯众（四川）。

【形 态 特 征】植株高50～80 cm或更高。根状茎短粗，或成短树干状而稍弯。叶簇生，直立，柄长20～30 cm，禾秆色，幼时被密绒毛，不久脱落；叶片为三角广卵形，长30～50 cm，宽25～40 cm，顶部一回羽状，其下为二回羽状。叶为纸质，成长后光滑无毛，干后为棕绿色。孢子叶（能育叶）同营养叶等高，或经常稍高，羽片和小羽片均短缩，小羽片变成线形，长1.5～2 cm，沿中肋两侧背面密生孢子囊。

【分布与生境】梵净山地区资源分布的代表区域：冷家坝、转弯塘、河口、平定、高峰、徐家沟、张家坝、金厂、芙蓉坝等。生于海拔2300 m以下的山地、田间、林缘。

【中　药　名】紫萁贯众（根茎及叶柄残基）。

【功 效 主 治】清热解毒，去瘀止血，杀虫。主治流行性感冒，流行性脑脊髓膜炎，流行性乙型脑炎，腮腺炎，痈疮肿毒，麻疹，水痘，痢疾，吐血，便血，带下，绦虫、蛲虫、钩虫等各种肠道寄生虫病。

【采 收 加 工】夏、秋季采挖根茎，削去叶柄和须根，除去泥土，晒干或鲜用。

【用 法 用 量】内服：煎汤，3～15 g；或捣汁或入散。外用：鲜品适量，捣敷或晒干研末调敷。

【用 药 经 验】①肠寄生虫病：紫萁贯众15 g，使君子12 g，槟榔10 g，水煎服。②风热感冒咽痛：紫萁贯众、桑叶、菊花各12 g，水煎服。③痔疮便血：紫萁贯众、地榆炭、侧柏炭各15 g，水煎服。

华南紫萁 *Osmunda vachellii* Hook.

【别　　名】鲁萁、牛利草（广东），马肋巴、牛肋巴（四川）。

【形 态 特 征】植株高达1 m，坚强挺拔。根状茎直立，粗肥，成圆柱状的主轴。叶簇生于顶部；柄长20～40 cm，棕禾秆色，略有光泽，坚硬；叶片长圆形，长40～90 cm，宽20～30 cm，一型，但羽片为二型，一回羽状。羽片15～20对，近对生，斜向上，相距2 cm，有短柄，以关节着生于叶轴上，长15～20 cm，宽1～1.5 cm，披针形或线状披针形，向两端渐变狭，长渐尖头，基部为狭楔形，下部的较长，向顶部稍短，顶生小羽片有柄，边缘遍体为全缘，或向顶端略为浅波状。叶脉粗健，两面明显，二回分歧，小脉平行，达于叶边，叶边稍向下卷。叶为厚纸质，两面光滑，略

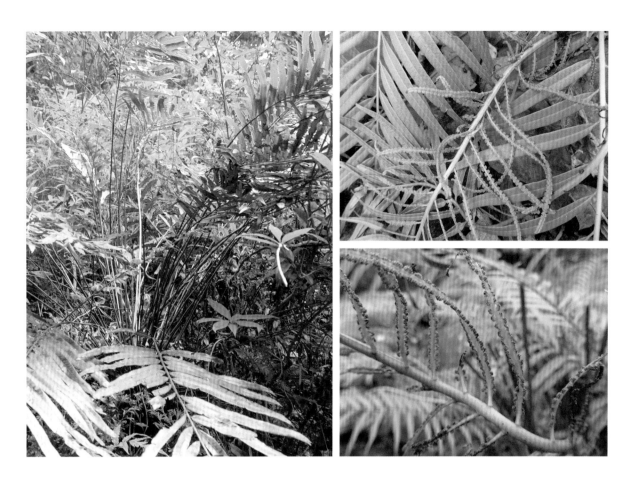

有光泽，干后绿色或黄绿色。下部数对（多达8对，通常3～4对）羽片为能育，生孢子囊，羽片紧缩为线形，宽仅4 mm，中肋两侧密生圆形的分开的孢子囊穗，深棕色。

【分布与生境】梵净山地区资源分布的代表区域：转弯塘、盘溪河等。生于海拔930 m以下酸性山地的沟谷、溪边。

【中 药 名】华南紫萁（根茎及叶柄的髓部）。

【功 效 主 治】清热解毒，祛湿舒筋，驱虫。主治流行性感冒，痈肿疮疖，妇女带下，胃痛，肠道寄生虫病等。

【采 收 加 工】全年均可采收，去须根、绒毛，晒干或鲜用。

【用 法 用 量】内服：煎汤，30～60 g。外用：适量捣敷；或研末敷。

【用 药 经 验】①预防流行性感冒：华南紫萁100 g，水煎服。②功能失调性子宫出血：华南紫萁炭50 g，海螵蛸12 g，共研细粉，每次服4～5 g，每日3次。③虫积腹痛：华南紫萁15 g，水煎服，每日2次。孕妇慎用，无热者不宜。

瘤足蕨科

镰叶瘤足蕨 *Plagiogyria adnata* (Bl.) Bedd.

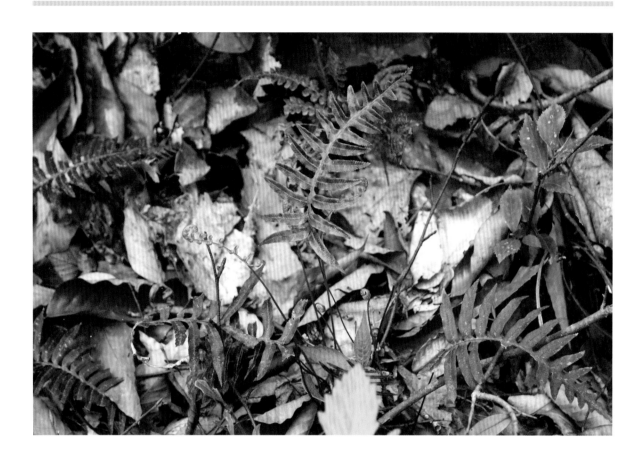

【别　　　名】高山瘤足蕨（《台湾药用植物志》），小贯众（四川），斗鸡草（江西）。

【形 态 特 征】植株高30～45 cm。具直立或斜升的根茎。叶簇生，二型；营养叶柄长14～18 cm，基部三棱形，有1～2对气囊体，向上略呈三棱形或半圆形；叶片狭长三角形或卵状披针形，长17～25 cm，基部宽8～11 cm，一回羽状分裂；羽片纸质，15～20对，互生，长4～6 cm，宽8～13 mm，上下面均为绿色，渐尖头，向上微弯呈镰状披针形，基部不对称，上侧沿叶轴上延，下侧圆形，边缘近全缘或有齿；叶脉羽状，侧脉单一或二叉状；孢子叶叶片一回羽状，羽片15～25对，极度收缩呈线形；侧脉通常二叉，伸至叶边1/2处。孢子囊生于小脉顶部，成熟时布满羽片下面。

【分布与生境】梵净山地区资源分布的代表区域：漆树坪、黑湾河等地。生于海拔700～1500 m的常绿阔叶林下、林缘、溪边。

【中　药　名】镰叶瘤足蕨（全草或根茎）。

【功效主治】清热发表，透疹，止痒。主治流行性感冒，麻疹，皮肤瘙痒，血崩，扭伤。

【采收加工】全年均可采收。全株挖起，清除地上部分及须根后充分晒干。

【用法用量】内服：煎汤9~15g；或研末。外用：适量，鲜品捣敷，或烧灰研末调敷。

耳形瘤足蕨 *Plagiogyria stenoptera* (Hance) Diels

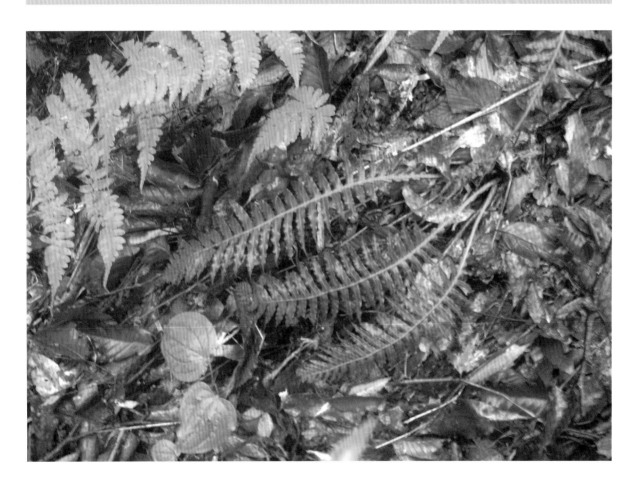

【别　　　名】斗鸡草（《四川省中药资源普查名录》）。

【形态特征】高35~70 cm，具粗壮直立的根茎。叶柄长6~12 cm，上面平坦或有阔沟槽，下面为锐龙骨形，即横切面为尖三角形；叶片簇生，披针形，羽状深裂几达叶轴；羽片（或裂片）25~35对，几平展，彼此接近，缺刻尖而狭，中部的长3~4 cm或更长，基部宽约为1 cm，披针形，自基部向外逐渐变狭，顶部为渐尖，边缘下部为全缘，上半部有较细锯齿；叶为草质，干后为绿色或黄绿色，叶轴下面为锐龙骨形，上面有一深阔沟；能育叶和营养叶同形，但柄较长，14～17 cm；羽片12～16对，强度收缩成线形，彼此远分开，有短柄；顶端为尖头，下面满布孢子囊群；中脉隐约可见。

【分布与生境】梵净山地区资源分布的代表区域：护国寺、棉絮岭、肖家河等地。生于海拔1500～1800 m的河谷路边、灌丛下、密林下。

【中　药　名】小牛肋巴（根茎或全草）。

【功效主治】清热解毒，消肿止痛，解表止咳。主治痈疮，跌打损伤，感冒头痛，咳嗽。

【采收加工】夏、秋季采收，洗净，晒干或鲜用。

【用法用量】内服：煎汤，9～15 g。

里白科

里　白　*Diplopterygium glaucum* (Thunberg ex Houttugn) Nakai

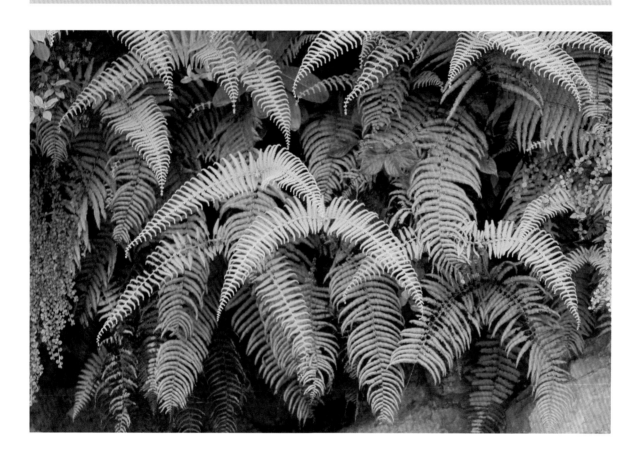

【别　　　名】大蕨萁、蕨萁（四川）。

【形态特征】植株高约1.5 m。根状茎横走，被鳞片。柄长约60 cm，光滑，暗棕色；一回羽片对
　　　　　　生，具短柄，长55～70 cm，长圆形，中部最宽，18～24 cm，向顶端渐尖，基部稍
　　　　　　变狭；小羽片22～35对，近对生或互生，平展，几无柄，线状披针形，顶端渐尖，
　　　　　　基部不变狭，截形，羽状深裂；裂片20～35对，互生，几平展，宽披针形，钝头，
　　　　　　基部汇合，缺刻尖狭，边缘全缘，干后稍内卷；中脉上面平，下面凸起，侧脉两面
　　　　　　可见，10～11对，叉状分枝，直达叶缘；叶草质，上面绿色，无毛，下面灰白色，
　　　　　　沿小羽轴及中脉疏被锈色短星状毛，后变无毛；羽轴棕绿色，上面平，两侧有边，
　　　　　　下面圆，光滑。孢子囊群圆形，中生，生于上侧小脉上，由3～4个孢子囊
　　　　　　组成。

【分布与生境】梵净山地区资源分布的代表区域：金厂、张家坝、平定、快场等地。生于海拔600～1500 m酸性山地的溪边、林下、林缘、次生林下。

【中　药　名】里白（根茎）。

【功效主治】行气止血，化瘀接骨。主治胃脘痛，鼻衄，跌打损伤，骨折。

【采收加工】秋、冬季采收，洗净，晒干。

【用法用量】内服：煎汤9～15 g。外用：适量，研末塞鼻；或调敷。

光里白 *Diplopterygium laevissimum* (Christ) Nakai

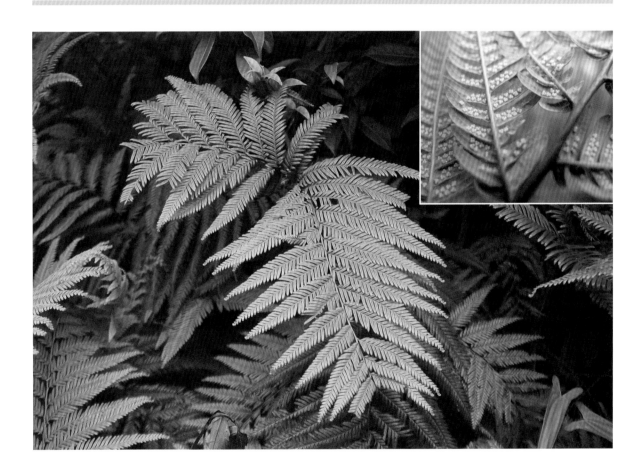

【形态特征】植株高1～1.5 m。根状茎横走，圆柱形，被鳞片，暗棕色。叶柄绿色或暗棕色，下面圆，上面平，有沟，基部被鳞片或疣状突起，其他部分光滑；一回羽片对生，具短柄，卵状长圆形，长38～60 cm，中部宽达26 cm，顶渐尖，基部稍变狭或不变狭；小羽片20～30对，互生，几无柄，相距2～2.8 cm，显然斜向上，中部的最长，达20.5 cm，狭披针形，向顶端长渐尖，基部下侧显然变狭，羽状全裂；裂片25～40

对，互生，向上斜展；叶轴干后缘禾秆色，背面圆，腹面平，有边，光滑。孢子囊群圆形，位于中脉及叶缘之间，着生于上方小脉上，由4~5个孢子囊组成。

【分布与生境】梵净山地区资源分布的代表区域：漆树坪、鱼坳等地。生于海拔700~1400 m的山坡林下、林缘、路边。

【中 药 名】光里白（根茎）。

【功效主治】行气，止血，接骨。主治胃脘胀痛，跌打骨折，鼻衄。

【采收加工】秋、冬季采收，洗净，去须根及叶柄，晒干。

【用法用量】内服：煎汤，9~15 g。外用：适量，研末塞鼻；或调敷。

【用药经验】①胃痛：光里白15 g，香附12 g，水煎服。②鼻出血：光里白15 g，仙鹤草9 g，小蓟12 g，水煎服。

铁芒萁 *Dicranopteris linearis* (Burm. f.) Underw.

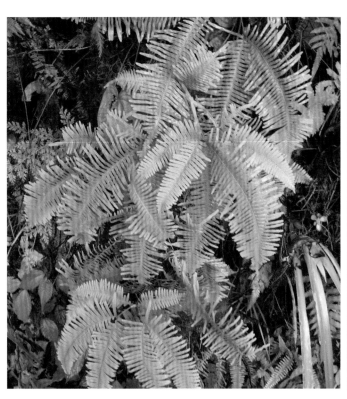 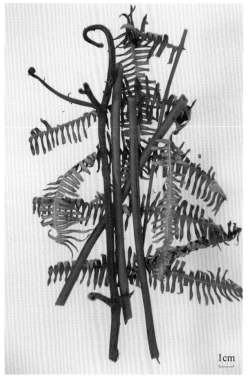

1cm

【别　　　名】芒萁、穿路萁、路萁子柴、筲萁子柴、鸡毛蕨、反蕨叶、蜈蚣草、冷猪窝、硬蕨萁、蕨叶草（《湖南药物志》），铁郎鸡、篦子草（《贵州民间药物》），狼机柴、芦萁、芒（《福建中草药》），蕨萁草（四川），山芒（广东）。

【形 态 特 征】植株高达3～5 m，蔓延生长。根状茎横走，深棕色，被锈毛。叶远生；柄长约60 cm，深棕色，幼时基部被棕色毛，后变光滑；叶轴五至八回二叉分枝，一回叶轴长13～16 cm，二回以上的羽轴较短，末回叶轴长3.5～6 cm，上面具1纵沟；各回腋芽卵形，密被锈色毛，苞片卵形，边缘具三角形裂片，裂片平展，15～40对，披针形或线状披针形，顶端钝，微凹，基部上侧的数对极小，三角形，全缘；中脉下面凸起，侧脉上面相当明显，下面不太明显，斜展每组有小脉3条；叶坚纸质，上面绿色，下面灰白色，无毛。孢子囊群圆形，细小，1列，着生于基部上侧小脉的弯弓处，由5～7个孢子囊组成。

【分布与生境】梵净山地区资源分布的代表区域：盘溪河、张家坝等地。生于海拔1000 m以下的低山河谷地带或杉木林和马尾松林下。

【中 药 名】狼萁草（全草）。

【功 效 主 治】止血，接骨，清热利湿，解毒消肿。主治血崩，鼻衄，咳血，外伤出血，跌打骨折，热淋涩痛，白带异常，风疹瘙痒，疮肿，烫伤，痔漏，蛇虫咬伤，咳嗽。

【采 收 加 工】全年均可采收，洗净，去须根与叶柄，将根茎与叶分开，晒干或鲜用。

【用 法 用 量】内服：煎汤，9～15 g；或研末，每次3～6 g。外用：鲜品适量，捣敷。

芒 萁

Dicranopteris pedata (Houtt.) Nakaike

【别 名】蕨萁（《广西本草选编》），草芒、山蕨（《福建民间草药》），狼萁蕨（广西）。

【形 态 特 征】植株高0.5～2（～3）m。根状茎横走，密被暗锈色长毛。叶远生，柄长0.3～1（～2）m，棕禾秆色，光滑，基部以上无毛；叶轴一至二回二叉分枝，一回羽轴长10～15 cm，被暗锈色毛，渐变光滑，有时顶芽萌发，二回羽轴长3～5 cm；腋芽小，卵形，密被锈黄色毛；苞片卵形，边缘具不规则裂片或粗牙齿，偶为全缘；叶为纸质，上面黄绿色或绿色，沿羽轴被锈色毛，后变无毛，下面灰白色，沿中脉及侧脉疏被锈色毛。孢子囊群圆形，1列，着生于基部上侧或上下两侧小脉的弯弓处，由5～8个孢子囊组成。

【分布与生境】梵净山地区资源分布的代表区域：梵净山生态站、转弯塘、习家坪、冷家坝、牛角洞等地。生于海拔540～1900 m的山地、楠竹林下。

【中 药 名】芒萁骨（幼叶及叶柄），芒萁骨根（根茎）。

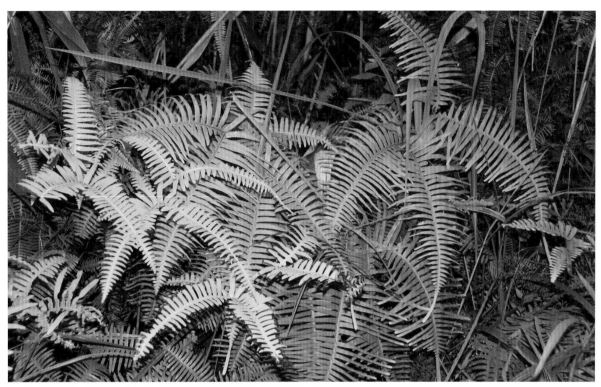

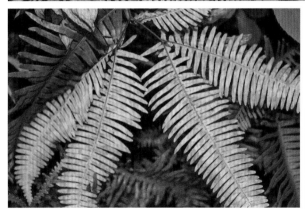
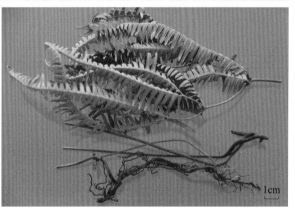

【功效主治】■芒萁骨　化瘀止血，清热利尿，解毒消肿。主治妇女血崩，跌打伤肿，外伤出血，热淋涩痛，白带异常，小儿腹泻，痔漏，目赤肿痛，烫火伤，毒虫咬伤。

　　　　　　■芒萁骨根　清热利湿，化瘀止血，止咳。主治湿热臌胀，小便涩痛，阴部湿痒，白带异常，跌打肿痛，外伤出血，鼻衄，肺热咳嗽。

【采收加工】■芒萁骨　全年均可采收，洗净，晒干或鲜用。

　　　　　　■芒萁骨根　全年均可采收，洗净，晒干或鲜用。

【用法用量】■芒萁骨　内服：煎汤，9~15 g；或研末。外用：适量，研末敷；或鲜品捣敷。

　　　　　　■芒萁骨根　内服：煎汤，15~30 g；或研末。外用：适量，鲜品捣敷。

【用药经验】①白带异常：芒萁骨根（茎心）、椿根白皮各15 g，水煎服。②小儿腹泻：芒萁骨15 g，焦山楂9 g，水煎服。

海金沙科

海金沙 *Lygodium japonicum* (Thunb.) Sw.

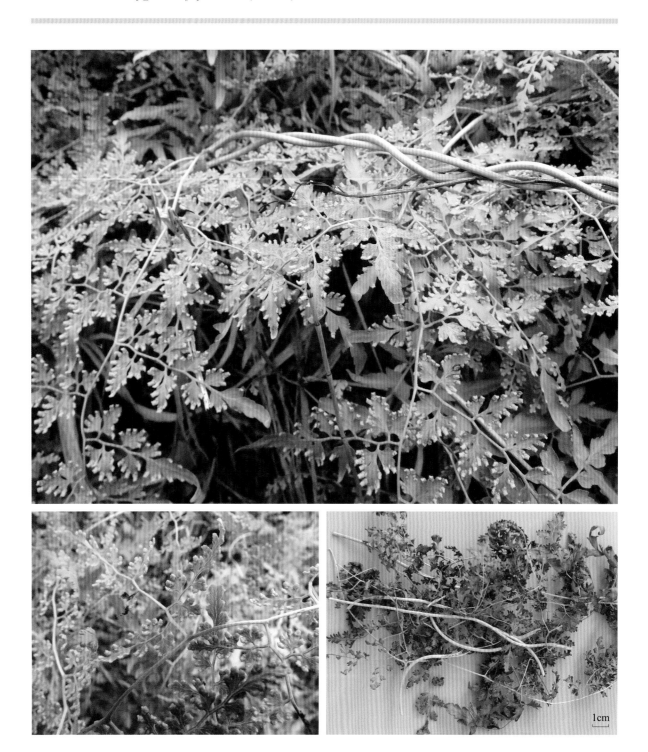

【别　　　名】斑鸠窝（《草木便方》），左转藤（《天宝本草》），松筋草（《广西中药志》）。

【形 态 特 征】植株高攀达1～4 m。叶轴上面有2条狭边，羽片多数，相距9～11 cm，对生于叶轴上的短距两侧，平展，端有一丛黄色柔毛覆盖腋芽；不育羽片尖三角形，长宽几相等，10～12 cm或较狭，同羽轴一样多少被短灰毛，两侧并有狭边，二回羽状；主脉明显，侧脉纤细，从主脉斜上，一至二回二叉分枝，直达锯齿；叶纸质，干后绿褐色，两面沿中肋及脉上略有短毛；能育羽片卵状三角形，长宽几相等，12～20 cm，或长稍过于宽，二回羽状；一回小羽片4～5对，互生，长圆披针形，长5～10 cm，基部宽4～6 cm，一回羽状；二回小羽片3～4对，卵状三角形，羽状深裂。孢子囊穗长2～4 mm，往往长远超过小羽片的中央不育部分，排列稀疏，暗褐色，无毛。

【分布与生境】梵净山地区资源分布的代表区域：盘溪河、马槽河等地。生于海拔1500 m以下地区次生林缘。

【中　药　名】海金沙草（地上部分），海金沙（孢子），海金沙根（根及根茎）。

【功 效 主 治】■海金沙草　清热解毒，利水通淋，活血通络。主治热淋，石淋，血淋，小便不利，水肿，白浊，带下，肝炎，泄泻，痢疾，感冒发热，咳嗽，咽喉肿痛，口疮，目赤肿痛，痄腮，乳痈，丹毒，带状疱疹，水火烫伤，皮肤瘙痒，跌打伤肿，风湿痹痛，外伤出血。

　　　　　　　■海金沙　利水通淋，清热解毒。主治热淋，血淋，沙淋，白浊，女子带下，水湿肿满，湿热泻痢，湿热黄疸；兼治吐血，衄血，尿血及外伤出血。

　　　　　　　■海金沙根　清热解毒，利湿消肿。主治肺炎，感冒高热，流行性乙型脑炎，急性胃肠炎，痢疾，急性黄疸性肝炎，尿路感染，膀胱结石，风湿腰腿痛，乳腺炎，腮腺炎，睾丸炎，蛇咬伤，月经不调。

【采 收 加 工】■海金沙草　夏、秋季采收，除去杂质，鲜用或晒干。

　　　　　　　■海金沙　秋季孢子未脱落时采割藤叶，晒干，搓揉或打下孢子，筛去藤叶。

　　　　　　　■海金沙根　8～9月份采挖根及根茎，洗净，晒干。

【用 法 用 量】■海金沙草　内服：煎汤，9～30 g，鲜品30～90 g；或研末。外用：煎水洗；或鲜品捣敷。

　　　　　　　■海金沙　内服：煎汤，5～9 g，包煎；或研末，每次2～3 g。

　　　　　　　■海金沙根　内服：煎汤，15～30 g，鲜品30～60 g。外用：适量，研末调敷。

【用 药 经 验】①肝炎：海金砂30 g，岩柏、凤尾草、白英各15 g，水煎服。②肾炎水肿：海金沙、马蹄金、白茅根各30 g，玉米须12 g，水煎服。③肺炎：海金沙根、马兰根、忍冬藤、抱石莲各15 g（均用鲜品），水煎服，每日1剂。

小叶海金沙

Lygodium microphyllum (Cavanilles) R. Brown

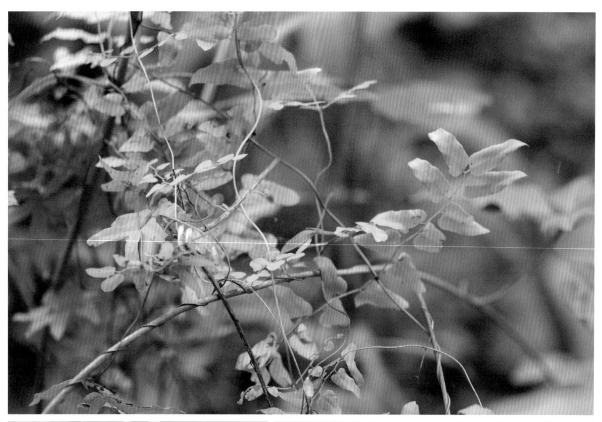

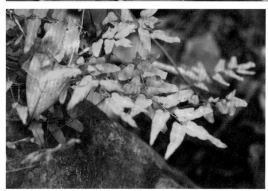

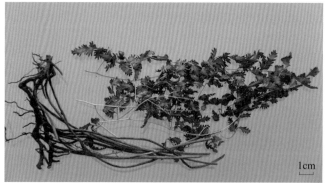

1cm

【别　　　名】牛吊西、曲须、斑鸠窝（《广西药用植物名录》），须须药、软筋藤（贵州）。

【形 态 特 征】植株蔓生、攀缘，长达5～7 m。叶薄草质，近二型；二回羽状，羽片多数，相距约7～9 cm，羽片对生于叶轴的距上，顶端密生红棕色毛；不育羽片生于叶轴下部，长圆形，长7～8 cm，宽4～7 cm，奇数羽状，或顶生小羽片有时二叉；小羽片4对，互生，柄端有关节；卵状三角形、阔披针形或长圆形，先端钝，基部较阔，心脏形，近平截或圆形，边缘有矮钝齿，或锯齿不甚明显；叶脉三出，小脉二至三回二又分枝，斜向上，直达锯齿。孢子囊穗排列于叶缘，到达先端，5~8对，黄褐色，光滑。

【分布与生境】梵净山地区资源分布的代表区域：盘溪试验场等地。生于海拔110~150 m的溪边灌木丛。

【中　药　名】金沙草（全草及孢子）。

【功 效 主 治】清热，利湿，舒筋活络，止血。主治尿路感染，尿路结石，肾炎水肿，肝炎，痢疾，目赤肿痛，风湿痹痛，筋骨麻木，跌打骨折，外伤出血。

【采 收 加 工】秋季采收，打下孢子，晒干。

【用 法 用 量】内服：煎汤，9~15 g。外用：适量，煎汤洗。

【用 药 经 验】①肾炎：金沙草（孢子）9 g，石韦15 g，益母草30 g，水煎服。②肝炎：金沙草（全草）、蒲公英各30 g，水煎服。③尿路感染：金沙草（全草）、金钱草各15 g，蛇含12 g，水煎服。

膜蕨科

华东膜蕨 *Hymenophyllum barbatum* (v. D. B.) Bak.

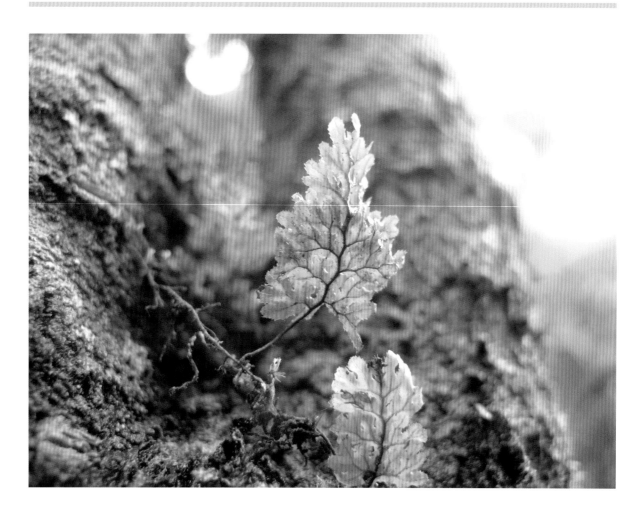

【别　　　名】膜蕨、膜叶蕨（《中国主要植物图说·蕨类植物门》）。

【形 态 特 征】植株高2～3 cm。根状茎纤细，丝状，长而横走，暗褐色，疏生淡褐色的柔毛或几光滑，下面疏生纤维状的根。叶远生，相距1.5～2 cm；叶柄长0.5～2 cm，丝状，暗褐色，全部或大部有狭翅，疏被淡褐色的柔毛；叶片卵形，长1.5～2.5 cm，宽1～2 cm，先端钝圆，基部近心脏形；叶脉叉状分枝，暗褐色，两面明显隆起，与叶轴及羽轴上面同被褐色的柔毛，末回裂片有小脉1～2条，不达到裂片先端；叶为薄膜质，半透明，干后为淡褐色或有时呈鲜绿色，除叶轴及羽轴上面被疏红棕色短毛外，余均无毛；叶轴暗褐色，全部有宽翅，叶轴及羽轴均稍曲折。孢子囊群生于叶片的顶部，位于短裂片上；囊苞长卵形，圆头，先端有少数小尖齿，其基部的裂片稍缩狭。

【分 布 与 生 境】梵净山地区资源分布的代表区域：洼溪河、亚木沟、肖家河等地。生于海拔900 ~ 1000 m的阴湿岩壁上。

【中 药 名】华东膜蕨（全草）。

【功 效 主 治】止血。主治外伤出血。

【采 收 加 工】夏、秋季采收，晒干或鲜用。

【用 法 用 量】外用：适量，鲜品捣敷；或晒干研末敷。

蕗 蕨 *Mecodium badium* (Hook. et Grev.) Copel.

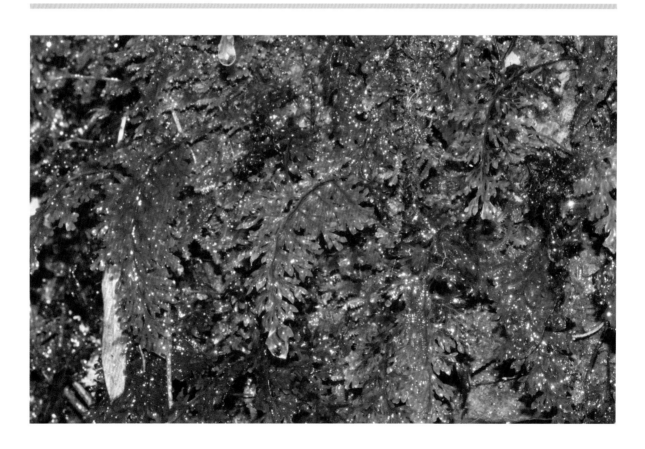

【别　　　　名】马尾草、栗色蕗蕨（广西）。

【形 态 特 征】植株高10 ~ 30 cm。根状茎铁丝状，长而横走，褐色，几光滑，下面疏生粗纤维状的根。叶远生，相距约2 cm；叶柄长5 ~ 10 cm，褐色或绿褐色，无毛，两侧有平直或呈波纹状的宽翅达到或近于叶柄基部；叶片披针形至卵状披针形或卵形，长

10~15 cm，宽4~6 cm，三回羽裂；叶脉叉状分枝，两面明显隆起，褐色，光滑无毛，末回裂片有小脉1条；叶为薄膜质，干后褐色或绿褐色，光滑无毛，细胞壁厚而平直；叶轴及各回羽轴均全部有阔翅，无毛，稍曲折。孢子囊群大，多数，位于全部羽片上，着生于向轴的短裂片顶端；囊苞近于圆形或扁圆形，宽大于高，唇瓣深裂达到基部，全缘或上边缘有微齿牙，其下的裂片稍缩狭。

【分布与生境】梵净山地区资源分布的代表区域：亚木沟、洼溪河等地。生于海拔600~1600 m的阴湿林下树干上或溪边石上。

【中　药　名】蓬蕨（全草）。

【功效主治】清热解毒，生肌止血。主治水火烫伤，痈疖肿毒，外伤出血。

【采收加工】全年均可采收，晒干或鲜用。

【用法用量】内服：煎汤，9~15 g。外用：适量，鲜品捣敷；或晒干研末调敷。

【用药经验】①烫火伤：蓬蕨晒干研末外敷，或菜油调涂。②痈疖：蓬蕨9 g，水煎服；另取适量鲜草捣敷患处。

瓶　蕨　*Vandenboschia auriculata* (Bl.) Cop.

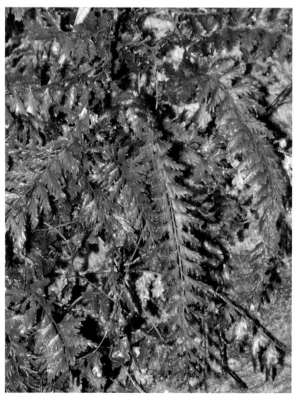
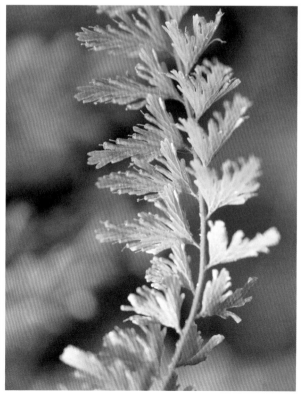

【别　　　　名】耳叶瓶蕨（《中国主要植物图说·蕨类植物门》），青蛇斑、石上挡（四川）。

【形 态 特 征】植株高12～30 cm。根状茎长而横走，灰褐色，坚硬，被黑褐色有光泽的多细胞的节状毛，后渐脱落；叶柄腋间有1个密被节状毛的芽。叶远生，相距3～5 cm，沿根状茎在同一平面上排成两行，互生，平展或稍斜出；叶柄短，灰褐色，基部被节状毛，无翅或有狭翅；叶片披针形，长15～30 cm，宽3～5 cm，略为二型，能育叶与不育叶相似，仅较狭及分裂较细，一回羽状；叶脉多回两歧分枝，暗褐色，无毛；叶为厚膜质，干后深褐色，无毛；叶轴灰褐色，有狭翅或几无翅，几无毛，上面有浅沟。孢子囊群顶生于向轴的短裂片上，每个羽片约有10～14个；囊苞狭管状，口部截形，不膨大并有浅钝齿，其基部以下裂片不变狭或略变狭；囊群托突出，长约4 mm。

【分布与生境】梵净山地区资源分布的代表区域：黑湾河、洼溪河、亚木沟等地。生于海拔500～1500 m的常绿阔叶林下阴湿树干上或溪边岩石上、石壁上。

【中 　药 　名】瓶蕨（全草）。

【功 效 主 治】止血生肌。主治外伤出血。

【采 收 加 工】夏、秋季采收，鲜用或晒干。

【用 法 用 量】外用：适量，晒干研末敷；或鲜草捣碎敷。

南海瓶蕨 *Vandenboschia striata* (D. Don) Ebihara

【别　　　　名】热水莲（四川）。

【形 态 特 征】中型附生蕨类，植株高15～40 cm。根状茎长，横走，黑褐色，坚硬，密被黑褐色的蓬松节状毛，下面疏生纤维状的根。叶远生，相距2～4 cm；叶柄长4～10 cm，淡绿褐色，上面有浅沟，基部被节状毛，向上几光滑，两侧有阔翅几达基部；叶片阔披针形至卵状披针形，先端长渐尖，三回羽裂；叶为膜质至薄草质，干后为暗绿褐色，无毛；叶轴暗绿褐色，下部有阔翅，向上翅渐狭，疏被黑褐色的节状毛。孢子囊群生在叶片的上半部；囊苞管状，直立或稍弯弓，两侧有极狭的翅，其下的裂片缩狭如柄，口部截形并稍膨大；囊群托突出，褐色，弯弓。

【分布与生境】梵净山地区资源分布的代表区域：洼溪河、鱼泉沟等地。生于海拔400 m以上的林下阴湿岩石上。

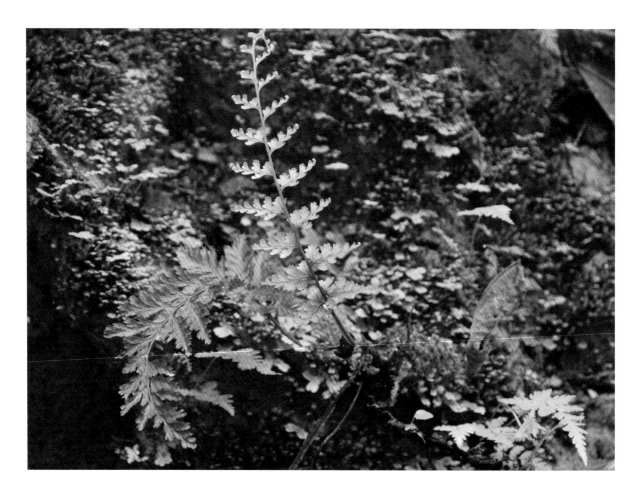

【中　药　名】南海瓶蕨（全草）。

【功 效 主 治】健脾开胃，止血。主治消化不良，外伤出血。

【采 收 加 工】全年均可采收，洗净，晒干。

【用 法 用 量】内服：煎汤，9～15 g。外用：适量，研末敷。

【用 药 经 验】①消化不良：南海瓶蕨15 g，炒麦芽9 g，水煎服。②外伤出血：南海瓶蕨晒干研末，外敷伤处。

碗蕨科

碗　蕨　*Dennstaedtia scabra* (Wall.) Moore

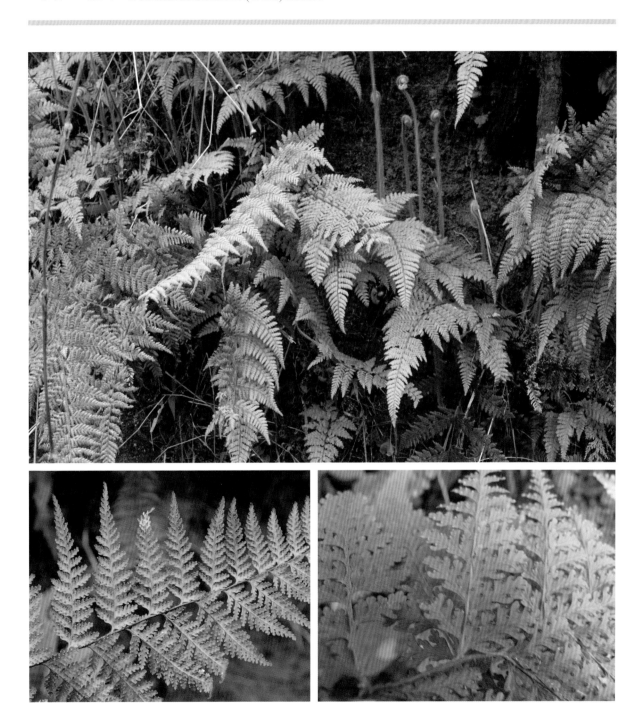

【形态特征】根状茎长而横走，红棕色，密被棕色透明的节状毛。叶疏生；柄长20～35 cm，红棕色或淡栗色，稍有光泽，下面圆形，上面有沟，叶轴密被与根状茎同样的长毛，老时几变光滑而有粗糙的痕；叶片长20～29 cm，宽15～20 cm，三角状披针形或长圆形；下部三至四回羽状深裂，中部以上三回羽状深裂；叶脉羽状分叉，小脉不达到叶边，每个小裂片有小脉一条，先端有纺锤形水囊；叶坚草质，干后棕绿色，两面沿各羽轴及叶脉均被灰色透明的节状长毛。孢子囊群圆形，位于裂片的小脉顶端；囊群盖碗形，灰绿色，略有毛。

【分布与生境】梵净山地区资源分布的代表区域：平定沟、亚木沟、牛头山等地。生于海拔800～2100 m酸性山地的河谷路边、林下、林缘及山坡向阳处、沟谷内阴湿的岩壁上。

【中　药　名】碗蕨（全草）。

【功效主治】祛风，清热解表。主治感冒头痛，风湿麻痹。

【采收加工】夏、秋季采收，洗净，去除杂质，晒干或鲜用。

【用法用量】内服：煎汤，9～15 g。

溪洞碗蕨 *Dennstaedtia wilfordii* (Moore) Christ

【形态特征】根状茎细长，横走，黑色，疏被棕色节状长毛。叶二列疏生或近生；柄长14 cm左右，基部栗黑色，被与根状茎同样的长毛，向上为红棕色，或淡禾秆色，无毛，光滑，有光泽；叶片长27 cm左右，宽6～8 cm，长圆状披针形，先端渐尖或尾头；中脉不显，侧脉明显，羽状分叉，每小裂片有小脉1条，不到达叶边，先端有明显的纺锤形水囊；叶薄草质，

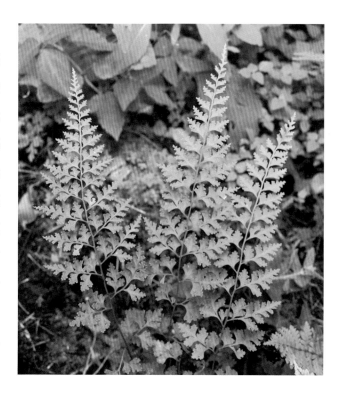

干后淡绿或草绿色，通体光滑无毛；叶轴上面有沟，下面圆形，禾秆色。孢子囊群圆形，生末回羽片的腋中，或上侧小裂片先端；囊群盖半盅形，淡绿色，口边多少为啮蚀状，无毛。

【分布与生境】梵净山地区资源分布的代表区域：牛头山、燕子阡等地。生于海拔800～2400的林下、溪边。

【中　药　名】碗蕨（全草）。

【功效主治】祛风，清热解表。主治感冒头痛，风湿痹痛，筋骨疼痛，疮痈肿毒。

【采收加工】夏、秋季采收，洗净晒干或鲜用。

【用法用量】内服：煎汤，9～15 g。

【用药经验】感冒头痛：碗蕨15 g，板蓝根15 g，水煎服。

姬　蕨 *Hypolepis punctata* (Thunb.) Mett.

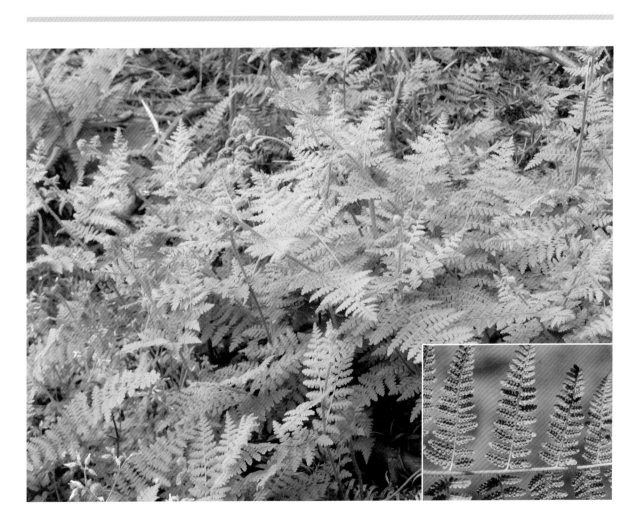

【别　　　名】岩姬蕨（《中国药用孢子植物》），冷水蕨（《广西药用植物名录》）。

【形态特征】根状茎长而横走，密被棕色节状长毛。叶疏生，柄长15～75 cm，暗褐色，向上为棕禾秆色，粗糙有毛；叶片长（22～）35～80（～100）cm，宽17～27（～70）cm，长卵状三角形，三至四回羽状深裂；顶部为一回羽状，羽片8～15（～25）对；叶坚草质或纸质，干后黄绿色或草绿色，两面沿叶脉有短刚毛；叶轴、羽轴及小羽轴和叶柄同色，上面有狭沟，粗糙，有透明的灰色节状毛。孢子囊群圆形，生于小裂片基部两侧或上侧近缺刻处，中脉两侧1～4对；囊群盖由锯齿反卷而成，棕绿色或灰绿色，不变质，无毛。

【分布与生境】梵净山地区资源分布的代表区域：马槽河、下平所、密麻树等地。生于海拔2100 m以下的阔叶林、沟谷两侧。

【中　药　名】姬蕨（全草）。

【功效主治】清热解毒，收敛止血。主治烧烫伤，外伤出血。

【采收加工】夏、秋季采收，洗净，晒干或鲜用。

【用法用量】外用：适量，鲜草捣敷；或干品研末敷。

【用药经验】①烧烫伤：姬蕨晒干研末，调菜油外敷。②外伤出血：姬蕨鲜草捣敷患处，或晒干研末敷患处。

尾叶稀子蕨 *Monachosorum flagellare* (Maxim.) Hayata

【形态特征】根状茎短，平卧，斜升，密生须根。叶簇生，直立，柄翩瘦，禾秆色或棕禾秆色，下面圆，上面有一深狭的沟，内有腺状毛密生，长7～13 cm；叶片长20～30 cm，下部最宽，8～10 cm，长圆卵形，向顶部为长渐尖或为长尾形，有时着地生根，基部阔圆形，二回羽状；羽片多数（40～50对），互生或下部近于对生，开展，有短柄，基部一对通常略短，平展，第二对起长5～8 cm，宽1.5～2 cm，披针形，或近于镰刀状，渐尖头，基部对称，近截形，一回羽状；小羽片10～14对，平展，无柄，顶部以下的有狭翅汇合，略呈三角形，急尖头或近钝头，基部不等，下侧楔形，上侧斜截形，浅羽裂为三角状小裂片，或有少数锯齿；叶脉不明显，在小羽片为羽状，小脉单一或二叉，每齿有一条小脉；叶为膜盾，干后变褐色，下面有微细腺状毛疏生。孢子囊群圆而小，每小羽片有2～3个，生于向顶的一边，下边无或少数。

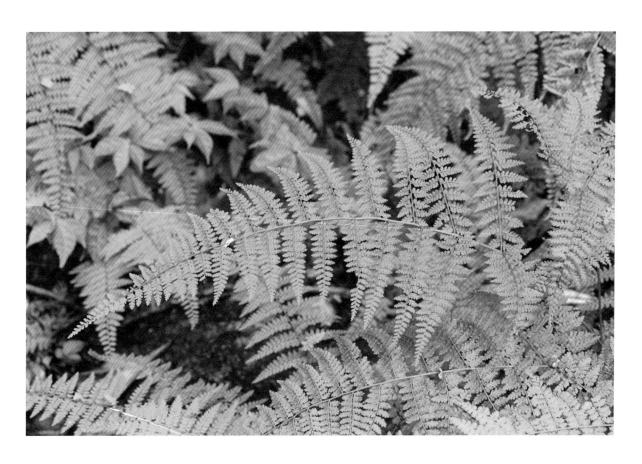

【分布与生境】梵净山地区资源分布的代表区域：马槽河、鱼坳等地。生于海拔800～1500 m
　　　　　　　的密林下。

【中　药　名】尾叶稀子蕨（全草）。

【功 效 主 治】祛风除湿，止痛。主治风湿麻痹，痛风。

【采 收 加 工】全年均可采收，晒干。

【用 法 用 量】内服：煎汤，9～15 g。

【用 药 经 验】痛风：尾叶稀子蕨30 g，水煎服。

鳞始蕨科

乌 蕨 *Odontosoria Chinensis* J. Sm.

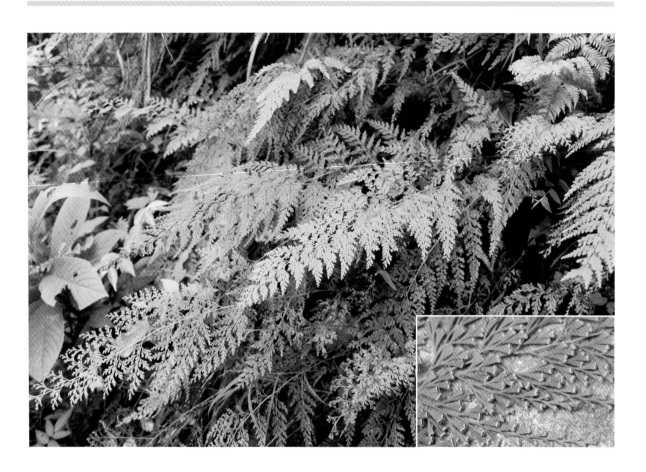

【别　　　名】牙齿芒（《广州植物志》），乌韭蕨（《广西中药志》），苦黄连（四川）。

【形 态 特 征】植株高达65 cm。根状茎短而横走，粗壮，密被赤褐色的钻状鳞片。叶近生，叶柄长达25 cm，禾秆色至褐禾秆色，有光泽，圆，上面有沟，除基部外通体光滑；叶片披针形，长20～40 cm，宽5～12 cm，先端渐尖，基部不变狭；叶脉上面不显，下面明显，在小裂片上为二叉分枝；叶坚草质，干后棕褐色，通体光滑。孢子囊群边缘着生，每裂片上1枚或2枚，顶生1～2条细脉上；囊群盖灰棕色，革质，半杯形，宽，与叶缘等长，近全缘或多少啮蚀，宿存。

【分布与生境】梵净山地区资源分布的代表区域：高峰、郭家沟、芙蓉坝、金厂等地。生于海拔700～1900 m的林下或灌丛中阴湿地。

【中　药　名】乌韭（全草）。

【功 效 主 治】清热解毒，利湿，止血。主治感冒发热，咳嗽，咽喉肿痛，肠炎，痢疾，肝炎，湿热带下，痈疮肿毒，疟腮，口疮，烫火伤，毒蛇、狂犬咬伤，皮肤湿疹，吐血，便血，外伤出血。

【采 收 加 工】夏、秋季挖取带根茎的全草，去杂质，洗净，晒干或鲜用。

【用 法 用 量】内服：煎汤，15～30 g，鲜品30～60 g；或绞汁服。外用：适量，捣敷或研末外敷；或煎汤洗。

【用 药 经 验】①肠炎：乌韭15～30 g，水煎服。②痢疾：乌韭60 g，米酒煎服，每日1剂。③肝炎：乌韭60 g，虎刺根、凤尾草、过坛龙各30 g，水煎去渣，与猪肝120 g炖熟，服汤食肝，每日1剂。

蕨 科

蕨

Pteridium aquilinum (L.) Kuhn var. *latiusculum* (Desv.) Underw. ex Heller

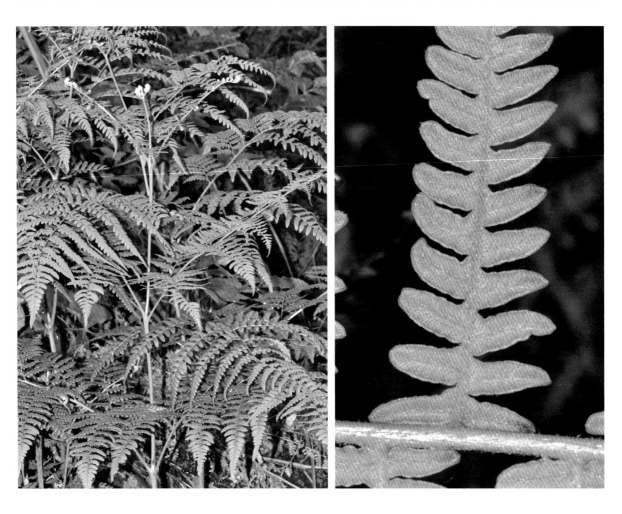

【别　　名】山凤凰、凤尾草（《南京民间药草》），蕨儿菜（《东北药用植物志》），
拳头菜（山东）。

【形 态 特 征】多年生草本，植株高可达1 m。根状茎长而横走，密被锈黄色柔毛，以后逐渐脱
落。叶远生；柄长20~80 cm，褐棕色或棕禾秆色，略有光泽，光滑，上面有浅纵
沟1条；叶片阔三角形或长圆三角形，长30~60 cm，宽20~45 cm，先端渐尖，基
部圆楔形；叶脉稠密，仅下面明显；叶干后近革质或革质，暗绿色，上面无毛，下
面在裂片主脉上多少被棕色或灰白色的疏毛或近无毛；叶轴及羽轴均光滑，小羽轴
上面光滑，下面被疏毛，少有密毛，各回羽轴上面均有深纵沟1条，沟内无毛。

【分布与生境】梵净山地区资源分布的代表区域：冷家坝、高峰、徐家坝、张家坝等地。生于海拔
　　　　　　　600～1000 m的山地阳坡及森林边缘阳光充足的地方。

【中　药　名】蕨（嫩叶），蕨根（根茎）。

【功效主治】■蕨　清热利湿，降气化痰，止血。主治感冒发热，黄疸，痢疾，带下，肺结核咯
　　　　　　　血，肠风便血，风湿痹痛。

　　　　　　　■蕨根　清热利湿，平肝安神，解毒消肿。主治发热，咽喉肿痛，腹泻，痢疾，黄
　　　　　　　疸，白带异常，高血压，头昏失眠，风湿痹痛，痔疮，脱肛，湿疹，烫伤，蛇虫
　　　　　　　咬伤。

【采收加工】■蕨　秋、冬季采收，洗净，晒干或鲜用。

　　　　　　　■蕨根　秋、冬季采收，洗净，晒干。

【用法用量】■蕨　内服：煎汤，9～15 g。外用：适量，捣敷；或研末撒。

　　　　　　　■蕨根　内服：煎汤，9～15 g。外用：适量，研粉；或炙灰调敷。

【用药经验】①高血压：蕨15 g，水煎服。②肺结核咯血：蕨30 g，加开水，捣汁服。

毛轴蕨 *Pteridium revolutum* (Bl.) Nakai

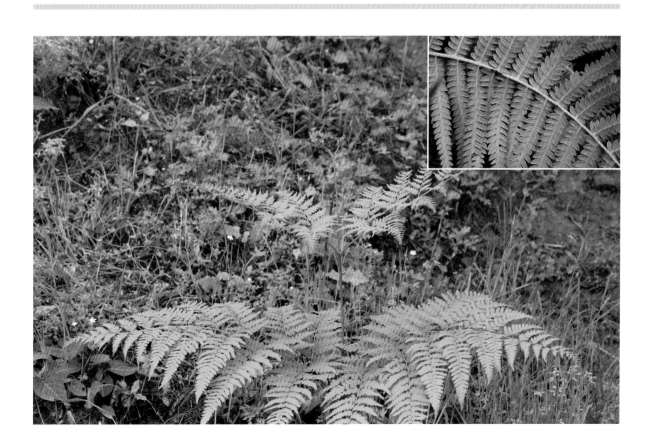

【别　　　名】密毛蕨（《海南植物志》），毛蕨（《中国高等植物图鉴》）。

【形 态 特 征】植株高达1 m以上。根状茎横走。叶远生；柄长35～50 cm，禾秆色或棕禾秆色，上面有纵沟1条，幼时密被灰白色柔毛，老则脱落而渐变光滑；叶片阔三角形或卵状三角形，渐尖头，长30～80 cm，宽30～50 cm，三回羽状；羽片4～6对，小羽片12～18对，对生或互生，长6～8 cm，宽1～1.5 cm；叶片的顶部为二回羽状，羽片披针形；裂片下面被灰白色或浅棕色密毛，干后近革质，边缘常反卷；叶脉上面凹陷，下面隆起；叶轴、羽轴及小羽轴的下面和上面的纵沟内均密被灰白色或浅棕色柔毛，老时渐稀疏。

【分布与生境】梵净山地区资源分布的代表区域：太平、磨湾、怒溪等地。生于海拔600～1500 m的山坡阳处或山谷疏林中的林间空地。

【中　药　名】龙爪菜（根茎）。

【功 效 主 治】清热解毒，祛风除湿，利水通淋，驱虫。主治热毒疮疡，烫伤，脱肛，风湿痹痛，小便淋痛，诸虫症。

【采 收 加 工】夏、秋季采挖，洗净，鲜用或晒干。

【用 法 用 量】内服：煎汤，6～15 g；或泡酒。外用：适量捣敷；或研末调敷。

【用 药 经 验】疮毒：龙爪菜9～15 g，水煎服；另取鲜品适量捣敷。

凤尾蕨科

凤尾蕨 *Pteris cretica* L. var. *nervosa* (Thunb.) Ching et S. H. Wu

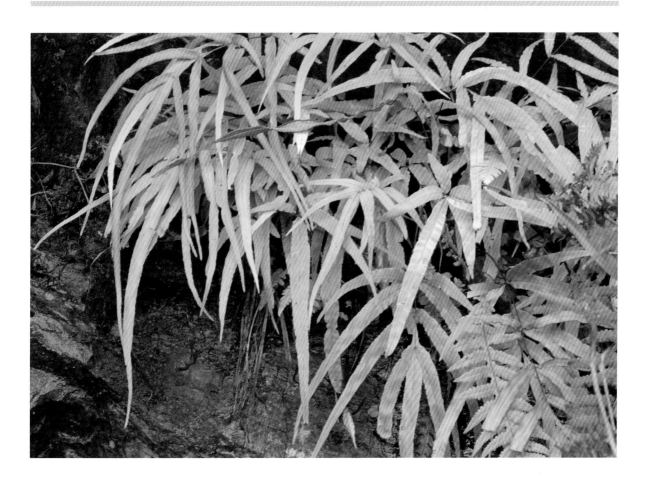

【别　　　名】背阴草（《云南药用植物名录》），金鸡尾（《西藏常用中草药》），凤尾草、井口边草（《湖南药物志》），八字龙（四川）。

【形 态 特 征】植株高50～70 cm。根状茎短而直立或斜升，先端被黑褐色鳞片。叶簇生，二型或近二型；柄长30～45 cm，禾秆色，有时带棕色，偶为栗色，表面平滑；叶片卵圆形，长25～30 cm，宽15～20 cm，一回羽状；不育叶的羽片3～5对，通常对生；能育叶的羽片3～8对，对生或向上渐为互生，线形，长12～25 cm，宽5～12 mm，先端渐尖并有锐锯齿，基部阔楔形，顶生三叉羽片的基部不下延或下延；主脉下面强度隆起，禾秆色，光滑，侧脉两面均明显，稀疏，斜展，单一或从基部分叉；叶干后纸质，绿色或灰绿色，无毛；叶轴禾秆色，表面平滑。

【分布与生境】梵净山地区资源分布的代表区域：黑湾河、盘溪河、马槽河等地。生于海拔2000 m
以下的岩隙间或林下灌丛中。

【中　药　名】井口边草（全草）。

【功效主治】清利湿热，止血生肌，解毒消肿。主治泄泻，痢疾，黄疸，淋证，水肿，咳血，尿
血，便血，刀伤出血，跌打肿痛，疮痈，水火烫伤。

【采收加工】全年均可采收，鲜用，或洗净，切段，晒干。

【用法用量】内服：煎汤，10～30 g。外用：适量，研末撒；煎水洗；或鲜品捣敷。

【用药经验】①烫伤：井口边草研细末，撒伤处。②泌尿系感染，肾炎水肿：井口边草15～30 g，
水煎服。③黄疸性肝炎：井口边草60 g，虎杖15 g，油菜30 g，水煎服。

指叶凤尾蕨 *Pteris dactylina* Hook.

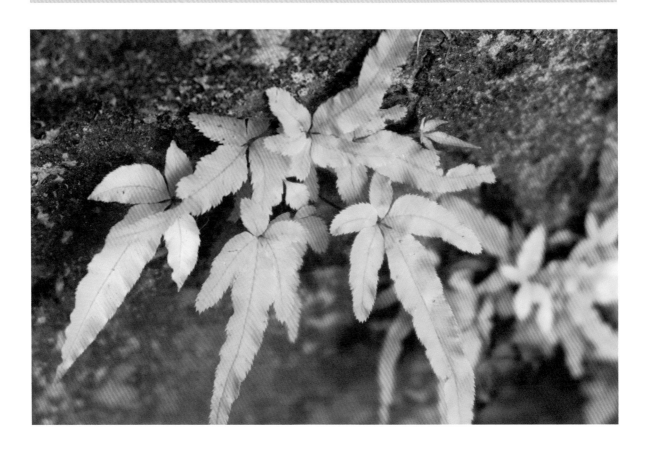

【别　　　名】掌凤尾蕨（《中国蕨类植物图谱》），掌叶凤尾蕨（《全国中草药汇编》）。

【形态特征】植株高20～40 cm。根状茎短而横卧，先端被鳞片；鳞片狭线形，黑褐色，有光泽，
全缘，上部稍旋卷。叶多数，簇生，不育叶与能育叶等长；柄纤细，长15～30 cm，

禾秆色，基部褐色，稍有光泽，光滑或偶有粗糙；叶片指状，羽片通常5~7片，有时3片；主脉禾秆色，光滑，上面有深纵沟，下面隆起；侧脉明显，疏离，通直，并行，略斜展，单一或间有从下部分叉；叶干后坚草质，灰绿色，两面光滑。孢子囊群线形，沿叶缘延伸，仅羽片顶部不育；囊群盖线形，灰白色，膜质，近全缘。

【分布与生境】梵净山地区资源分布的代表区域：燕子阡、狮子头、董崩山等地。生于海拔1200~2572 m的岩壁上或灌丛中。

【中　药　名】金鸡尾（全草或根茎）。

【功效主治】解热解毒，利水化湿，定惊。主治痢疾，腹泻，疟腮，淋巴结炎，白带异常，水肿，小儿惊风，狂犬咬伤。

【采收加工】全年均可采收，洗净晒干或鲜用。

【用法用量】内服：煎汤，9~15 g。

【用药经验】狂犬咬伤：金鸡尾、杨梅皮、化槁皮各6 g，煎水兑酒服，一日3次，一次半杯。

岩凤尾蕨 *Pteris deltodon* Bak.

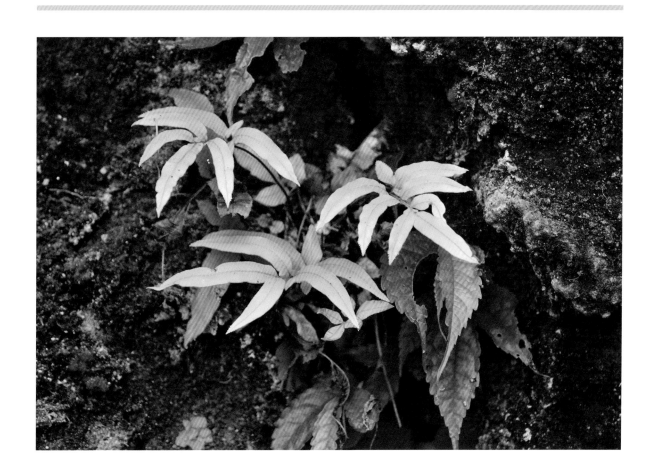

【别　　　名】凤尾草、粗金鸡尾、楚箭草（《湖南药物志》）。

【形 态 特 征】植株高15～25 cm。根状茎短而直立，先端被黑褐色鳞片。叶簇生，一型；叶柄长10～20 cm，基部褐色，向上为浅禾秆色，稍有光泽；叶片卵形或三角状卵形，长10～20 cm，宽4～7 cm，三叉或为奇数一回羽状；羽片3～5片，顶生羽片稍大，阔披针形，长5～8 cm，中部宽1.2～2 cm，先端渐尖，基部阔楔形，上部营养叶边缘有三角形粗大锯齿，下部全缘，无柄或有短柄，侧生羽片较短小，斜上，对生，镰刀状，先端短尖，基部钝圆而斜，无柄；不育羽片与能育羽片同形，但较宽且短，顶生羽片为长圆披针形，侧生羽片为卵形，叶缘除基部外均有三角形粗大锯齿；羽轴禾秆色，下面隆起；侧脉很明显，单一或分叉；叶干后纸质，褐绿色，无毛。

【分布与生境】梵净山地区资源分布的代表区域：江口、芙蓉坝、谢家等地。生于海拔600～1200 m阴暗而稍干燥的石灰岩壁上。

【中　药　名】岩凤尾蕨（全草）。

【功 效 主 治】清热利湿，敛肺止咳，定惊，解毒。主治泄泻，痢疾，淋证，久咳不止，小儿惊风，疮疖，蛇虫咬伤。

【采 收 加 工】全年均可采收，鲜用或晒干。

【用 法 用 量】内服：煎汤，9～15 g。

【用 药 经 验】①腹泻：岩凤尾蕨9 g，木通6 g，车前草6 g，水煎服，或岩凤尾蕨9 g，地胡椒6 g，水煎服，每日服3次。②久咳不止：岩凤尾蕨9 g，木心花9 g，水灯草6 g，樟木9 g，桑白皮6 g，枇杷树皮9 g，水煎服。

全缘凤尾蕨 *Pteris insignis* Mett. ex Kuhn

【别　　　名】蒲山剑、铁蕨（《广西药用植物名录》），鸡脚莲、井口边草、巴墙草（江西）。

【形 态 特 征】植株高1～1.5 m。根状茎斜升，木质，粗壮，先端被黑褐色鳞片。叶簇生；柄坚硬，长60～90 cm，深禾秆色而稍有光泽，近基部栗褐色并疏被脱落的黑褐色鳞片；叶片卵状长圆形，长50～80 cm，宽20～30 cm，一回羽状；羽片6～14对，对生或有时近互生，长16～20 cm，下部的羽片不育，宽约2.5 cm，有长约1 cm的柄，各羽片相距4～6 cm；叶脉明显，主脉下面隆起，深禾秆色，侧脉斜展，两面均隆起，稀疏，单一或从下部分叉；叶干后厚纸质，灰绿色至褐绿色，无光泽，无毛；

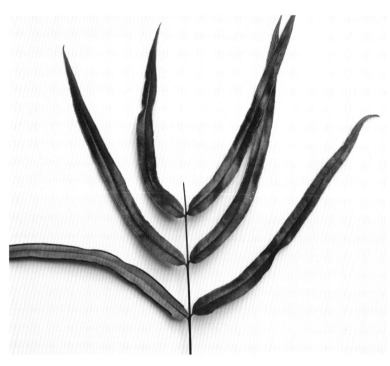
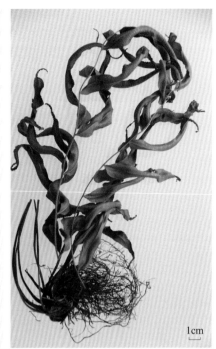

1cm

叶轴浅褐色。孢子囊群线形，着生于能育羽片的中上部，羽片的下部及先端不育；
囊群盖线形，灰白色或灰棕色，全缘。

【分布与生境】梵净山地区资源分布的代表区域：盘溪河、石棉厂、陈家沟等地。生于海拔
300～1250 m的常绿阔叶林下、溪边及路边。

【中　药　名】全缘凤尾蕨（全草）。

【功效主治】清热利湿，活血消肿。主治痢疾，咽喉肿痛，瘰疬，黄疸，血淋，热淋，风湿骨
痛，跌打损伤。

【采收加工】全年均可采收，洗净晒干或鲜用。

【用法用量】内服：煎汤，10～15 g。外用：适量，捣敷。

井栏边草 *Pteris multifida* Poir.

【别　　　名】小叶凤尾草（《广东中药》），蜈蚣蕨（《中国药用孢子植物》）。

【形态特征】植株高30～45 cm。根状茎短而直立，先端被黑褐色鳞片。叶多数，密而簇生，明
显二型；不育叶柄长15～25 cm，禾秆色或暗褐色而有禾秆色的边，稍有光泽，光
滑；叶片卵状长圆形，长20～40 cm，宽15～20 cm，一回羽状；羽片通常3对，对

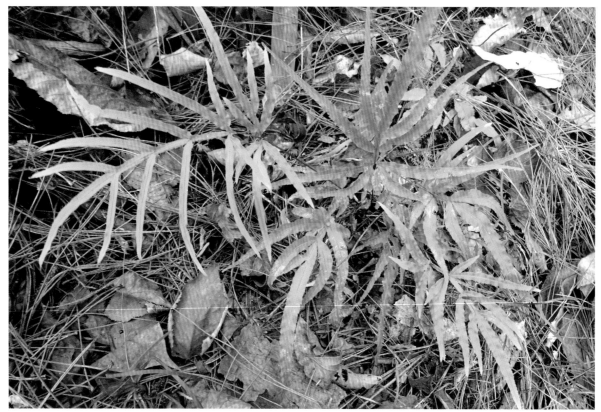

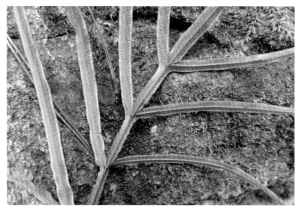
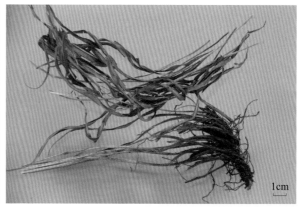

1cm

生；能育叶有较长的柄，羽片4~6对，狭线形，长10~15 cm，宽4~7 mm；主脉两面均隆起，禾秆色，侧脉明显，稀疏，单一或分叉，有时在侧脉间具有或多或少的与侧脉平行的细条纹；叶干后草质，暗绿色，遍体无毛；叶轴禾秆色，稍有光泽。

【分布与生境】梵净山地区资源分布的代表区域：龙泉寺、盘溪河、马槽河等地。生于海拔800 m以下的路边、石隙中，水井边。

【中　药　名】凤尾草（全草或根茎）。

【功效主治】清热利湿，消肿解毒，凉血止血。主治痢疾，淋浊，黄疸，泄泻，乳痈，带下，疔疮肿痛，淋巴结结核，腮腺炎，乳腺炎，高热抽搐，蛇虫咬伤，吐血，衄血，尿血，便血及外伤出血。

【采 收 加 工】全年均可采收，洗净，晒干。

【用 法 用 量】内服：煎汤，9~15 g，鲜品30~60 g；或捣汁。外用：适量，捣敷。

【用 药 经 验】①尿路结石：凤尾草、白花蛇舌草各15 g，车前草、金钱草各30 g，煎服。②赤白
　　　　　　　带下：凤尾草、海金沙、薏苡根、车前草各12 g，水煎服。

半边旗 *Pteris semipinnata* L. Sp.

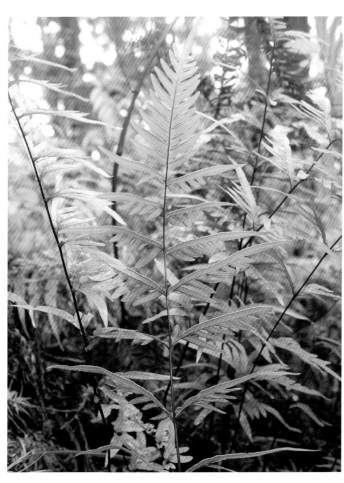
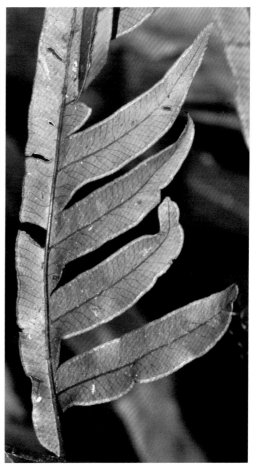

【别　　　　名】甘草蕨（《广州植物志》），甘草凤尾蕨（《中国主要植物图说·蕨类》）。

【形 态 特 征】多年生草本，高35~80 cm。根状茎长而横走，先端及叶柄基部被褐色鳞片。叶簇
　　　　　　　生，近一型；叶柄长15~55 cm，连同叶轴均为栗红有光泽，光滑；叶片长圆披针
　　　　　　　形，长15~60 cm，宽6~18 cm，二回半边深裂；顶生羽片阔披针形至长三角形，
　　　　　　　长10~18 cm，基部宽3~10 cm，先端尾状，篦齿状，深羽裂几达叶轴，裂片6~12
　　　　　　　对，对生，开展；侧生羽片4~7对，对生或近对生，开展；羽轴下面隆起，下部

栗色，向上禾秆色，上面有纵沟，纵沟两旁有啮蚀状的浅灰色狭翅状的边；侧脉明显，斜上，分叉，小脉通常伸达锯齿的基部；叶干后草质，灰绿色，无毛。

【分布与生境】梵净山地区资源分布的代表区域：高峰、郭家沟、丁家坪、岩上等地。生于海拔850 m以下的沟谷地带的疏林下阴处、溪边或岩石旁。

【中　药　名】半边旗（全草或根茎）。

【功效主治】清热利湿，凉血止血，解毒消肿。主治泄泻，痢疾，黄疸，目赤肿痛，牙痛，吐血，痔疮出血，外伤出血，跌打损伤，皮肤瘙痒，毒蛇咬伤。

【采收加工】全年均可采收，全草洗净，鲜用或晒干。根茎采挖后，除去叶须、根和鳞叶，洗净，趁鲜切片，干燥。

【用法用量】内服：煎汤，9～15 g。外用：捣敷、研末撒；或煎水洗。

【用药经验】①中风：半边旗、石菖蒲、马蹄决明各9 g，煎水服。②马口疔：半边旗嫩叶2份，黄糖1份，捣烂敷。③创伤：生半边旗捣烂敷或干粉撒刀斧伤处。

溪边凤尾蕨 *Pteris terminalis* Wallich ex J. Agardh

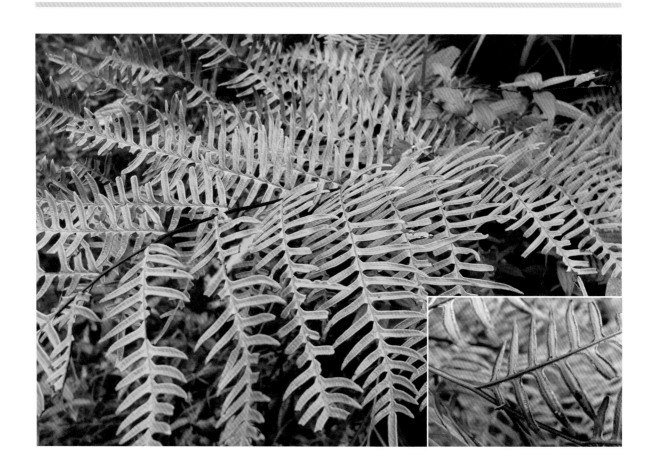

【别　　　名】溪凤尾蕨（《中国蕨类植物图谱》）。

【形 态 特 征】植株高达180 cm。根状茎短而直立，木质，粗健，粗达2 cm，先端被黑褐色鳞片。叶簇生；柄长70~90 cm，坚硬，粗健，基部粗6~10 mm，暗褐色，向上为禾秆色，稍有光泽，无毛；叶片阔三角形，长60~120 cm或更长，下部宽40~90 cm，二回深羽裂；顶生羽片长圆状阔披针形，长20~30 cm或更长，下部宽7~12 cm；裂片20~25对，互生，长3.5~8 cm，宽6~10 mm；侧生羽片5~10对，互生或近对生；羽轴下面隆起，禾秆色，无毛，上面有浅纵沟，沟两旁具粗刺；侧脉仅下面可见，稀疏，斜展，通常二叉；叶干后草质，通常暗绿色，无毛，偶有在羽片下面的下部有稀疏的短柔毛；叶轴禾秆色，上面有纵沟。

【分布与生境】梵净山地区资源分布的代表区域：盘溪河、核桃坪、田家坝等地。生于海拔1600 m以下山地的林下、林缘、溪边、灌丛边。

【中　药　名】溪边凤尾蕨（全草）。

【功 效 主 治】清热解毒，祛风解痉。主治淋证，黄疸，烧烫伤，小儿惊风，狂犬咬伤。

【采 收 加 工】全年均可采收，鲜用或晒干。

蜈蚣草 *Pteris vittata* L.

【别　　　名】梳子草（《贵州中草药名录》），百叶尖（《滇南本草》），牛肋巴（《四川常用中草药》）。

【形 态 特 征】植株高20~150 cm。根状茎直立，短而粗健，粗2~2.5 cm，木质，密蓬松的黄褐色鳞片。叶簇生；柄坚硬，长10~30 cm或更长，深禾秆色至浅褐色，幼时密被与根状茎上同样的鳞片，以后渐变稀疏；叶片倒披针状长圆形，长20~90 cm或更长，宽5~25 cm或更宽；主脉下面隆起并为浅禾秆色，侧脉纤细，密接，斜展，单一或分叉；叶干后薄革质，暗绿色，无光泽，无毛；叶轴禾秆色，疏被鳞片；在成熟的植株上除下部缩短的羽片不育外，几乎全部羽片均能育。

【分布与生境】梵净山地区资源分布的代表区域：马槽河、盘溪河、张家坝等地。生于海拔1200~2500 m的钙质土、石灰岩或石隙上。

【中　药　名】蜈蚣草（全草或根茎）。

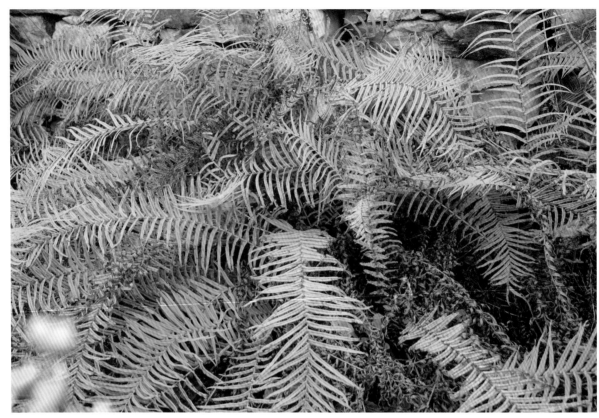

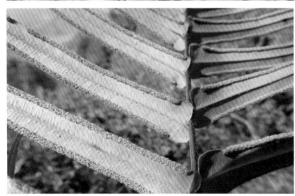
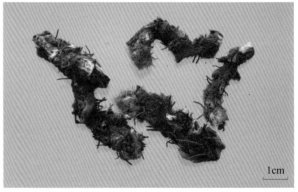

1cm

【功效主治】祛风活血，舒筋活络，解毒杀虫。主治痢疾，风湿筋骨痛，腰痛，肢麻屈伸不利，半身不遂，跌打损伤，感冒，痢疾，乳痈，疮毒，疥疮，蛔虫病，蛇虫咬伤。

【采收加工】全年可采，洗净，鲜用或晒干。

【用法用量】内服：煎汤6～12 g。外用：适量，捣敷；或煎水洗。

【用药经验】①疥疮：蜈蚣草60 g，千里光、大蒜杆（干品）各120 g，水煎洗，每日3次；同时内服消毒药：白土茯苓、白藓皮、蒲公英各30 g，八爪金龙12 g，煎水服，每日3次。②痢疾：蜈蚣草30～60 g，煎服。③蛔虫病：蜈蚣草6～12 g，水煎服。

西南凤尾蕨 *Pteris wallichiana* Agardh

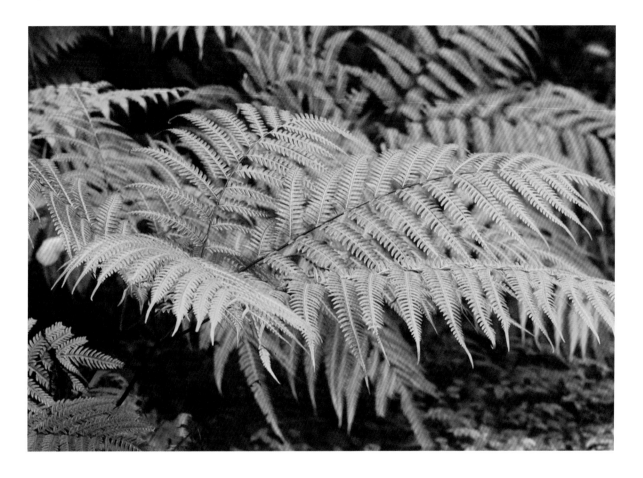

【别　　名】三叉凤尾蕨（《中国药用孢子植物》），瓦氏凤尾蕨（《台湾植物志》），凤尾草（广东）。

【形态特征】大型植物，株高约1.5 m。根状茎粗短，直立，木质，粗1.5～2 cm，先端被褐色鳞片。叶簇生；柄长60～80 cm，基部稍膨大，粗1～2 cm，坚硬，栗红色，表面粗糙，上面有阔纵沟；叶片五角状阔卵形，长70～85 cm，基部宽约60 cm，三回深羽裂；自叶柄顶端分为三大枝，侧生两枝通常再一次分枝，中央一枝长圆形，长50～70 cm，宽20～25 cm，侧生两枝小于中央一枝；小羽片20对以上，互生，斜展或斜向上，上部的无柄，下部的有短柄，相距3～4 cm，披针形，长11～15 cm，宽2～2.5 cm；裂片23～30对，互生；小羽轴下面隆起，禾秆色或下部稍带棕色，无毛；叶干后坚草质，暗绿色或灰绿色，近无毛；羽轴禾秆色至棕禾秆色，有时为红棕色，无毛，上面有浅纵沟。

【分布与生境】梵净山地区资源分布的代表区域：黑湾河、亚木沟和盘溪河等地。生于海拔800~2000 m的林下沟谷或林缘。

【中　药　名】三叉凤尾蕨（全草）。

【功 效 主 治】清热止痢，定惊，止血。主治痢疾，小儿惊风，外伤出血。

【采 收 加 工】全年均可采收，鲜用或晒干。

【用 法 用 量】内服：煎汤，6~15 g。外用：适量，捣敷；或研末撒。

【用 药 经 验】①痢疾：三叉凤尾蕨15 g，地锦草15 g，煎服。②外伤出血：三叉凤尾蕨晒干，研末外敷。

中国蕨科

多鳞粉背蕨 *Aleuritopteris anceps* (Blanford) Panigrahi

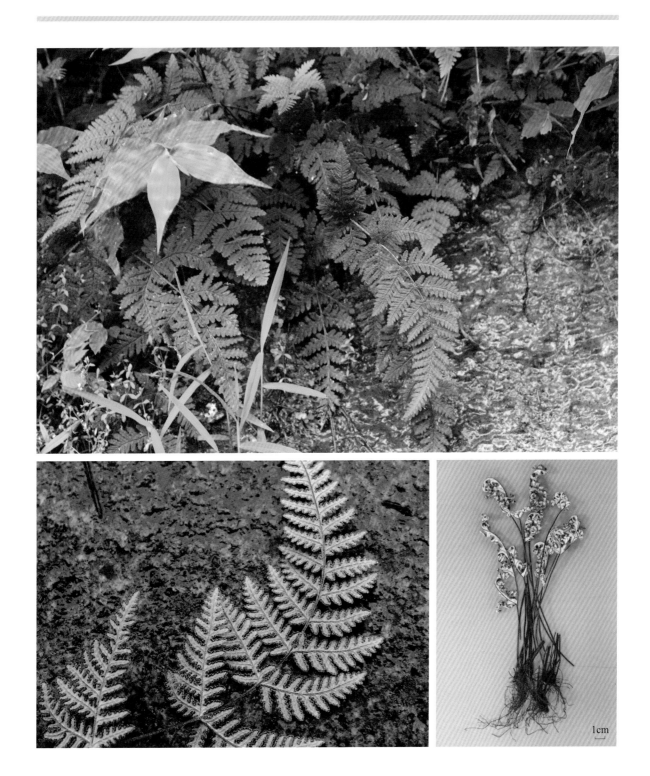

1cm

【别　　　名】假粉背蕨（《植物分类学报》），鸡脚草、铁脚凤尾草（《江西民间草药》）。

【形 态 特 征】植株高20～50 cm。根状茎短而直立，顶端密被鳞片；鳞片质厚，中间黑色，边缘淡，棕色，披针形，先端长钻状。叶簇生，柄长10～30 cm，栗褐色，有光泽，基部疏被宽披针形鳞片，向上光滑；叶片三角状卵圆披针形，长10～25 cm，宽5～10 cm，基部最宽，基部三回羽裂，中部二回羽裂，向顶部羽裂；侧生羽片5～10对，对生或近对生，斜向上伸展，以无翅叶轴分开；小羽片5～6对，彼此密接，全缘；叶干后纸质或薄革质，上面淡褐绿色，光滑，下面被白色粉末；叶脉两面不显，羽轴、小羽轴与叶轴同色，光滑。孢子囊群由多个孢子囊组成，汇合成线形；囊群盖断裂，膜质，棕色，边缘撕裂成睫毛状。

【分布与生境】梵净山地区资源分布的代表区域：磨湾、坝上、大水溪等地。生于海拔400～2000 m的林缘石缝中或岩石上。

【中　药　名】粉背蕨（全草）。

【功 效 主 治】止咳化痰，健脾利湿，活血止血。主治咳嗽，泄泻，痢疾，消化不良，月经不调，吐血，便血，淋证，白带异常，跌打损伤、瘰疬。

【采 收 加 工】秋后采收，净净，晒干。

【用 法 用 量】内服：煎汤，15～30 g，大剂量可用至60 g。

【用 药 经 验】①百日咳：粉背蕨15～30 g，水煎服。②瘰疬：粉背蕨30 g，水煎服。

银粉背蕨 *Aleuritopteris argentea* (Gmél.) Fée

【别　　　名】紫背金牛草（《中药志》），金丝草（《山西中药志》），铜丝草（《辽宁常用中草药手册》），金牛草（《山东中草药手册》）。

【形 态 特 征】植株高15～30 cm。根状茎直立或斜升，先端被披针形，棕色、有光泽的鳞片。叶簇生；叶柄长10～20 cm，红棕色、有光泽，上部光滑，基部疏被棕色披针形鳞片；叶片五角形，长宽几乎相等，5～7 cm，先端渐尖，羽片3～5对，基部三回羽裂，中部二回羽裂，上部一回羽裂；叶干后草质或薄革质，上面褐色、光滑；叶脉不显，下面被乳白色或淡黄色粉末，裂片边缘有明显而均匀的细齿牙。孢子囊群较多；囊群盖连续，狭，膜质，黄绿色，全缘。

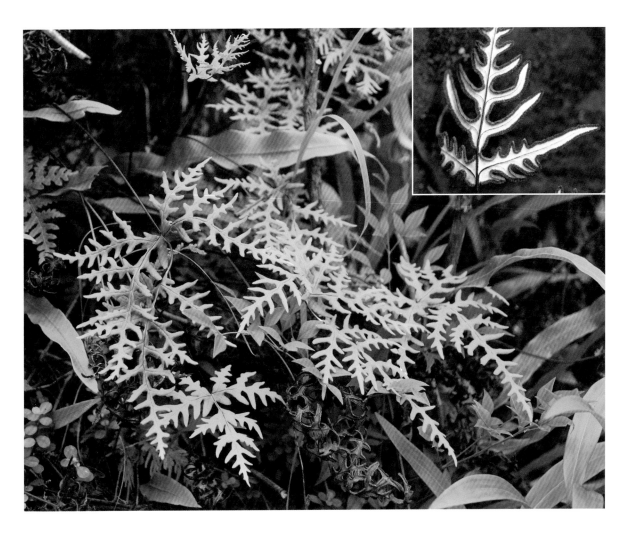

【资源分布】梵净山地区资源分布的代表区域：苗匡、官和、怒溪、桃映等地。生于海拔580~1800 m的石灰岩地区。

【中　药　名】通经草（全草）。

【功效主治】活血调经，止咳，利湿，消肿解毒。主治月经不调，经闭腹痛，赤白带下，肺痨咳血，大便泄泻，小便涩痛，肺痈，乳痈，风湿关节痛，跌打损伤，肋间神经痛，火眼，疮肿。

【采收加工】夏、秋季采收，去净泥土，捆成小把，晒干。

【用法用量】内服：煎汤，9~15 g。外用：适量，水煎熏洗；或捣敷。

【用药经验】①百日咳：通经草9 g，百部12 g，水煎，加冰糖适量服用。②肺结核咳嗽、吐血：通经草15 g，贝母、天冬各9 g，水煎服。③赤白带下：通经草30 g，白果9 g，水煎服。

黑足金粉蕨 *Onychium cryptogrammoides* Christ

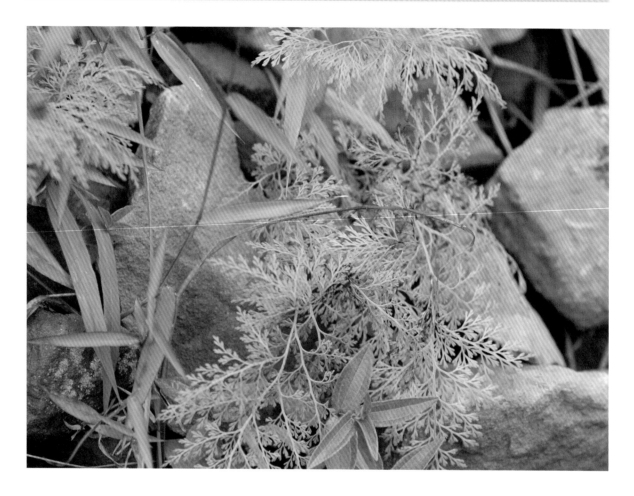

【别　　　名】高山乌蕨（《中国蕨类植物图谱》）。

【形态特征】植株高25～90 cm。根状茎横走，疏被深棕色披针形鳞片。叶近生或远生，一型，偶有近二型，柄长20～50 cm，基部黑色，略有鳞片，向上为禾秆色，光滑；叶片长20～38 cm，宽10～26 cm，阔卵形至卵状披针形，渐尖头，五回羽状细裂；羽片10～14对，基部一对最大，长10～25 cm，宽5～14 cm，卵状三角形，渐尖头，四回羽状细裂；各回小羽片均为上先出，有柄，顶部通常不育；末回能育小羽片长圆形或短线形，不育小羽片线形；叶干后薄纸质，褐绿色，两面无毛。孢子囊群生小脉顶端的连接脉上；囊群盖阔达主脉，灰白色，全缘。

【分布与生境】梵净山地区资源分布的代表区域：狮子头、燕子阡、凤凰山西坡等地。常成片丛生于海拔1200～2500 m的山谷、沟旁或疏林下。

【中　药　名】铁脚草（全草）。

【功效主治】清热解毒，利尿，止血。主治疮毒，水肿，白带异常，崩漏，外伤出血。

【采收加工】夏、秋季采收，洗净，晒干。

【用法用量】内服：煎汤，20～30 g。外用：适量，研末敷。

【用药经验】①农药、木薯中毒：铁脚草30 g，水煎服。②外伤出血：铁脚草适量，晒干，研粉
外敷。

野雉尾金粉蕨 *Onychium japonicum* (Thunb.) Kze.

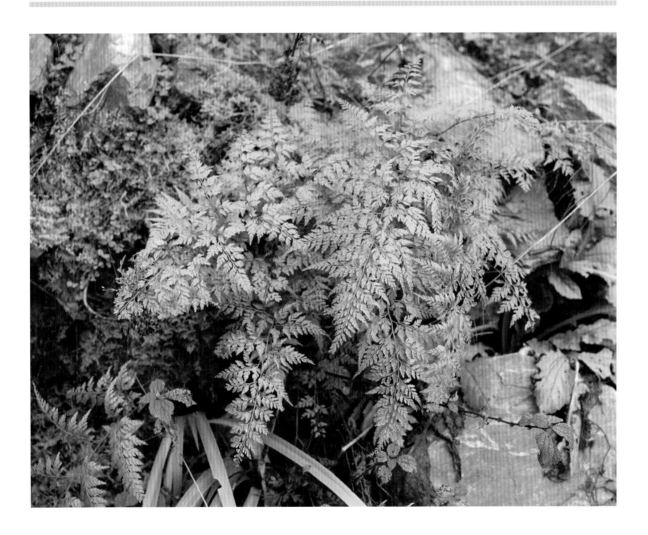

【别　　　名】海风丝、草莲（《植物名实图考》），小金花草、火汤蕨（《广西中药志》），日
本金粉蕨（《四川植物志》）。

【形态特征】植株高60 cm左右。根状茎长而横走，疏被鳞片，鳞片棕色或红棕色，披针形，筛
孔明显。叶散生；柄长2～30 cm；叶片和叶柄等长，宽约10 cm或过之，卵状三角

形或卵状披针形，渐尖头，四回羽状细裂；羽片12～15对，互生，柄长1～2 cm，基部一对最大，长9～17 cm，宽5～6 cm，长圆披针形或三角状披针形，先端渐尖，并具羽裂尾头，三回羽裂；叶干后坚草质或纸质，灰绿色或绿色，遍体无毛。孢子囊群长（3～）5～6 mm；囊群盖线形或短长圆形，膜质，灰白色，全缘。

【分布与生境】梵净山地区资源分布的代表区域：徐家沟、郭家沟、高峰等地。生于海拔500～2200 m的林下沟边或溪边石上。

【中　药　名】小野鸡尾（全草或叶）。

【功 效 主 治】清热解毒，利湿，止血。主治风热感冒，咳嗽，咽痛，泄泻，痢疾，小便淋痛，湿热黄疸，吐血，咳血，便血，痔血，尿血，疮毒，跌打损伤，毒蛇咬伤，烫火伤。

【采 收 加 工】夏、秋季采收全草，或割取叶片，鲜用或晒干。

【用 法 用 量】内服：煎汤，15～30 g；鲜品用量加倍。外用：适量，研末调敷；或鲜品捣敷。

【用 药 经 验】①腹痛（经痛）：小野鸡尾15 g，大血藤、小血藤、九龙盘、野桂皮各9 g，泡酒服，每次15 mL，以痛止为度。 ②外伤青肿：小野鸡尾，凿栗树，松树毛，捣烂敷患处。

铁线蕨科

团羽铁线蕨 *Adiantum capillus-junonis* Rupr.

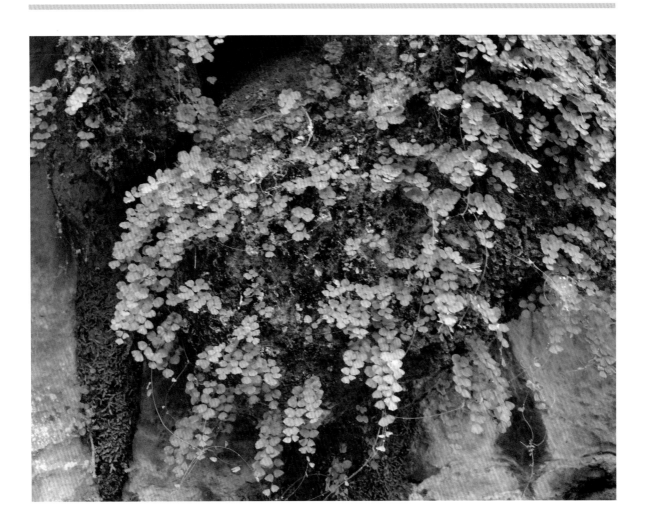

【别　　名】翅柄铁线蕨、猪鬃草（《贵州草药》），圆叶铁线蕨（《四川植物志》）。

【形态特征】植株高8～15 cm。根状茎短而直立，被褐色披针形鳞片。叶簇生；柄长2～6 cm，纤细如铁丝，深栗色，有光泽，基部被同样的鳞片，向上光滑；叶片披针形，长8～15 cm，宽2.5～3.5 cm，奇数一回羽状；羽片4～8对，下部的对生，上部的近对生，斜向上，具明显的柄，柄端具关节，羽片干后易从柄端脱落而柄宿存；能育羽片具2～5个浅缺刻，不育部分具细齿牙；叶脉多回二歧分叉，直达叶边，两面均明显；叶干后膜质，草绿色，两面均无毛；羽轴及羽柄均为栗色，有光泽，叶轴先端常延伸成鞭状，能着地生根，行无性繁殖。孢子囊群每羽片1～5枚；囊群盖长圆形或肾形，上缘平直，纸质，棕色，宿存；孢子周壁具粗颗粒状纹饰。

【分布与生境】梵净山地区资源分布的代表区域：广泛分布。群生于海拔500～2500 m的湿润石灰岩脚、阴湿墙壁基部石缝中或荫蔽湿润的白垩土上。

【中　药　名】翅柄铁线蕨（全草或根茎）。

【功效主治】清热解毒，利尿，止咳。主治小便不利，血淋，痢疾，咳嗽，瘰疬，乳痈，毒蛇咬伤，烫火伤。

【采收加工】全年均可采，鲜用或晒干；根茎采后去须根，洗净，晒干。

【用法用量】内服：煎汤，15～30 g。外用：适量，捣敷。

【用药经验】①咳嗽：翅柄铁线蕨、车前草各30 g，煨水服。②遗精：翅柄铁线蕨根30 g，泡酒服。③乳腺炎：翅柄铁线蕨15 g，煨水服；另用翅柄铁线蕨30 g，捣绒敷患处。④尿闭：翅柄铁线蕨15 g，凤尾草30 g，煨水服。

铁线蕨 *Adiantum capillus-veneris* L.

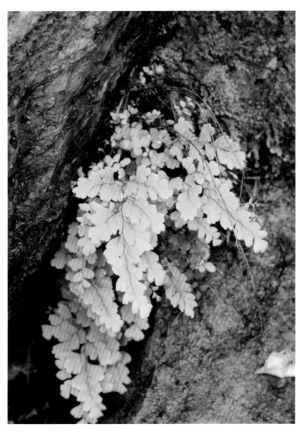
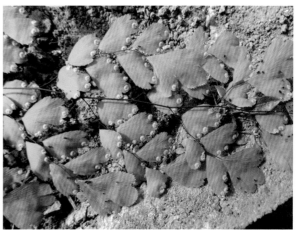
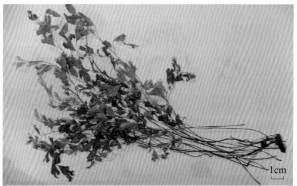

【别　　　名】猪毛七、岩棕（《草木便方》），铁丝草（《广州植物志》），铁骨狼萁（山东）。

【形 态 特 征】多年生草本，植株高15～40 cm。根状茎细长横走，密被棕色披针形鳞片。叶远生或近生；柄长5～20 cm，纤细，栗黑色，有光泽，基部被与根状茎上同样的鳞片，向上光滑，叶片卵状三角形，长10～25 cm，宽8～16 cm，尖头，基部楔形，中部以下多为二回羽状，中部以上为一回奇数羽状；叶脉多回二叉分枝，直达边缘，两面均明显；叶干后薄草质，草绿色或褐绿色，两面均无毛；叶轴、各回羽轴和小羽柄均与叶柄同色，往往略向左右曲折。孢子囊群每羽片3～10枚，横生于能育的末回小羽片的上缘；囊群盖长形、长肾形或圆肾形，上缘平直，淡黄绿色，老时棕色，膜质，全缘，宿存；孢子周壁具粗颗粒状纹饰。

【分布与生境】梵净山地区资源分布的代表区域：马槽河、黑湾河、盘溪河等地。生于海拔500～2500 m的流水溪旁石灰岩上或石灰岩洞底和滴水岩壁上。

【中　药　名】猪鬃草（全草）。

【功 效 主 治】清热解毒，利水通淋。主治感冒发热，肺热咳嗽，湿热泄泻，痢疾，淋浊，带下，乳痈，瘰疬，疔毒，烫伤，毒蛇咬伤。

【采 收 加 工】夏、秋季采收，洗净，鲜用或晒干。

【用 法 用 量】内服：煎汤，15～30 g；或浸酒。外用：适量，煎水洗；或研末调敷。

【用 药 经 验】石淋，血淋：猪鬃草15 g，海金沙15 g，铁丝纽15 g，水煎服。

白垩铁线蕨 *Adiantum gravesii* Hance

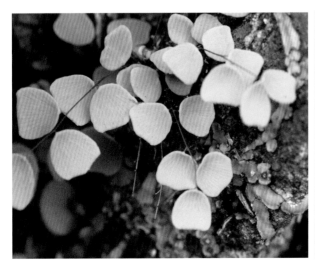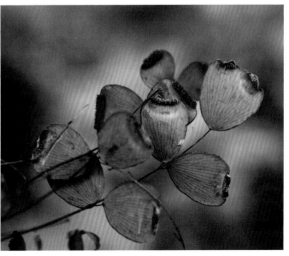

【别　　　名】猪鬃草（《贵州中草药名录》）。

【形态特征】植株高4～14 cm。根状茎短小，直立，被黑色钻状披针形鳞片。叶簇生；柄长2～6 cm，纤细，栗黑色，有光泽，光滑；叶片长圆形或卵状披针形，长3～6 cm，宽2～2.5 cm，奇数一回羽状；羽片2～4对，互生，斜向上，相距1～2 cm，阔倒卵形或阔卵状三角形，长宽各约1 cm，圆头，中央具1（2）浅阔缺刻，全缘，基部圆楔形或近圆形，两侧呈微波状，有短柄，柄端具关节，干后羽片易从关节脱落而柄宿存，顶生羽片与侧生同形而稍大；叶脉二叉分枝，直达软骨质的边缘，两面均可见；叶干后厚纸质，上面淡灰绿色，下面灰白色，两面均无毛；羽轴、小羽柄和叶柄同色，有光泽。孢子囊群每羽片1（2）枚；囊群盖肾形或新月形（罕近圆形），上缘呈弯凹，棕色，革质，宿存。

【分布与生境】梵净山地区资源分布的代表区域：马槽河、黑湾河、盘溪河等地。生于海拔620～1500 m的湿润的岩壁、石缝或山洞中的白垩土上。

【中　药　名】白垩铁线蕨（全草）。

【功效主治】利水通淋，清热解毒。主治热淋，血淋，水肿，乳糜尿，乳痈，睾丸炎。

【采收加工】夏、秋季采挖，洗净，鲜用或晒干。

【用法用量】内服：煎汤，10～15 g。

裸子蕨科

普通凤丫蕨 *Coniogramme intermedia* Hieron.

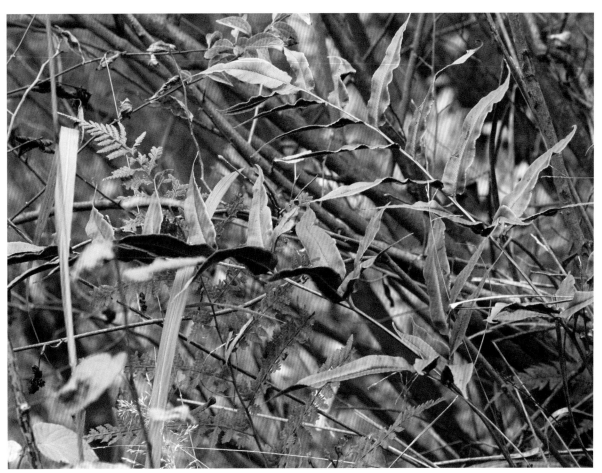

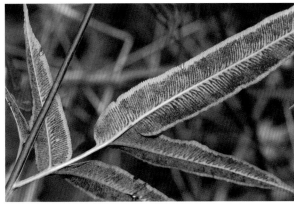

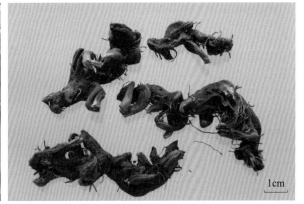

1cm

【别　　　名】黑虎七、铁杆七（《全国中草药汇编》），中华凤丫蕨、金鸡草（《四川常用中草药》），老虎草（《贵州中草药名录》）。

【形 态 特 征】植株高60~120 cm。叶柄长24~60 cm，禾秆色或饰有淡棕色点；叶片和叶柄等长或稍短，卵状三角形或卵状长圆形，二回羽状；侧生羽片3~5对，基部一对最大，三角状长圆形，一回羽状；侧生小羽片1~3对，披针形，长渐尖头，基部圆形至圆楔形，有短柄，顶生小羽片较大，基部极不对称或叉裂，第二对羽片三出，或单一（少有仍为羽状），第三对起羽片单一，披针形，长渐尖头，基部略不对称的圆楔形，有短柄至无柄，顶生羽片较其下的为大，基部常叉裂，羽片和小羽片边缘有斜上的锯齿；叶脉分离；侧脉二回分叉，顶端的水囊线形，略加厚，伸入锯齿，但不到齿缘；叶干后草质到纸质，上面暗绿色，下面较淡并有疏短柔毛。孢子囊群沿侧脉分布达离叶边不远处。

【分布与生境】梵净山地区资源分布的代表区域：亚木沟、平定沟、月亮坝等地。生于海拔800~1500 m的路边、林下、林缘。

【中　药　名】黑虎七（根茎）。

【功 效 主 治】清利湿热，祛风活血。主小便淋涩，痢疾，泄泻，带下，风湿痹痛，疮毒，跌打损伤。

【采 收 加 工】秋季采挖根茎，去须根及泥土，洗净，晒干。

【用 法 用 量】内服：煎汤，10~15 g。

【用 药 经 验】①白带异常：黑虎七30 g，豆腐250 g，加酒糟同煎服。②跌打损伤：黑虎七6 g，水煎兑酒服。

凤丫蕨　*Coniogramme japonica* (Thunb.) Diels

【别　　　名】眉凤草（《贵州草药》），活血莲（《湖南药物志》）。

【形 态 特 征】多年生草本，植株高60~120 cm。叶远生，草质，无毛；叶柄长30~50 cm，粗3~5 mm，禾秆色或栗褐色；下部二回羽状，向上一回羽状；小羽片或中部以上的羽片狭长披针形，渐尖头，基部楔形，边缘有细锯齿；叶脉网状，在主脉两侧各形成2~3行网眼，网眼外的小部分分离，顶端有纺锤形水囊，伸到锯齿基部。孢子囊群沿叶脉分布，无盖。

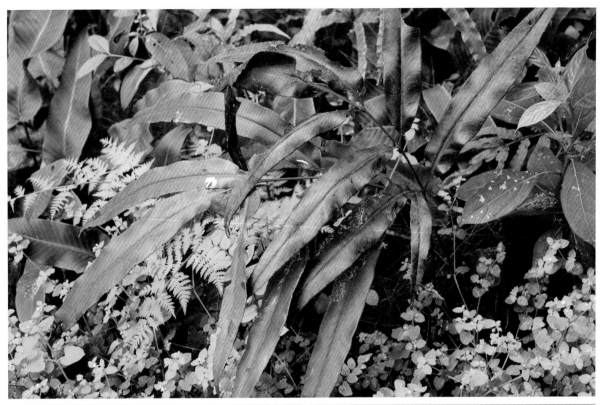

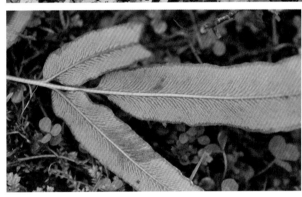
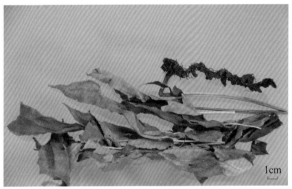

【分布与生境】梵净山地区资源分布的代表区域：黑湾河、铜矿厂、鱼坳、大河坪等地。生于海拔
　　　　　　　100～1300 m的湿润林下和山谷阴湿处。

【中　药　名】散血莲（根茎或全草）。

【功效主治】祛风除湿，散血止痛，清热解毒。主治风湿关节痛，瘀血腹痛，闭经，跌打损伤，
　　　　　　　目赤肿痛，乳痈，各种肿毒初起。

【采收加工】全年均可采收，洗净，鲜用或晒干。

【用法用量】内服：煎汤，15～30 g；或泡酒。

【用药经验】①眉毛风（眉棱骨痛）：散血莲（根茎）磨酒或水，外搽，一日多次。②咳血：散
　　　　　　　血莲（根茎）30 g，煨水服。③风湿关节痛：散血莲（根茎）、凤尾草根各30 g，
　　　　　　　泡酒服。

黑轴凤丫蕨 *Coniogramme robusta* Christ

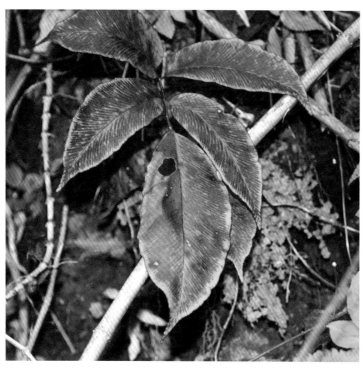
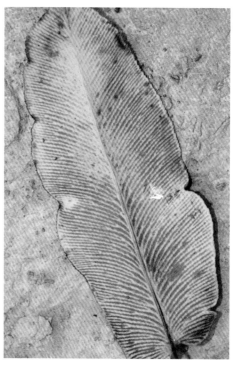

【别　　名】黑秆凤丫蕨（《中国蕨类植物孢子形态》）。

【形态特征】植株高50~70 cm。根状茎横走，连同叶柄基部疏被褐棕色披针形鳞片。叶远生；柄长25~35 cm，亮栗黑色，上面有沟，下面圆形；叶片长圆形或阔卵形，近与叶柄等长，宽15~22 cm，单数一回羽状；侧生羽片2~4对，近同形同大，披针形或长圆披针形，短尾头，基部略不对称，圆楔形或圆形，上侧略下延，无柄，顶生羽片较下部的大，有1~2 cm长的柄；羽片边缘软骨质，有矮钝的疏齿；叶脉明显，一至二回分叉，顶端有棒形或长卵形水囊，伸达锯齿基部以下；叶草质，绿色或黄绿色，两面无毛。孢子囊群沿侧脉分布到水囊基部，离叶边2 mm。

【分布与生境】梵净山地区资源分布的代表区域：黑湾河、盘溪河、洼溪河等地。生于海拔730~1000 m的沟谷林下。

【中　药　名】黑虎七（全草）。

【功效主治】清利湿热，祛风活血。主治小便淋涩，痢疾，泄泻，带下，疮毒，风湿痹痛，跌打损伤。

【采收加工】全年均可采收，洗净，鲜用或晒干。

【用法用量】内服：煎汤，10~15 g。

书带蕨科

书带蕨 *Haplopteris flexuosa* (Fée) E. H. Crane

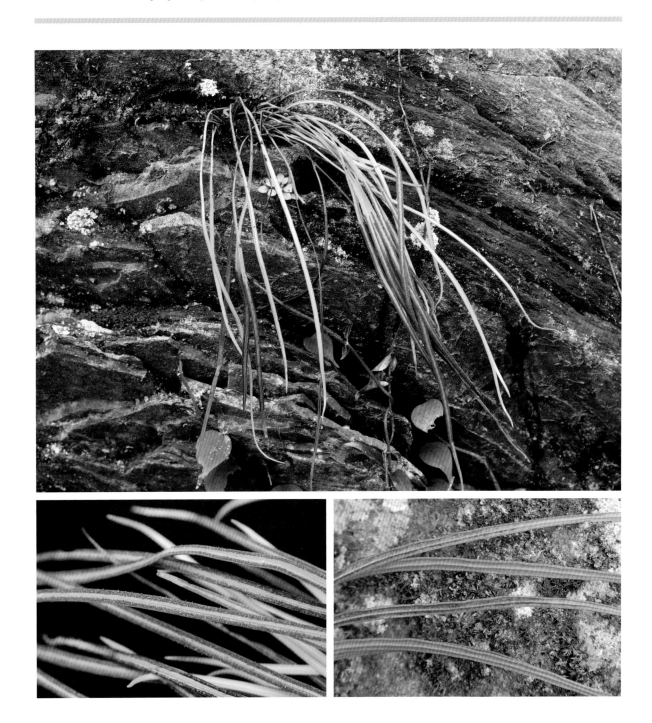

【别　　　名】木莲金（《天目山药用植物志》），九根索（《湖北中草药志》），树韭菜（《贵州中草药名录》）。

【形 态 特 征】根状茎横走，密被鳞片，鳞片黄褐色，具光泽，钻状披针形，先端纤毛状，边缘具睫毛状齿，网眼壁较厚，深褐色。叶近生，常密集成丛；叶柄短，纤细，下部浅褐色，基部被纤细的小鳞片；叶片线形，长15～40 cm或更长，亦有小型个体，其叶片长仅6～12 cm；叶薄草质，叶边反卷，遮盖孢子囊群。孢子囊群线形，生于叶缘内侧，位于浅沟槽中；沟槽内侧略隆起或扁平，孢子囊群线与中肋之间有阔的不育带，或在狭窄的叶片上为成熟的孢子囊群线充满；叶片下部和先端不育；隔丝多数，先端倒圆锥形，长宽近相等，亮褐色；孢子长椭圆形，无色透明，单裂缝，表面具模糊的颗粒状纹饰。

【分布与生境】梵净山地区资源分布的代表区域：金盏坪、燕子阡、牛头山等地。附生于海拔500～2572 m的林中树干上或岩石上。

【中　药　名】书带蕨（全草）。

【功 效 主 治】清热息风，舒筋止痛，健脾消疳，止血。主治小儿惊风，目翳，跌打损伤，风湿痹痛，小儿疳积，妇女干血痨，咯血、吐血。

【采 收 加 工】全年均可采收，洗净，鲜用或晒干。

【用 法 用 量】内服：煎汤，9～30 g，鲜品可用至60～90 g；研末；或泡酒。

【用 药 经 验】①小儿惊风弄舌：书带蕨9 g，三匹风3 g，雄黄0.9 g，水煎服。每日服3次。②瘫痪：书带蕨15 g，独活9 g，秦艽9 g，钩藤9 g，金毛狗15 g，桑枝6 g，水煎兑酒服。

蹄盖蕨科

日本安蕨 *Anisocampium niponicum* (Mett.) Yea C. Liu, W. L. Chiou & M. Kato

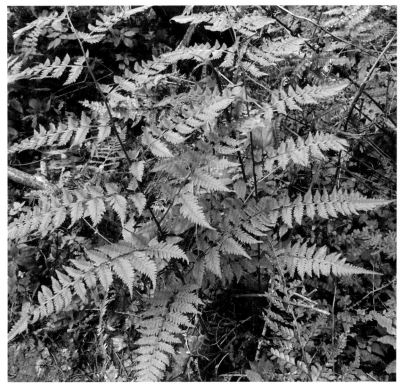 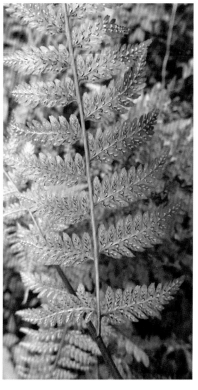

【别　　名】小叶山鸡尾巴草（《浙江药用植物志》），牛心贯众（山东）。

【形态特征】根状茎横卧，斜升，先端和叶柄基部密被浅褐色、狭披针形的鳞片。叶簇生；能育叶长30～75 cm；叶柄长10～35 cm，基部黑褐色，向上禾秆色，具小鳞片；叶片卵状长圆形，先端急狭缩，基部阔圆形，中部以上二至三回羽状；急狭缩部以下有羽片5～7对，互生，斜展，基部一对略长，长圆状披针形，中部羽片披针形，一至二回羽状；小羽片12～15对，互生，斜展或平展，常为阔披针形或长圆状披针形；叶脉下面明显，在裂片上为羽状，侧脉4～5对，斜向上，单一；叶干后草质或薄纸质，灰绿色或黄绿色，两面无毛；叶轴和羽轴下面带淡紫红色，略被浅褐色线形小鳞片。孢子囊群长圆形、弯钩形或马蹄形，末回裂片4～12对；囊群盖同形，褐色，膜质，边缘略呈啮蚀状，宿存或部分脱落；孢子周壁表面有明显的条状褶皱。

【分布与生境】梵净山地区资源分布的代表区域：黑湾河、棉絮岭、鱼泉沟等地。生于海拔100～2500 m的杂木林下、溪边、阴湿山坡、灌丛或草坡上。

【中 药 名】华东蹄盖蕨（全草）。

【功效主治】清热解毒，止血，驱虫。主治疮毒疖肿，痢疾，衄血，蛔虫病。

【采收加工】全年均可采收，洗净，鲜用或晒干。

【用法用量】内服：煎汤，15～30 g。外用：适量，鲜叶捣敷。

【用药经验】下肢疖肿：华东蹄盖蕨鲜叶适量，与白糖捣敷患处。

华东安蕨 *Anisocampium sheareri* (Baker) Ching

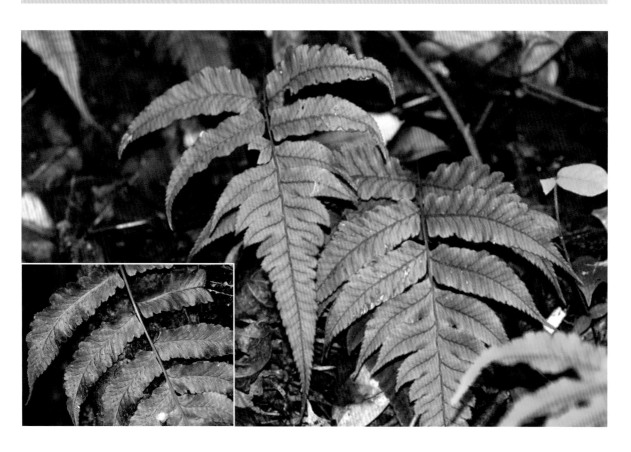

【别 名】安蕨（《中国主要植物图说·蕨类植物门》）。

【形态特征】根状茎长而横走，疏被浅褐色披针形鳞片。叶近生或远生，疏被与根状茎上同样的鳞片，向上禾秆色（偶带淡紫红色），近光滑；叶片卵状长圆形或卵状三角形，一回羽状，顶部羽裂；侧生羽片2～7对，镰刀状披针形，唯基部1～2对羽片的基部下侧往往呈斜楔形，下部边缘浅裂至全裂；裂片卵圆形或长圆形，有长锯齿，向上的裂片逐渐缩小，终成倒伏状的尖锯齿；叶脉分离，在裂片上为羽状，侧脉3～4对，单一或偶有二叉，伸入软骨质的长锯齿内，唯基部两侧相对的小脉伸达缺刻处；叶干后纸质，上面光滑，下面羽轴和主脉被浅褐色小鳞片和灰白色短毛。孢子囊群圆形，每裂片3～4对，在主脉两侧各排成1行，唯在羽片顶部的排列不规则；囊群盖圆肾形，褐色，膜质，边缘有睫毛，早落；孢子有周壁，表面具脊状纹饰。

【分布与生境】梵净山地区资源分布的代表区域：盘溪河、两岔河、平定沟等地。生于海拔600～1500 m的林下、路边灌丛下，土生或石隙生。

【中　药　名】华东安蕨（根茎或全草）。

【功效主治】清热利湿。主治痢疾，风湿痹痛，关节不利，风湿性心脏病。

【采收加工】夏、秋季采收，洗净，鲜用或晒干。

光蹄盖蕨 *Athyrium otophorum* (Miq.) Koidz.

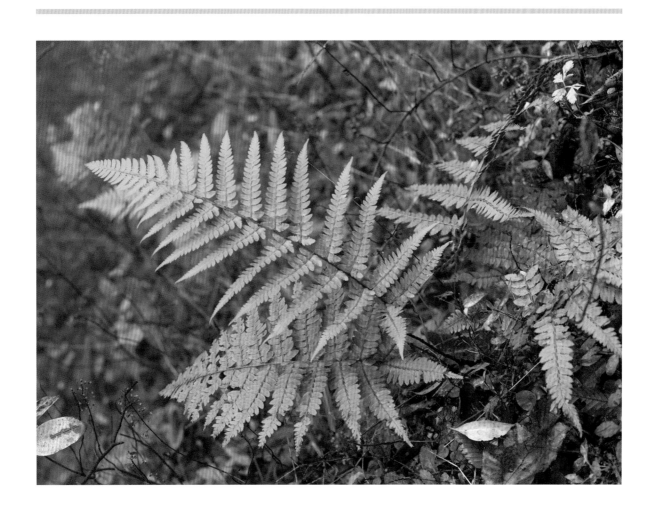

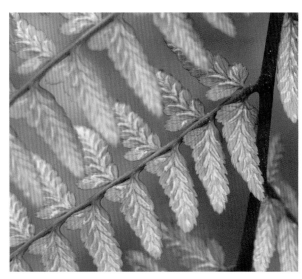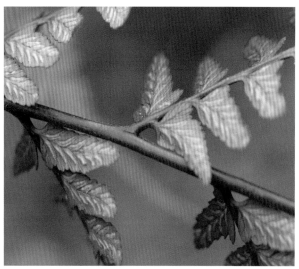

【别　　　名】缙云山蹄盖蕨（《中国蕨类植物孢子形态》），禾秆色蹄盖蕨（《植物研究》），红足蹄盖蕨（《西北植物学报》）。

【形态特征】根状茎短，先端斜升，密被深褐色或黑褐色、线状披针形、先端纤维状的鳞片。叶簇生；能育叶基部黑褐色，密被与根状茎上同样的鳞片，向上略带淡紫红色，光滑；叶片长卵形或三角状卵形，二回羽状；羽片约15对，急狭缩部以下约有7对，基部对生，上部互生，几平展，无柄或有极短柄，披针形，一回羽状；小羽片14～17对，下部的近三角形至长圆状披针形，尖头，基部不对称，上侧截形，并有三角形的耳状凸起，与羽轴并行，下侧楔形，近全缘或上侧边缘有小锯齿；叶脉下面明显，上面不见；叶干后纸质，浅褐色，两面无毛；叶轴和羽轴下面淡紫红色，光滑，上面沿沟两侧有短硬刺。孢子囊群长圆形或短线形，每小羽片3～5对，生于叶边与主脉中间，稍近主脉；囊群盖同形，浅褐色，膜质，全缘，宿存；孢子周壁表面无褶皱，有颗粒状纹饰。

【分布与生境】梵净山地区资源分布的代表区域：马槽河、黑湾河、鱼泉沟等地。生于海拔700～1600 m的山坡下、河谷溪边湿地、灌丛下石隙间。

【中　药　名】光蹄盖蕨（全草）。

【功效主治】清热解毒，驱虫。主治疮毒疔肿，蛔虫病，虫积腹痛。

【采收加工】夏、秋季采收，洗净，鲜用或晒干。

贵州蹄盖蕨 *Athyrium pubicostatum* Ching et Z. Y. Liu

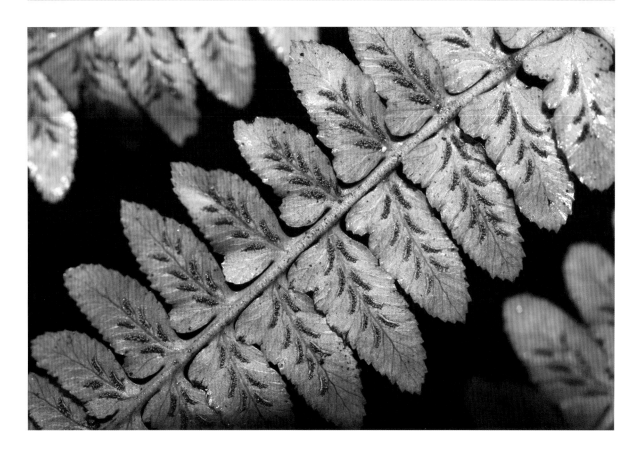

【别　　　名】假轴果蹄盖蕨、棕秆蹄盖蕨（《中国蕨类植物孢子形态》），毛轴蹄盖蕨、近毛轴蹄盖蕨、柔毛蹄盖蕨（《植物研究》），无柄蹄盖蕨（《西北植物学报》），轴毛蹄盖蕨（《武汉植物学研究》）。

【形 态 特 征】根状茎短，直立，先端和叶柄基部密被鳞片，鳞片深褐色，线状披针形，先端纤维状。叶簇生；能育叶长35～45 cm；黑褐色，向上禾秆色，顶部被浅褐色短腺毛；叶片近长三角形，先端渐尖，基部不变狭，二回羽状；羽片13～16对，下部的近对生，向上的互生，近平展，向下的反折；小羽片12～16对，基部一对对生，较大并紧靠叶轴，向上的互生，密接，近平展，下部2～3对小羽片与羽轴合生；叶脉上面不显，在小羽片上为羽状；叶干后纸质，浅褐绿色，两面无毛；叶轴和羽轴下面禾秆色，密被浅褐色短腺毛，上面有贴伏的钻状短硬刺。孢子囊群长圆形或短线形，每小羽片3～6对，在主脉两侧各排成1行，略近主脉；囊群盖同形，褐色，膜质，全缘，宿存；孢子周壁表面无褶皱，有网状纹饰。

【分 布 与 生 境】梵净山地区资源分布的代表区域：黑湾河、洼溪河、盘溪河等地。生于海拔
1000～2100 m的山地林下、林缘、路边。

【中　药　名】山柏（全草）。

【功 效 主 治】清热解毒，凉血止血，杀虫。主治痈肿疮毒，痢疾，鼻衄，外伤出血。

【采 收 加 工】全年均可采收，洗净，鲜用或晒干。

【用 法 用 量】内服：煎汤，10～30 g。外用：适量，鲜品捣敷；或干品研末敷。

【用 药 经 验】疮毒：山柏9 g，水煎服。

华中蹄盖蕨 *Athyrium wardii* (Hook.) Makino

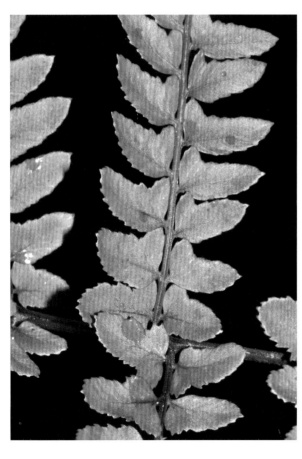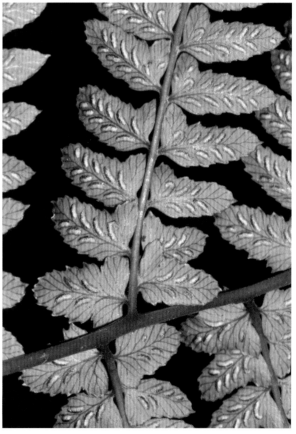

【别　　　　名】瓦得蹄盖蕨（《中国主要植物图说·蕨类植物门》）。

【形 态 特 征】根状茎短，直立，先端密被深褐色、线状披针形的鳞片。叶簇生；能育叶45～
60 cm；叶柄长25～30 cm，基部黑褐色，密被与根状茎上同样的鳞片，向上淡禾秆
色，近光滑；叶片三角状卵形或卵状长圆形，小叶可为披针形，顶部急狭缩，长

渐尖，上部羽状深裂，下部一回羽状，羽片羽裂至二回羽状；羽片5~8对，互生，斜展，有柄，阔披针形，先端钝头至长渐尖，基部截形，一回羽状；小羽片10~14对，互生，斜展，无柄，长圆形，向顶部略变狭，急尖头或近钝头，基部偏斜；叶脉下面明显，上面略可见，在小羽片上为羽状，侧脉8对左右，斜向上，小脉二叉，基部上侧的为羽状（第二条脉为三叉）。孢子囊群长圆形或短线形，每小羽片上5对左右，稍靠近叶边，在主脉两侧各排成1行；囊群盖同形，浅褐色，膜质，全缘，宿存；孢子周壁表面无褶皱。

【分布与生境】梵净山地区资源分布的代表区域：盘溪河、两岔河、陈家沟等地。生于海拔700~1550 m山谷林下或溪边阴湿处。

【中 药 名】书带蕨（全草）。

【功效主治】清热解毒，止血，驱虫。主治疮毒疔肿，痢疾，衄血，蛔虫病，虫积腹痛。

【采收加工】全年均可采收，洗净，鲜用或晒干。

【用法用量】内服：煎汤，9~30 g，鲜品可用至60~90 g；研末或泡酒。

角 蕨 *Cornopteris decurrenti-alata* (Hook.) Nakai

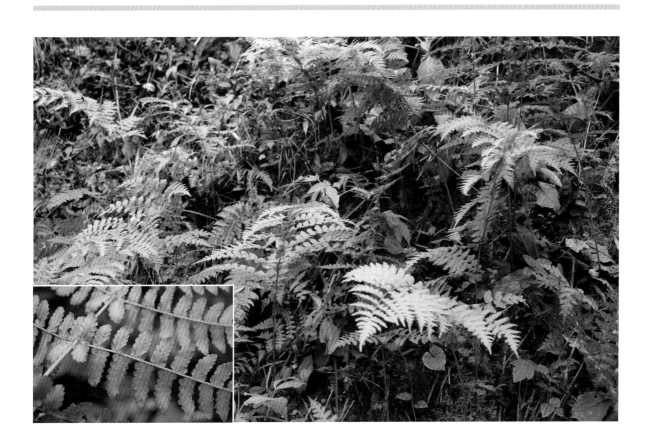

【别　　　名】贞蕨（《中国主要植物图说·蕨类植物门》）。

【形 态 特 征】根状茎细长横走或横卧，黑褐色，顶部被褐色披针形鳞片。叶近生；能育叶长可达80 cm；叶柄长达40 cm，暗禾秆色，基部被鳞片，向上近光滑，上面有纵沟两条；叶片卵状椭圆形，长达40 cm，阔达28 cm，羽裂渐尖的顶部以下一至二回羽状；侧生羽片达10对，斜展，彼此远离，披针形，渐尖头，基部近平截，近对称，下部的较大，椭圆状披针形，两侧羽状深裂，或为一回羽状；裂片或小羽片卵形或长椭圆形，钝头，边缘浅裂，或有疏齿，或呈波状；叶脉可见，小脉单一或分叉，伸达叶边；叶草质，干后褐色，无毛或几无毛。孢子囊群短线形或长椭圆形，背生于小脉中部或较接近中脉，或生于小脉分叉处；孢子赤道面观半圆形，周壁透明，具褶皱，表面具颗粒状纹饰。

【分布与生境】梵净山地区资源分布的代表区域：黑湾河、铜矿厂、鱼坳等地。生于海拔800～2000 m的阴湿林下、溪边、岩壁上。

【中 药 名】角蕨（根茎或全草）。

【功 效 主 治】清热解毒，利尿消肿，舒经活血。主治痢疾，乳痈，疮毒，小便不利，跌打损伤。

【采 收 加 工】夏、秋季采挖，洗净，除去须根，晒干。

黑叶角蕨 *Cornopteris opaca* (Don) Tagawa

【形 态 特 征】常绿植物。根状茎粗短，斜升或直立，先端被褐色、披针形或阔披针形鳞片。叶簇生；能育叶长可达120 cm；叶柄长20～50 cm，深禾秆色（较嫩的标本，干后常呈深褐色），基部疏被鳞片，向上鳞片早落；叶片长30～60 cm，宽20～30 cm，三角状卵形，基部圆楔形，羽裂渐尖的顶部以下一至二回羽状；侧生羽片约10对，近对生，略斜展；小羽片可达10对，平展，椭圆形或椭圆状披针形，羽状半裂至深裂，渐尖头或钝头，基部平截，互生，无柄或几无柄；裂片近椭圆形或长方形，先端近平截或钝圆，全缘；中脉下面可见，小脉单一或中部以上分叉，斜向上；叶草质，叶轴、羽轴及中脉下面有多细胞短节毛，并疏被线形、褐色、全缘的小鳞片。孢子囊群短线形或椭圆形，背生于小脉中部或较接近中脉，或生于小脉分叉处，在小羽片的裂片上1～3对，褐色；孢子赤道面观近肾形，周壁明显，具少数褶皱。

【分布与生境】梵净山地区资源分布的代表区域：黑湾河、回香坪等地。生于海拔1300～2300 m的常绿阔叶林下。

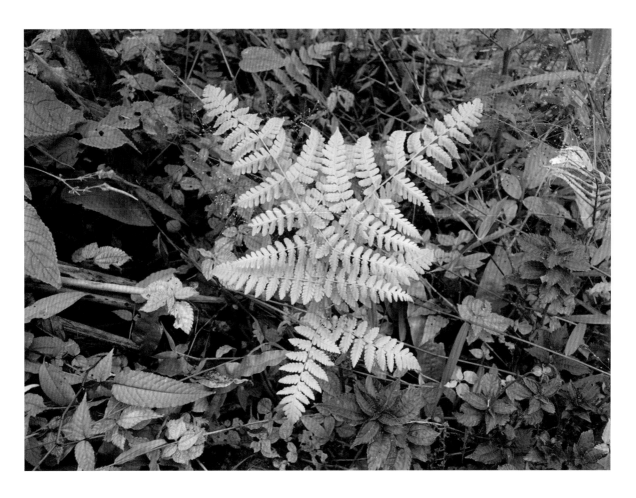

【中 药 名】书带蕨（根茎或全草）。

【功 效 主 治】清热解毒，利尿消肿，舒经活血。主治痢疾，乳蛾，疮毒，小便不利，跌打损伤。

【采 收 加 工】全年均可采挖，洗净，除去须根，晒干。

对囊蕨 *Deparia boryana* (Willd.) M. Kato

【别　　　名】波利横蕨（《中国主要植物图说·蕨类植物门》），南洋假鳞毛蕨（《台湾植物志》）。

【形 态 特 征】根状茎横走，先端斜升。叶近簇生；能育叶长1.2～2 m；叶柄长40～95 cm，基部直径达1 cm，疏被深褐色钻状披针形鳞片，向上淡褐禾秆色，近光滑；叶片阔卵形，长80～105 cm，中部宽60～85 cm，先端渐尖，基部变狭，圆楔形，二回羽状，小羽片深羽裂；羽片12～15对，互生，有柄，略斜展，长圆状披针形，渐尖头，基部对称，截形，一回羽状；小羽片14～16对，互生，有柄，平展，阔披针形，渐尖

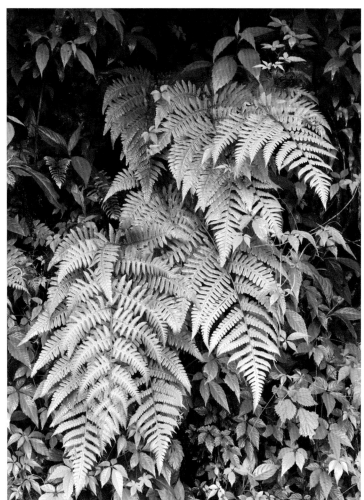
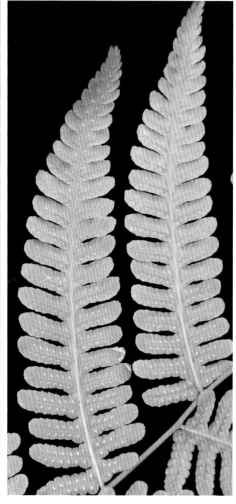

头，基部对称，截形，边缘深羽裂；裂片约12对，近长方形，钝圆头，边缘有钝圆锯齿；叶脉在裂片上为羽状，侧脉单一或二叉；叶干后草质，黄绿色，上面疏被灰白色短毛，叶轴、羽轴和小羽轴上疏被褐色披针形小鳞片和2~3列细胞组成的蠕虫状毛。孢子囊群小，圆形，背生于侧脉中部或小脉分叉处，每裂片3~5对，在主脉两侧各排成1行；囊群盖圆肾形，褐色，膜质，近全缘，往往不发育或早落；孢子周壁表面有条状纹饰。

【分布与生境】梵净山地区资源分布的代表区域：黑湾河、盘溪河等地。

【中　药　名】介蕨（根茎）。

【功效主治】清热解毒；杀虫；止血。主治钩虫病，子宫出血，流行性感冒，疮痈肿毒。

【采收加工】全年均可采挖，洗净，除去须根，晒干，生用或炒炭用。

【用法用量】内服：煎汤，10~15 g。

单叶对囊蕨 *Deparia lancea* (Thunberg) Fraser-Jenkins

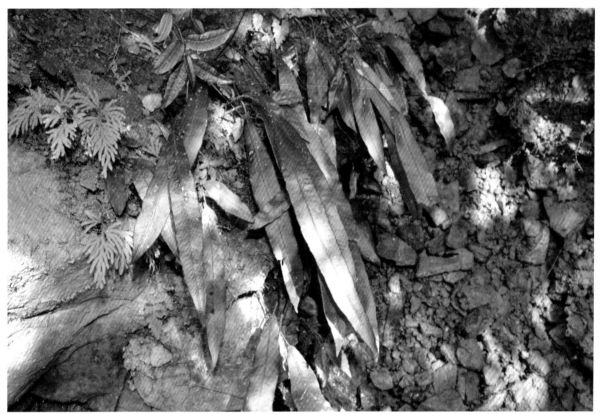

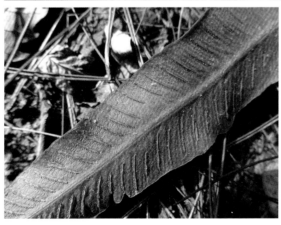

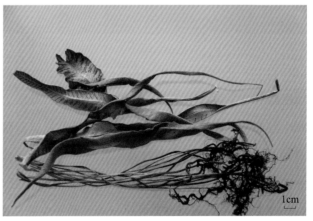

1cm

【别　　名】矛叶蹄盖蕨（《中国高等植物图鉴》），小石剑（《福建中草药》），单叶双盖蕨
（《中国主要植物图说·蕨类植物门》）。

【形态特征】根状茎细长，横走，被黑色或褐色披针形鳞片。叶远生；能育叶长达40 cm；叶柄
长8～15 cm，淡灰色，基部被褐色鳞片；叶片披针形或线状披针形，长10～25 cm，
宽2～3 cm，两端渐狭，边缘全缘或稍呈波状；中脉两面均明显，小脉斜展，每组

3～4条，通直，平行，直达叶边；叶干后纸质或近革质。孢子囊群线形，通常多分布于叶片上半部，沿小脉斜展，在每组小脉上通常有1条，生于基部上出小脉，距主脉较远，单生或偶有双生；囊群盖成熟时膜质，浅褐色；孢子赤道面观圆肾形，周壁薄而透明，表面具不规的粗刺状或棒状突起，突起顶部具稀少而小的尖刺。

【分布与生境】梵净山地区资源分布的代表区域：苗匡、怒溪、松桃的乌罗等地。生于海拔540～1300 m的酸性山地的沟谷林下、路边，土生或石生。

【中　药　名】篦梳剑（全草或根茎）。

【功效主治】止血通淋，清热解毒。主治咳血，淋证，尿血，目赤肿痛，感冒发热，烧烫伤，蛇虫咬伤。

【采收加工】全年均可采收，洗净，鲜用或晒干。

【用法用量】内服：煎汤，15～30 g。外用：适量，捣敷。

大久保对囊 *Deparia okuboanum* Kato

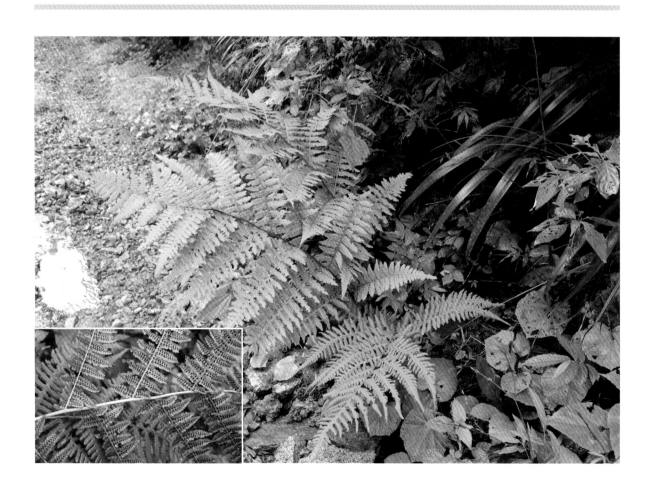

【别　　　名】深裂介蕨、横蕨（《中国药用孢子植物》），华中介蕨（《中国高等植物图鉴》）。

【形 态 特 征】根状茎横走，先端斜升。叶近簇生；能育叶长达1.2 m；叶柄长30~50 cm，疏被褐色披针形鳞片，向上禾秆色，近光滑；叶片阔卵形或卵状长圆形，先端渐尖并为羽裂，二回羽状，小羽片羽状半裂至深裂；羽片10~14对，互生，有短柄或几无柄，基部一对略缩短，长圆状披针形，一回羽状；小羽片12~16对，基部一对较小，长圆形，基部近对称，阔楔形并下延成狭翅，边缘浅裂至并裂，裂片长圆形，钝圆头，全缘；叶脉在裂片上为羽状，侧脉2~4对，单一。孢子囊群圆形，背生于小脉上，通常每裂片1枚，偶有2~4枚；囊群盖圆肾形或略呈马蹄形，褐绿色，膜质，全缘，宿存；孢子周壁表面有棒状或刺状纹饰。

【分布与生境】梵净山地区资源分布的代表区域：黑湾河、洼溪河、马槽河等地。生于海拔500~1800 m的山谷林下、林缘或沟边阴湿处。

【中　药　名】小叶山鸡尾巴草（全草）。

【功 效 主 治】清热消肿。主治疮疖，肿毒。

【采 收 加 工】全年均可采挖，洗净，鲜用或晒干。

【用 法 用 量】内服：煎汤，10~15 g。外用：适量，鲜品，捣敷。

【用 药 经 验】疮疖：小叶山鸡尾巴草、地丁各15 g，蒲公英30 g，煎服；另取适量捣敷患处。

华中蛾眉蕨 *Deparia shennogense* (Ching , Boufford & K. H. Shing) X. C. Zhang

【别　　　名】华中对囊蕨（《中国植物志》）。

【形 态 特 征】根状茎粗而直立或斜升，先端连同叶柄基部被有褐色或带黑褐色、膜质、阔披针形的大鳞片。叶簇生；叶柄禾秆色或带褐红色，上面有浅沟，被有稀疏的细短毛或近无毛；叶片倒披针形，或长圆状倒披针形，长60~80 cm，宽15~20 cm，先端渐尖，向基部逐渐变狭，一回羽状，羽片深羽裂；羽片20~22对，裂片约22对，长圆形；叶脉两面可见，在裂片上为羽状，每裂片有5~7对侧脉，单一；叶干后草质，绿色，叶轴及羽轴下面疏被短节状毛或近无毛，上面有褐色短毛疏生。孢子囊群椭圆形或短线形，每裂片有4~5对；囊群盖同形，在叶片和羽片顶部偶有弯钩形，灰褐色，边缘稍啮蚀或近全缘。

【分布与生境】梵净山地区资源分布的代表区域：鱼坳、回香坪、烂茶顶等地。生于海拔250~2572 m的山坡林下、溪边。

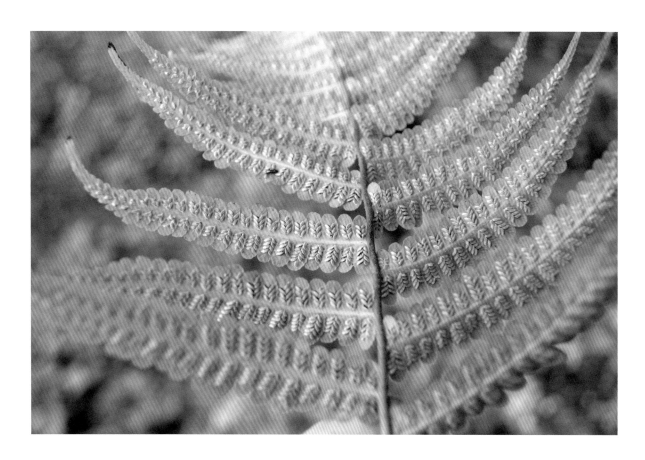

【中 药 名】华中峨眉蕨（全草或根茎）。

【功效主治】清热解毒，凉血消肿，杀虫。主治疮疡肿毒，乳痈，目赤肿痛，风热感冒，湿热斑疹，吐血，衄血，肠风便血，蛔虫、绦虫、蛲虫等寄生虫病。

【采收加工】全年均可采挖，洗净，除去须根，晒干。

峨眉介蕨 *Deparia unifurcatum* (Baker) Kato

【别　　　名】单叉横蕨（《中国主要植物图说·蕨类植物门》），东亚假鳞毛蕨（《台湾植物志》），金佛山介蕨（《植物研究》）。

【形态特征】根状茎长而横走。叶远生；能育叶长45～95 cm；叶柄疏被黑褐色阔披针形或线形鳞片，向上禾秆色，近光滑；叶片卵状长圆形，长25～55 cm，中部宽20～28 cm，先端渐尖并为羽裂，基部略变狭，一回羽状，羽片羽裂；羽片12～14对，基部的近对生，向上的互生，近无柄，斜展，披针形；中部的渐尖头，基部变狭，圆截形，边缘深羽裂；裂片12～15对，长圆形，基部一对缩短，其余的长1.5～2.5 cm，

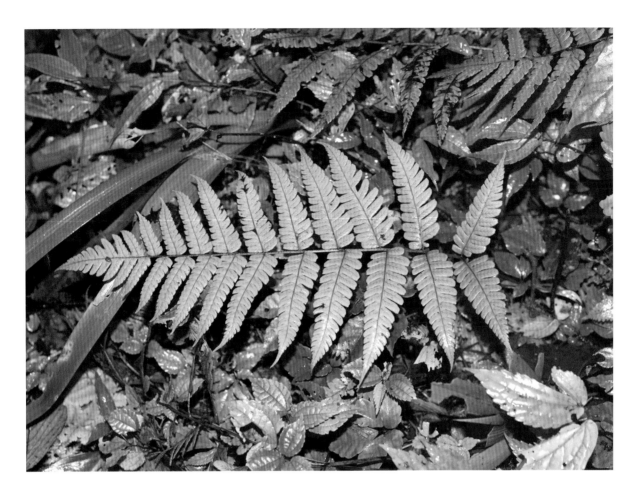

宽6~8 mm，钝圆头或截头，全缘，中部向上的羽片逐渐缩短，深羽裂至半裂，裂片长圆形或近方形，钝圆头或截头；叶脉在裂片上为羽状，侧脉二叉，少有三叉；叶干后草质，淡绿色，叶轴、羽轴和主脉上疏被褐色披针形小鳞片及深褐色、多列细胞组成的蠕虫状毛。孢子囊群小，圆形，背生于小脉中部，在主脉两侧各排列成1行；囊群盖小，圆肾形，以深缺刻着生，红褐色，膜质，全缘，宿存；孢子具周壁，表面有棒状或刺状纹饰。

【分布与生境】梵净山地区资源分布的代表区域：马槽河、洼溪河、鱼泉沟等地。生于海拔600~2100 m的山坡、河谷林下，亦见于岩洞口内外。

【中　药　名】介蕨（根茎或全草）。

【功效主治】清热解毒，利湿消肿。主治小便不利，痢疾，流行性感冒，黄疸。

【采收加工】夏、秋季采挖，洗净，除去须根，晒干，生用或炒炭用。

【用法用量】内服：煎汤，10~15 g。

川黔肠蕨
Diplaziopsis cavaleriana (Christ) C. Chr.

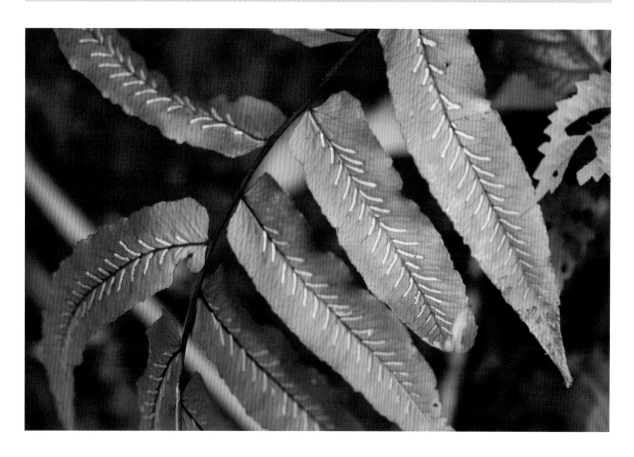

【别　　　名】肠蕨《中国主要植物图说·蕨类植物门》，贵州肠蕨《植物分类学报》。

【形 态 特 征】根状茎短而直立，顶端连同叶柄基部有少数褐色披针形鳞片。叶簇生，能育叶长可达1.2 cm；叶柄干后禾秆色或绿禾秆色，基部以上无鳞片，叶片长圆状阔披针形；侧生羽片4～15对，披针形，互生，无柄或基部的略有短柄，略斜展，基部1～3对常缩短，呈卵形或长卵形，中部的较接近，基部阔楔形或近平截，两侧全缘，顶生羽片比其下1对侧生羽片稍大，同形，但其基部不对称；羽片的侧脉在粗壮的主脉两侧各联结成2～3行斜方形网孔；叶干后绿色或黄绿色，下面色显著较浅。孢子囊群粗线形，通常出自侧脉基部上侧，紧接主脉，彼此接近，略斜向上，侧脉离基分叉点常位于孢子囊群中部附近；囊群盖腊肠形，褐色，成熟时从上侧边向轴张开，宿存。

【分布与生境】梵净山地区资源分布的代表区域：黑湾河、盘溪河、马槽河等地。生于海拔1000～1800 m的山谷阔叶林下。

【中　药　名】川黔肠蕨（根茎）。

【功 效 主 治】凉血止血，祛风除湿。主治吐血，外伤出血，风湿痹痛，关节不利。

【采 收 加 工】夏、秋季采挖，洗净，除去须根，晒干。

江南双盖蕨 *Diplazium metteniana* (Miq.) C. Christensen

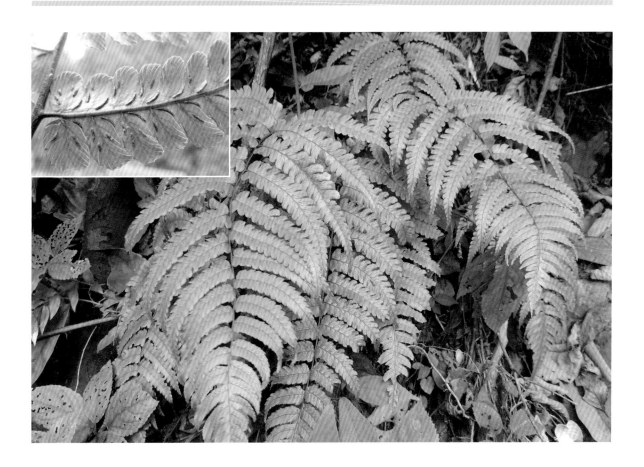

【别　　　名】麦氏双盖蕨（《中国主要植物图说·蕨类植物门》），弯果短肠蕨（《中国蕨类植物孢子形态》），江南短肠蕨（《中国高等植物图鉴》）。

【形 态 特 征】常绿中型林下植物。根状茎长而横走，黑褐色，先端密被鳞片，鳞片狭披针形，黑色或黑褐色，有光泽，厚膜质，边缘有小齿。叶远生；叶柄长30～40 cm，基部褐色，疏被狭披针形的褐色鳞片，向上有浅纵沟；叶片三角形或三角状阔披针形，羽裂长渐尖的顶部以下一回羽状，羽片羽状浅裂至深裂；侧生羽片约10对，互生或近对生，近平展，镰状披针形或矩圆披针形；叶脉羽状，上面不明显，下面可见，小脉单一或基部的偶有二叉，斜向上，在侧生羽片的裂片上达5～7对；叶纸质，干后绿色或灰绿色，两面光滑；叶轴禾秆色，光滑，上面有浅纵沟。孢子囊群线形，略弯曲，在侧生羽片的裂片上有2~5对，偶为1条，大多单生于小脉上侧中部，在基部上侧1脉常为双生；囊群盖浅褐色，薄膜质，全缘，宿存；孢子近肾形，周壁透明，具少数褶皱，表面具不明显的颗粒状纹饰。

【分布与生境】梵净山地区资源分布的代表区域：黑湾河、漆树坪、马槽河等地。

【中　药　名】书带蕨（根茎或全草）。

【功 效 主 治】清热解毒，活血散瘀。主治蛇虫咬伤，疮痈肿毒，跌打损伤。

【采 收 加 工】全年均可采收，洗净，鲜用或晒干。

薄叶双盖蕨 *Diplazium pinfaense* Ching

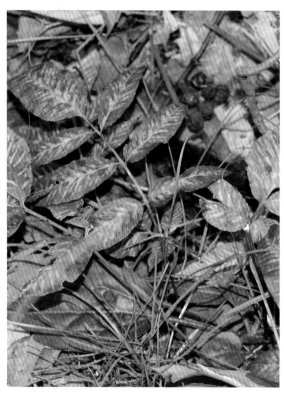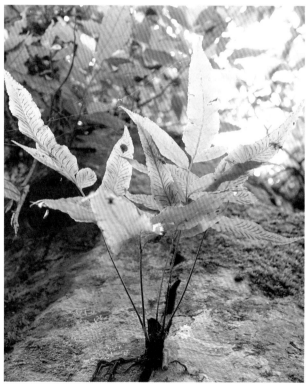

【别　　　名】镰羽双盖蕨（《福建植物志》）。

【形 态 特 征】根状茎斜升或直立，深褐色，密生肉质粗根，先端被褐色、披针形、全缘的鳞片。叶簇生；能育叶长达65 cm；叶柄绿禾秆色，基部褐色且密被与根状茎上相同的鳞片，向上光滑，上面具浅纵沟；叶片卵形，奇数一回羽状；侧生羽片2~3对，斜展，镰状披针形，两侧自基部向上通体有较尖的锯齿或重锯齿，有时略呈浅羽裂状，顶生羽片披针形，与侧生羽片同大或略大，基部通常为不对称的阔楔形；中脉下面圆而隆起，上面具浅纵沟；侧生小脉两面均明显；叶薄草质，干后草绿色，两面均无毛；叶轴禾秆色或绿禾秆色，略有光泽，上面具浅纵沟。孢子囊群与囊群盖长线形，略向后弯曲，彼此远离，通常生于每组叶脉基部上出1脉，大多单生，少数双生，下出小脉有时能育，但孢子囊群远较短；孢子赤道面观半圆形，周壁透明，形成边缘具小刺的少数皱褶。

【分布与生境】梵净山地区资源分布的代表区域：马槽河、大河等地。生于海拔500～1000 m的山谷溪沟边常绿阔叶林或灌木林下，土生或生岩石缝隙中。

【中　药　名】薄叶双盖蕨（全草）。

【功效主治】清热解毒，利尿通淋。主治小便不利，淋漓涩痛，痢疾，腹泻。

【采收加工】夏、秋季采挖，洗净，除去须根，晒干。

金星蕨科

圣 蕨 *Dictyocline griffithii* Moore

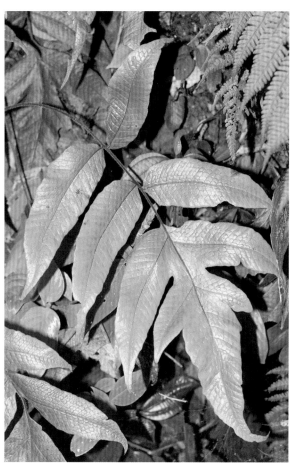
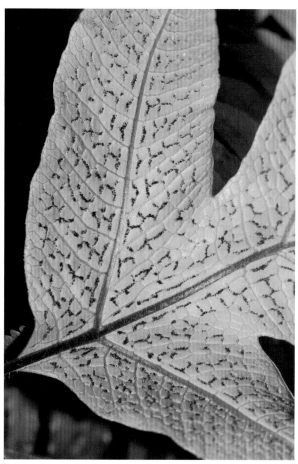

【别　　名】铁甲草（四川）。

【形 态 特 征】植株高40~70 cm。根状茎短而斜升，连同叶柄基部略被鳞片和密被针状长刚毛；鳞片披针形、红棕色、质厚，边缘具刚毛。叶簇生；叶柄长12~30 cm，深禾秆色，通体密被与根状茎上同样的针状毛；叶片长椭圆形，长20~35 cm，宽12~19 cm，先端尾尖，基部不变狭，奇数羽状；侧生羽片通常2~3对（有时1对），分离，几无柄，基部一对不缩短，和其上各对同形同大，相距5~7 cm，长圆披针形，向上弯弓，长10~15 cm，宽3~3.6 cm，渐尖头，基部圆楔形或圆形，对称，全缘；顶生羽片三叉，基部楔形或圆楔形，有长约2 cm的柄，侧生一对羽片与其下羽片同形，中央裂片较大，渐尖头，全缘；羽轴通直，两面均隆起，密被粗刚毛，侧脉明显，斜上，直叶边，侧脉间小脉为网状，有2～3排网眼；网眼近四方形或斜方形，罕有五角形，无内藏小脉；叶为粗纸质，干后褐色，遍体被毛，下面沿叶脉有针状粗毛，上面疏生短刚毛。孢子囊群沿网脉散生，无盖；孢子囊圆球形，具短柄，近顶处有3～4根直立刚毛；孢子椭圆形，表面具有刺状纹饰。

【分布与生境】梵净山地区资源分布的代表区域：平定沟、高峰、郭家沟等地。生于海拔600～1400 m密林下或阴湿山沟。

【中　药　名】圣蕨（根茎）。

【功 效 主 治】息风止痉。主治急、慢惊风，中风面瘫，破伤风。

【采 收 加 工】夏季采收，晒干或鲜用。

【用 法 用 量】内服：煎汤，3～10 g；或研粉冲水服。

戟叶圣蕨 *Dictyocline sagittifolia* Ching

【形 态 特 征】植株高30～40 cm。根状茎短而斜升，疏被褐色的线状披针形鳞片；鳞片边缘有长睫毛。叶簇生；叶柄长15～30 cm，密被棕色短刚毛；叶片长达17 cm，基部宽11～13 cm，戟形，短渐尖头，基部深心脏形，全缘或有时为波状；主脉两面均隆起，侧脉明显，斜展，侧脉间有5～7条明显的纵隔脉，分隔成长方形的大网眼，又再分隔成2～4个近四方形的小网眼，网眼有单一或分叉的内藏小脉，叶粗纸质，干后褐色，上面沿主脉密生短柔

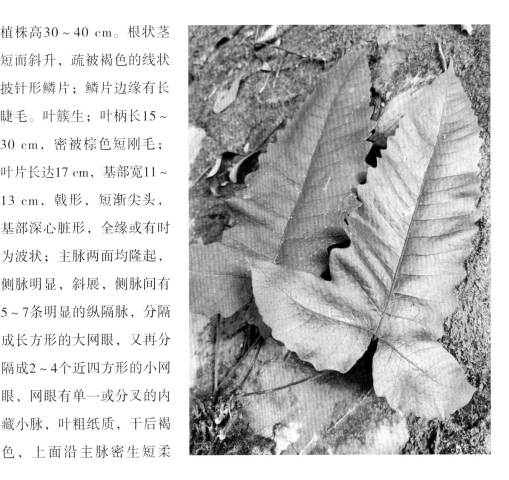

毛，脉间有伏贴的短毛，下面沿主脉和侧脉密生短柔毛，沿网脉疏生柔毛。孢子囊沿网脉散生。

【分布与生境】梵净山地区资源分布的代表区域：黑湾河、平定沟、亚木沟等地，生于海拔650~1120 m的溪边林下、沟谷两侧。

【中　药　名】戟叶圣蕨（全草）。

【功 效 主 治】主治小儿惊风。

【采 收 加 工】秋季采收，洗净，晒干。

针毛蕨 *Macrothelypteris oligophlebia* (Bak.) Ching

【别　　　名】光叶金星蕨（《浙江药用植物志》）。

【形 态 特 征】植株高60~150 cm。根状茎短而斜升，连同叶柄基部被深棕色的披针形、边缘具疏毛的鳞片。叶簇生；叶柄长30~70 cm，禾秆色，基部以上光滑；叶脉下面明显，侧脉单一或在具锐裂的裂片上二叉，斜上，每裂片4~8对；叶草质，干后黄绿色，两面光滑无毛，仅下面有橙黄色、透明的头状腺毛，或沿小羽轴及主脉的近顶端偶有少数单细胞的针状毛，上面沿羽轴及小羽轴被灰白色的短针毛，羽轴常具浅紫红色

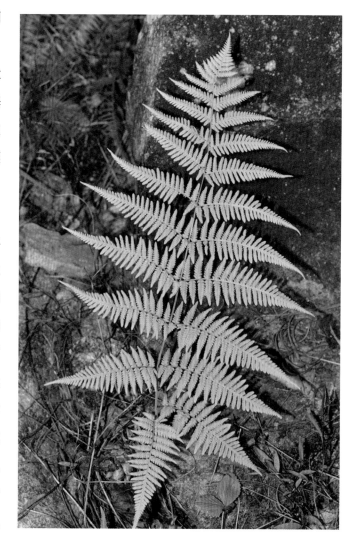

斑。孢子囊群小，圆形，每裂片3~6对，生于侧脉的近顶部；囊群盖小，圆肾形，灰绿色，光滑，成熟时脱落或隐没于囊群中；孢子圆肾形，周壁表面形成不规则的小疣块状，有时连接成拟网状或网状。

【分布与生境】梵净山地区资源分布的代表区域：黑湾河、漆树坪、回香坪等地。生于海拔400~800 m的生山谷水沟边或林缘湿地。

【中 药 名】金鸡尾巴草根（根茎）。

【功效主治】利水消肿，清热解毒，止血，杀虫。主治水肿，疮疖，烫火伤，外伤出血，蛔虫病。

【采收加工】夏、秋季采收，鲜用或晒干。

【用法用量】内服：煎汤，15~30 g。外用：适量，研末或捣敷。

【用药经验】①外伤出血：金鸡尾巴草根适量，晒干，研末敷患处。②蛔虫病：金鸡尾巴草根15 g，苦楝皮15 g，煎服。

普通针毛蕨 *Macrothelypteris torresiana* (Gaud.) Ching

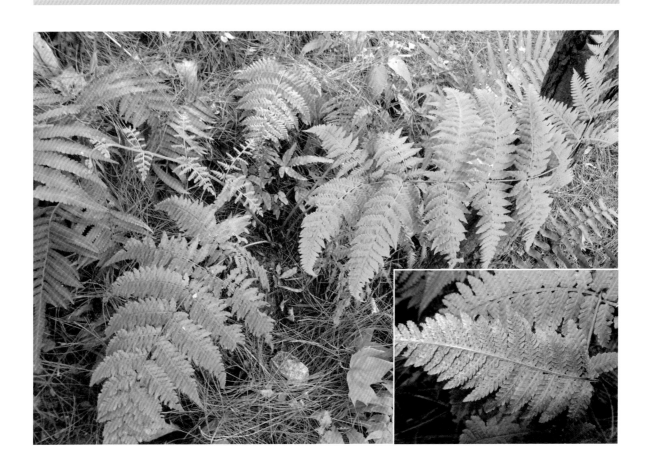

【别　　　名】华南金星蕨（《中国主要植物图说·蕨类植物门》）。

【形 态 特 征】植株高60～150 cm。根状茎短，直立或斜升，顶端密被红棕色、有毛的线状披针形鳞片。叶簇生；叶柄长30～70 cm，灰绿色，干后禾秆色，基部被短毛，向上近光滑；叶片长30～80 cm，下部宽20～50 cm，三角状卵形，先端渐尖并羽裂，基部不变狭，三回羽状；羽片约15对，近对生，斜上，基部一对最大，长圆披针形，渐尖头，基部略变狭，上侧与叶轴并行，下侧斜向下，二回羽状；一回小羽片15～20对，互生，斜上，向上的多少与羽轴合生并下延而彼此相连，下部数对略有短柄，披针形，渐尖头，基部圆楔形，羽状分裂；裂片10～15对，斜上，彼此接近，披针形，钝头或钝尖头，基部彼此以狭翅相连，边缘全缘或往往锐裂；第二对以上各对羽片和基部的同形，但基部不变狭，渐次缩短；叶脉不甚明显，侧脉单一或在锐裂的裂片上分叉，斜上，每裂片3～7对；叶草质，干后褐绿色，下面被较多的灰白色、多细胞、开展的细长针状毛和头状短腺毛，上面沿羽轴和小羽被短针毛，叶轴和羽轴浅禾秆色，下面光滑，上面被多细胞的细长针状毛。孢子囊群小，圆形，每裂片2～6对，生于侧脉的近顶部；囊群盖小，圆肾形，淡绿色，成熟时隐没于囊群中，不易见；孢子囊顶部具2～3根头状短毛；孢子圆肾形，周壁表面具稀疏的小刺状及小穴状纹饰。

【分布与生境】梵净山地区资源分布的代表区域：黑湾河、漆树坪、回香坪等地。生于海拔1000 m的山谷潮湿处。

【中　药　名】普通针毛蕨（全草）。

【功 效 主 治】主治水肿，痈毒。

【采 收 加 工】夏、秋季采收，洗净，晒干。

林下凸轴蕨 *Metathelypteris hattorii* (H. Ito) Ching

【别　　　名】兴安凸轴蕨、龙胜凸轴蕨（《中国蕨类植物孢子形态》）。

【形 态 特 征】植株高30～60 cm。根状茎短，横卧，顶部连同棕褐色的叶柄基部密被易脱落的红棕色、披针形鳞片和灰白色的刚毛。叶近簇生；叶柄长15～30 cm，基部以上禾秆色，近光滑；叶片长15～35 cm，基部最宽，14～26 cm，卵状三角形，先端渐尖并羽裂，基部圆截形，三回羽状深裂；羽片12~16对，下部的近对生，向上为互生，斜展，无柄，或下部羽片有时有短柄，基部1对不缩短，和其上的同形、同大，披针形，渐尖头，基部除下部2对羽片外不变狭，圆截形，二回羽状深裂；小羽片约16对，近对生，中部以上的彼此以狭翅相连，下部长圆披针形，先端圆钝或急尖，基部下延，无柄，彼此分离，羽状深裂达2/3；裂片向上，长圆形，圆钝头，全缘；叶脉不甚明显，侧脉单一或二

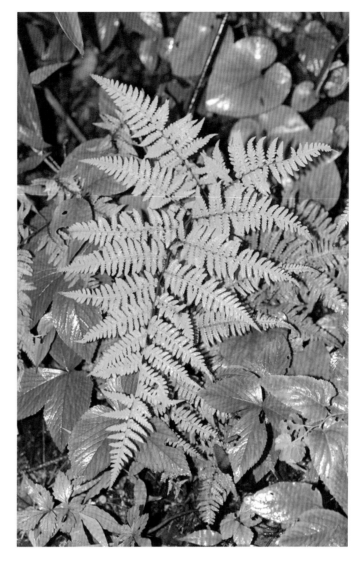

叉，每裂片2~3对，不达叶边；叶草质，干后绿色，两面被较密的灰白色短柔毛。孢子囊群小，圆形，生于基部上侧小脉的近顶处，较近叶边；囊群盖小，圆肾形，膜质，干后灰棕色，背面疏被柔毛，宿存；孢子圆肾形，周壁具褶皱，其上有较明显的小穴状纹饰。

【分布与生境】梵净山地区资源分布的代表区域：回香坪、金顶等地。生于海拔120~1700 m山谷密林下。

【中　药　名】林下凸轴蕨（全草）。

【功效主治】清热解毒，消炎止血。主治疮痈肿毒，毒蛇咬伤，外伤出血。

【采收加工】夏、秋季采收，洗净，晒干。

金星蕨 *Parathelypteris glanduligera* (Kunze) Ching

【别　　名】腺毛金星蕨（《中国主要植物图说·蕨类植物门》），密腺金星蕨（《台湾植物志》）。

【形态特征】植株高35～60 cm。根状茎长而横走，光滑，先端略被披针形鳞片。叶近生；叶柄长15～20 cm，禾秆色，多少被短毛或有时光滑；叶片长18～30 cm，宽7～13 cm，披针形或阔披针形，先端渐尖并羽裂，向基部不变狭；叶脉明显，侧脉单一，斜上，每裂片5～7对，基部一对出自主脉基部以上；叶草质，干后草绿色或有时褐绿色羽片下面除密被橙黄色圆球形腺体外，光滑或

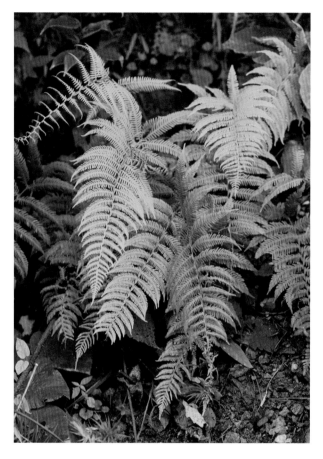

疏被短毛，上面沿羽轴的纵沟密被针状毛，沿叶脉偶有少数短针毛，叶轴多少被灰白色柔毛。孢子囊群小，圆形，每裂片4～5对，背生于侧脉的近顶部，靠近叶边；囊群盖中等大，圆肾形，棕色，厚膜质，背面疏被灰白色刚毛，宿存；孢子两面型，圆肾形，周壁具褶皱，其上的细网状纹饰明显而规则。

【分布与生境】梵净山地区资源分布的代表区域：漆树坪、鱼坳、龙泉寺等地。生于海拔50～1500 m的疏林下或路边。

【中　药　名】金星蕨（全草）。

【功效主治】清热解毒，利尿，止血。主治痢疾，小便不利，吐血，外伤出血，烫伤。

【采收加工】夏季采收，晒干或鲜用。

【用法用量】内服：煎汤，15～30 g。外用：适量，捣敷。

【用药经验】①吐血：金星蕨30 g，煎服。②烫火伤：金星蕨适量捣碎，泡淘米水外搽。

卵果蕨 *Phegopteris connectilis* (Michx.) Watt

【别　　名】广羽金星蕨（《中国主要植物图说·蕨类植物门》）。

【形 态 特 征】植株高25～40 cm。根状茎长而横走，先端被亮棕色、卵状披针形的薄鳞片。叶远生；叶柄长15～30 cm，褐棕色，疏被鳞片，向上为禾秆色，近光滑；叶片三角形，先端渐尖并羽裂，长13～20 cm，基部宽10～18 cm，二回羽裂；羽片约10对，通常对生，平展，披针形，基部一对最大，略向下斜展，渐尖头，基部略变狭或不变狭，与第二对羽片分离，相距1～1.5 cm，长5～9 cm，

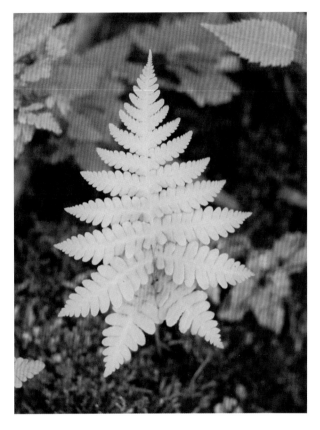

宽1～2 cm，裂片长圆形，先端圆或钝，边缘全缘或波状浅裂；其上各对羽片渐次缩小，基部沿叶轴以倒三角形翅彼此相连；叶脉羽状，侧脉单一或偶有分叉；叶草质或纸质，干后灰绿色或黄绿色，两面疏被灰白色针状长毛，沿叶轴和羽轴多少被小鳞片；鳞片浅棕色，长卵状披针形，边缘有疏缘毛。孢子囊群卵圆形或圆形，背生于侧脉的近顶端，靠近叶边，无盖；孢子囊顶部近环带处有一二刚毛；孢子外壁光滑，周壁表面高低不平，具颗粒状纹饰。

【分布与生境】梵净山地区资源分布的代表区域：棉絮岭、老金顶等地。生于海拔1200～2572 m的林下。

【中 药 名】金鸡尾巴草根（全草）。

【功 效 主 治】清热解毒，利水消肿，止血。主治肝腹水，水肿，疮疡溃破久不收口，外伤出血。

【采 收 加 工】夏、秋季采收，洗净，晒干。

【用 法 用 量】内服：煎汤，15～30 g。外用：适量，研末或捣散。

延羽卵果蕨 *Phegopteris decursive-pinnata* (H. C. Hall) Fée.

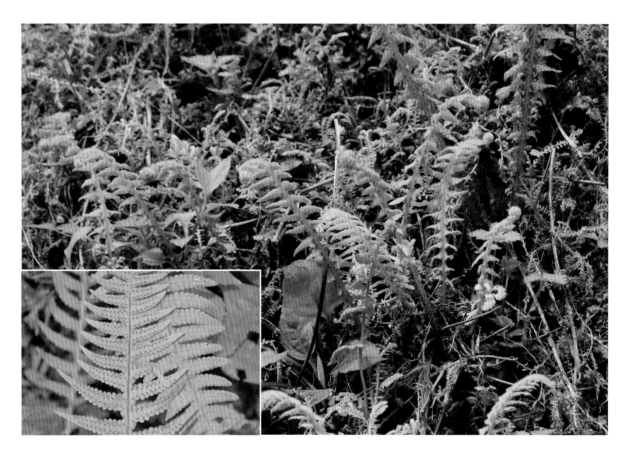

【别　　名】狭羽金星蕨（《中国主要植物图说·蕨类植物门》），短柄卵果蕨（《台湾植物志》），延羽针毛蕨（《天目山药用植物志》）。

【形态特征】植株高30～60 cm。根状茎短而直立，连同叶柄基部被红棕色、具长缘毛的狭披针形鳞片。叶簇生；叶柄长10～25 cm，淡禾秆色；叶片长20～50 cm，披针形，先端羽裂，基部渐变狭，二回羽裂，或一回羽状而边缘具粗齿；羽片20～30对，互生，斜展，中部的最大，狭披针形，在羽片间彼此以圆耳状或三角形的翅相连；羽裂达1/3～1/2，裂片斜展，卵状三角形，钝头，全缘，向两端的羽片逐渐缩短，基部一对羽片常缩小成耳片；叶脉羽状，侧脉单一，伸达叶边；叶草质，沿叶轴、羽轴和叶脉两面被灰白色的单细胞针状短毛，下面并混生顶端分叉或呈星状的毛，在叶轴和羽轴下面还疏生淡棕色、毛状的或披针形而具缘毛的鳞片。孢子囊群近圆形，背生于侧脉的近顶端，每裂片2～3对，幼时中央有成束的、具柄的分叉毛，无盖；孢子囊体顶部近环带处有时有短刚毛或具柄的头状毛。

【分布与生境】梵净山地区资源分布的代表区域：洼溪河、盘溪河等地。生于海拔1500 m以下的路边、林缘、疏林下、灌丛中。

【中　药　名】小叶金鸡尾巴草（根茎）。

【功效主治】利湿消肿，收敛解毒。主治水肿，腹水，疮毒溃烂久不收口，外伤出血。

【采收加工】夏、秋季采收，洗净，鲜用或晒干。

【用法用量】内服：煎汤，15～30 g。

【用药经验】水湿臌胀：小叶金鸡尾巴草90 g，醉鱼草、羊蹄各30 g，水煎冲适量烧酒，早、晚空腹服。

披针新月蕨 *Pronephrium penangianum* (Hook.) Holtt.

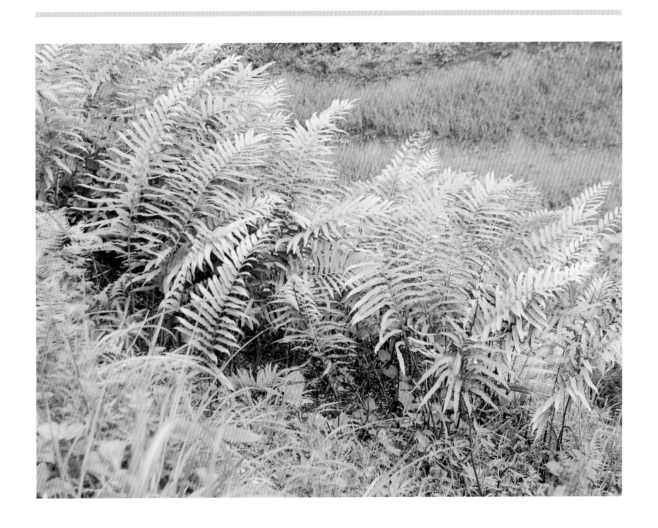

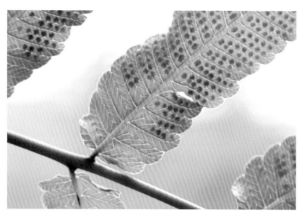 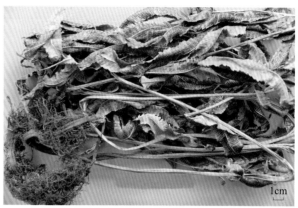

【别　　　名】潘南新月蕨（《中国主要植物图说·蕨类植物门》），光株新月蕨（《中国药
用孢子植物》）。

【形态特征】植株高1～2 m。根状茎长而横走，褐棕色，偶有一二棕色的披针形鳞片。叶远生；
叶柄长可达1 m，褐棕色，向上渐变为淡红棕色，光滑；叶片长圆披针形，长40～
80 cm，宽25～40 cm，奇数一回羽状；侧生羽片10～15对，斜展，互生，有短柄，阔
线形，长20～30 cm，宽2～2.7 cm，渐尖头，基部阔楔形，边缘有软骨质的尖锯齿，
或深裂成齿牙状，上部的羽片略缩短，顶生羽片和中部的同形同大；叶脉下面明显，
侧脉近平展，并行，小脉9～10对，斜上，先端联结，在侧脉间基部形成一个三角
形网眼，并由交结点向上伸出外行小脉，和其上的小脉交结点相连（有时中断），
形成2列狭长的斜方形网眼；叶干后纸质，褐色或红褐色，遍体光滑。孢子囊群圆
形，生于小脉中部或中部稍下处，在侧脉间排成2列，每行约6～7枚，无盖。

【分布与生境】梵净山地区资源分布的代表区域：亚木沟、洼溪河等地。生于海拔900～2572 m的
疏林下或阴地水沟边。

【中　药　名】鸡血莲（根茎或叶）。

【功效主治】活血调经，散瘀止痛，除湿。主治月经不调，崩漏，跌打损伤，风湿痹痛，痢疾，
水肿。

【采收加工】夏、秋季采收，洗净，鲜用或晒干。

【用法用量】内服：煎汤，9～18 g；或浸酒。外用：适量，捣敷；或浸酒搽。

【用药经验】①月经不调：鸡血莲（根茎）15 g，当归、红花、泽兰各9 g，川芎、赤芍各6 g，水
煎服。②跌打损伤：鸡血莲30 g，泡白酒半日后即可饮，每次10～20 mL；外用适量
搽伤处。

西南假毛蕨 *Pseudocyclosorus esquirolii* (Christ) Ching

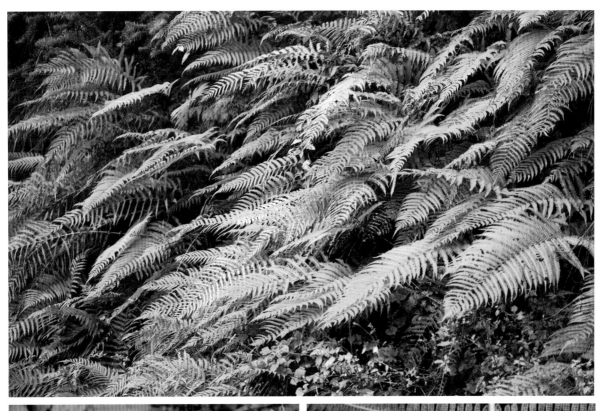

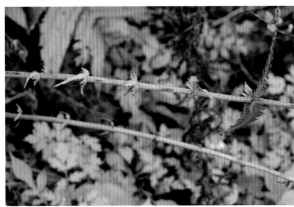
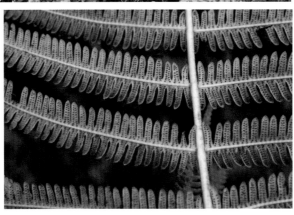

【别　　　名】艾葵假毛蕨（《中国主要植物图说·蕨类植物门》），斜叶金星蕨（《台湾植物志》），大理假毛蕨（《中国蕨类植物孢子形态》）。

【形态特征】植株高达1.5 m。根状茎横走。叶远生，基部以上光滑；叶片长1.3 m，中部宽约30 cm，阔长圆状披针形，先端羽裂渐尖，基部渐变狭，二回深羽裂；羽片多对，下部9~11对互生，无柄，平展，相距3~4 cm，披针形，长尾渐尖头，基部圆截形，对称，羽裂达离羽轴不远处；裂片30~35对，平展，略斜向上，披针形，钝头或急尖头，全缘，彼此以狭的间隔分开，基部一对明显伸长；叶脉可见，主脉两面隆起，侧脉斜上，每裂片8~12对，基部一对出自主脉基部，上侧一脉伸达缺刻底部，下侧一脉伸至缺刻以上的叶边；叶干后厚纸质、褐绿色，两面脉间均光滑无毛，下面沿叶轴和羽轴有针状毛，上面沿羽轴纵沟密被伏贴的刚毛，叶脉及叶缘有一二刚毛。孢子囊群圆形，着生于侧脉中部，每裂片10~12对；囊群盖圆肾形，厚膜质，棕色，无毛，宿存。

【分布与生境】梵净山地区资源分布的代表区域：盘溪河、黑湾河、洼溪河等地。生于海拔450~2100 m的山谷溪边石上或箐沟边。

【中 药 名】西南假毛蕨（全草）。

【功效主治】清热解毒，收敛生肌。主治痢疾肠炎，泄泻，热淋，狂犬咬伤，疮痈溃烂久不收口。

【采收加工】夏、秋季采收，洗净，鲜用或晒干。

【用法用量】内服：煎汤，10~20 g。外用：适量，煎浓汁涂。

普通假毛蕨 *Pseudocyclosorus subochthodes* (Ching) Ching

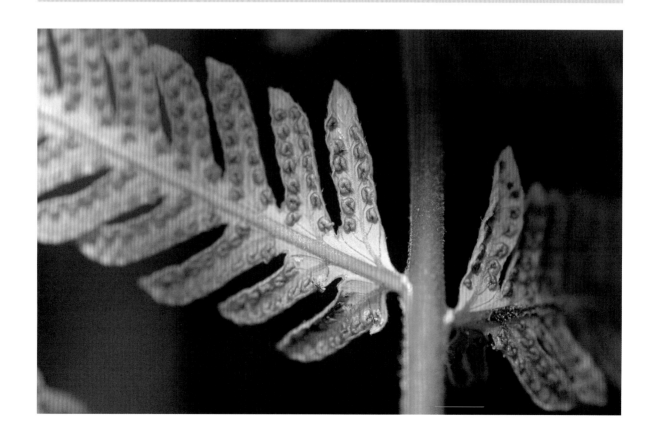

【形态特征】植株高90～110 cm。根状茎短而横卧，黑褐色，疏被鳞片。叶近生或近簇生；叶柄长20～25 cm，基部深棕色，疏被棕色鳞片，向上禾秆色，光滑无毛；叶片长圆披针形，长70～85 cm，中部宽约20 cm，羽裂渐尖头，基部突然变狭，二回深羽裂；下部有3～4对羽片突然缩小成三角形耳片，中部正常羽片26～28对，近对生或互生，斜展，无柄，披针形；裂片28～30对，斜向上或近斜展，以狭的间隔分开，披针形；叶脉明显，主脉隆起，每裂片有侧脉9～10对。孢子囊群圆形，着生于侧脉中上部，稍近叶边；囊群盖圆肾形，厚膜质，淡棕色，无毛；孢子极面观宽椭圆形，具粗刺状纹饰。

【分布与生境】梵净山地区资源分布的代表区域：盘溪河、平定沟、洼溪河等地。生于海拔200～1970 m的杂木林下湿地或山谷石上。

【中 药 名】金鸡尾巴草根（全草）。

【功效主治】清热解毒，收敛生肌。主治疮痈溃烂久不收口。

【采收加工】夏、秋季采收，洗净，晒干。

紫柄蕨 *Pseudophegopteris pyrrhorachis* (Kunze) Ching

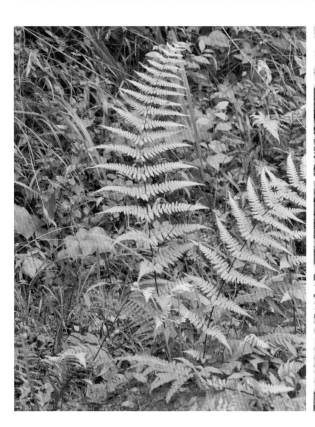
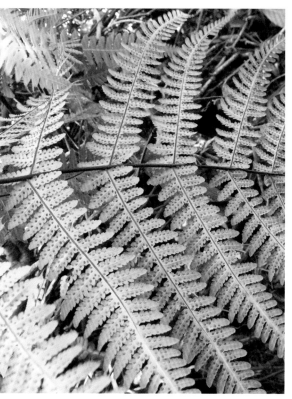

【形态特征】植株高80～100 cm。根状茎长而横走，顶部密被短毛。叶近生或疏生；叶柄长20～40 cm，栗红色，有光泽，基部被短刚毛及少数披针形鳞片，向上光滑无毛；叶片长圆状披针形，先端渐尖，基部几不变狭，二回羽状深裂，羽片15～20对，小羽片15～25对，与羽轴合生，彼此以狭翅相连；裂片三角状长圆形，斜上，先端渐尖，全缘；叶脉不明显；叶草质，干后褐绿色，上面仅沿小羽轴及主脉被短刚毛，下面疏被短针毛，沿羽轴、小羽轴及叶脉较密；叶轴和羽轴为红棕色，光滑或疏生短刚毛。孢子囊群近圆形或卵圆形，每裂片1～2枚，背生于小脉中部以上，较近叶边，在小羽轴两侧各排成不整齐的一行，无囊群盖；孢子囊体近顶部无毛或有1～2根刚毛；孢子圆肾形，周壁表面具明显的网状纹饰，网眼大小及形状不规则。

【分布与生境】梵净山地区资源分布的代表区域：马槽河、亚木沟等地。生于海拔500～1200 m的山坡林下、林缘、山谷溪沟边。

【中 药 名】金鸡尾巴草根（全草）。

【功效主治】祛风除湿，清热消肿，止血。主治风湿，疮痈肿毒，吐血便血等。

【采收加工】夏、秋季采收，洗净，晒干。

贯众叶溪边蕨 *Stegnogramma cyrtomioides* (C. Chr) Ching

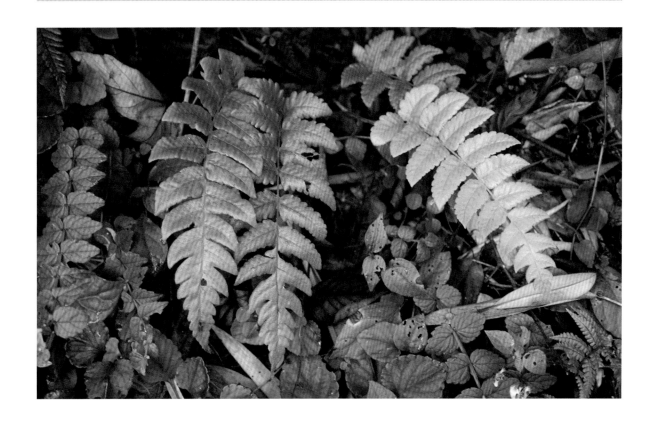

【别　　　　名】溪边蕨（《中国主要植物图说·蕨类植物门》），乳鸡藤、小狗鸡子（四川）。

【形 态 特 征】植株高28～50 cm。根状茎短而直立，密被带毛的棕色狭披针形鳞片和多细胞的针状长毛。叶簇生；叶柄长8～25 cm，禾秆色，基部疏被同样的鳞片，幼时通体密被灰白色多细胞的长针状毛，老时渐脱落；叶脉明显，侧脉间的小脉2～3对，斜向上，仅基部一对先端交结，有时交结脉上延和第二对小脉的上侧一脉在边缘相交，形成一个三角形和另一个菱形网眼；叶干后黄绿色，草质或纸质，下面脉间有短毛，上面沿叶缘和先端有刚毛；叶轴下面密被多细胞的长针状毛，羽轴和叶脉下面被短毛，上面被刚毛。孢子囊群线形，沿小脉着生，无盖；孢子囊群着生处在孢子囊散落后残留下丛生和直立的短毛。

【分布与生境】梵净山地区资源分布的代表区域：平定沟、亚木沟、马槽河等地。生于海拔1500 m的灌木丛中。

【中　药　名】贯众叶溪边蕨（根茎）。

【功 效 主 治】平肝潜阳。主治眩晕，心烦失眠，盗汗。

【采 收 加 工】四季可采，洗净，晒干。

【用 法 用 量】内服：煎汤，6～15 g。

铁角蕨科

华南铁角蕨 *Asplenium austrochinense* Ching

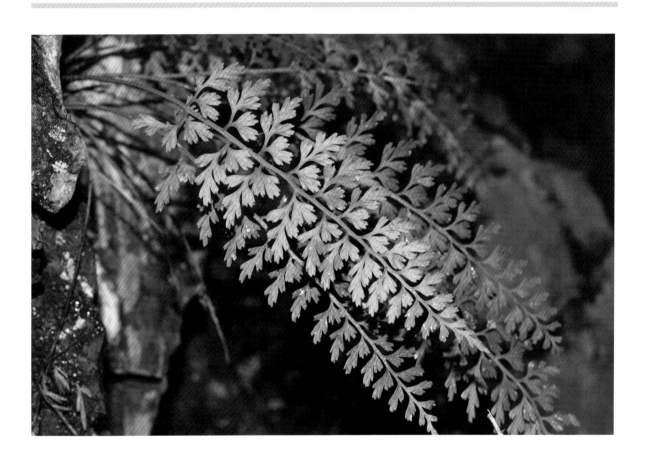

【别　　　名】相似铁角蕨（《植物研究》）。

【形 态 特 征】植株高30～40 cm。根状茎短粗，横走，先端密被鳞片。叶近生；叶柄长10～
　　　　　　　　20 cm，下部为青灰色，向上为灰禾秆色，与叶轴及羽轴下面光滑或略生红棕色
　　　　　　　　鳞片；叶片阔披针形，长18～26 cm，基部宽6～10 cm，渐尖头，二回羽状；羽片
　　　　　　　　10～14对，下部的对生，向上互生，斜展，有长柄，一回羽状；小羽片3～5对，互
　　　　　　　　生，匙形，与叶轴合生，下侧沿羽轴下延，两侧全缘，顶部浅裂为2～3个裂片，裂
　　　　　　　　片顶端近撕裂；羽轴两侧有狭翅；叶脉明显，上面隆起，下面多少凹陷呈沟脊状，
　　　　　　　　小脉扇状二叉分枝，极斜向上，密接，不达叶边；叶坚革质，干后棕色。孢子囊群
　　　　　　　　短线形，褐色，极斜向上，生于小脉中部或中部以上，每小羽片有2～6枚，排列不
　　　　　　　　整齐；囊群盖线形，棕色，厚膜质，全缘，开向主脉或叶边，宿存。

【分布与生境】梵净山地区资源分布的代表区域：肖家河、鱼泉沟、洼溪河等地。生于海拔
400～1000 m的密林下潮湿岩石上。

【中　药　名】华南铁角蕨（全草）。

【功效主治】利湿化浊，止血。主治白浊，前列腺炎，肾炎，刀伤出血。

【采收加工】夏、秋季采收，洗净，晒干。

【用法用量】内服：煎汤，9～15 g。外用：适量，研末撒。

剑叶铁角蕨 *Asplenium ensiforme* Wall. ex Hook. et Grev.

【别　　　名】阿西得、铁郎鸡（《贵州中草药名录》）。

【形态特征】植株高25～45 cm。根状茎短而直立，黑色，密被鳞片；鳞片披针形，厚膜质，黑色，有光泽，全缘或有稀疏的小齿牙。单叶，簇生；主脉明显，粗壮，禾秆色，下面显著地圆形隆起，上面近圆形，有浅纵沟，小脉两面均不明显，极斜向上，二叉，劲直，不达叶边；叶革质，干后黄绿色或淡棕色，上面光滑，下面疏被棕色的星芒状小鳞片，老时逐渐脱落而渐变光滑。孢子囊群线形，棕色，极斜向上，通

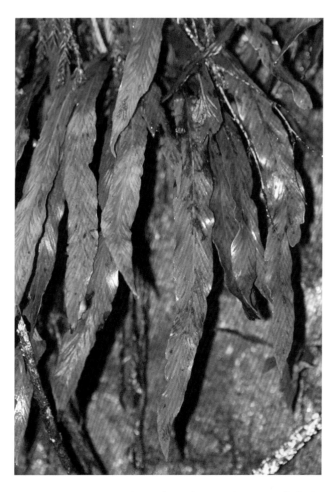

直，自主脉向外行，达叶片宽的2/3～3/4，生于上侧小脉；囊群盖线形，淡黄棕色或淡棕绿色，后变褐色，纸质，全缘，开向主脉，宿存。

【分布与生境】梵净山地区资源分布的代表区域：闵孝、乌罗、芙蓉坝等地。生于海拔840～2572 m的密林下、岩石上或树干上。

【中　药　名】剑叶铁角蕨（全草）。

【功效主治】活血祛瘀，舒筋止痛。主治闭经，跌打损伤，腰痛，风湿麻木。

【采收加工】夏、秋季采收，洗净，晒干。

【用法用量】内服：煎汤，9～15 g。

北京铁角蕨 *Asplenium pekinense* Hance

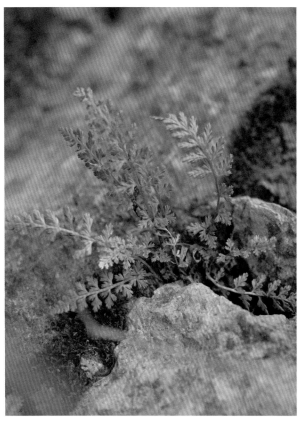
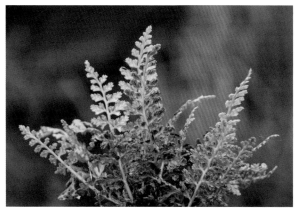
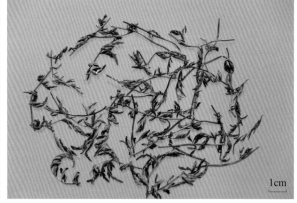

1cm

【别　　　名】地柏叶（《植物名实图考》），小叶鸡尾草、大肥草（《陕西中草药》），风水草、山蕨岩（四川）。

【形态特征】植株高8～20 cm。根状茎短而直立，先端密被鳞片；鳞片披针形，膜质，黑褐色，略有虹色光泽，全缘或略呈微波状。叶簇生；叶柄长2～4 cm，淡绿色，有鳞片；叶片披针形，长6～12 cm，中部宽2～3 cm，先端渐尖，基部略变狭，二回羽状或三回羽裂；羽片9～11对，下部对生，向上互生，斜展，有极短柄，小羽片2～3对，互生，上先出，基部上侧一片最大，紧靠叶轴，椭圆形，裂片3～4片，斜向上，舌形或线形，先端圆截形并有2~3个锐尖的小齿牙，两侧全缘，其余的小羽片较小，不为深裂，斜向上，彼此接近；叶脉两面均明显，上面隆起；叶坚草质，干后灰绿色或暗绿色；叶轴及羽轴与叶片同色，两侧有连续的线状狭翅，下部疏被黑褐色的纤维状小鳞片，向上光滑。孢子囊群近椭圆形，斜向上，每小羽片有1~2枚（基部一对小羽片有2~4枚），位于小羽片中部，排列不甚整齐，成熟后为深棕色，往往满铺于小羽片下面；囊群盖同形，灰白色，膜质，全缘，开向羽轴或主脉，宿存。

【分布与生境】梵净山地区资源分布的代表区域：黑湾河、洼溪河、盘溪河等地。生于海拔400~2572 m的岩石上或石缝中。

【中　药　名】铁杆地柏枝（全草）。

【功效主治】化痰止咳，清热解毒，止血。主治感冒咳嗽，肺结核，痢疾，腹泻，热痹，肿毒，疮痈，跌打损伤，外伤出血。

【采收加工】四月采挖带根全草，洗净，鲜用或晒干。

【用法用量】内服：煎汤，15~30 g。外用：适量，捣敷；或研末敷。

【用药经验】①热痹，肿毒：铁杆地柏枝30 g，排风藤30 g，水煎服。②赤白痢疾：铁杆地柏枝30 g，井口边草30 g，水煎服。③跌扑损伤：铁杆地柏枝适量捣绒，包伤处。

长叶铁角蕨 *Asplenium prolongatum* Hook.

【别　　　名】金鸡尾（《四川常用中药》），花老鼠、尾生根、石上凤尾草（《广西药植名录》），盘龙莲（《贵州草药》）。

【形态特征】植株高20~40 cm。根状茎短而直立，先端密被鳞片；鳞片披针形，黑褐色，有棕色狭边，有光泽，厚膜质，全缘或有微齿牙。叶簇生，近肉质，干后草绿色，略显细纵纹；叶柄淡绿色，叶片线状披针形，二回羽状；叶脉明显，略隆起，每小羽片或裂片有小脉1条，先端有明显的水囊，不达叶边；叶轴与叶柄同色，顶端往往延长成鞭状而生根；羽轴与叶片同色，上面隆起，两侧有狭翅。孢子囊群狭线形，深棕色，每小羽片或裂片1枚，位于小羽片的中部上侧边；囊群盖狭线形，灰绿色，膜质，全缘，开向叶边，宿存。

【分布与生境】梵净山地区资源分布的代表区域：黑湾河、漆树坪、陈家沟、洼溪河等地。附生于海拔200~1800 m的林中树干上或潮湿岩石上。

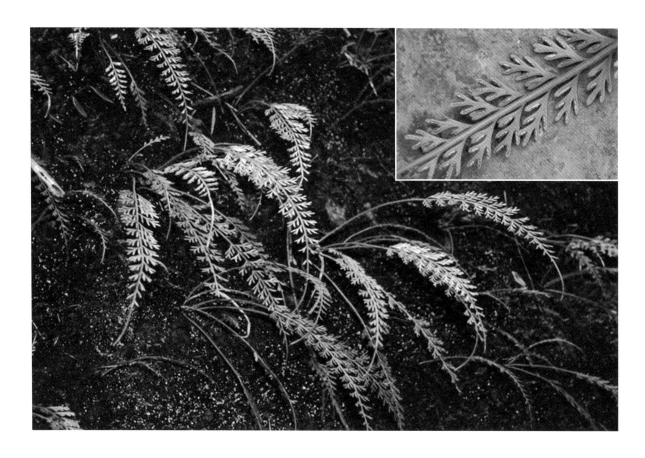

【中 药 名】倒生莲（全草或叶）。

【功效主治】清热除湿，化痰止血。主治咳嗽痰多，风湿痹痛，肠炎痢疾，尿路感染，乳腺炎，
　　　　　　吐血，外伤出血，跌打损伤，烧烫伤。

【采收加工】秋季采收，洗净，鲜用或晒干。

【用法用量】内服：煎汤，9～30 g；或浸酒。外用：鲜品捣敷；或研末敷。

【用药经验】①火眼红肿：倒生莲、散血草，捣烂，敷眼或取汁点眼。②风湿疼痛：倒生莲
　　　　　　30 g，泡酒服。③吐血：倒生莲60 g，煨水服。

华中铁角蕨 *Asplenium sarelii* Hook.

【别　　　名】凤尾蕨（《浙江中药资源名录》），退血草（《湖南药物志》）。

【形态特征】多年生草本，植株高10～23 cm。根状茎短而直立，先端密被鳞片，狭披针形，黑
　　　　　　褐色，有光泽，边缘有微齿牙。叶簇生；叶柄长5～10 cm，淡绿色，上面有浅阔纵
　　　　　　沟；叶片常为卵圆状矩圆形，长5～13 cm，宽2.5～5 cm，基部最宽，先端渐尖，三

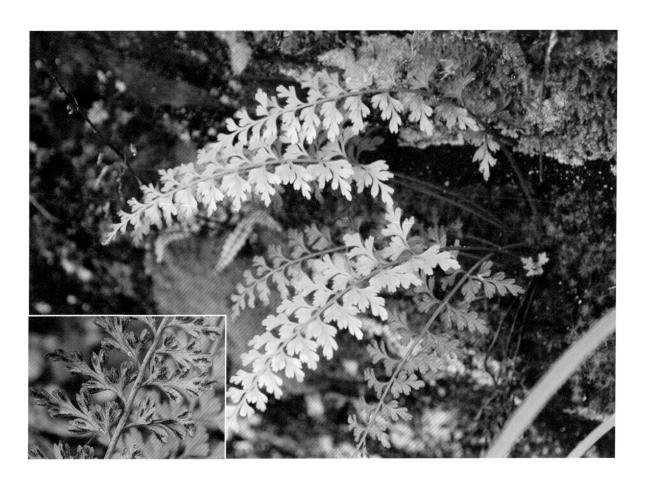

回羽状分裂；羽片卵形，8～10对，基部叶片最大，其余向上羽片见小。孢子囊群线，生于小脉中部，不达叶边，每裂片上1～2枚；囊群盖同形，灰绿色，膜质，全缘，沿叶脉着生。

【分布与生境】梵净山地区资源分布的代表区域：江口怒溪、苗匡及松桃乌罗等地。生于海拔300～2572 m的潮湿岩壁上或石缝中。

【中　药　名】孔雀尾（根茎或全草）。

【功 效 主 治】清热解毒，利湿，止血，生肌。主治流行性感冒，目赤肿痛，扁桃体炎，黄疸，咳嗽，痢疾，肠胃出血，跌打损伤，疮肿疔毒，烧烫伤。

【采 收 加 工】全年均可采收，去须根，洗净，鲜用或晒干。

【用 法 用 量】内服：煎汤，15～30 g。外用：适量，煎水洗；或捣汁涂。

【用 药 经 验】①干咳无痰：孔雀尾30 g，水煎服。②黄疸：孔雀尾30 g，楼梯草30 g，茵陈、青蒿、黄栀子、黑豆各15 g，水煎服。③疮疡或汤火伤：孔雀尾全草熬膏，外搽或敷患处。

铁角蕨 *Asplenium trichomanes* L. Sp.

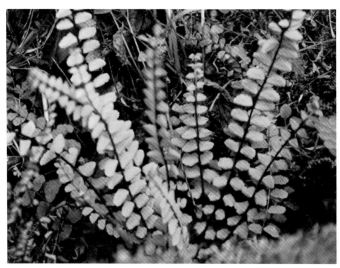 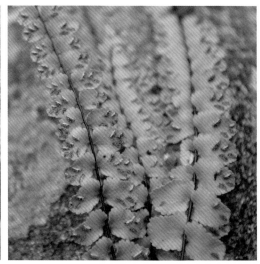

【别　　　名】铁角凤尾草（《植物名实图考》），猪鬃七（《陕西中草药》）。

【形 态 特 征】多年生草本，植株高10～30 cm。根状茎短而直立，密被鳞片。叶簇生；叶柄长3～10 cm，黑褐色，有光泽，基部密被与根状茎上同样的鳞片；叶片线状披针形，长10～25 cm，宽1.2～1.5 cm，长渐尖狭，一回羽状复叶；羽片20～30对，羽叶疏生，斜卵形或扇状椭圆形，先端钝，前缘有细齿，基部广楔形，有极小短柄；叶鞘呈革质，表面深绿色。孢子囊群线形，每个羽片上6～8枚，沿侧脉着生，与中脉略成斜交；囊群盖与孢子囊群同形。

【分布与生境】梵净山地区资源分布的代表区域：黑湾河、石棉厂、陈家沟等地。生于海拔800～2400 m的林下山谷中的岩石上或石缝中。

【中　药　名】铁角凤尾草（全草）。

【功 效 主 治】清热利湿，调经止血，解毒消肿。主治小儿高热惊风，肾炎水肿，食积腹泻，痢疾，咳嗽，咯血，月经不调，白带异常，疮疖肿毒，毒蛇咬伤，水火烫伤，外伤出血。

【采 收 加 工】全年可采，鲜用或晒干。

【用 法 用 量】内服：煎汤，10～30 g。外用：适量，鲜品捣烂敷患处。

【用 药 经 验】小儿疳积：铁角凤尾草9 g，猪肝适量，水煎服。

狭翅铁角蕨 *Asplenium wrightii* Eaton ex Hook.

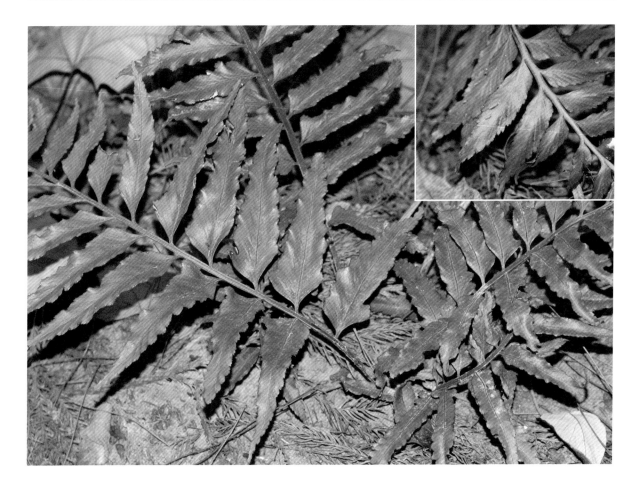

【别　　　名】莱氏铁角蕨（《台湾植物志》）。

【形 态 特 征】植株高达1 m。根状茎短而直立，粗0.7～1.2 cm，密被披针形棕色鳞片。叶簇生；叶柄淡绿色，略有光泽，幼时密被与根状茎上同样的鳞片及深棕色的纤维状小鳞片，老时仅基部密被鳞片，向上渐变光滑，上有纵沟；叶片椭圆形，一回羽状；羽片16～24对，基部对生，向上互生，斜展，下部羽片不缩短，披针形或镰状披针形，尾状长渐尖头，基部不对称并多少下延，各对羽片彼此远离，相距3～8 cm，向上各对羽片与下部的同形，逐渐变短；叶脉羽状，两面均可见，斜向上，不达叶边；叶纸质，干后草绿色或暗绿色；叶轴绿色，光滑，下面圆形，上面有纵沟，中部以上两侧有狭翅。孢子囊群线形，褐棕色，斜向上，略向外弯，生于上侧一脉；囊群盖线形，灰棕色，后变褐棕色，膜质，全缘，开向主脉，宿存。

【分布与生境】梵净山地区资源分布的代表区域：张家坝、肖家河、郭家沟等地。生于海拔230～1100 m的林下溪边岩石上。

【中　药　名】狭翅铁角蕨（全草）。

【功 效 主 治】清热解毒。主治疮疡肿毒。

【采 收 加 工】夏、秋季采收，洗净，晒干。

【用 法 用 量】内服：煎汤，9～15 g。

球子蕨科

东方荚果蕨 *Pentarhizidium orientale* Hayata

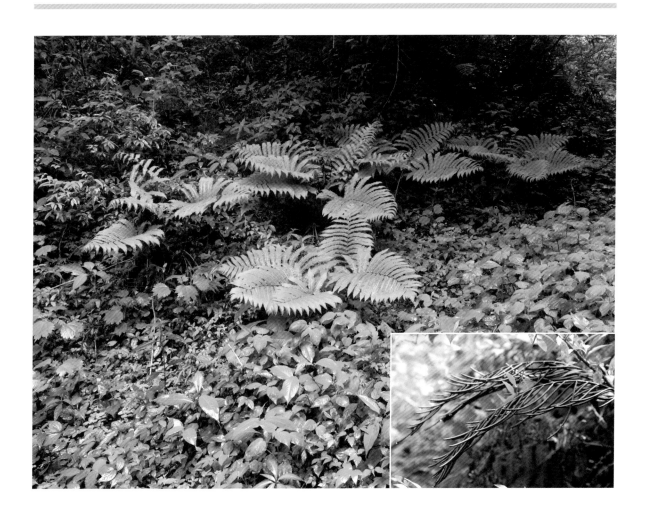

【别　　名】大叶蕨、马来巴（四川）。

【形态特征】植株高达1 m。根状茎短而直立，木质，坚硬，先端及叶柄基部密被鳞片。叶簇生，二型；营养叶的叶柄长30~80 cm，禾秆色；叶片长椭圆形，长50~80 cm，宽25~40 cm，顶端渐尖，深羽裂，基部不变狭，叶轴和羽轴疏被狭披针形鳞片，二回羽状深裂；羽片长12~22 cm，宽2.5~3 cm，裂片边缘略具钝齿；侧脉单一；孢子叶一回羽状；羽片栗褐色，有光泽，向下面反卷包被囊群成荚果状。孢子囊群圆形，生于侧脉的分枝顶端，成熟时汇合成条形；囊群盖白膜质，近圆心形，基部着生，向外卷盖囊群，成熟时压在囊群下面，最后散失。

【分布与生境】梵净山地区资源分布的代表区域：燕子阡、牛头山、棉絮岭、肖家河等地。生于海拔1200～2200 m的阔叶林下、林缘阴湿处。

【中　药　名】东方荚果蕨（根茎、茎叶或全草）。

【功 效 主 治】祛风，止血。主治风湿痹痛，外伤出血。

【采 收 加 工】全年均可采收，洗净，晒干或鲜用。

【用 法 用 量】内服：煎汤，15～30 g。外用：适量，捣敷。

【用 药 经 验】①风湿痛：东方荚果蕨（根茎）15～30 g，水煎服。②外伤出血：东方荚果蕨（鲜草）捣烂外敷。

乌毛蕨科

荚囊蕨 *Struthiopteris eburnea* (Christ) Ching

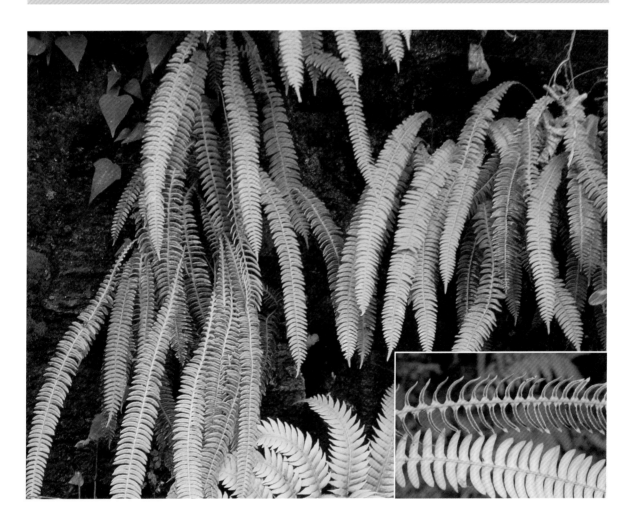

【别　　名】天长乌毛蕨（《台湾植物志》），象牙乌毛蕨（《中国蕨类植物图谱》）。

【形态特征】植株高18～60 cm。根状茎直立，粗短，或长而斜生，密被鳞片，鳞片披针形，先端纤维状，边缘全缘或偶有少数小齿牙，棕色或中部为深褐色，有光泽，厚膜质。叶簇生，二型；柄长3～24 cm，禾秆色，基部密被与根状茎上同样的鳞片，向上渐变光滑；叶片线状披针形，两端渐狭，长14～45 cm，中部以上宽2～6 cm，一回羽状；羽片多数，篦齿状排列；叶脉不明显，在羽片上为羽状，小脉斜向上，二叉，不达叶边；叶坚革质，干后暗绿色或带棕色，无毛，上面有时呈皱褶状；叶轴禾秆色，光滑，上面有浅纵沟；能育叶与不育叶同形而较狭。孢子囊群线形，着生于主脉与叶缘之间，沿主脉两侧各1行，几与羽片等长，但不达羽片基部及先端；囊群盖纸质，拱形，与孢子囊群同形并紧孢子囊群，开向主脉，宿存。

【分布与生境】梵净山地区资源分布的代表区域：江口，印江芙蓉坝、木黄及松桃乌罗等地。生于海拔500～1650 m的石灰岩石壁上。

【中　药　名】荚囊蕨（根茎）。

【功效主治】清热解毒，散瘀消肿。主治淋证，跌打损伤，疔疮痈毒。

【采收加工】秋季采收，洗净，晒干或鲜用。

【用法用量】内服：煎汤，6～15 g。外用：适量，捣敷。

狗　脊 *Woodwardia japonica* (L. F.) Smith

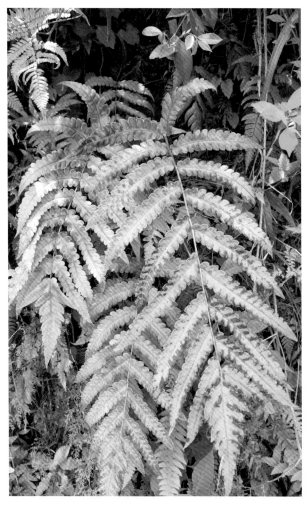
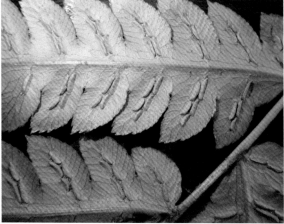
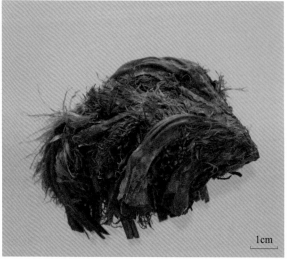

1cm

【别　　　名】日本狗脊蕨（台湾）。

【形 态 特 征】植株高80～120 cm。根状茎粗壮，横卧，暗褐色，被披针形或线状披针形的鳞片。叶近生，近革质，干后棕色或棕绿色，两面无毛或下面疏被短柔毛；羽轴下面的下部密被棕色纤维状小鳞片，向上逐渐稀疏；叶柄暗浅棕色，坚硬，下部密被与根状茎上相同而较小的鳞片，向上至叶轴逐渐稀疏，老时脱落；叶片长卵形，二回羽裂，顶生羽片卵状披针形或长三角状披针形，大于其下的侧生羽片，其基部一对裂片往往伸长；叶脉明显，羽轴及主脉均为浅棕色，两面均隆起，在羽轴及主脉两侧各有1行狭长网眼，其外侧尚有若干不整齐的多角形网眼，其余小脉分离，单一或分叉，直达叶边。孢子囊群线形，挺直，着生于主脉两侧的狭长网眼上，也有时生于羽轴两侧的狭长网眼上，不连续，呈单行排列；囊群盖线形，质厚，棕褐色，成熟时开向主脉或羽轴，宿存。

【分布与生境】梵净山地区资源分布的代表区域：黑湾河、大河、泡木坝、牛角洞等地。生于山坡疏林下阴湿处。

【中　药　名】狗脊贯众（根茎）。

【功 效 主 治】清热解毒，杀虫，止血，祛风湿。主治风热感冒，时行瘟疫，疮痈肿毒，虫积腹痛，小儿疳积，痢疾，便血，崩漏，外伤出血，风湿痹痛。

【采 收 加 工】春、秋季采挖，削去叶柄、须根，除净泥土，晒干。

【用 法 用 量】内服：煎汤，9～15 g，大剂量可用至30 g；或浸酒；或入丸，散。外用：适量，捣敷；或研末调涂。

【用 药 经 验】腹中邪热诸毒：狗脊贯众15 g，水煎服。

顶芽狗脊 *Woodwardia unigemmata* (Makino) Nakai

【别　　　名】细叶虎牙草（《湖南药物志》），大叶贯众（四川）。

【形 态 特 征】植株高达2 m。根状茎横卧，黑褐色，密被披针形鳞。叶近生，基部褐色并密被与根状茎上相同的鳞片，向上为少数较小的棕禾秆色的鳞片；叶片长卵形或椭圆形，二回深羽裂；羽片7～13对，互生或下部的近对生，羽状深裂达羽轴两侧的宽翅；裂片14～18对，互生，斜展，彼此接近；叶脉明显，与叶轴同为棕禾秆色，在羽轴及主脉两侧各有1行狭长网眼和1～2行不整齐的多角形网眼；叶革质，干后棕色或

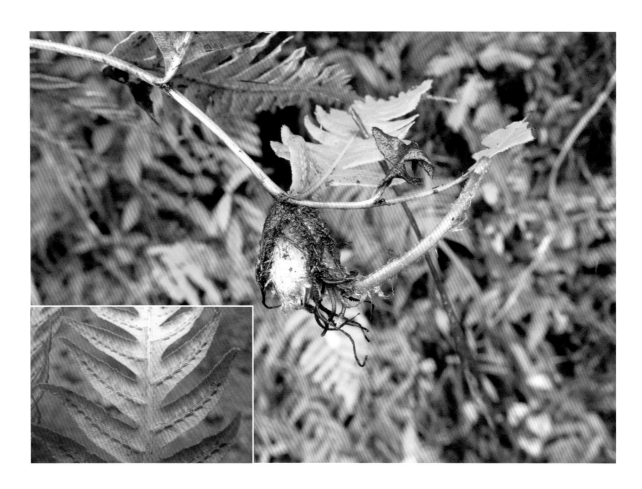

褐棕色，无毛，叶轴及羽轴下面疏被棕色纤维状小鳞片，尤以羽片着生处较密，叶轴近先端具1枚被棕色鳞片的腋生大芽胞。孢子囊群粗短线形，挺直或略弯，着生于主脉两侧的狭长网眼上，彼此接近或略疏离，下陷于叶肉；囊群盖同形，厚膜质，棕色或棕褐色，成熟时开向主脉。

【分布与生境】梵净山地区资源分布的代表区域：黑湾河、盘溪河等地。生于海拔500~1900 m的阔叶林下，为常见种类。

【中　药　名】狗脊贯众（根茎）。

【功效主治】清热解毒，杀虫，止血，祛风湿。主治风热感冒，时行瘟疫，疮痈肿毒，虫积腹痛，小儿疳积，痢疾，便血，崩漏，外伤出血，风湿痹痛。

【采收加工】春、秋季采挖，削去叶柄、须根，除净泥土，晒干。

【用法用量】内服：煎汤，9~15 g，大剂量可用至30 g；或浸酒；或入丸、散。外用：适量，捣敷；或研末调涂。

【用药经验】腹中邪热诸毒：狗脊贯众15 g，水煎服。

柄盖蕨科

鱼鳞蕨 *Acrophorus stipellatus* (Wall.) Moore

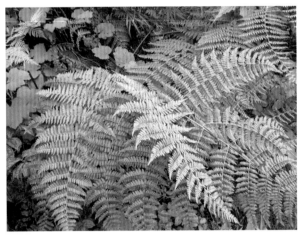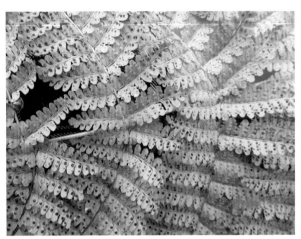

【形 态 特 征】植株高1～1.5 m。根状茎粗短直立，先端密被卵状披针形鳞片；鳞片大，棕色，卵状披针形，基部心形。叶簇生；柄长40～80 cm，基部深棕色，密被与根状茎上同样的鳞片，向上禾秆色且渐变光滑；叶片卵形，长宽各50～80 cm，先端渐尖，四回羽裂，偶有五回羽裂；羽片10对左右，对生，基部一对最大；小羽片约15对，基部一对对生并缩短，末回裂片圆钝头，边缘浅裂或波状，侧脉单一（偶有二叉）；叶薄纸质。孢子囊群小，圆形，每裂片上1枚，生于小脉顶端；囊群盖近半球形或卵圆形，膜质，仅基部一点着生；孢子极面观宽椭圆形，表面具3～4条粗脊状褶皱，脊上有穿孔。

【分布与生境】梵净山地区资源分布的代表区域：黑湾河、鱼坳、苗香坪等地。生于海拔600～1000 m的阴湿林下、林缘、溪沟边。

【中　药　名】狗脊贯众（根茎）。

【功 效 主 治】清热解毒。主治疮痈肿毒。

【采 收 加 工】秋季采收，洗净，鲜用或晒干。

岩蕨科

耳羽岩蕨 *Woodsia polystichoides* Eaton

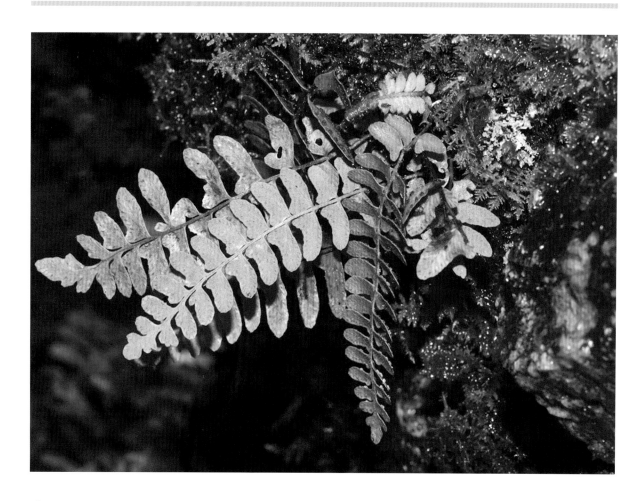

【别　　　名】耳羽草（《四川省中药资源普查名录》）。

【形态特征】植株高10~30 cm。根状茎直立或斜升，连同叶柄基部密被鳞片，鳞片棕色，膜质，卵状披针形，边缘略呈流苏状。叶簇生；叶柄长深禾秆色至栗褐色，向上连同叶轴、羽轴疏生小鳞片并密被长毛，顶端或近顶端有一倾斜关节；叶片狭披针形，长7~23 cm，宽1.5~3.2 cm，一回羽状；羽片15~28对，下部的缩小，斜向下，中部的较大，平展，卵形至长圆形，基部不对称，上侧截形有耳状凸起，下侧楔形，先端钝，边缘全缘至具波状钝齿；叶纸质，两面被长毛；叶脉羽状，小脉先端膨大成水囊体，不达叶边。孢子囊群圆形；囊群盖下位，膜质；孢子极面观宽椭圆形，表面具翅状纹饰。

【分布与生境】梵净山地区多有分布。生于海拔1400～2400 m的高中山河谷、山脊及山顶石隙。

【中　药　名】蜈蚣旗根（根茎）。

【功 效 主 治】舒筋活络。主治筋伤疼痛，活动不利。

【采 收 加 工】全年均可采收，洗净，鲜用。

【用 法 用 量】外用：适量，鲜品捣敷。

【用 药 经 验】伤筋：蜈蚣旗根、山天萝（葡萄科蛇葡萄）根（外去栓皮，内除木心）各适量，共
　　　　　　　捣烂，加酒精或黄酒做成饼，烘热，包敷伤处，每日换药1～2次，忌食酸辣。

鳞毛蕨科

斜方复叶耳蕨 *Arachniodes amabilis* (Blume) Tindale

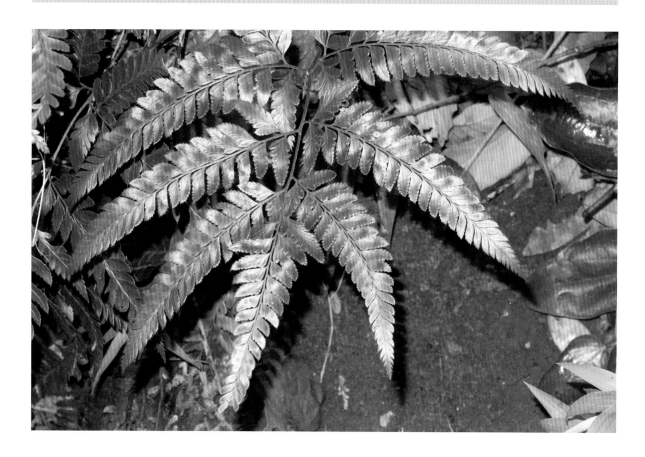

【别　　名】可爱汝蕨（《中国主要植物图说·蕨类植物门》），可爱复叶耳蕨（《天目山药用植物志》），线鸡尾（四川）。

【形态特征】根状茎横卧，连同叶柄基部密被棕色的狭披针形鳞片。叶近生；叶柄长20～46 cm，基部以上近光滑；叶片卵形至长圆形，长23～40 cm，宽14～20 cm，二回羽状，少有基部三回羽状者；侧生羽片6～8对以上，下部2～3对较大，基部一对最大，近三角形，其基部下侧一片小羽片明显伸长，上部羽片线状披针形，一回羽状；顶生羽片与中部的侧生羽片同形；小羽片斜方形，基部不对称，上侧截形，略成三角形凸起，下侧斜切，先端锐尖，边缘具芒刺尖齿；叶纸质，两面光滑；叶脉羽状。孢子囊群圆形，生小脉顶端；囊群盖圆肾形，边缘有睫状毛；孢子极面观椭圆形，表面具耳状褶皱。

【分布与生境】梵净山地区资源分布的代表区域：漆树坪、鱼坳、回香坪等地。生于海拔100~1200 m
　　　　　　　的山地常绿阔叶林下。

【中　药　名】大叶鸭脚莲（根茎）。

【功效主治】祛风止痛，益肺止咳。主治风湿关节痛，肺痨咳嗽。

【采收加工】全年可采挖，除去叶，洗净泥土，鲜用或晒干。

【用法用量】内服：煎汤，10 ~ 15 g，鲜品30 ~ 60 g。

【用药经验】关节疼痛：大叶鸭脚莲60 g，丹参、五加皮各30 g，水煎，冲入黄酒适量，空腹
　　　　　　　服，忌食酸辣、芥菜。

中华复叶耳蕨 *Arachniodes chinensis* (Rosenst.) Ching

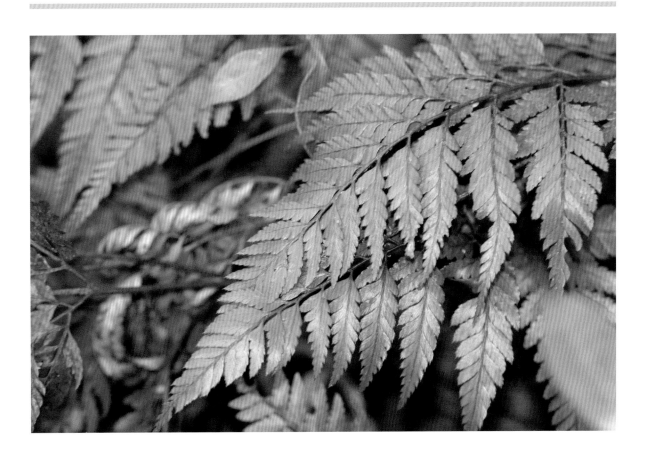

【别　　　名】半育复叶耳蕨（《植物研究》）。

【形态特征】植株高50 ~ 80 cm。根状茎横卧，鳞片褐色，狭披针形。叶近生；叶柄长25 ~
　　　　　　　40 cm，连同叶轴、羽轴密被黑色或黑褐色、线状披针形贴生的鳞片；叶片卵状三
　　　　　　　角形，长27 ~ 42 cm，宽25 ~ 30 cm，顶部突然变狭，尾状渐尖，基部最宽，三回羽

状；羽片8～10对，基部一对最大，狭三角形，长达15 cm，宽7～10 cm，二回羽状；基部一对小羽片伸长，下侧的尤长；第二对及以上的羽片披针形，一回羽状或二回羽裂；末回小羽片长圆形，边缘具浅裂或芒刺状锯齿；叶纸质，上面光滑，下面沿叶脉疏被小鳞片；叶脉羽状，侧脉二至三叉。孢子囊群圆形，生小脉顶端；囊群盖圆肾状，边缘具短睫状毛；孢子极面观椭圆形，表面具翅状纹饰，翅缘有刺。

【分布与生境】梵净山地区资源分布的代表区域：黑湾河、洼溪河、亚木沟等地。生于海拔540～1400 m的酸性山地的山坡林下、溪边。

【中　药　名】中华芒蕨（全草）。

【功效主治】清热解毒，消肿散瘀，止血止痢。主治疮痈肿毒，崩漏。

【采收加工】全年可采挖，洗净泥土，鲜用或晒干。

【用法用量】内服：煎汤，15～30 g。外用：适量，研末调敷。

长尾复叶耳蕨 *Arachniodes simplicior* (Makino) Ohwi

【别　　　名】小叶金鸡尾巴草、稀羽复叶耳蕨（《天目山药用植物志》），简单汝蕨（《中国主要植物图说·蕨类植物门》）。

【形态特征】植株高75 cm。叶柄长40 cm，禾秆色，基部被褐棕色、披针形鳞片，向上偶有1或2枚同形鳞片；叶片卵状五角形，长35 cm，宽约20 cm，顶部有一片具柄的顶生羽状羽片，与其下侧生羽片同形，基部近平截，三回羽状；侧生羽片4对，基部一对对生，向上的互生，有柄，斜展，分开，基部一对最大，斜三

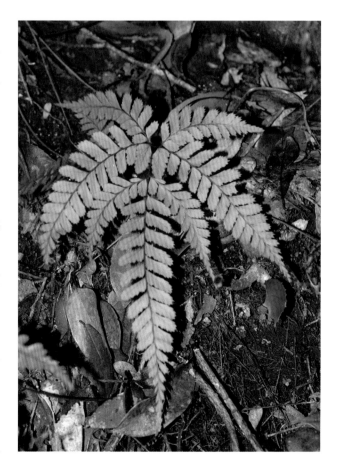

角形，长16 cm，宽8 cm，渐尖头，基部不对称，斜楔形，基部二回羽状；小羽片22对，互生，有短柄，基部下侧一片特别伸长，披针形，长8 cm，基部宽2.2 cm，渐尖头，基部近圆形，羽状；末回小羽片约16对，互生，几无柄，长圆状，钝尖头；叶干后纸质，灰绿色，光滑，叶轴和各回羽毛轴下面偶被褐棕色、钻形小鳞片。孢子囊群每小羽片4～6对，略近叶边生；囊群盖深棕色，膜质，脱落。

【分布与生境】梵净山地区多有分布。生于海拔400～1500 m的黑湾河常绿阔叶林的山坡路边、沟边、林下。

【中　药　名】长尾复叶耳蕨（根茎）。

【功效主治】清热解毒。主治内热腹痛。

【采收加工】全年均可采收，除去须根，削去叶柄，鲜用或晒干。

【用法用量】内服：煎汤，10～15 g。

【用药经验】内热腹痛：长尾复叶耳蕨9～15 g，煎服。

美观复叶耳蕨 *Arachniodes speciosa* (D. Don) Ching

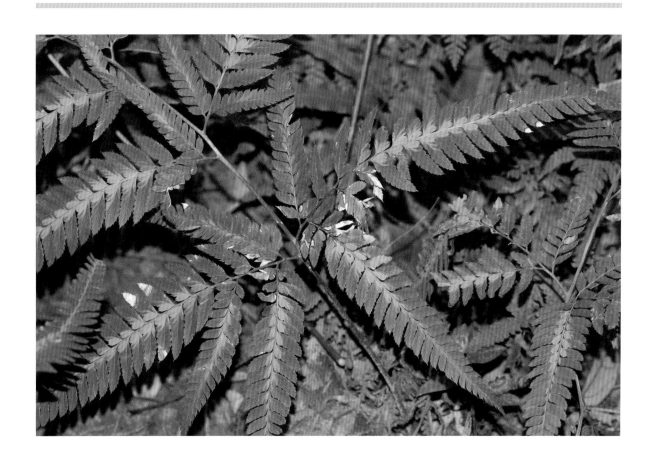

【别　　　名】华丽汝蕨（《植物分类学报》），冷蕨萁、复叶耳蕨（《西昌中草药》），美丽复叶耳蕨（《海南植物志》）。

【形 态 特 征】根状茎斜生或横卧，连同叶柄基部密被鳞片，鳞片深棕色、质厚、有光泽、披针形。叶簇生或近生；叶柄禾秆色，下部密被黑褐色披针形鳞片；叶轴及各回羽轴下面疏被黑褐色纤毛状鳞片；叶片卵状三角形至卵形，三回羽状；侧生羽片3～5对，基部一对最大，近三角形，第二对及以上的羽片线状披针形，通常一回羽状，顶生羽片与中部的侧生羽片同形；末回小羽片斜长圆形，基部不对称，上侧截形，下侧斜切，先端钝，边缘多少分裂；裂片顶端有芒刺状粗齿；叶纸质，两面光滑；叶脉羽状，侧脉二至三叉。孢子囊群圆形，生小脉顶端；囊群盖圆肾形，褐色，早落；孢子面观椭圆形，表面瘤块状。

【分布与生境】梵净山地区资源分布的代表区域：黑湾河、盘溪河、马槽河等地。生于海拔700～1200 m的酸性山地的山坡或沟谷林下、林缘。

【中　药　名】小狗脊（根茎）。

【功 效 主 治】清热解毒，祛风止痒，活血散瘀。主治热泻，风疹，跌打瘀肿。

【采 收 加 工】全年可采挖，除去大部分叶柄及泥土，鲜用或晒干。

【用 法 用 量】内服：煎汤，5～10 g。外用：适量，捣敷。

刺齿贯众　*Cyrtomium caryotideum* (Wall. ex Hook. et Grev.) Presl

【别　　　名】尖耳贯众（《中国主要植物图说·蕨类植物门》），细齿贯众蕨（《台湾植物志》）。

【形 态 特 征】植株高40～70 cm。根状茎直立或斜升，连同叶柄基部密被鳞片，鳞片大，深褐色，阔披针形，有光泽。叶簇生；叶柄长15～30 cm；叶片长圆披针形，长25～40 cm，宽11～22 cm，基部不变狭，奇数一回羽状；顶生羽片大，三叉状；侧生羽片5～7对，阔镰状三角形，基部圆楔形，上侧或有时两侧呈尖三角形耳状，有柄，先端尾尖，边缘密生刺状尖齿；叶纸质，两面光滑或下面略有小鳞片；叶脉网结，沿主脉两侧各有多行网眼，具内藏小脉1～3条。孢子囊群圆形，背生内藏小脉中下部，几满布叶背；囊群盖圆盾形，边缘流苏状。

【分布与生境】梵净山地区资源分布的代表区域：黑湾河、洼溪河、马槽河、肖家河、鱼泉沟等地。生于海拔500～1200 m的阔叶林缘、沟谷、溪边。

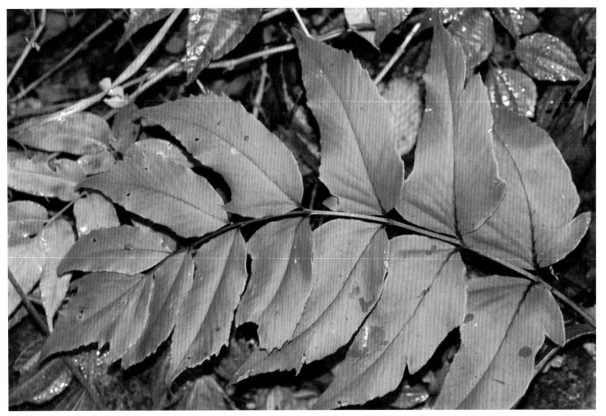

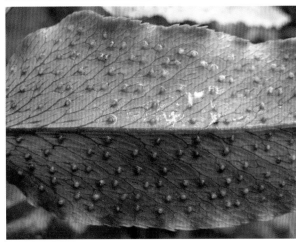

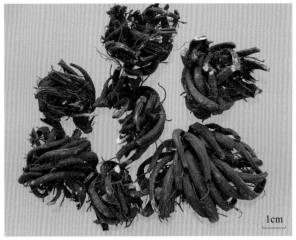

【中 药 名】大昏头鸡（根茎）。

【功效主治】清热解毒，活血散瘀，利水消肿。主治疔疮痈肿，瘰疬，跌打损伤，毒蛇咬伤，崩漏带下，水肿，蛔积；并能预防流行性感冒，麻疹。

【采收加工】全年均可采挖，挖出根茎，除去泥沙和叶，鲜用或晒干。

【用法用量】内服：煎服，10～30 g；或浸酒。外用：适量，煎汤洗。

【用药经验】①流行性感冒：大昏头鸡9 g，水煎服。 ②水肿：大昏头鸡、黄地榆各15 g，煨水服。

贯 众 *Cyrtomium fortunei* J. Smith

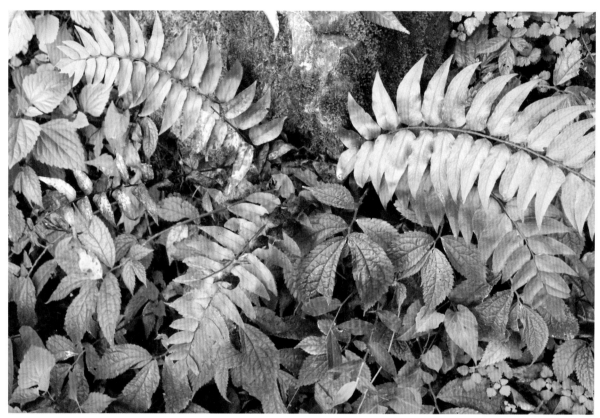

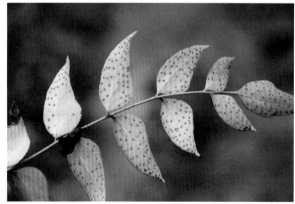

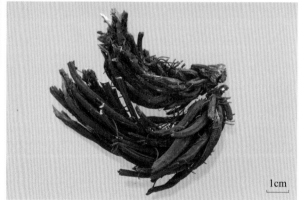

1cm

【别　　　名】鸡公头（《天宝本草》），铁狼鸡（《贵州民间方药集》），鸡脑壳（《草木
便方》）。

【形 态 特 征】植株高35～70 cm。根状茎直立或斜生，连同叶柄基部密被鳞片，鳞片大，深棕
色，阔卵状披针形。叶簇生；叶柄长10～20 cm，基部以上疏被大鳞片和线状披针
形鳞片；叶片长圆披针形，长25～50 cm，宽10～16 cm，奇数一回羽状；侧生羽

片12~19对，略呈镰状披针形，中部的长6~9 cm，宽1.5~2 cm，先端渐尖至长渐尖，基部上侧凸起或不凸起，下侧圆楔形，边缘具缺刻状齿；下部羽片彼此较疏离，略变短而宽；顶生羽片分离，二至三叉；叶纸质；叶轴下面有披针形及纤维状鳞片；叶脉网结，网眼内有内藏小脉1~2条。孢子囊群圆形，背生内藏小脉中部以上；囊群盖圆盾形，大而全缘。

【分布与生境】梵净山地区均有分布。生于海拔500~1500 m的沟谷、林缘、潮湿的岩壁上。

【中　药　名】小贯众（根茎），公鸡头叶（叶）。

【功 效 主 治】■小贯众　清热解毒，凉血祛瘀，驱虫。主治感冒，热病斑疹，白喉，乳痈，瘰疬，痢疾，黄疸，吐血，便血，崩漏，痔血，带下，跌打损伤，肠道寄生虫病。

　　　　　　　■公鸡头叶　凉血止血，清热利湿。主治崩漏，白带异常，刀伤出血，烫火伤。

【采 收 加 工】■小贯众　全年均可采收。全株挖起，清除地上部分及须根后充分晒干。

　　　　　　　■公鸡头叶　全年均可采收，摘取叶，清洗，鲜用或晒干。

【用 法 用 量】■小贯众　内服：煎汤，9~15 g。外用：适量，捣敷；或研末调敷。

　　　　　　　■公鸡头叶　内服：煎汤，9~15 g；研末，3~6 g。外用：适量，捣绒敷；或研末调涂。

【用 药 经 验】①刀伤出血：公鸡头叶捣绒，敷患处。②痔疮出血：小贯众30 g，炖猪大肠吃。

尖羽贯众　*Cyrtomium hookerianum* (C. Presl) C. Chr.

【别　　　　名】虎克贯众（《中国主要植物图说·蕨类植物门》），狭叶贯众蕨（《台湾植物志》）。

【形 态 特 征】植株高50~100 cm。根状茎直立，鳞片棕色，披针形。叶簇生；叶柄长25~54 cm；叶片披针形至阔披针形，长42~78 cm，宽12~20 cm，基部圆，先端羽裂渐尖，一回羽状；侧生羽片15~20对，中部的狭披针形，长8~15 cm，宽1.5~3 cm，基部略不对称，上侧不凸出或稍凸起，楔形或圆楔形，下侧狭楔形，有柄，先端渐尖至长渐尖，略上弯，边缘全缘，或中部以上有小齿；叶纸质，上面光滑，下面疏被小鳞片；叶脉网结，沿主脉两侧各有网眼2列。孢子囊群圆形，位于中脉两侧各成1~3行；囊群盖圆盾形，易落；孢子极面观椭圆形，表面具脊状纹饰。

【分布与生境】梵净山地区资源分布的代表区域：洼溪河、盘溪河等地。生于海拔700~1660 m的阴湿林下、林缘、山路旁、沟边。

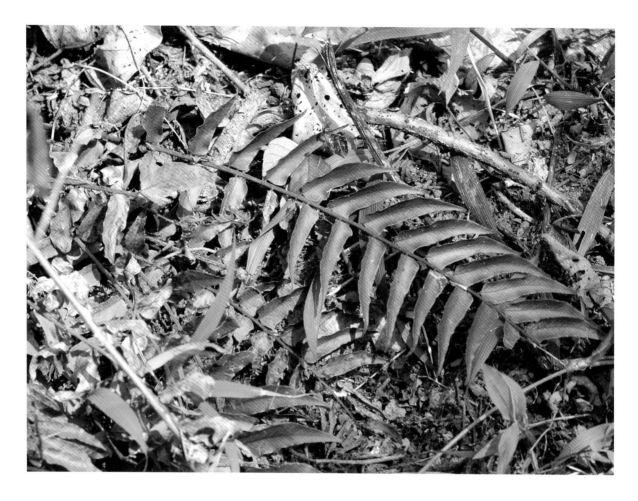

【中　药　名】黑狗脊（根茎）。

【功效主治】活血散瘀，利水通淋。主治流行性感冒，水肿，跌打损伤，崩漏，蛔积。

【采收加工】秋后采挖，洗净，切片，晒干。

大叶贯众 *Cyrtomium macrophyllum* (Makino) Tagawa

【别　　　名】野鸡头、猪仔（四川），贯众（甘肃）。

【形态特征】多年生草本。根状茎直立，连同叶柄基部密被鳞片，鳞片大，深棕色，卵形至披针形，有光泽。叶簇生；叶柄长26～38 cm；叶片长圆形至长圆披针形，长28～54 cm，宽10～30 cm，基部不变狭，奇数一回羽状；顶生羽片大，三叉状；侧生羽片3～8对，斜展，有短柄，基部一对卵形，长12～20 cm，宽4～7 cm，向上的羽片逐渐由狭卵形变为长圆披针形，基部圆或圆楔形，先端渐尖至尾尖，边缘全缘，或仅中部

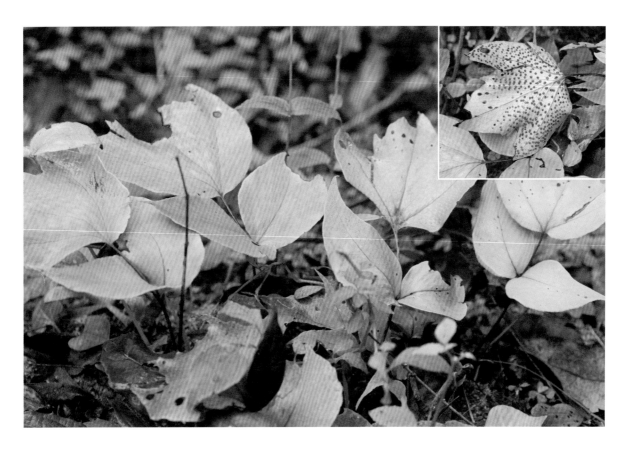

以上略具短尖齿；叶纸质，两面光滑或下面疏被鳞毛；叶脉网结，沿主脉两侧各有多行网眼；顶生羽片卵形或菱状卵形，二叉或三叉状。孢子囊群圆形，遍布羽片背面；囊群盖圆盾形，全缘或近全缘；孢子极面观椭圆形，表面具耳状褶皱。

【分布与生境】梵净山地区资源分布的代表区域：黑湾河、盘溪河、马槽河等地。生于海拔850~2100 m的阴湿山坡林下或溪边。

【中　药　名】大叶贯众（根茎）。

【功效主治】清热解毒，活血止血。主治流行性感冒，流行性乙型脑炎，崩漏。

【采收加工】全年均可采挖。除去泥沙和叶，晒干或鲜用。

【用法用量】内服：煎汤，9~15 g。

阔鳞鳞毛蕨 *Dryopteris championii* (Benth.) C. Chr.

【别　　名】多鳞毛蕨（《湖南药物志》），东南鳞毛蕨（《浙江药用植物志》），卵鳞鳞毛蕨（《中国药用孢子植物》）。

【形态特征】植株高达94 cm。根状茎横卧或斜升，连同叶柄、叶轴密被鳞片，鳞片棕色，膜质，阔披针形、卵状披针形及狭披针形。叶簇生；叶柄长16~48 cm；叶片卵状长圆形至长圆形，长40~60 cm，宽16~30 cm，二回羽状；羽片披针形或线状披针形，基部羽片较大，长10~20 cm，宽3~6 cm，小羽片卵形至卵状长圆形，基部圆形至浅心形，有短柄至无柄，两侧稍凸起，先端钝或圆，边缘具疏齿至深裂；叶厚纸质，羽轴和小羽轴下面有泡状鳞片；叶脉羽状。

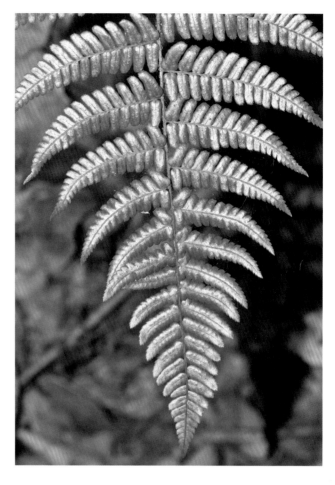

孢子囊群圆形，生中脉两侧或裂片两侧各成1列；囊群盖圆肾形，棕色，全缘，宿存；孢子极面观宽椭圆形，表面具短脊褶皱。

【分布与生境】梵净山地区多有分布，生于海拔1450 m的山地、林缘、路边灌丛下。

【中 药 名】毛贯众（根茎）。

【功效主治】清热解毒，平喘，散瘀止血，敛疮，驱虫。主治感冒，目赤肿痛，气喘，便血，疮毒溃烂，烫伤，钩虫病。

【采收加工】夏、秋季采挖，挖出全株，洗净，去须根和叶柄，晒干。

【用法用量】内服：煎汤，15~30 g。外用：适量，捣敷。

【用药经验】①气喘：毛贯众15 g，荆芥9 g，广皮3 g，白芥子9 g，乌药9 g，茯苓9 g，水煎服。
②预防感冒：毛贯众90 g，夏枯草60 g，椿根皮30 g，水煎作茶饮。

无盖鳞毛蕨 *Dryopteris scottii* (Bedd.) Ching ex C. Chr.

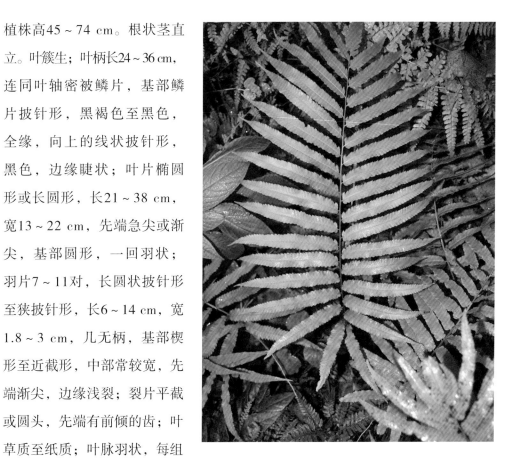

【形态特征】植株高45~74 cm。根状茎直立。叶簇生；叶柄长24~36 cm，连同叶轴密被鳞片，基部鳞片披针形，黑褐色至黑色，全缘，向上的线状披针形，黑色，边缘睫状；叶片椭圆形或长圆形，长21~38 cm，宽13~22 cm，先端急尖或渐尖，基部圆形，一回羽状；羽片7~11对，长圆状披针形至狭披针形，长6~14 cm，宽1.8~3 cm，几无柄，基部楔形至近截形，中部常较宽，先端渐尖，边缘浅裂；裂片平截或圆头，先端有前倾的齿；叶草质至纸质；叶脉羽状，每组侧脉有小脉3~5对。孢子囊群圆形，在羽轴两侧各成2~5行，近羽轴生；无囊群盖；孢子极面观椭圆形，表面粗糙。

【分布与生境】梵净山地区资源分布的代表区域：郭家沟、高峰、平定沟等地，生于海拔560~1200 m的河谷密林下、林缘、灌丛下。

【中 药 名】变异鳞毛蕨（根茎）。

【功效主治】清热解毒，杀虫。主治流行性感冒，流行性乙型脑炎，疮痈肿毒，烧烫伤，蛔虫、蛲虫等寄生虫病。

【采收加工】全年均可采收，挖出后叶柄及须根，洗净，鲜用或晒干。

【用法用量】内服：煎汤，10~15 g。

【用药经验】内热腹痛：变异鳞毛蕨30 g，仙鹤草15 g，檵木叶15 g，煎服。

稀羽鳞毛蕨 *Dryopteris sparsa* (Buch.-Ham. ex D. Don) O. Ktze.

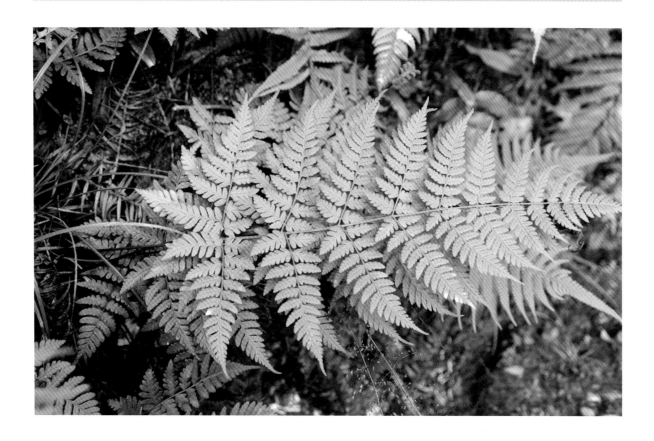

【形态特征】植株高达1 m。根状茎直立或斜升，连同叶柄基部密被鳞片，鳞片棕色，卵形至阔被披针形，全缘。叶簇生；叶柄长15~60 cm，禾秆色，下部栗褐色，向上棕禾秆色，基部以上疏被鳞片光滑；叶片卵状三角形至卵状长圆形，长20~44 cm，宽12~22 cm，先端羽裂渐尖，基部最宽，二回羽状至三回羽裂；羽片7~12对，基部羽片最大，不对称的三角形，长7~16 cm，宽5~10 cm，有柄，先端尾状，上弯；羽轴下侧的小羽片比上侧的大1倍左右；末回羽片或裂片卵状长圆形至长圆形，先端钝，具尖齿，边缘亦有疏细尖齿；基部以上的羽片向上渐狭缩为披针形，多少呈镰状；叶草质至纸质，无毛；叶脉羽状。孢子囊群圆形，背生小脉中部；囊群盖较大，宿存；孢子极面观椭圆形，表面具脊状褶皱。

【分布与生境】梵净山地区资源分布的代表区域：黑湾河、马槽河、转弯塘等地，生于海拔600~1500 m的山坡林下、沟边。

【中药名】稀羽鳞毛蕨（根茎）。

【功效主治】解毒，驱虫。主治感冒，疮痈肿毒，蛔虫病。

变异鳞毛蕨 *Dryopteris varia* (L.) O. Kuntze

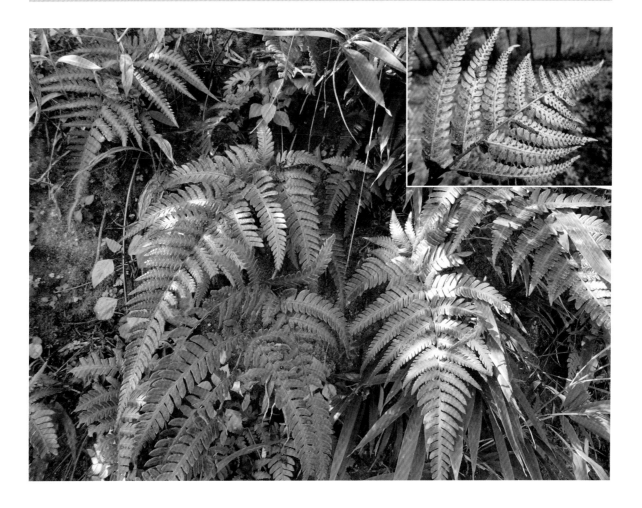

【别　　　名】小叶金鸡尾巴草（《天目山药用植物志》），异鳞鳞毛蕨（《江苏植物志》），南
海鳞毛蕨（《台湾植物志》），小狗脊子（四川）。

【形态特征】植株高26～107 cm。根状茎横卧或斜升，连同叶柄基部密被褐棕或黑色鳞片，鳞片
狭披针形至线形。叶柄长13～56 cm，禾秆色，基部以上被与根茎相同鳞片及棕色
薄鳞片；叶簇生；叶片阔卵形或呈五角状长圆形，长13～51 cm，宽10～26 cm，先
端突然狭缩成长尾状，基部最宽，二至三回羽状全裂；羽片8～12对，基部羽片最
大，不对称的狭三角形，长7～22 cm，基部宽4～12 cm，羽轴下侧小羽片比上侧的
大；其基部下侧的小羽片特别伸长，浅裂至全裂；叶革质或近革质；叶脉羽状。
孢子囊群圆形，背生小脉中上部或近顶端；囊群盖质厚，全缘；孢子极面观宽椭圆
形，表面具短脊状褶皱。

【分布与生境】梵净山地区资源分布的代表区域：黑湾河、盘溪河、洼溪河等地。生于海拔1500 m
以下的阔叶林、溪林边、路边、灌丛。

【中　药　名】变异鳞毛蕨（根茎）。

【功效主治】清热，止痛。主治内热腹痛，流行性感冒，肺结核。

【采收加工】全年可采收，除去叶柄及须根，洗净，鲜用或晒干。

【用法用量】内服：煎汤，10～15 g。

【用药经验】内热腹痛：变异鳞毛蕨（鲜根茎）30 g，仙鹤草、檵木叶各15 g，水煎服。

大羽鳞毛蕨 *Dryopteris wallichiana* (Spreng.) Hylander

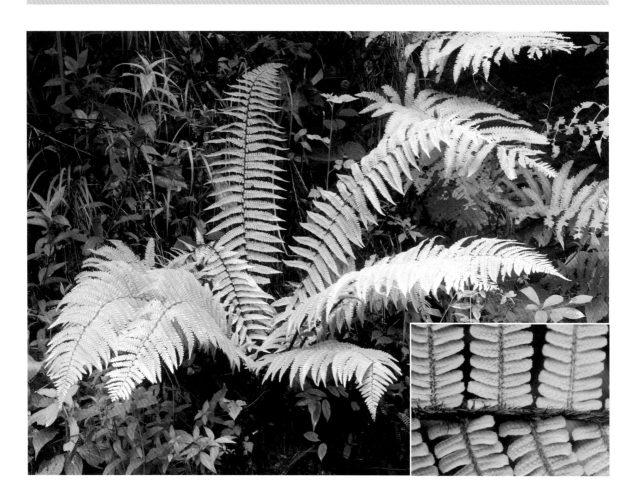

【别　　　名】瓦氏鳞毛蕨（《台湾植物志》）。

【形态特征】植株高达1 m以上。根状茎粗壮、直立，连同叶柄基部密被鳞片；鳞片棕色，狭披
针形，长达2 cm，全缘。叶簇生；叶柄长28～51 cm，禾秆色，基部以上疏被线状

披针形鳞片；叶片阔卵形至卵状三角形，长16～32 cm，宽15～32 cm，奇数，二回羽状深裂；侧生羽片25～30对，长圆披针形，基部圆形或圆楔形，有短柄或上部的无柄，先端渐尖或短尾尖，边缘全缘或具缺刻状齿；顶生羽片与侧生羽片同形；叶近革质，下面疏被纤维状小鳞片；叶脉羽状，每组侧脉有小脉2～3对。孢子囊群圆形，生于叶边与中肋之间；囊群盖全缘，宿存；孢子极面观椭圆形，表面具短脊状褶皱。

【分布与生境】梵净山地区资源分布的代表区域：凯土河、牛尾河等地。生于海拔800～1500 m的高、中山地带的山地林下。

【中 药 名】大羽鳞毛蕨（根茎）。

【功效主治】清热解毒，凉血散瘀。主治高血压头晕，心悸失眠，痔血，血崩，蛔积。

【采收加工】全年可采收，洗净，鲜用或晒干。

东亚柄盖蕨 *Dryopteris zhuweimingii* Li Bing Zhang

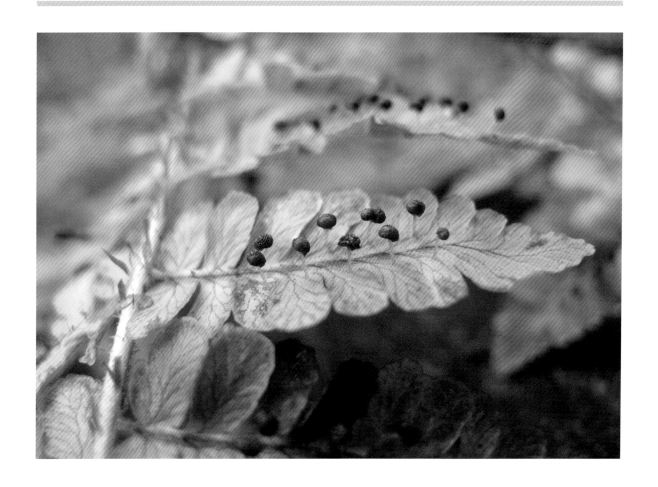

【别　　　名】维明鳞毛蕨（《中国植物志》）。

【形 态 特 征】植株高62~160 cm。根状茎粗短直立，连同叶柄基部密被鳞片；鳞片大，棕色，阔披针形。叶簇生；叶柄长26~96 cm，棕禾秆色，向上直达叶轴有较小而狭的鳞片；叶片三角形至三角状卵形，四回羽裂；下部羽片最大，长16~38 cm，宽6.5~17 cm，狭三角形至三角状披针形，有柄，基部截形，先端尾状；一回小羽片狭三角状至长圆状披针形，下部的有短柄；二回小羽片长圆形，在小型个体为浅裂，大型个体为深裂至全裂；叶草质至纸质，两面疏被节状毛，下面并有橙红色圆形腺体；叶脉羽状，小脉不达叶边缘。孢子囊群圆形；囊群盖下位，有细长的柄。

【分布与生境】梵净山地区资源分布的代表区域：马槽河、洼溪河等地。生于海拔900~1500 m山地的路边、林下、林缘。

【中 药 名】东亚柄盖蕨（根茎）。

【功 效 主 治】清热解毒，祛风除湿。主治疮痈肿毒，风湿热痹。

尖齿耳蕨 *Polystichum acutidens* Christ

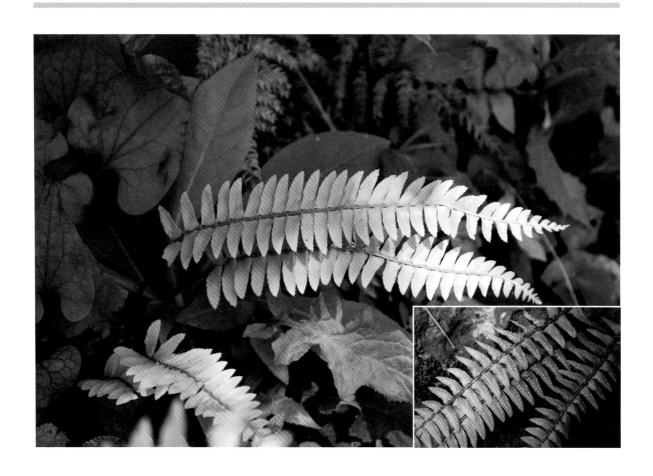

【别　　　名】台东耳蕨（《台湾植物志》），岩山鸡（四川）。

【形态特征】植株高29~62 cm。根状茎短而直立，连同叶柄基部密被鳞片，鳞片棕色，卵状披针形，先端长纤维状，边缘流苏状。叶簇生；叶柄长6~21 cm，深禾秆色，基部以上至叶轴疏被鳞片；叶片狭披针形至线形，长18~65 cm，宽2.5~12 cm，基部不变狭，先端尾状，一回羽状；羽片25~45对，镰状披针形，基部不对称，上侧截形，凸起呈三角形尖耳状，下侧斜切，有短柄，先端渐尖而略上弯，边缘有前倾的具芒尖齿；叶草质至纸质；叶脉分离。孢子囊群圆形，在主脉上侧可达10枚，成1行排列于主脉与叶缘间，主脉下侧仅数枚或无；囊群盖圆盾形，易落；孢子极面观椭圆形，表面具翅状纹饰。

【分布与生境】梵净山地区资源分布的代表区域：黑湾河、盘溪河、两岔河、洼溪河等地。生于海拔1000~1300 m的沟谷阴湿石壁上或石隙中。

【中　药　名】尖齿耳蕨（全草或根茎）。

【功效主治】平肝，和胃，止痛。主治头晕，胃痛，胃、十二指肠溃疡。

【采收加工】全年均可采收。挖出后洗净，鲜用或晒干；或除去叶，将根茎晒干。

【用法用量】内服：煎汤，5~10 g。

镰羽贯众 *Polystichum balansae* Christ

【别　　　名】巴兰贯众（《广西药用植物名录》）。

【形态特征】植株高25~60 cm。根状茎直立或斜升；鳞片棕色，阔披针形。叶簇生；叶柄长15~26 cm；叶片披针形，长30~35 cm，宽10~12 cm，基部不变狭，先端羽裂渐尖，一回羽状；侧生羽片16~20对，镰状披针形，中下部的长3~6 cm，宽1~2 cm，基部不对称，上侧呈尖三角形耳状，下侧楔形，有柄，先端渐尖，边缘近全缘，仅中部以上有疏尖齿；叶纸质，上面光滑，下面疏被小鳞片；叶脉网结，沿主脉两侧各有2行斜长网眼，具内藏小脉1~2条。孢子囊群圆形，背生内藏小脉中上部或近顶端，在主脉两侧各成2行左右；囊群盖圆盾形，全缘，易落；孢子极面观椭圆形，表面具脊状纹饰。

【分布与生境】梵净山地区资源分布的代表区域：黑湾河、盘溪河、两岔河等地。生于海拔500~1100 m的山地密林下、沟谷湿地、石上。

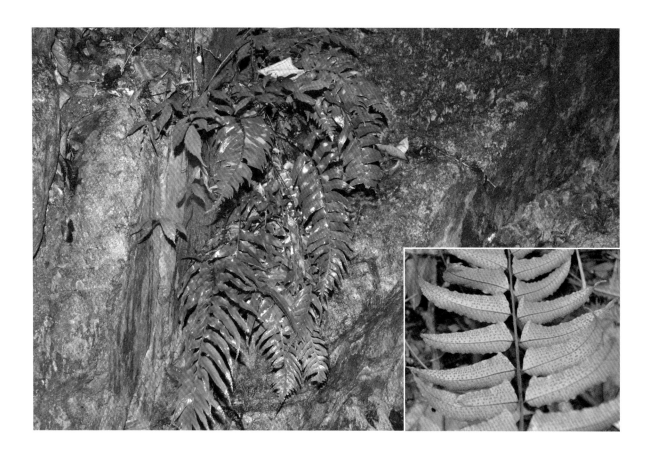

【中 药 名】镰羽贯众（根茎）。

【功效主治】清热解毒，驱虫。主治流行性感冒，肠道寄生虫病。

【采 收 加 工】全年均可采挖，除去泥沙及叶，晒干或鲜用。

【用 法 用 量】内服：煎汤，15～30 g。

【用 药 经 验】①流行性感冒：镰羽贯众、大青叶各15 g，水煎服。②驱虫：镰羽贯众30 g，使君子9 g，水煎服。

对生耳蕨 *Polystichum deltodon* (Bak.) Diels

【别　　名】对生叶耳蕨（《中国蕨类植物图谱》），蜈蚣草（《湖南植物志》），小牛肋巴、篦子草（四川）。

【形 态 特 征】植株高20～35 cm。根状茎短而直立或斜升，与叶柄基部密被披针鳞片。叶簇生；叶柄长3～16 cm，向上疏生鳞片；叶片纸质或薄革质，披针形，长9～30 cm，中部宽2～4.5 cm，近光滑，一回羽状；羽片18～40对，三角形或斜长方形，有时多少镰

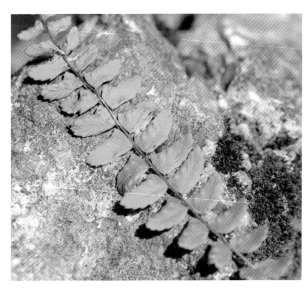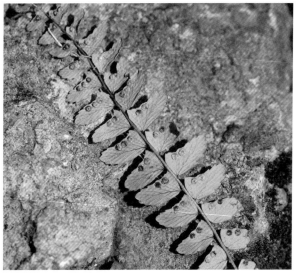

状，基部不对称，上侧凸起呈三角形尖耳状，下侧平切，几无柄，先端通常锐尖，边缘具三角状尖齿；叶脉羽状分叉。孢子囊群生于小脉先端，圆形，在主脉上侧排成1行，近叶缘着生，主脉下侧1～3枚；囊群盖圆盾形；孢子极面观椭圆形，表面具翅状纹饰。

【分布与生境】梵净山地区资源分布的代表区域：江口、松桃等地。生于海拔700～1800 m的石灰岩林下、林缘，岩洞内外的石壁上、石隙间。

【中　药　名】灰贯众（全草或叶）。

【功效主治】清热解毒，活血止血。主治感冒，跌打损伤，外伤出血，蛇咬伤，预防感冒。

【采收加工】全年均可采收。挖出后洗净，鲜用或晒干。

【用法用量】内服：煎汤，15～30 g。外用：适量，捣敷或研末撒。

【用药经验】①预防感冒：灰贯众（全草）15 g，水煎做茶饮。②跌打损伤：灰贯众（全草）、马鞭草，捣碎，敷患处。③外伤，蛇咬伤：先将患处污血吸出，后将灰贯众（叶）捣碎，敷患处；如伤口溃烂，则将此叶研末敷患处；如肿势加重，用灰贯众（全草）30 g，大蒜3 g，雄黄少许，水煎服。

柳叶蕨 *Polystichum fraxinellum* (Christ) Diels

【别　　　名】草苓子（《贵州中草药名录》）。

【形态特征】植株高28～45 cm。根状茎短，直立，先端连同叶柄密被鳞片；鳞片棕色、卵形，

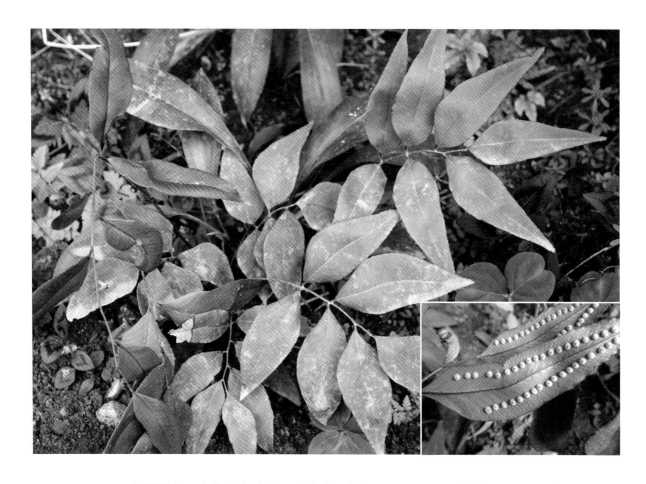

先端渐尖，边缘疏生睫毛。叶簇生；柄长12～20 cm，禾秆色；叶片长卵圆形，长17～25 cm，宽8～10 cm，一回羽状；顶生羽片全缘或羽裂，侧生羽片5～10对，互生（有时基部1对对生），有柄，斜出，披针形，下部的长8～10 cm，宽约1.5 cm，渐尖头，基部近对称，楔形，近全缘或上部边缘呈波状。叶脉网结，在主脉两侧各有1行斜长方形网眼，有内藏小脉，向外小脉分离，两面可见。叶厚革质，干后暗绿色，上面光滑；叶轴和主脉下面疏被棕色、披针形小鳞片。孢子囊群大，圆形，生于内藏小脉顶端，在主脉两侧各排成1行，位于主脉与叶边中间；囊群盖圆形，盾状着生，棕色，厚膜质，全缘，以后脱落。

【分布与生境】梵净山地区资源分布的代表区域：松桃、江口等地。生于海拔500～1500的石灰岩区域林下及石缝中。

【中 药 名】柳叶蕨（根茎）。

【功 效 主 治】清热解毒。主治肺热咳嗽，内热腹痛。

【采 收 加 工】全年均可采收，除去杂质，洗净，晒干。

正宇耳蕨 *Polystichum liui* Ching

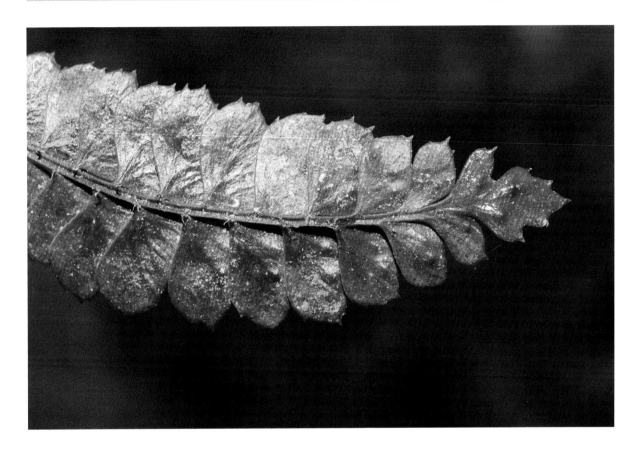

【形态特征】植株高10~16 cm。根状茎短而直立或斜升。叶簇生；叶柄长6~13 cm，淡禾秆色，密被张开的红棕色卵状披针形鳞片；叶片线状披针形，向基部略变狭，先端渐尖，一回羽状；羽片15~30对以上，接近或覆瓦状密接，中部羽片近长方形，基部不对称，上侧截形，下侧平切，无柄，先端钝头，上缘有具短刺的尖牙齿，下部羽片多对反折、缩小；叶坚纸质；叶脉分离，上面光滑，下面疏生狭披针形小鳞片。孢子囊群圆形，小，在主脉上侧有2~5枚，近叶缘着生，主脉下侧0~2枚；囊群盖圆盾形，棕色，全缘或近全缘；孢子极面观宽椭圆形，表面具宽翅状纹饰，并联成粗网（光镜下）。

【分布与生境】梵净山地区资源分布的代表区域：黑湾河、盘溪河、两岔河、洼溪河等地，生于海拔700~1300 m的沟谷阴湿石壁上或石隙中。

【中 药 名】尖齿耳蕨（根茎或全草）。

【功效主治】解毒，止痢。主治风寒感冒，乳痈，肠炎，胃痛，泻痢。

【采 收 加 工】全年均可采挖。挖出后洗净,鲜用或晒干;或去叶,将根茎晒干。

【用 法 用 量】内服:煎汤,5 ~ 10 g。

黑鳞耳蕨 *Polystichum makinoi* (Tagawa) Tagawa

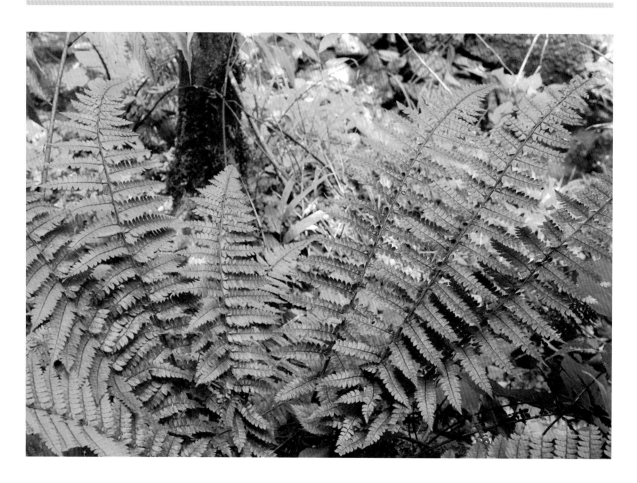

【别　　　　名】大叶山鸡尾巴草(《天目山药用植物志》),冷蕨萁(四川)。

【形 态 特 征】植株高40 ~ 73 cm。根状茎短而直立。叶簇生;叶柄长18 ~ 31 cm,基部有黑色或褐黑色的卵形至长圆披针形的大鳞片,质坚厚,向上连同叶轴密被变小的狭披针形和线状披针形的棕色鳞片;叶片长圆披针形,长20 ~ 42 cm,宽8 ~ 16 cm,基部不变狭,先端渐尖,二回羽状;羽片20 ~ 30对,披针形,小羽片镰状三角形,基部不对称,上侧截形,有三角形尖耳,下侧斜切,先端具尖刺,边缘有芒状刺齿;叶草质至纸质,两面具纤维状鳞毛;叶脉羽状,侧脉二至三叉。孢子囊群圆形,生于主脉和叶缘之间;囊群盖圆盾形,边缘浅齿裂,易落;孢子极面观宽椭圆形,表面为具窗孔的脊状纹饰。

【分布与生境】梵净山地区资源分布的代表区域：黑湾河、洼溪河等地，生于海拔800～1800 m的林区山坡密林下、林缘、溪沟边。

【中 药 名】黑鳞大耳蕨（根茎或嫩叶）。

【功效主治】清热解毒。主治痈肿疮疖，泄泻痢疾。

【采收加工】嫩叶，春季采收；根茎，四季均可采挖。鲜用或晒干。

【用法用量】内服：煎汤，10～15 g。外用：适量，捣敷。

【用药经验】细菌性痢疾，肠炎：黑鳞大耳蕨15～30 g，煎服。

对马耳蕨 *Polystichum tsus-simense* (Hook.) J. Smith

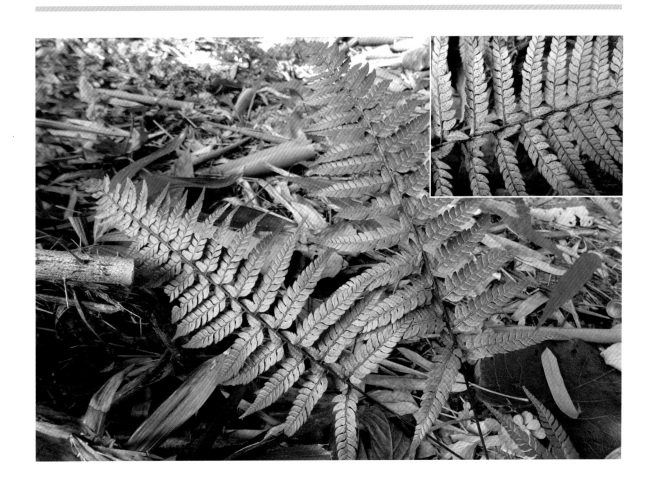

【别 名】马祖耳蕨（《中国蕨类植物图谱》）。

【形态特征】植株高25～72 cm。根状茎短而直立，连同叶柄基部密被褐黑色、有光泽的卵状披针形大鳞片和棕色钻状鳞片。叶簇生；叶柄长10～34 cm，向上连同叶轴、羽轴被狭披针形或线形褐色鳞片；叶片长圆状披针形，长15～38 cm，宽5～12 cm，基部不变狭，先端长渐尖，二回羽状；羽片20～25对，镰状披针形；小羽片斜卵形，基部不对称，上侧有三角形尖耳，下侧楔形，先端锐尖，边缘有小尖齿；叶纸质至薄革质，上面光滑，下面疏具纤维状小鳞片；叶脉羽状，侧脉多为二叉。孢子囊群圆形，生小脉顶端；囊群盖圆盾形，大，中央深褐色，边缘淡棕色；孢子极面观椭圆形，表面具翅状纹饰。

【分布与生境】梵净山地区资源分布的代表区域：黑湾河、洼溪河、凯土河、大河、亚木沟等地。生于海拔500～1500 m的阔叶林下、林缘或路边。

【中 药 名】对马耳蕨（嫩叶或根茎）。

【功效主治】清热解毒，凉血散瘀。主治目赤肿痛，乳痈，疮疖肿痛，痔疮出血，烫火伤。

【采收加工】根茎全年均可采收，以秋季采集较好。挖出后除去叶，洗净，鲜用或晒干；嫩叶春季采集，鲜用。

【用法用量】内服：煎汤，15～30 g。外用：适量，捣敷。

【用药经验】目赤肿痛：对马耳蕨（去鳞毛）30 g，水煎加适量白糖。

剑叶耳蕨 *Polystichum xiphophyllum* (Baker) Diels.

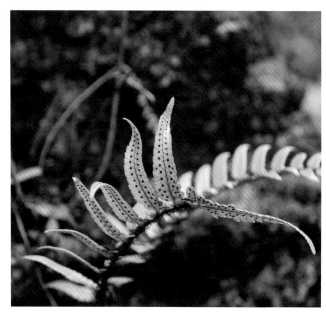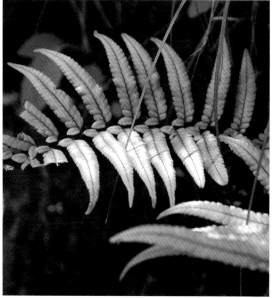

【别　　　名】革叶耳蕨（《中国蕨类植物图谱》），关山耳蕨（《台湾植物志》）。

【形 态 特 征】植株高46～86 cm。根茎短而直立，密被鳞片，鳞片褐色至黑褐色，有光泽，质厚，卵状披针形，边缘有齿。叶簇生；叶柄长12～36 cm，禾秆色，腹面有纵沟，密生披针形黑棕色鳞片，下部并混生有狭卵形鳞片；叶片长圆披针形，长31～45 cm，宽12～18 cm，基部不变狭，先端渐尖，一至二回羽状；羽片16～20对，廉状披针形，基部不对称，下侧斜切，上侧凸起，通常有一分离或合生的耳片，边缘具规则的锯齿，或浅裂至深裂，乃至羽状；叶革质，两面光滑或几光滑；叶脉羽状。孢子囊群在小羽片中肋两侧各1行；囊群盖大，中央深褐色，边缘浅棕色；孢子极面观宽椭圆形，表面具脊状纹饰。

【分布与生境】梵净山地区资源分布的代表区域：江口、松桃等地。生于海拔650～1600 m石灰岩山地的林下、林缘、路边。

【中　药　名】剑叶耳蕨（根茎）。

【功 效 主 治】清热利水，活血散瘀。主治内热腹痛，风寒感冒，小便不利，跌打损伤，瘀血经闭。

【采 收 加 工】夏、秋季采集，鲜用或晒干。

【用 法 用 量】内服：煎汤，15～30 g。外用：适量，捣敷。

三叉蕨科

膜边肋毛蕨 *Drypteris clarkei* (Bak.) Kuntze

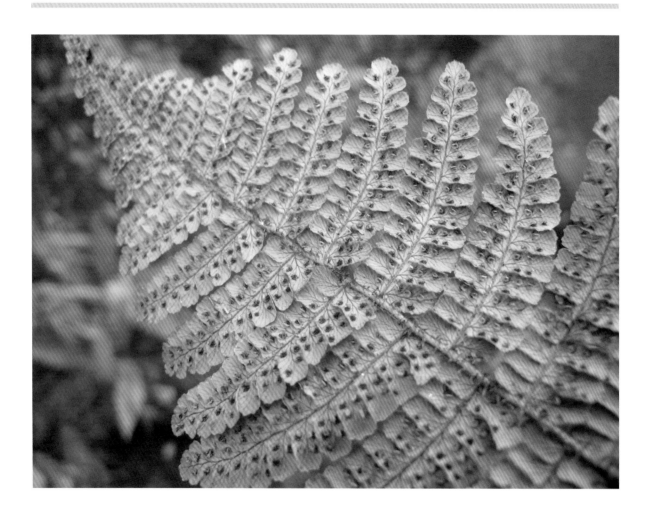

【别　　　名】膜边鳞毛蕨（《中国植物志》）。

【形 态 特 征】植株高约65 cm。根状茎短而直立，顶部密被鳞片，鳞片线状披针形，先端长渐尖，全缘，淡褐棕色，厚膜质，平直而顶部稍弯曲。叶簇生，叶柄长4～12 cm，棕禾秆色，上面有浅沟，密被较狭的鳞片；叶片倒披针形，二回羽裂；羽片35～40对，互生，无柄；裂片10～12对，彼此接近，平展，长方形，截头；叶脉羽状，小脉4～5对，二叉，斜向上，上面不明显，连同主脉近光滑，下面略可见并偶有棕色的贴生短毛；叶纸质，干后褐棕色；叶轴深禾秆色，上面有浅沟并密被有关节的深棕色毛，下面密被较小的鳞片；羽轴上面密被有关节的棕色毛，下面疏被小鳞片。

孢子囊群圆形，每裂片有2～3对，生于上侧小脉近顶部，接近叶缘；囊群盖厚膜
质，暗棕色，全缘。

【分布与生境】梵净山地区资源分布的代表区域：金顶、叫花洞等地。生于海拔2100 m左右的山
顶岩壁上。

【中 药 名】膜边肋毛蕨（根茎）。

【功 效 主 治】清热解毒，驱杀绦虫。主治热毒壅盛之痈疽疮疖或无名肿毒，湿热内注肠腑之湿热
下利、里急后重。有较好的杀虫之力，尤善驱杀绦虫。

【采 收 加 工】秋后采挖，洗净，晒干。

【用 法 用 量】内服：煎汤，6～9 g。

舌蕨科

舌 蕨 *Elaphoglossum marginatum* T. Moore

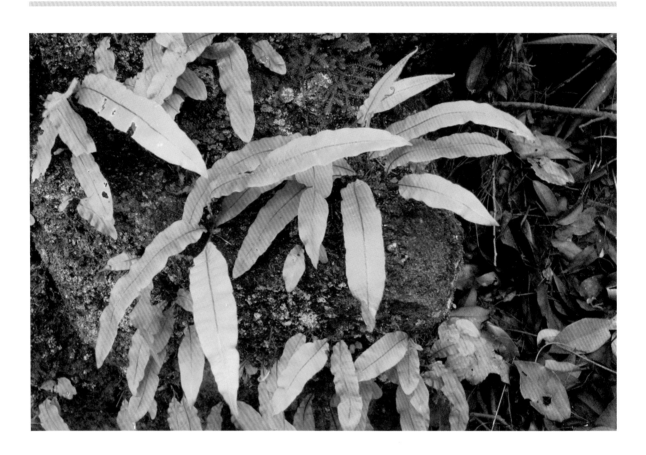

【别　　　名】华南舌蕨（《新华本草纲要》），阿里山舌蕨（《台湾植物志》）。

【形 态 特 征】根状茎横卧。叶近生，近二型：不育叶柄长3～10 cm，基部密被鳞片，鳞片淡棕色，膜质，狭披针形，先端尾状，边缘有不规则的流苏状凸起；不育叶片为单叶，长圆状披针形，先端钝或短尖，基部下圆，边缘全缘，具软骨质边；叶革质，下面疏被星状小鳞片；叶脉分离，分叉，近平展；能育叶的叶柄较不育叶的长，叶片短而狭。孢子囊群满铺于叶下面；孢子极面观椭圆形，表面具脊状褶皱。

【分布与生境】梵净山地区资源分布的代表区域：棉絮岭、晒石板梁子、燕子阡等地。生于海拔1600～2010 m的林区的山坡林下、河谷溪边，附生石上。

【中 药 名】华南舌蕨（根）。

【功 效 主 治】清热利湿。主治小便淋涩疼痛。

【采 收 加 工】夏、秋季采收，去须根，洗净，晒干或鲜用。

【用 法 用 量】内服：煎汤，6～15g。

华南舌蕨 *Elaphoglossum yoshinagae* (Yatabe) Makino

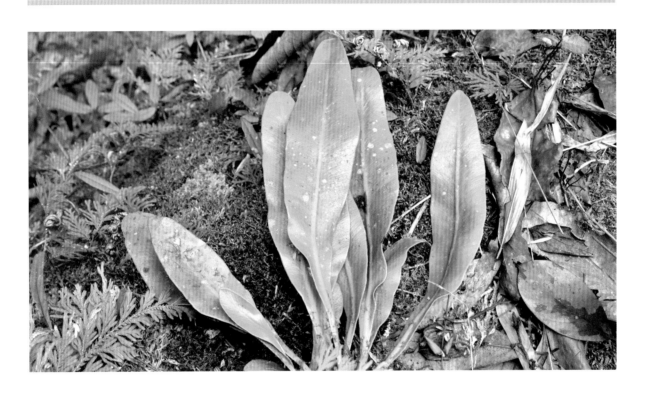

【别　　　　名】小儿群（《本草图经》），舌蕨（《中国主要植物图说·蕨类植物门》）。

【形 态 特 征】根状茎短而横卧。叶簇生，近二型：不育叶柄长1～8 cm，下部被鳞片，鳞片淡棕
色，膜质，卵形至卵状长圆形，先端钝或渐尖，边缘流苏状；不育叶片为单叶，披
针形，长15～32 cm，宽3～6 cm，先端短尖，基部长下沿，边缘全缘，具狭软骨质
边；叶厚革质，下面疏被小鳞片；中肋较平，叶脉不显；能育叶的叶柄较不育叶的
长，叶片短而狭。孢子囊群满铺于叶下面；孢子极面观椭圆形，表面具脊状褶皱。

【分布与生境】梵净山地区资源分布的代表区域：黑湾河、盘溪河、洼溪河等地。生于海拔
560～900 m的林区溪边阴湿的岩石上。

【中　药　名】华南舌蕨（根）。

【功 效 主 治】清热利湿。主治小便淋涩疼痛。

【采 收 加 工】夏、秋季采收，去须根，洗净，晒干或鲜用。

【用 法 用 量】内服：煎汤，6～15 g。

肾蕨科

肾　蕨 *Nephrolepis auriculata* (L.) Trimen

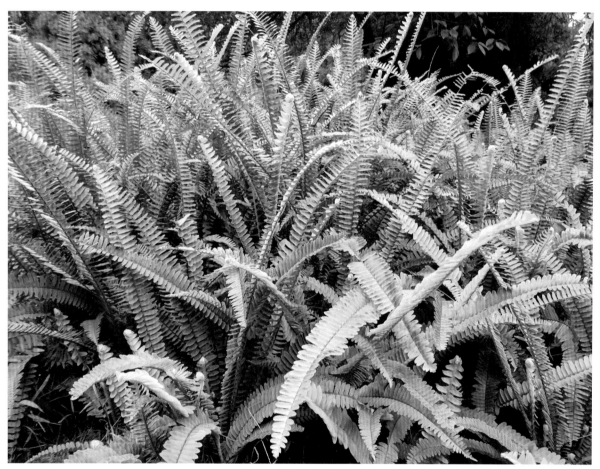

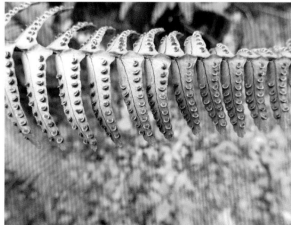

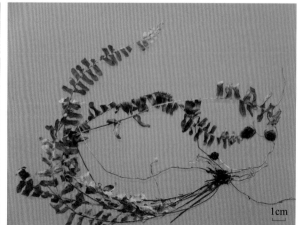

1cm

【别　　　名】蜈蚣草（《植物名实图考》），圆羊齿（《广州植物志》），天鹅抱蛋、蕨薯（《广西药用植物图志》），凤凰蛋（《陆川本草》），凉水果（《贵州中草药名录》）。

【形 态 特 征】植株高30～110 cm。根状茎短而直立或斜升，连同叶柄基部密被鳞片，鳞片淡褐色，线状披针形，根状茎处有四处蔓生的匍匐茎，分枝上常有球状块茎。叶簇生；叶柄长4～20 cm，基部以上至叶轴被淡棕色线状披针形鳞片；叶片线状披针形，长20～90 cm，宽3～8 cm，基部渐变狭，先端短尖，一回羽状；羽片多数，互生，密接或呈覆瓦状排列，无柄，以关节着生于叶轴，中部的较大，披针形或多少呈镰状，基部不对称，上侧截形，凸起呈三角形耳状，先端钝或短尖，边缘具浅钝齿向基部的羽片渐短；叶纸质，两面光滑；叶脉分离。孢子囊群圆肾形，在主脉两侧各1行，靠近叶缘；囊群盖同形，宿存。

【分 布 与 生 境】梵净山地区资源分布的代表区域：盘溪河、黑湾河、洼溪河、亚木沟等地。生于海拔1450 m以下的石上、石隙或树干上。

【中　药　名】肾蕨（根茎叶或全草）。

【功 效 主 治】清热利湿，通淋止咳，消肿解毒。主治感冒发热，肺热咳嗽，黄疸，淋浊，小便涩痛，泄泻，痢疾，带下，疝气，乳痈，瘰疬，烫伤，刀伤，淋巴结炎，体癣，睾丸炎。

【采 收 加 工】全年均可挖取块茎，刮去鳞片，洗净，鲜用或晒干。或夏、秋季采收叶或全草，洗净，鲜用或晒干。

【用 法 用 量】内服：煎汤，6～15 g，鲜品30～60 g。外用：适量，鲜全草或根茎捣敷。

【用 药 经 验】淋浊：肾蕨15 g，杉树尖21个，夏枯草15 g，野萝卜菜12 g，煎水兑白糖服。

水龙骨科

节肢蕨 *Arthromeris lehmanii* (Mett.) Ching

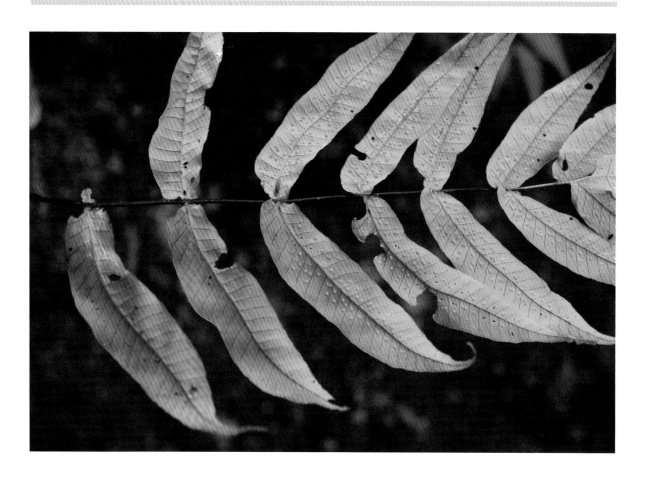

【别　　　名】节肢蕨（《中国高等植物图鉴》）。

【形 态 特 征】植株高达60 cm。根状茎长而横走，密被鳞片，鳞片盾状着生，披针形，棕色，疏具睫状毛。叶远生，叶柄禾秆色，基部具关节，长10～20 cm；叶片长圆形或长圆状披针形，长约40 cm，宽15～25 cm，奇数一回羽状；侧生羽片3～8对，平展或略斜上，无柄，以关节着生于叶轴，披针形，基部稍变狭，心形，多少覆盖叶轴，先端长尾状，边缘全缘，平坦，有膜质阔边；顶生羽片与侧生羽片同形，有短柄；叶纸质，两面光滑无毛；叶脉网状，侧脉在背面隆起。孢子囊群小，圆形，在侧脉间有2行，每行2～3枚，无盖；孢子极面观椭圆形，表面具疣状及小刺状纹饰（光镜下）。

【资 源 分 布】梵净山地区资源分布的代表区域：盘溪河、大转弯、郭家沟等地。生于海拔
　　　　　　　1200～1500 m的阔叶林下岩石上或树干上。

【中 药 名】节肢蕨（全草）。

【功 效 主 治】活血散瘀，清热解毒。主治狂犬咬伤，肠炎，膀胱炎，小便不利，风湿疼痛。

【采 收 加 工】秋、冬季采挖根茎，洗净，晒干或鲜用。

【用 法 用 量】内服：煎汤，15～30 g。外用：适量，捣敷。

友水龙骨 *Goniophlebium amoena* K. Schum

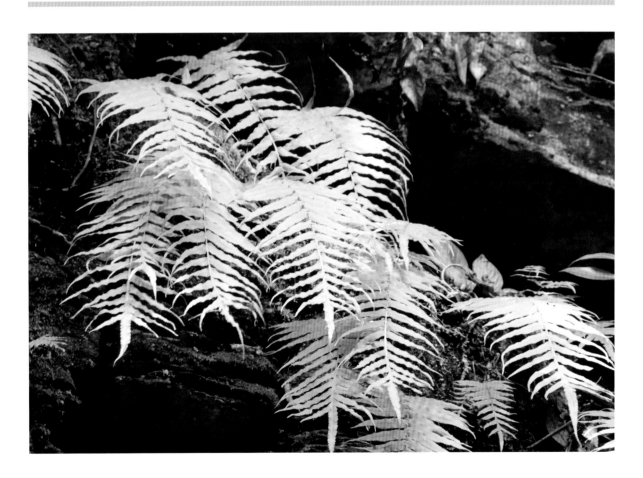

【别　　　　名】阿里山水龙骨（《台湾植物志》），猴子蕨（《广西药用植物名录》），水龙骨
　　　　　　　（《中国药用孢子植物》），骨碎补（四川）。

【形 态 特 征】附生植物，通常高30～70 cm以上。根状茎长而横走，密生棕色的卵状披针形鳞
　　　　　　　片。叶远生；叶柄长10～35 cm以上，基部有关节，通过叶足与茎相连，向上光
　　　　　　　滑；叶片狭三角形至长圆形，长15～70 cm，宽20～35 cm，基部略收缩，先端尾

状，羽状深裂几达叶轴；裂片15~27对，长圆状披针形至线状披针形，长5~13 cm，宽1~2 cm，先端钝或短尖，在大型个体的裂片先端可为渐尖乃至长渐尖，边缘具缺刻状钝齿，基部1对裂片通常反折；叶纸质，两面无毛；叶轴和中肋下面有鳞片；中肋两侧各有1行大网眼，内具1条内藏小脉。孢子囊群圆形，顶生于内藏小脉上，在中肋两侧各成1行；无囊群盖而在幼时具钝状隔丝；孢子极面观长椭圆形，表面具疣状纹饰。

【分布与生境】梵净山地区资源分布的代表区域：回香坪、万宝岩等地。附生于海拔2200 m以下的石上或树干上。

【中　药　名】土碎补（根茎）。

【功 效 主 治】舒筋活络，祛风除湿，清热解毒，消肿止痛。主治风湿痹痛，跌打损伤，疮痈肿毒。

【采 收 加 工】全年均可采挖，洗净，鲜用或晒干。

【用 法 用 量】内服：煎汤，6~12 g。外用：适量，研末撒；或鲜品捣敷。

中华水龙骨 *Goniophlebium chinense* (Christ) X. C. Zhang

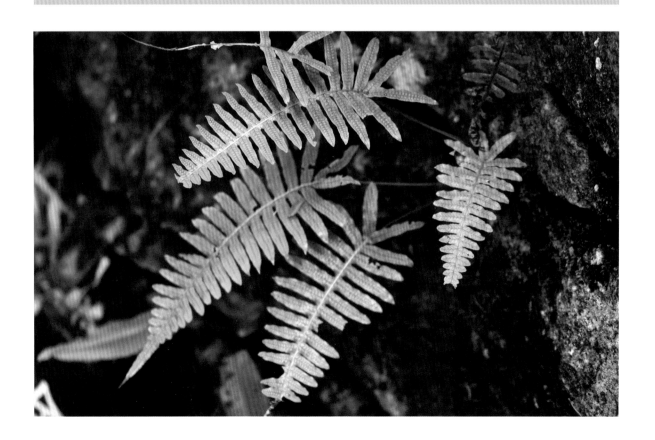

【别　　　名】假友水龙骨（《中国高等植物图鉴》），假水龙骨（《中国药用孢子植物》），鸡爪七（四川）。

【形 态 特 征】根状茎长而横走，密被鳞片，鳞片乌黑色，卵状披针形，顶端渐尖，边缘有疏齿或近全缘。叶远生或近生；叶柄长10～20 cm，禾秆色，光滑无毛；叶片卵状披针形或阔披针形，长15～25 cm，宽7～10 cm，羽状深裂或基部几全裂，基部心形，顶端羽裂渐尖或尾尖；裂片15～25对，线状披针形，顶端渐尖，边缘有锯齿，基部1对略缩短并略反折；叶脉网状，裂片的中脉明显，禾秆色，侧脉和小脉纤细，不明显；叶草质，两面近无毛，表面光滑，背面疏被小鳞片。孢子囊群圆形，较小，生内藏小脉顶端，靠近或较靠近裂片中脉着生，无盖。

【分布与生境】梵净山地区资源分布的代表区域：黑湾河、鱼坳、回香坪、盘溪河等地。生于海拔1000 m左右的岩石上或树干上。

【中　药　名】中华水龙骨（根茎）。

【功 效 主 治】活血止痛。主治跌打损伤，骨折，腰腿痛。

【采 收 加 工】全年均可采挖，除去杂质，洗净，鲜用或晒干。

【用 法 用 量】内服：煎汤，15～30 g。外用：适量，捣敷。

日本水龙骨 *Goniophlebium niponica* (Mett.) Yea C. Liu, W. L. Chiou & M. Kato

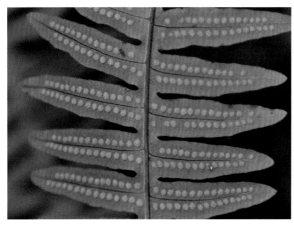
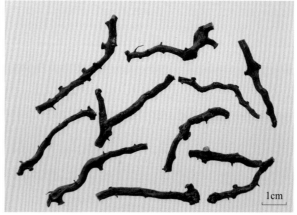

【别　　　名】日本多足蕨（《中国药用孢子植物》）。

【形 态 特 征】附生植物。根状茎长而横走，肉质，灰绿色，疏被鳞片，鳞片狭披针形，暗棕色，基部较阔，盾状着生，顶端渐尖，边缘有浅细齿。叶远生；叶柄长5～15 cm，禾秆色，疏被柔毛或毛脱落后近光滑；叶片卵状披针形至长椭圆状披针形，长可达40 cm，宽可达12 cm，羽状深裂，基部心形，顶端羽裂渐尖；裂片15～25对，顶端钝圆或渐尖，边缘全缘，基部1～3对裂片向后反折；叶脉网状，裂片的侧脉和小脉不明显；叶草质，干后灰绿色，两面密被白色短柔毛或背面的毛被更密。孢子囊群圆形，在裂片中脉两侧各一行，着生于内藏小脉顶端，靠近裂片中脉着生。

【分布与生境】梵净山地区资源分布的代表区域：黑湾河、鱼坳、回香坪、万宝岩等地。生于海拔1000～1600 m的常绿阔叶林下，附生于树干上或石上。

【中 药 名】土碎补（根茎）。

【功 效 主 治】清热利湿，活血通络。主治小便淋浊，肠炎泄泻，痢疾，风湿痹痛，跌打损伤。

【采 收 加 工】全年均可采挖，洗净，鲜用或晒干。

【用 法 用 量】内服：煎汤，15～30 g。外用：适量，煎水洗；或鲜品捣敷。

披针骨牌蕨 *Lemmaphyllum diversum* (Rosenst.) De Vol et C. M. Kuo

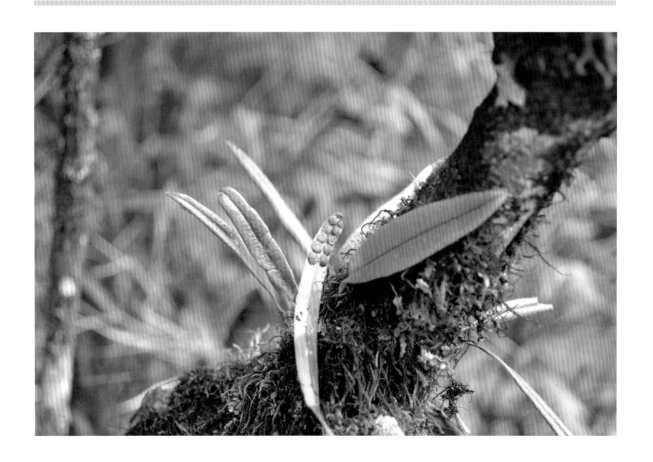

【别　　　名】万年青、克氏骨牌蕨（《广西药用植物名录》）。

【形 态 特 征】植株高10～15 cm。根状茎细长横走，疏被鳞片，鳞片基部宽，向上披针状钻形，褐色，边缘具疏齿。叶远生，二型，不育叶片披针形，长4～8 cm，中部最宽，1.5～2.5 cm，基部楔形，稍下延，先端短尖至渐尖，边缘全缘；能育叶片狭披针形至线状披针形，长6～12 cm，宽1～2 cm，基部狭楔形，有长1～3 cm的柄，先端渐尖；叶肉质，光滑，干后革质；叶脉网状，不显，内藏小脉通常单一。孢子囊群圆形，在主脉两侧各成1行排列，成熟后彼此不相连接，幼时有盾状隔丝覆盖；无囊群盖。

【分布与生境】梵净山地区多有分布。生于海拔800～1700 m的阴湿林下，附生树干或石上。

【中　药　名】披针骨牌蕨（全草）。

【功 效 主 治】清热止咳，祛风除湿，止血。主治小儿高热，肺热咳嗽，风湿性关节炎，外伤出血。

【采 收 加 工】全年均可采收，洗净，晒干或鲜用。

【用 法 用 量】内服：煎汤，6～15 g。外用：适量，捣敷。

抱石莲 *Lemmaphyllum drymoglossoides* (Baker) Ching

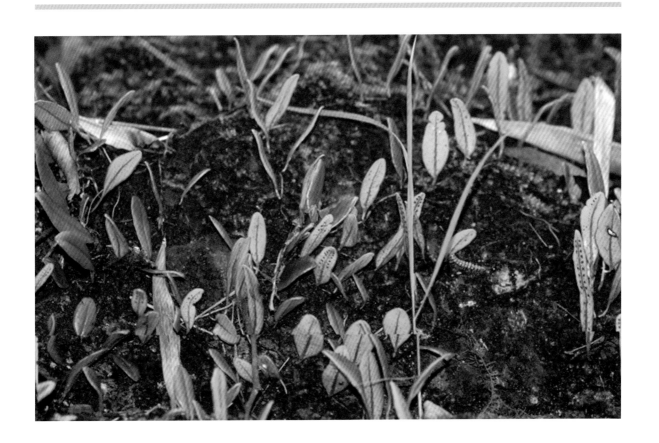

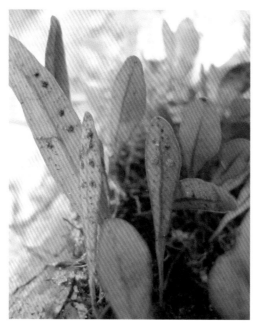
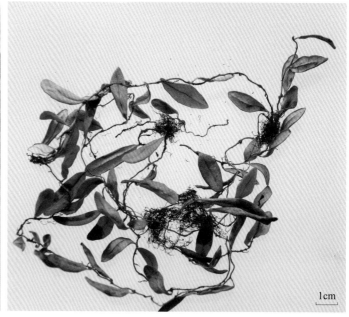

1cm

【别　　　名】瓜子金（《植物名实图考》），石瓜子（《四川中药志》），鱼鳖金星（《本草纲目拾遗》）。

【形 态 特 征】植株高6 cm。根状茎细长横走，疏被鳞片，鳞片棕色，基部近圆形而常呈星芒状，向上为钻形，边缘具不规则的细齿。叶远生，二型，几无柄；不育叶片倒卵形至椭圆形，基部楔形或狭楔形，下延，先端圆或钝圆，全缘；能育叶片舌形至狭长披针形，基部狭缩，有时有长达1 cm的柄，先端钝圆；叶肉质，下面疏生鳞片，干后革质；叶脉网状，不显。孢子囊群圆形，在主脉两侧各成1行排列，成熟后彼此不相连接，幼时有盾状隔丝覆盖；无囊群盖；孢子极面观椭圆形，表面具不规则的块状纹饰。

【分布与生境】梵净山地区资源分布的代表区域：区内多有分布。生于海拔500~1500 m的山坡林下、山谷、溪边的岩石上或树干上。

【中　药　名】鱼鳖金星（全草）。

【功 效 主 治】清热解毒，利水通淋，消瘀，止血。主治小儿高热，疖腮，风火牙痛，痞块，臌胀，淋浊，咯血，吐血，便血，尿血，崩漏，外伤出血，疔疮痈肿，跌打损伤，高血压，鼻炎，气管炎。

【采 收 加 工】全年均可采收，清除泥沙，洗净，晒干或鲜用。

【用 法 用 量】内服：煎水服，15~30 g。外用：适量，捣敷。

【用 药 经 验】①咳嗽吐血：鱼鳖金星9 g，水煎服。②小儿高热：鱼鳖金星60 g，水煎服。

骨牌蕨 *Lemmaphyllum rostratum* (Beddome) Tagawa

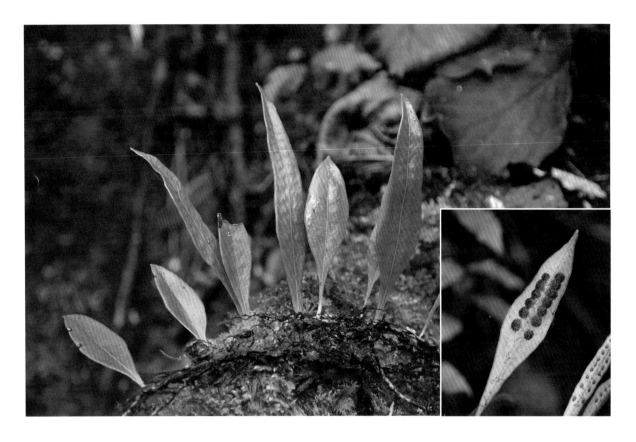

【别　　名】桂寄生、骨牌草（《植物名实图考》），瓜核草（《广西中药志》），金锁匙（《广东药用植物手册》）。

【形态特征】植株高5～10 cm。根状茎细长横走，绿色，疏被鳞片，鳞片棕色，基部近圆形，向上突然变狭，呈钻状披针形，边缘具疏齿。叶远生，一型或略近二型，无柄或有短柄；叶片卵状披针形或菱状卵形，长5～10 cm，中部最宽，1.5～2.8 cm，基部楔形，先端短尖至渐尖，常呈喙状，边缘全缘；叶肉质，干后薄革质，淡灰绿色，两面光滑或下面散生小鳞片；叶脉网状，不显或可见，内藏小脉单一或分叉。孢子囊群圆形，通常生在叶片中部以上，在主脉两侧各成1行排列，稍近主脉，幼时有盾状隔丝覆盖；无囊群盖；孢子极面观椭圆形，表面具云块状纹饰（光镜下）。

【分布与生境】梵净山地区资源分布的代表区域：黑湾河、洼溪河、亚木沟、鱼泉沟、乱石河等地。生于海拔970～1700 m的河谷常绿阔叶林下石上或树干上。

【中　药　名】上树咳（全草）。

【功 效 主 治】清热利尿，止咳，除烦，解毒消肿。主治小便癃闭，淋漓涩痛，热咳，心烦，疮疡肿毒，跌打损伤。

【采 收 加 工】全年均可采收，洗净，晒干。

【用 法 用 量】内服：煎汤，15～24 g。

鳞果星蕨 *Lepidomicrosorium buergerianum* (Miquel) Ching & K. H. Shing ex S. X. Xu

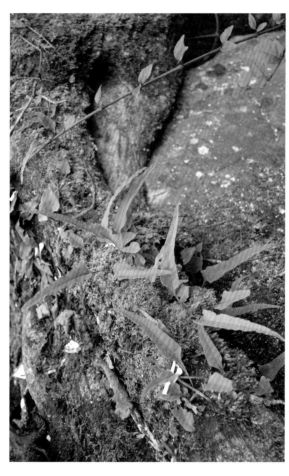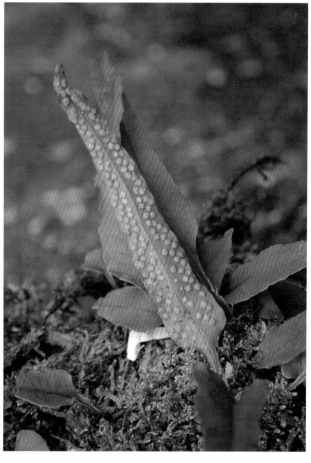

【形 态 特 征】植株高7～13 cm。根状茎长而攀缘，粗1～2 mm，密被棕色披针形鳞片。叶疏生；叶柄长1～2 cm，禾秆色。叶片卵状披针形，或长圆披针形，长10～18 cm，最宽处1～2 cm，短渐尖头，基部阔楔形或圆楔形，以狭翅下延，全缘，干后纸质，灰绿色。主脉两面隆起，小脉明显。孢子囊群小，星散分布于叶片下面。

【分布与生境】梵净山地区资源分布的代表区域：金厂、芙蓉坝及江口的怒溪、坝盘、闵孝等地。攀缘于海拔1190～1900 m的林下树干上，有时可蔓延于地上，成片生长。

【中　药　名】金星蕨（全草）。

【功效主治】利尿通淋，清热止血。主治肺热咳嗽，热淋，血淋，石淋，吐血，衄血，尿血，崩漏等。

【采收加工】全年可采，除去根茎及根，晒干或阴干。

【用法用量】内服：煎汤，5～10 g，大剂量30～60 g；或入散剂。

黄瓦韦 *Lepisorus asterolepis* (Baker) Ching

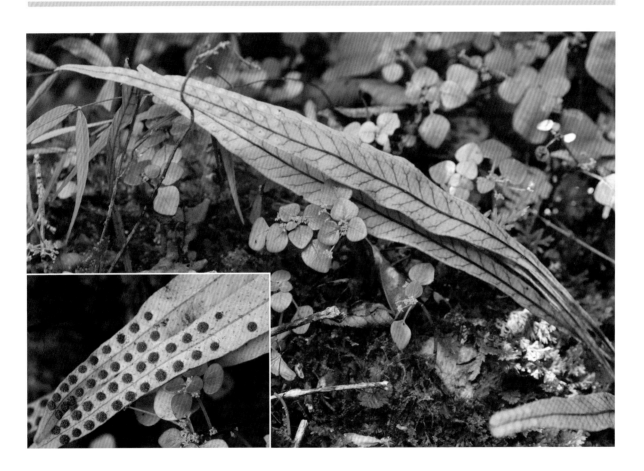

【别　　　名】金鸡尾、大石韦、七星剑（《贵州民间药物》），小瓦韦（《中国高等植物图鉴》）。

【形态特征】植株高12～28 cm。根状茎长而横走，褐色，密被披针形鳞片，鳞片基部卵状，网眼细密，透明，棕色，老时易从根状茎脱落。叶远生或近生；叶柄约长3～7 cm，禾秆色；叶片阔披针形，长10～25 cm，短圆钝头，下部1/3处为最宽，1.2～3 cm，向基部突然狭缩成楔形并下延；干后两面通常呈黄色或淡黄色，光滑，或下面偶有稀疏贴生鳞片，边缘通常平直，或略呈波状，革质；主脉上下均隆起，小脉隐约可见。孢子囊群圆形或椭圆形，聚生在叶片的上半部，位于主脉与叶边之间，在叶片下面隆起，在叶片背面成穴状凹陷，相距较近，孢子囊群成熟后扩展而彼此密接或接触，幼时被圆形棕色透明的隔丝覆盖。

【分布与生境】梵净山地区资源分布的代表区域：黑湾河、冷家坝等地。生于海拔800 m左右的林下树干或岩石上。

【中　药　名】骨牌草（全草或根）。

【功效主治】清热解毒，利尿，止血。主治发热咳嗽，咽喉肿痛，小便淋痛，便秘，疮痈肿毒，外伤出血。

【采收加工】全年均可采收，洗净，鲜用或晒干。

【用法用量】内服：煎汤，9～15 g；或捣汁。外用：适量，研末撒。

【用药经验】①发热：骨牌草（根）适量，兑酒捣烂，取汁服。②小儿白口疮：骨牌草叶背的金星点炒后研成细末，取0.3 g，用草筒吹入小儿口腔患处。

二色瓦韦 *Lepisorus bicolor* Ching

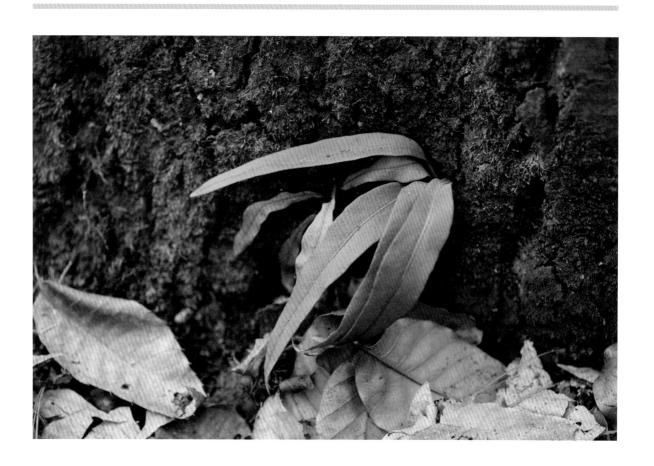

【别　　　名】七星花古丹（《中国高等植物图鉴》），双色瓦韦（《西藏植物志》）。

【形 态 特 征】植株高15～32 cm。根状茎横走，白色或灰白色，密被鳞片，鳞片阔卵形，两色，即中部黑褐色，边缘淡棕色，先端渐尖。叶近生或疏生，禾秆色，基部有关节；叶片披针形，长15～30 cm，中部或中部以下最宽，1.5～2.8 cm，基部楔形，下延，先端渐尖，边缘全缘；叶草质，干后绿色，上面光滑，下面仅沿中肋疏生褐色小鳞片；叶脉网状，明显或可见，网眼内有单一或分叉的内藏小脉。孢子囊群圆形，大，在主脉两侧各成1行排列，幼时有盾状隔丝覆盖；无囊群盖；孢子极面观椭圆形，表面具云块状纹饰（光镜下）。

【分布与生境】梵净山地区资源分布的代表区域：棉絮岭、回香坪、黑湾河、盘溪河等地，生于海拔1000～2100 m的石上或树干上。

【中　药　名】两色瓦韦（全草）。

【功 效 主 治】清热利湿。主治尿路感染，咽喉炎，胃肠炎，风湿疼痛，烫伤。

【采 收 加 工】全年均可采收，洗净，晒干。

【用 法 用 量】内服：煎汤，9～15 g。外用：适量，捣敷。

【用 药 经 验】①尿路感染：两色瓦韦15 g，海金沙9 g，车前草15 g，煎服。②风湿疼痛：两色瓦韦30 g，煎服。③烫伤：两色瓦韦与韭菜等量，捣敷。

大瓦韦 *Lepisorus macrosphaerus* (Bak.) Ching

【别　　　名】凤尾金星、岩巫散（《贵州中草药名录》），观音旗（《广西药用植物名录》），黄瓦韦（《云南中药资源名录》）。

【形 态 特 征】植株高通常20～40 cm。根状茎横走，密生鳞片，鳞片棕色，卵圆形，顶端钝圆，中部网眼近长方形，其壁略加厚，颜色较深，边缘的网眼近多边形，色淡，老时易脱落。叶近生；叶柄长一般4～15 cm，多为禾秆色；叶片披针形或狭长披针形，长15～35 cm，中部为最宽1.5～4 cm，短尾状渐尖头，基部渐变狭并下延，全缘或略呈波状；干后上面黄绿色或褐色，下面灰绿色或淡棕色，厚革质，下面常覆盖少量鳞片；主脉上下均隆起，小脉通常不显。孢子囊群圆形或椭圆形，在叶片下面高高隆起，而在叶片背面成穴状凹陷，紧靠叶边着生，幼时被圆形棕色全缘的隔丝覆盖。

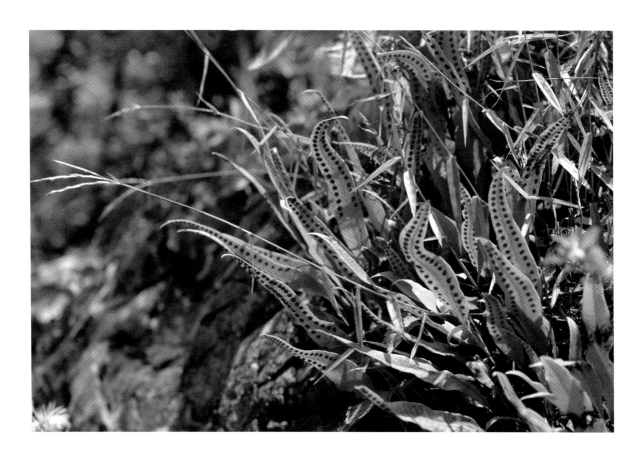

【分布与生境】梵净山地区资源分布的代表区域：凯土河、密麻树、狮子头、燕子阡等地。生于海拔1340～2300 m的林下树干或岩石上。

【中　药　名】大瓦韦（全草）。

【功效主治】清热解毒，利尿除湿，止血。主治暴赤火眼，翳膜遮睛，热淋，水肿，血崩，月经不调，疔疮痈肿，外伤出血。

【采收加工】全年均可采，洗净，晒干。

【用法用量】内服：煎汤，9～15 g。外用：适量，捣敷；或水煎洗。

丝带蕨 *Lepisorus miyoshianum* (Makino) Makino

【别　　　名】木兰、木莲金（《天目山药用植物志》），二条线蕨（《台湾植物志》）。

【形态特征】植株高15～40 cm。根状茎短而横卧，密被鳞片，鳞片黑褐色，卵状披针形，边缘具齿突。叶近生，单叶；叶柄短，与根状茎之间有关节；叶片长线形，长20～34 cm，无毛，鲜时叶肉质，干后革质，绿色；叶脉网状，不显，主脉上面下陷，下面宽而隆起，两侧各有1～2行网眼，具内藏小脉。孢子囊群线形，自叶片中部向上几达叶片先端，着生于主脉与叶边间的纵沟内，靠近主脉，有盾状隔丝覆盖；无囊群盖；孢子极面观椭圆形，表面光滑。

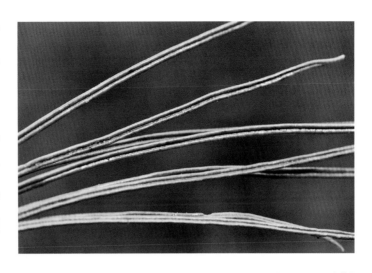

【分布与生境】梵净山地区有分布。生于海拔800～2100 m的山坡密林下、溪边，附生石上或树干上。

【中 药 名】丝带蕨（全草）。

【功效主治】清热息风，活血。主治小儿惊风，劳伤。

【采收加工】全年均可采收，洗净，晒干。

【用法用量】内服：煎汤，9～18 g；或浸酒。

【用药经验】①小儿惊风：丝带蕨15～18 g，加金饰一具，水煎，加白糖少于冲服。②劳伤：丝带蕨9～15 g，泡酒服。

瓦　韦　*Lepisorus thunbergianus* (Kaulf.) Ching

【别　　　名】小舌头草、细骨牌草、大金刀（《湖南药物志》），泡泡草（四川），小肺筋（贵州）。

【形态特征】植株高8～20 cm。根状茎横走，密被披针形鳞片，鳞片褐棕色，大部分不透明，仅叶边1～2行网眼透明，具锯齿；叶柄长1～3 cm，禾秆色；叶片线状披针形，或狭披针形，渐尖头，基部渐变狭并下延，干后黄绿色至淡黄绿色，或淡绿色至褐色，纸质；主脉上下均隆起，小脉不见。孢子囊群圆形或椭圆形，彼此相距较近，成熟后扩展几密接，幼时被圆形褐棕色的隔丝覆盖。

【分布与生境】梵净山地区资源分布的代表区域：盘溪河、马槽河、牛尾河等地。附生于海拔400～1400 m的山坡林下树干或岩石上。

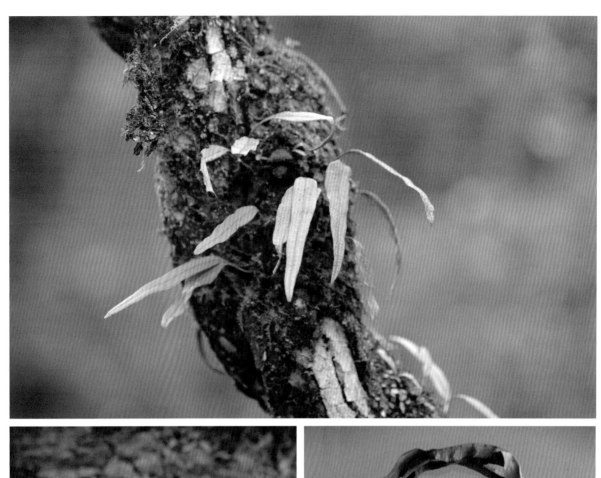

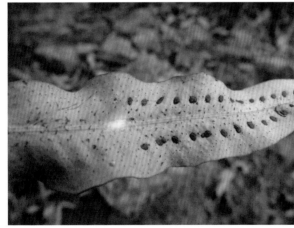

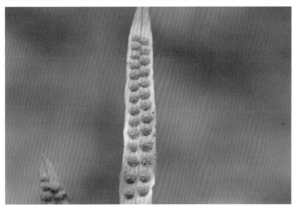

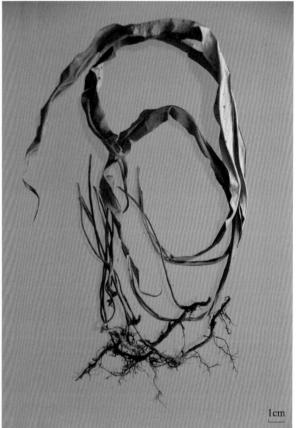

【中　药　名】瓦韦（全草）。

【功效主治】清热解毒，利尿通淋，止血。主治小儿高热、惊风、咽喉肿痛，痈肿疮疡，毒蛇咬伤，小便淋漓涩痛，尿血，咳嗽咳血。

【采收加工】夏、秋季采收带根茎全草，洗净，鲜用或晒干。

【用法用量】内服：煎汤，9～15 g。外用：适量，捣敷；或煅存性研末撒。

【用药经验】①咽喉肿痛：鲜瓦韦适量，捣烂取汁，加醋调匀，含咽。②蛇伤：鲜瓦韦、鲜半边莲、鲜犁头草各适量，捣烂，敷伤处。③小便赤涩作痛：瓦韦30 g，车前草15 g，水煎服。④咳嗽吐血：瓦韦30 g，黄梨1个，水煎，加冰糖少许当茶饮。⑤走马牙疳：瓦韦适量，煅存性，研末撒患处。⑥筋骨痛：瓦韦30～60 g，浸酒服。

攀缘星蕨 *Microsorum buergeriaum* (Miq.) Ching

【别　　　名】江南星蕨（《海南植物志》），福氏星蕨（《中国蕨类植物图谱》），大星蕨（《台湾植物志》）。

【形态特征】攀缘附生植物。根状茎长而横走，连同叶柄基部密被鳞片；鳞片卵状披针形，棕色，膜质，先端长渐尖，边缘具疏齿。叶远生；叶柄禾秆色，基部具关节，长3～9 cm；叶片披针形至狭披针形，长10～30 cm，宽1.5～4 cm，基部急狭缩并下延成翅，先端渐尖，全缘或波状；叶纸质或厚

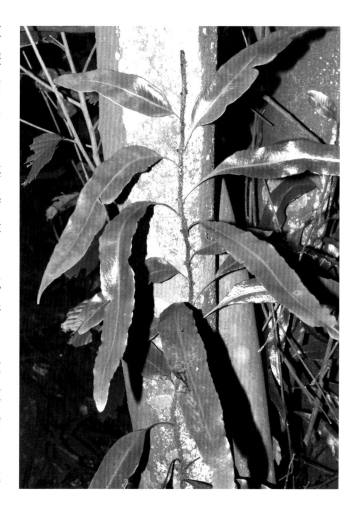

纸质，干后暗绿色，两面光滑无毛，也无鳞片；叶脉网状，主脉两面隆起，侧脉不显。孢子囊群小，圆形，不整齐地散布于叶下面；无囊群盖，也无隔丝。

【分布与生境】梵净山地区资源分布的代表区域：黑湾河、盘溪河等地。生于海拔900～2100 m的林下石上或攀缘于树干乃至树枝上。

【中　药　名】大叶骨牌草（全草）。

【功效主治】清热利湿，散瘀，凉血解毒。主治淋证，黄疸，筋骨疼痛，跌打损伤。

【采收加工】全年均可采收，晒干。

【用法用量】内服：煎汤，10～15 g。

江南星蕨 *Neolepisorus fortunei* (T. Moore) Li Wang

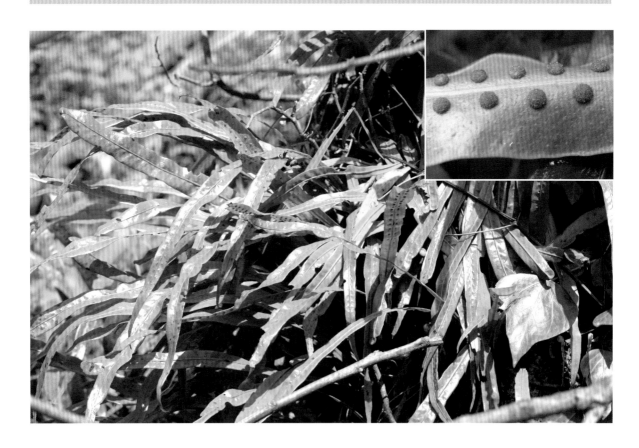

【别　　　名】福氏星蕨（《中国蕨类植物图谱》），骨牌草（《天目山药用植物志》），大星蕨、七星蕨（《鼎湖山植物名录》）。

【形态特征】植株通常高25～70 cm。根状茎长而横走，疏被鳞片，鳞片卵形，淡棕色至棕色，膜质，先端钝。叶远生；叶柄禾秆色，基部具关节，长3～12 cm；叶片线状披针形，长20～60 cm，宽1～5.6 cm，基部渐变狭并下延于叶柄，先端长渐尖，全缘或波状；叶纸质，干后绿色，两面光滑无毛，也无鳞片；叶脉网状，主脉两面隆起，侧脉与网脉不显。孢子囊群大，圆形，在主脉与叶缘间1～2列，若为1列，则排列较为整齐；无囊群盖，也无隔丝。

【分布与生境】梵净山地区资源分布的代表区域：黑湾河、铜矿厂、漆树坪、鱼坳等地。生于海拔1200 m以下的林下、灌丛下、石上、石隙、路边。

【中 药 名】大叶骨牌草（全草）。

【功效主治】清热利湿，凉血解毒。主治热淋，小便不利，赤白带下，痢疾，黄疸，咳血，衄血，痔疮出血，瘰疬结核，痈肿疮毒，毒蛇咬伤，风湿痹痛，跌打损伤。

【采收加工】全年均可采收，洗净，鲜用或晒干。

【用法用量】内服：煎汤，15～30 g；或捣汁。外用：适量，鲜品捣敷。

【用药经验】①肺痈：鲜大叶骨牌草、鲜苇茎各60 g，水煎服。②热痢口渴：鲜大叶骨牌草60～90 g，水煎代茶饮。

盾 蕨 *Neolepisorus ovatus* (Bedd.) Ching

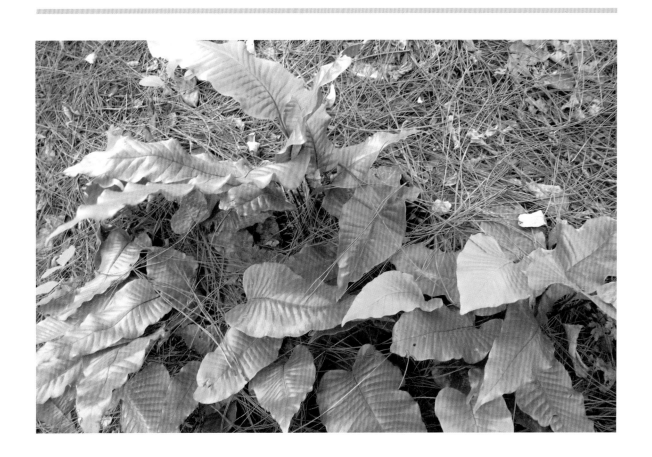

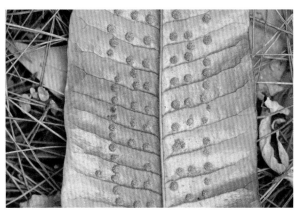
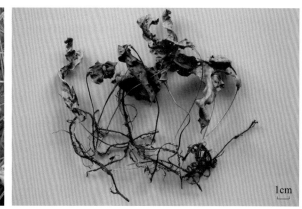

1cm

【别　　　名】卵叶盾蕨（《蕨类名词及名称》），肺甲、阿加珍（《贵州中草药名录》），岩豆草（广西），七星凤尾草（四川）。

【形 态 特 征】植株高20～40 cm。根状茎横走，密生鳞片，鳞片卵状披针形，长渐尖头，边缘有疏锯齿。叶远生；叶柄长10～20 cm，密被鳞片；叶片卵状，基部圆形，宽7～12 cm，渐尖头，全缘或下部多少分裂；叶干后厚纸质，上面光滑，下面多少有小鳞片；主脉隆起，侧脉明显，开展直达叶边，小脉网状，有分叉的内藏小脉。孢子囊群圆形，沿主脉两侧排成不整齐的多行，或在侧脉间排成不整齐的一行，幼时被盾状隔丝覆盖。

【分布与生境】梵净山地区有分布。生于海拔500～1500 m的林下、河谷溪边、岩石上或树干基部。

【中　药　名】大金刀（全草）。

【功 效 主 治】清热利湿，止血，解毒。主治热淋，小便不利，尿血，肺痨咯血，吐血，外伤出血，痈肿，水火烫伤。

【采 收 加 工】全年均可采收，采挖后，洗净，鲜用或晒干。

【用 法 用 量】内服：煎汤，15～30 g；或泡酒。外用：适量，鲜品捣敷；或干品研末调敷。

【用 药 经 验】①小便不利：大金刀15 g，龙胆草6 g，牛尾木根、黄地榆各9 g，煨水服。②血淋：大金刀15 g，小木通12 g，车前草9 g，水煎服。③咯血：鲜大金刀30 g，煨水服。④跌打损伤，劳伤出血：大金刀30 g，泡酒250 g，每服30 g。⑤烫伤，火伤：大金刀烘干，研末，调菜油搽患处。⑥刀伤：鲜大金刀捣绒，敷伤口。

蟹爪盾蕨 *Neolepisorus ovatus* (Bedd.) Ching f. *doryopteris* (Christ) Ching

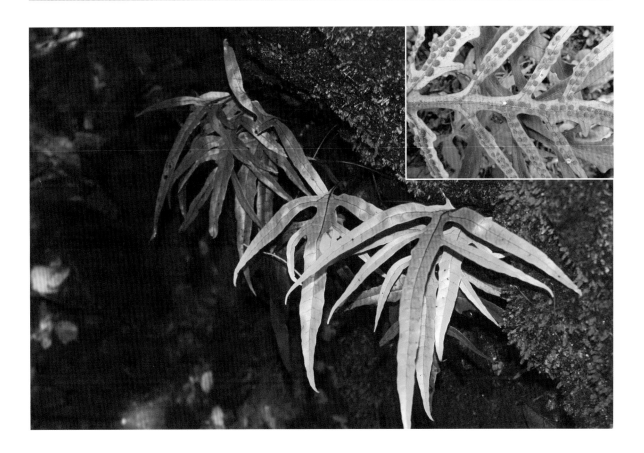

【形态特征】植株高20～40 cm。根状茎横走，密生鳞片；鳞片卵状披针形，长渐尖头，边缘有疏锯齿。叶远生；叶柄长10～20 cm，密被鳞片；叶片阔卵形，基部二回深羽裂，裂片狭长披针形，宽0.8～1.5 cm，彼此以狭翅（翅宽3～5 mm）相连。主脉隆起，侧脉明显，开展直达叶边，小脉网状，有分叉的内藏小脉。孢子囊群圆形，沿主脉两侧排成不整齐的多行，或在侧脉间排成不整齐的一行，幼时被盾状隔丝覆盖。

【分布与生境】梵净山地区资源分布的代表区域：金厂、铜矿厂及江口的怒溪、坝盘等地。

【中 药 名】盾蕨（全草）。

【功效主治】利尿通淋，清热止血。主治肺热咳嗽，热淋，血淋，石淋，吐血，衄血，尿血，崩漏等。

【采收加工】全年可采，除去根茎及根，晒干或阴干。

【用法用量】内服：煎汤，5～10 g，大剂量30～60 g；或入散剂。

截基盾蕨 *Neolepisorus ovatus* (Bedd.) Ching f. *truncatus* (Ching & P. S. Wang) L. Shi & X. C. Zhang

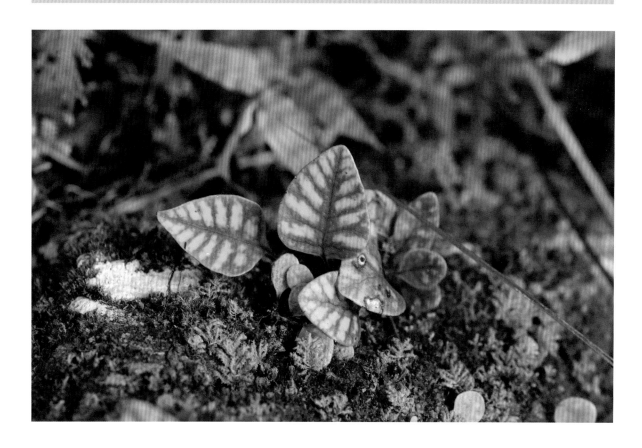

【别　　　名】撕裂盾蕨（《植物分类学报》）。

【形 态 特 征】植株高50 cm。根状茎长而横走，疏被鳞片，鳞片淡棕色，披针形，具虹彩。叶远生；叶柄长15～30 cm，基部有关节；叶片卵状三角形至长圆状披针形，长20～25 cm，基部宽6～8 cm，基部通常楔形而稍内弯，略下延于叶柄，先端渐尖，边缘全缘；叶纸质，绿色或淡绿色，在侧脉间有黄色条纹，上面光滑，下面疏生褐色小鳞片；叶脉网状，主脉两面隆起，侧脉明显，近平展，网脉不明显，有分叉的内藏小脉。孢子囊群圆形，在侧脉间排列成1行，或在主脉两侧各有不整齐的1～4行，幼时有盾状隔丝覆盖；无囊群盖。

【分布与生境】梵净山地区有分布。生于海拔600～1100 m的林下、灌丛下的岩石上。

【中　药　名】大金刀（全草）。

【功 效 主 治】清热利湿，活血散瘀。主治劳伤吐血，血淋，便血，跌打损伤，风湿肿痛等。

【采 收 加 工】全年均可采收，洗净，晒干。

【用 法 用 量】内服：煎汤，15～30 g；或泡酒。外用：适量，鲜品捣敷；或干品研末调敷。

石 韦 *Pyrrosia lingua* (Thunb.) Farw.

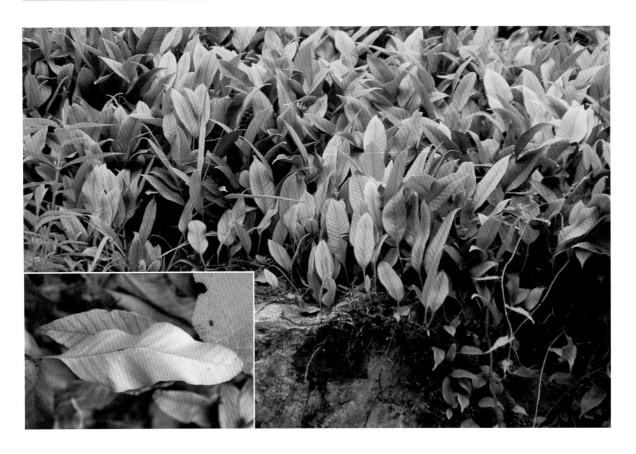

【别　　　名】飞刀剑（《植物名实图考》），蜈蚣七、七星剑、一枝剑（《中药大辞典》）。

【形 态 特 征】植株高10～30 cm。根状茎长而横走，密被鳞片，鳞片披针形，中央常为深褐色，边缘色淡，具睫状毛。叶远生，近二型；柄长1～11 cm，深棕色，幼时被星状毛；叶片披针形，长5～20 cm，中部最宽，1.3～4 cm，向两端渐狭，基部略下延，先端渐尖，边缘全缘；叶革质，上面绿色，近光滑，下面棕色，密被星状毛；叶脉网状，主脉上面稍凹入，下面隆起，侧脉可见，小脉不显；能育叶与不育叶同形而叶柄较长，叶片较狭。孢子囊群圆形，密接，满布于叶下面，幼时为星状毛覆盖，无盾状隔丝，也无囊群盖。

【分布与生境】梵净山地区资源分布的代表区域：金厂、芙蓉坝及江口的怒溪、坝盘、闵孝等地。生于海拔1800 m以下的酸性土地、林下、林缘、河谷、路边，附生石上或树干上，有时可蔓延于地上，成片生长。

【中 药 名】石韦（全草）。

【功 效 主 治】利尿通淋，清肺止咳，凉血止血。主治淋病，水肿，小便不利，淋沥涩痛，肺热咳喘，咯血，吐血，衄血，崩漏及外伤出血。

【采 收 加 工】全年可采，洗净，晒干或阴干。

【用 法 用 量】内服：煎汤，9 ~ 15 g；或研末。外用：适量，研末涂敷。

【用 药 经 验】血淋：石韦、当归、蒲黄、芍药为末，酒下。

庐山石韦 *Pyrrosia sheareri* (Bak.) Ching

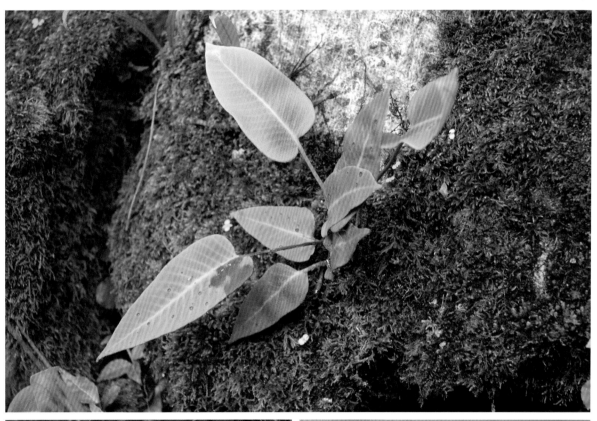

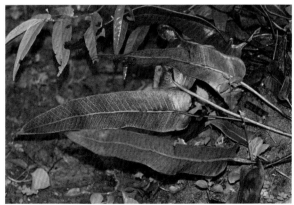
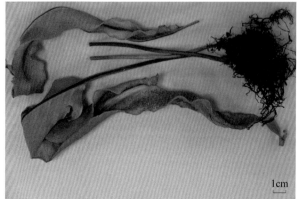

1cm

【别　　　名】大石韦（《广西药用植物名录》），大金刀、叶下红（《贵州中草药名录》），大叶石韦（浙江）。

【形态特征】植株高20~60 cm。根状茎粗壮横卧，密被鳞片，鳞片黄棕色，披针形，边缘具睫状齿。叶近生或密生，一型；叶柄长8~26 cm，深禾秆色至紫褐色，幼时被星状毛，老时秃净；叶片阔披针形或长圆披针形，长10~40 cm，宽2~7 cm，基部较宽，不对称的圆楔形或心形，先端渐尖，边缘全缘或有时基部不规则地向外突出；叶坚革质，上面老时光滑，密布洼点，下面棕色，密被一层星状毛；叶脉网状，主脉上面平或凹入，下面隆起，侧脉在下面略可见，小脉不显。孢子囊群圆形，在侧脉间多行排列，满布于叶下面，无盾状隔丝，也无囊群盖。

【分布与生境】梵净山地区资源分布的代表区域：回香坪至金顶、燕子崖、护国寺等地。生于海拔1000~2200 m放入密林下、山坡阴凉处及路边，附生于树干上或岩石上。

【中　药　名】庐山石韦（叶）。

【功效主治】利水通淋，清肺止咳，凉血止血。主治淋病，水肿，小便不利，淋沥涩痛，肺热咳喘，吐血，衄血，崩漏及外伤出血。

【采收加工】全年均可采收，晒干。

【用法用量】内服：煎服，6~12 g；或研末服。外用：适量，研末涂敷。

金鸡脚假瘤蕨 *Selliguea hastata* (Thunb.) Fraser-Jenkins

【别　　　名】金鸡脚假茀蕨（《植物分类学报》），三叶茀蕨（《台湾植物志》）。

【形态特征】根状茎长而横走，密被鳞片，鳞片披针形，棕色，顶端长渐尖，边缘全缘或偶有疏齿。叶远生；叶柄的长短和粗细均变化较大，长在2~20 cm，禾秆色，光滑无毛；叶片为单叶，形态变化极大，单叶不分裂，或戟状二至三分裂；单叶不分裂叶的形态变化亦极大，从卵圆形至长条形，长2~20 cm，宽1~2 cm，顶端短渐尖或钝圆，基部楔形至圆形；分裂的叶片其形态也极其多样，常见的是戟状二至三分裂，裂片或长或短，或较宽，或较狭，但通常都是中间裂片较长和较宽；叶片（或裂片）的边缘具缺刻和加厚的软骨质边，通直或呈波状；中脉和侧脉两面明显，侧脉不达叶边；小脉不明显；叶纸质或草质，背面通常灰白色，两面光滑无毛。孢子囊群大，圆形，在叶片中脉或裂片中脉两侧各一行，着生于中脉与叶缘之间；孢子表面具刺状突起。

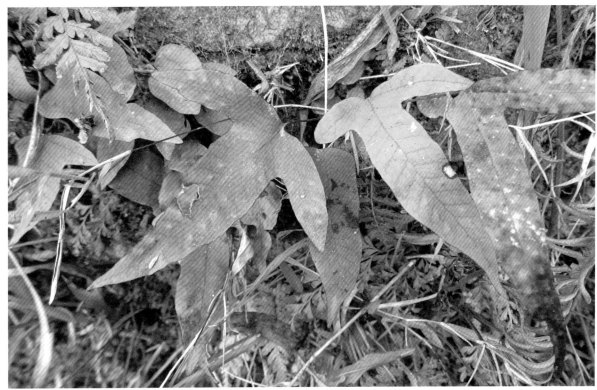

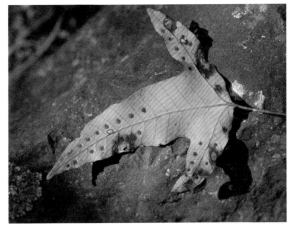
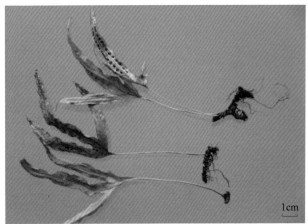

1cm

【分布与生境】梵净山地区有分布。生于海拔1300 m以下的林缘、路边、灌丛下、土坡上。

【中　药　名】金鸡脚（全草）。

【功效主治】清热解毒，祛风镇惊，利水通淋。主治外感热病，肺热咳嗽，咽喉肿痛，小儿惊风，痈肿疮毒，蛇虫咬伤，水火烫伤，痢疾，泄泻，小便淋浊。

【采收加工】全年均可采收，采收后，除去杂质，洗净，鲜用或晒干。

【用法用量】内服：煎汤，15～30 g，大剂量可用至60 g，鲜品加倍。外用：适量，研末撒；或鲜品捣敷。

【用药经验】①毒蛇咬伤：金鸡脚15 g，苎麻根15 g，煨水服，并取渣捣绒，敷伤口。②尿路结石：金鸡脚、石韦各30 g，煨水服。

槲蕨科

槲 蕨 *Drynaria roosii* Nakaike

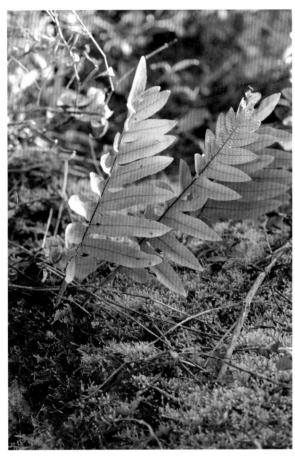
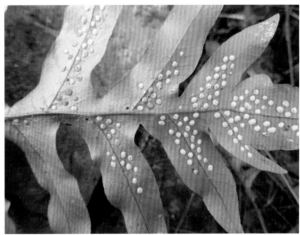
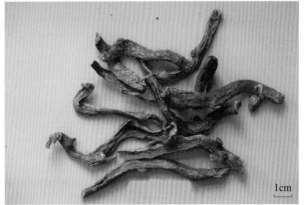

1cm

【别　　　名】西南槲蕨（《西双版纳植物名录》），板崖姜（《鼎湖山植物手册》），飞鹅草、大飞龙（《广西药用植物名录》）。

【形态特征】植株高25～80 cm，附生岩石上，匍匐生长，或附生树干上，螺旋状攀缘。根状茎粗壮、肉质、横走，密被鳞片，鳞片棕色，线状披针形。叶二型；基生不育叶棕色或灰褐色，干膜质，阔卵形，长3～10 cm，宽2.5～7 cm，基部心形，先端急尖，羽状浅裂；裂片三角形；能育叶绿色，具有翅的柄，叶片长圆状披针形，长20～67 cm，宽7～28 cm，羽状深裂；裂片6～14对，互生，略斜展，中部裂片长圆状披针形，长4～15 cm，宽1.5～3.2 cm，先端短渐尖，边缘有不明显的疏缺刻；上部裂片渐缩小，下部1～2对裂片略缩短；叶纸质，两面光滑；网脉明显。孢子囊群圆形，在中肋两侧各呈2～4行排列；或幼时成1行长形的孢子囊群，混生有大量腺毛。

【分布与生境】梵净山地区资源分布的代表区域：盘溪河、马槽河、金厂、冷家坝、平定沟等地。生于海拔1500 m以下的树干上或岩石上，沟谷两侧枫杨树上或较干燥的岩壁上。

【中　药　名】骨碎补（根茎）。

【功效主治】疗伤止痛，补肾强骨；外用消风祛斑。主治跌扑闪挫，筋骨折伤，肾虚腰痛，筋骨痿软，耳鸣耳聋，牙齿松动；外治斑秃，白癜风。

【采收加工】全年均可采挖，除去泥沙，干燥，或燎去毛状鳞片。

【用法用量】内服：煎服，3～9 g；或入丸、散。外用：适量，捣烂敷或晒干研末敷；也可浸酒擦。

剑蕨科

中华剑蕨 *Loxogramme chinensis* Ching

【别　　名】华剑蕨（《中国蕨类植物图鉴》），石龙（云南）。

【形态特征】植株高7～14 cm。根状茎长而横走，密被鳞片，鳞片褐色，卵状披针形，先端毛发状。叶远生；无柄或有短柄而无关节；叶片线

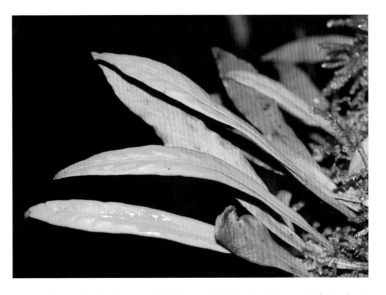

状披针形，长6～13 cm，上部1/3处最宽，向下渐狭，先端急尖或钝，边缘全缘或稍呈波状，外卷；叶软革质，两面光滑；中肋两面稍隆起或下面较平而有浅纵沟；叶脉网状，不显。孢子囊群长圆形至粗线形，生于叶片上部，与中肋斜交，无囊群盖，也无隔丝；孢子极面观近圆形，表面具不规则的小瘤块状纹饰（光镜下）。

【分布与生境】梵净山地区资源分布的代表区域：盘溪河、两岔河、转湾塘等地。生于谷底、山坡密林下，附生于海拔1500～2400 m的树干或石上。

【中 药 名】中华剑蕨（根茎或全草）。

【功效主治】清热解毒，利尿。主治尿路感染，乳腺炎，狂犬咬伤。

【采收加工】全年均可采收，去叶与须根，洗净，晒干；或全草洗净晒干。

【用法用量】内服：煎汤，15～30 g。

【用药经验】尿路感染：中华剑蕨15 g，石韦15 g，煎服。

蘋 科

蘋

Marsilea quadrifolia L. Sp.

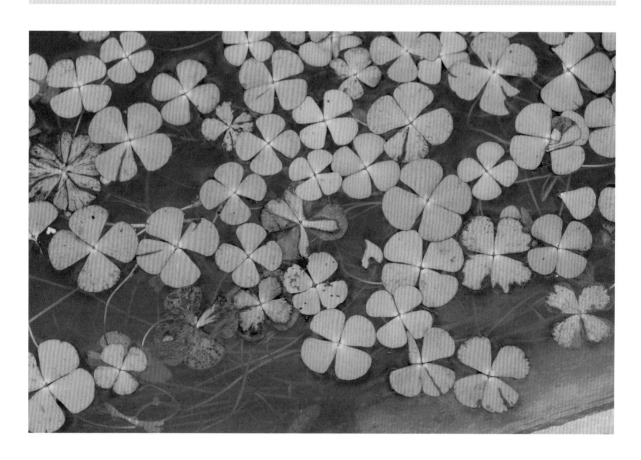

【别　　名】田字草、破铜钱（《本草纲目》），水对草（《陆川本草》）。

【形 态 特 征】植株高10～25 cm。根状茎细长横走，不规则分枝，先端具淡棕色毛；茎节远离，向上发出一至数枚营养叶。叶柄细长柔软，顶端着生4片倒三角形小叶，形如"田"字，漂浮或挺出水面；小叶外缘弧形，两侧通直，全缘；叶绿色，草质，幼时具毛；叶脉由小叶基部呈放射状分叉并交结成网状；能育叶特化成孢子果。孢子果通常生于叶柄基部，形如大豆，坚硬，幼时有毛，具柄；大、小孢子囊生于同一孢子果内，每一大孢子囊内有一个大孢子，而小孢子囊内有多数小孢子，均为三裂缝；大孢子卵圆形，小孢子极面观近球形。

【分布与生境】梵净山地区资源分布的代表区域：冷家坝、怒溪、桃映、芙蓉坝、坝溪等地。生于海拔900～1500 m的水田、池沼、沟渠或湿地。

【中 药 名】蘋（全草）。

【功效主治】清热解毒，利水消肿，止血，除烦安神。主治水肿，热淋，小便不利，黄疸，吐
血，尿血，崩漏，白带异常，心烦不眠，消渴，感冒，小儿夏热，热疖疮毒，咽喉
肿痛，急性结膜炎，毒蛇咬伤。

【采 收 加 工】春、夏、秋三季均可采收，洗净，鲜用或晒干。

【用 法 用 量】内服：煎服，15～30 g；鲜品60～90 g；或捣汁。外用：适量，鲜品捣烂敷。

【用 药 经 验】①淋证（小便不利）：蘋、竹叶菜各30 g，煨水服。②吐血：鲜蘋10 g，鸭肝1只，
共捣烂，沸水烫熟顿服。

槐叶苹科

槐叶苹 *Salvinia nutans* (L.) All.

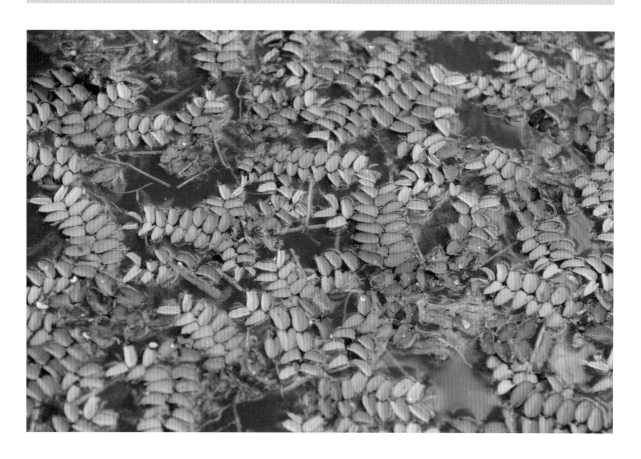

【别　　名】大浮萍、包田麻（《贵州草药》），水蜈蚣（《浙江民间常用草药》），大鱼萍（《福建中草药》）。

【形 态 特 征】小型漂浮植物。茎细长而横走，被褐色节状毛。三叶轮生，上面二叶漂浮水面，形如槐叶，长圆形或椭圆形，长0.8～1.4 cm，宽5～8 mm，顶端钝圆，基部圆形或稍呈心形，全缘；叶柄长1 mm或近无柄；叶脉斜出，在主脉两侧有小脉15～20对，每条小脉上面有5～8束白色刚毛；叶草质，上面深绿色，下面密被棕色茸毛；下面一叶悬垂水中，细裂成线状，被细毛，形如须根，起着根的作用。孢子果4～8个簇生于沉水叶的基部，表面疏生成束的短毛，小孢子果表面淡黄色，大孢子果表面淡棕色。

【分布与生境】梵净山地区资源分布的代表区域：平定河沟等地。生于海拔800 m以下的水田，沟塘和静水溪河内。

【中　药　名】蜈蚣萍（全草）。

【功 效 主 治】清热解毒，利水消肿，解表。主治风热感冒，麻疹不透，浮肿，热淋，小便不利，热痢，痔疮，痈肿疔疮，丹毒，腮腺炎，湿疹，烫火伤。

【采 收 加 工】夏、秋季采收，洗净，鲜用或晒干。

【用 法 用 量】内服：煎汤，15~30 g。外用：适量，捣敷；或煎水洗。

【用 药 经 验】浮肿：蜈蚣萍、三角风、八角枫、臭牡丹、大血藤、小血藤各30~120 g，加水煮沸，用蒸气熏治。

满江红科

满江红 *Azolla imbricata* (Roxb.) Nakai

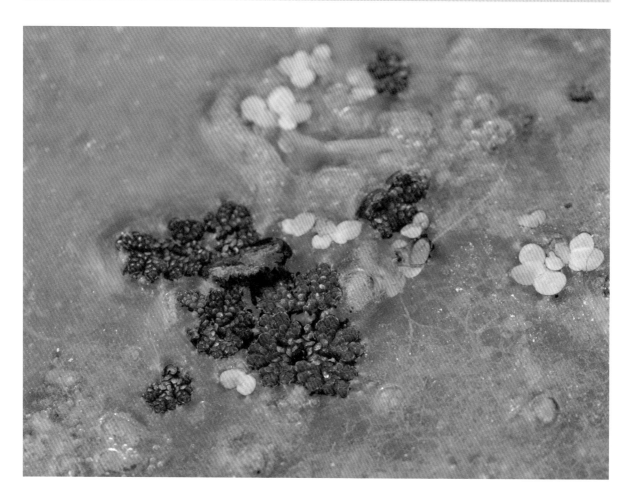

【别　　　名】红漂（《福建植物志》）。

【形 态 特 征】小型浮水植物，植物体呈卵形或三角状。根状茎细长横走，侧枝腋生，假二歧分枝，向下生须根。叶小如芝麻，互生，无柄，覆瓦状排列成两行；叶片深裂分为背裂片和腹裂片两部分，背裂片长圆形或卵形，肉质，绿色，但在秋后常变为紫红色；腹裂片贝壳状，无色透明，多少饰有淡紫红色，斜沉水中。孢子果双生于分枝处，大孢子果体积小，长卵形，顶部喙状，内藏一个大孢子囊，大孢子囊只产一个大孢子，大孢子囊有9个浮膘，分上下两排附生在孢子囊体上；小孢子果体积远较大，球圆形或桃形，顶端有短喙，果壁薄而透明，内含多数具长柄的小孢子囊，每个小孢子囊内有64个小孢子，分别埋藏在5～8块无色海绵状的泡胶块上，泡胶块上有丝状毛。

【分布与生境】梵净山地区资源分布的代表区域：冷家坝、张家坝、平定、芙蓉坝等地。生于海拔800～1000 m的水田、池沼、沟渠等静水或缓流中。

【中 药 名】满江红（干燥叶），满江红根（干燥根）。

【功 效 主 治】■满江红 解表透疹，祛风胜湿，解毒。主治感冒咳嗽，麻疹不透，风湿疼痛，小便不利，水肿，荨麻疹，皮肤瘙痒，疮疡，丹毒，烫火伤。

■满江红根 润肺止咳。主治肺痨咳嗽。

【采 收 加 工】■满江红 夏、秋季捞取，晒干。

■满江红根 夏、秋季捞取全草，剪下须状根，晒干。

【用 法 用 量】■满江红 内服：煎汤，3～15 g，大剂量可用至30 g。外用：适量，煎水洗或热熨；炒存性，研末，调油敷。

■满江红根 内服：煎汤，9～15 g。

【用 药 经 验】①麻疹不透：满江红9 g，芫荽、椿根皮各6 g，煎服，药渣外擦。②风湿痛，发汗祛风：满江红40个，取20个捣烂焙热，趁热包于风湿痛处，包后用针（先消毒）刺患处周围出气，以免内窜，同时将另20个满江红捣烂，煮甜酒内服。③红崩白带：满江红6 g，煨甜酒水服。④风瘫，麻风癫：满江红、苍耳草各60 g，煨水服；再取上药各适量，煨水洗全身。⑤瘰疬：满江红捣绒，调甜酒敷患处。

苏铁科

贵州苏铁 *Cycas guizhouensis* K. M. Lan et R. F. Zon

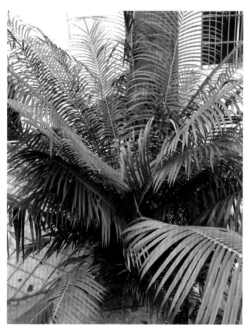
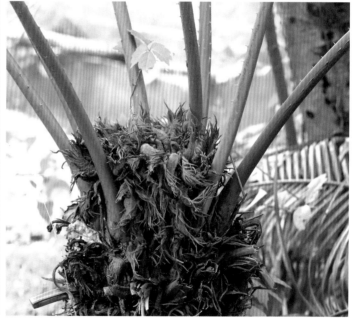

【形态特征】树干高65 cm左右。羽状叶长达1.6 m；叶柄长47～50 cm，基部两侧具直伸短刺；羽状裂片条形或条状披针形，微弯曲或直伸，厚革质，长8～19（稀29）cm，宽8～12 mm，无毛，基部两侧不对称，先端渐尖，边缘稍反曲，表面深绿色，有光泽，背面淡绿色；中脉两侧隆起；大孢子叶在茎顶密生呈球状，密生黄褐色或锈色绒毛，长14～20 cm，顶片近圆形，深羽裂，长6～7 cm，宽7～8 cm；钻形裂片17～33个，先端渐尖，两面无毛，边缘和基部密生黄褐色绒毛；大孢子叶下部急缩成粗

短柄状，长3～5 cm，两侧着生胚珠2～8枚。胚珠无毛，球形近球形，稍扁，金黄色，顶端红褐色，具有短的小尖头。

【分布与生境】梵净山地区资源分布的代表区域：梵净山生态站等地。多为庭园、村旁栽种。

【中 药 名】苏铁叶（叶）。

【功效主治】理气止痛，散瘀消肿。主治吐血，便血，肿毒，外伤出血。

【采收加工】四季可采收，鲜用或晒干。

【用法用量】内服：煎汤，9～15 g；或烧存性，研末。外用：适量，烧灰；或煅存性研末敷。

【用药经验】①胃病：苏铁叶15 g，水煎服。②刀伤：苏铁叶烧黑研末，撒于患处。

苏 铁 *Cycas revoluta* Thunb.

【别　　　名】铁树（《本草纲目拾遗》），避火蕉（《中国树木分类学》），凤尾松（《花镜》），大凤尾草（《广西药用植物名录》），铁甲松（《四川中药志》）。

【形态特征】树干高约2 m，稀达8 m或更高。羽状叶从茎的顶部生出，整个羽状叶的轮廓呈倒卵状狭披针形，长75～200 cm，叶轴横切面四方状圆形，柄略呈四角形，两侧有齿状刺；羽状裂片达100对以上，条形，厚革质，坚硬，长9～18 cm，向上斜展微呈"V"字形，边缘显著向下反卷，上部微渐窄，先端有刺状尖头，基部窄，两侧不对称，下侧下延生长，上面深绿色有光泽，中央微凹，凹槽内有稍隆起的中脉，下面浅绿色，中脉显著隆起。雄球花圆柱形，长30～70 cm，直径8～15 cm，有短梗，上部的顶片卵形

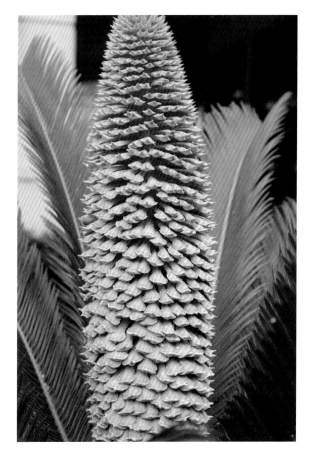

至长卵形，边缘羽状分裂，裂片12～18对，条状钻形，长2.5～6 cm，先端有刺状尖头，胚珠2～6枚，生于大孢子叶柄的两侧，有绒毛。种子红褐色或橘红色，倒卵圆形或卵圆形，稍扁，长2～4 cm，直径1.5～3 cm。花期6～7月，种子10月成熟。

【分布与生境】梵净山地区资源分布的代表区域：梵净山生态站、熊家坝等地。多为庭园、村旁栽种。

【中 药 名】苏铁根（根），苏铁果（种子），苏铁花（花），苏铁叶（叶）。

【功效主治】■苏铁根　祛风通络，活血止血。主治风湿麻木，筋骨疼痛，跌打损伤，劳伤吐血，腰痛，白带异常，口疮。

■苏铁果　平肝降压，镇咳祛痰，收敛固涩。主治高血压，慢性肝炎，咳嗽痰多，痢疾，遗精，白带异常，跌打，刀伤。

■苏铁花　理气祛湿，活血止血，益肾固精。主治胃痛，慢性肝炎，风湿疼痛，跌打损伤，咳血，吐血，痛经，遗精，带下。

■苏铁叶　理气止痛，散瘀止血，消肿解毒。主治肝胃气滞疼痛，经闭，吐血，便血，痢疾，肿毒，外伤出血，跌打损伤。

【采 收 加 工】■苏铁根　全年均可采挖，除去泥土，洗净，晒干备用。

■苏铁果　秋、冬季采收，晒干备用。

■苏铁花　夏季采摘，鲜用或阴干备用。

■苏铁叶　四季均可采收，鲜用或晒干。

【用 法 用 量】■苏铁根　内服：煎汤或研末，10～15 g。外用：适量，煎水含漱。

■苏铁果　内服：煎汤或研末，9～15 g。外用：适量，研末敷。

■苏铁花　内服：煎汤，15～60 g。

■苏铁叶　内服：煎汤或烧存性研末，9～15 g。外用：适量，烧灰；或煅存性研末敷。

【用 药 经 验】①慢性肝炎，高血压头痛，遗精，白带异常：苏铁果9～15 g，水煎服。②小儿消化不良：苏铁叶1张，水煎服。③支气管炎：苏铁花6～9 g，水煎服。④肝癌：苏铁叶30 g，斑庄根30 g，水煎服。

银杏科

银　杏 *Ginkgo biloba* L.

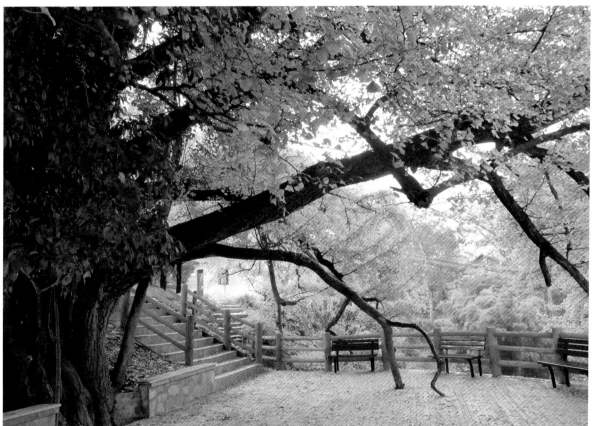

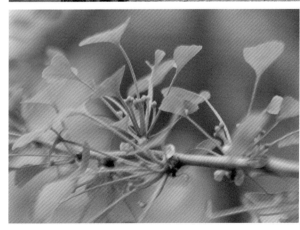

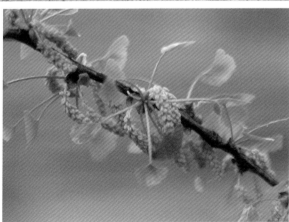

【别　　　名】公孙树（《汝南圃史》），鸭脚（《宛陵集》），鸭掌树（北京），白果树（通称）。

【形 态 特 征】乔木，高达40 m，胸径4 m；树皮灰褐色，纵裂。大枝斜展，一年生枝淡褐黄色，二年生枝变为灰色；短枝黑灰色。叶扇形，上部宽5～8 cm，上缘有浅或深的波状缺刻，有时中部缺裂较深，基部楔形，有长柄；在短枝上3～8叶簇生。雄球花4～6生于短枝顶端叶腋或苞腋，长圆形，下垂，淡黄色；雌球花数个生于短枝叶丛中，淡绿色。种子椭圆形、倒卵圆形或近球形，长2～3.5 cm，成熟时黄或橙黄色，被白粉；外种皮肉质，有臭味；中种皮骨质，白色，有2（～3）纵脊；内种皮膜质，黄褐色；胚乳肉质，胚绿色。花期3月下旬至4月中旬，种子9～10月成熟。

【分布与生境】梵净山地区资源分布的代表区域：太平楠、老街一带等多地有种植。多为庭园、村旁栽种。

【中　药　名】白果根（根和根皮），白果（种子），白果叶（叶）。

【功 效 主 治】■白果根　益气补虚。主遗精，遗尿，夜频多，白带异常，石淋。

　　　　　　　■白果　敛肺定喘，止带缩尿。主治哮喘痰嗽，白带异常，白浊，遗精，尿频，无名肿痛，皶鼻，癣疮。

　　　　　　　■白果叶　活血养心，敛肺涩肠。主治胸痹心痛，喘咳痰嗽，泄泻痢疾，白带异常。

【采 收 加 工】■白果根　全年可采挖，除去泥土，洗净，晒干备用。

　　　　　　　■白果　秋末种子成熟后采收，除去肉质外种皮，洗净，晒干，用时打碎取种仁。

　　　　　　　■白果叶　秋季采，除去杂质，洗净，鲜用或晒干。

【用 法 用 量】■白果根　内服：煎汤，15～60 g。

　　　　　　　■白果　内服：煎汤，3～9 g；或捣汁。外用：适量，捣敷；或切片涂。

　　　　　　　■白果叶　内服：煎汤，3～9 g；或用提取物作片剂；或入丸、散。外用：适量，捣敷或搽；或煎水洗。

【用 药 经 验】①小儿肠炎：白果叶3～9 g，煎水擦洗患儿脚心、手心、心口，严重者擦洗头顶，每日2次。②遗精：白果根60 g，何首乌（鲜）60 g，左转藤60 g，糯米250 g，盛猪小肚内，加冰糖炖服。

柏 科

侧 柏 *Cupressus funebris* Endl.

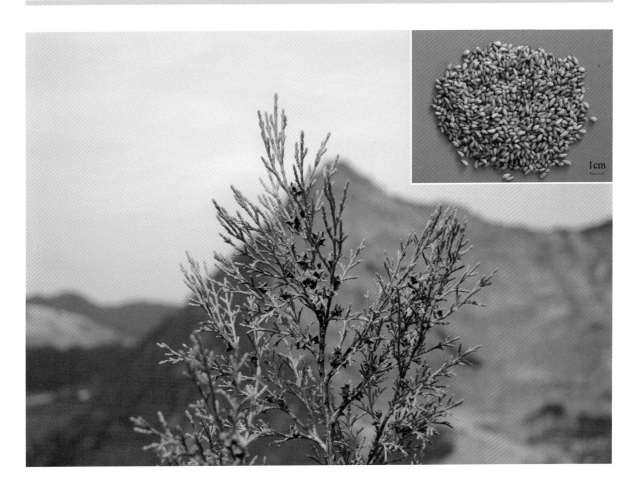

1cm

【别　　名】柏树子（《草木便方》），黄柏（四川），扫帚柏（湖南），柏木树（湖北）。

【形态特征】常绿乔木，高10～30 m。树皮幼时红褐色，老年树褐灰色，纵裂成窄长条片；小枝扁平，细长下垂，生鳞叶的小枝扁平，排成一平面，两面同形，绿色，较老的小枝圆柱形，暗褐紫色，略有光泽。鳞叶二型，先端锐尖，偶有刺形叶，中部叶背有腺点。雄球花椭圆形或卵圆形，雄蕊通常6对，药隔顶端常具短尖头，中央具纵脊，淡绿色，边缘带褐色；雌球花近球形。球果卵圆形。种鳞4对，盾状，镊合状排列，背面有短尖的小凸体，能育种鳞有种子5～6；种子近圆形，两侧具窄翅，淡褐色，有光泽。花期4月；球果翌年5～6月。

【分布与生境】梵净山地区资源分布的代表区域：丁家坪、六股坪、刘家湾等地。生于海拔2000 m以下的疏林中、路旁。

【中　药　名】柏树果（球果），柏树叶（枝叶），柏树油（油脂），柏树根（根）。

【功效主治】■柏树果　祛风，和中，安神，止血。主治感冒发热，胃痛呕吐，烦躁，失眠，劳伤吐血。

　　　　　　■柏树叶　凉血止血，敛疮生肌。主治吐血，血痢，痔疮，癞疮，烫伤，刀伤，毒蛇咬伤。

　　　　　　■柏树油　祛风，除湿，解毒，生肌。主治风热头痛，白带异常，淋浊，痈疽疮疡，刀伤出血。

　　　　　　■柏树根　清热解毒。主治麻疹身热不退。

【采收加工】■柏树果　8～10月，果实长大而未裂开时采收，晒干备用。

　　　　　　■柏树叶　全年可采，剪取枝叶，阴干或鲜用。

　　　　　　■柏树油　7～8月间砍伤树干，待树脂渗出凝结后收集。

　　　　　　■柏树根　全年均可采挖其根，除去泥土，洗净，切片，晒干。

【用法用量】■柏树果　内服：煎汤，10～15 g；或研末。

　　　　　　■柏树叶　内服：煎汤，9～15 g；或研末。外用：适量，捣敷或研末调敷。

　　　　　　■柏树油　内服：煎汤，3～9 g。外用：适量，研末撒。

　　　　　　■柏树根　内服：煎汤，6～15 g。

【用药经验】①吐血：柏树果、柏树叶打粉，兑酒用，每次12 g。②小儿肥疮：柏树叶打粉（或稍煅打粉），调麻油涂。③刀伤：柏树嫩叶，嚼烂敷。④胸口痛：柏树油3 g，柏树果6 g，鱼鳅串根9 g，捣烂，沸水泡服。

刺　柏　*Juniperus formosana* Hayata

【别　　　名】山刺柏（《中国树木分类学》），台桧（《中国裸子植物志》），山杉（福建），矮柏木（湖北），刺松（安徽）。

【形态特征】乔木，高6～12 m。树皮褐色，纵裂成长条薄片脱落；枝条斜展或直展，树冠塔形或圆柱形；小枝下垂。叶三叶轮生，条状披针形或条状刺形，长1.2～2 cm，宽1.2～2 mm，先端渐尖具锐尖头，上面稍凹，中脉微隆起，绿色，两侧各有1条白

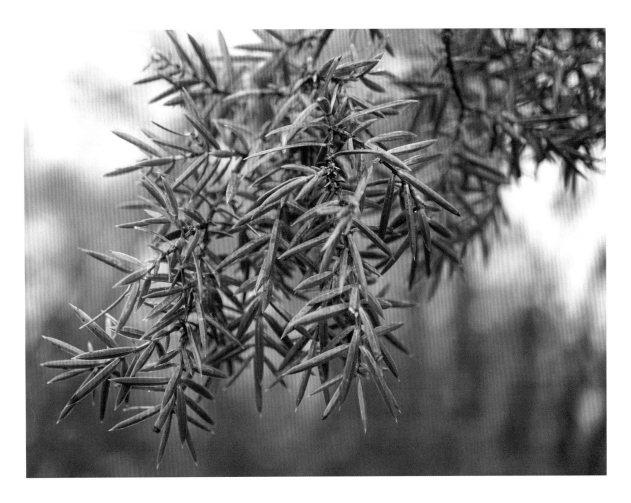

色、很少紫色或淡绿色的气孔带，气孔带较绿色边带稍宽，在叶的先端汇合为1条，下面绿色，有光泽，具纵钝脊，横切面新月形。雄球花圆球形或椭圆形。球果近球形或宽卵圆形，熟时淡红褐色，被白粉；种子半月圆形，具3～4棱脊，顶端尖，近基部有3～4个树脂槽。

【分布与生境】梵净山地区资源分布的代表区域：苗王坡、茶园等地。生于海拔600～1000 m的石灰岩山上。

【中　药　名】山刺柏（根及根皮或枝叶）。

【功 效 主 治】清热解毒，燥湿止痒。主治麻疹高热，湿疹，癣疮。

【采 收 加 工】根于秋、冬季采挖，或剥取根皮，洗净，晒干；枝叶全年均可采收，洗净，晒干。

【用 法 用 量】内服：煎汤，6～15 g。外用：适量，煎水洗。

【用 药 经 验】①麻疹高热：山刺柏根12 g，金银花、白茅根各9 g，水煎服。②皮肤癣疮：山刺柏根皮或树皮适量，水煎洗患处。

高山柏 *Juniperus squamata* Buchanan-Hamilton ex D. Don

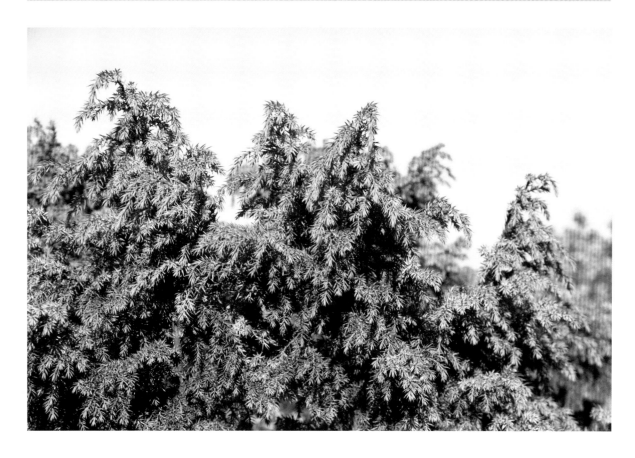

【别　　　名】大香桧（《中国树木分类学》），岩刺柏（《峨眉植物图谱》），陇桧、鳞桧（《中国裸子植物志》），团青（四川）。

【形 态 特 征】灌木，高1～3 m，或成匍匐状，或为乔木。树皮褐灰色；枝条斜伸或平展，小枝直或弧状弯曲，下垂或伸展。叶全为刺形，三叶交叉轮生，披针形或窄披针形，基部下延生长，通常斜伸或平展、下延部分露出，直或微曲，先端具急尖的刺状尖头，上面稍凹，具白粉带；绿色中脉不明显，或有时较明显，下面拱凸具钝纵脊，沿脊有细槽或下部有细槽。雄球花卵圆形；雄蕊4～7对。球果卵圆形或近球形，成熟前绿色或黄绿色，熟后黑色或蓝黑色，稍有光泽，无白粉，内有种子1粒；种子卵圆形或锥状球形，有树脂槽，上部常有明显或微明显的2～3钝纵脊。

【分布与生境】梵净山地区资源分布的代表区域：凤凰山、中坡等地。生于海拔1600～4000 m高山地带、灌木丛，冷杉类、落叶松类及栋类等针叶树或针叶树阔叶树林内。

【中　药　名】高山柏（枝叶或球果）。

【功效主治】祛风除湿，解毒消肿。主治风湿痹痛，肾炎水肿，尿路感染，痈疮肿毒。

【采 收 加 工】8~9月采收枝叶，晾干；10月采摘球果，晒干或熬膏备用。

【用 法 用 量】内服：煎汤，9~15 g；或熬膏。

柏　木 *Platycladus orientalis* (L.) Franco

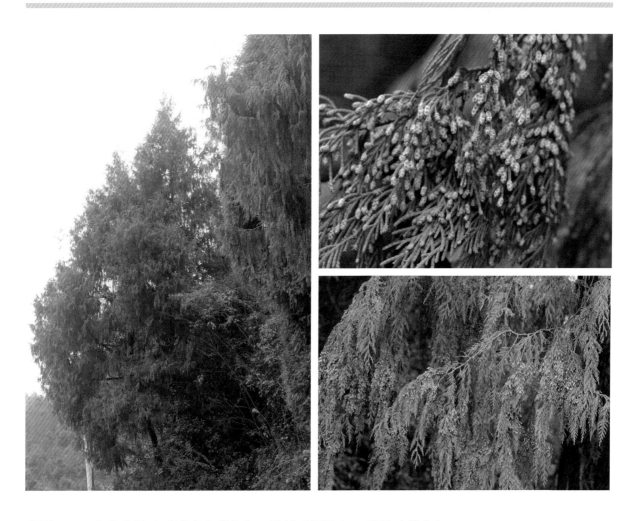

【别　　　名】扁柏（《滇南本草》），香柏（河北），黄柏（华北）。

【形 态 特 征】常绿乔木，高8~20 m。小枝扁平，直展，排成一平面。叶鳞形，交互对生，先端微钝，位于小枝上下两面之间的叶露出部分呈倒卵状菱形或斜方形，两侧的叶折覆着上下之叶的基部两侧，呈龙骨状；叶背中部均有腺槽。雌雄同株；球花单生于短枝顶端；雄球花黄色，卵圆形。球果当年成熟，卵圆形，长1.5~2 cm，蓝绿色，被白粉；熟后木质张开，红褐色；种鳞4对，背部近先端有反曲的尖头，中部种鳞各有种子1～2颗；种了卵圆形，灰褐色，种脐大而明显。花期3～4月，球果9～11月成熟。

【分布与生境】梵净山地区资源分布的代表区域：苗王坡、茶园、枫香坪等地。多为庭园、村旁栽种。

【中　药　名】侧柏叶（枝梢及叶），柏子仁（种仁），柏根白皮（根皮），柏枝节（枝条），柏脂（树脂）。

【功效主治】■侧柏叶　凉血止血，止咳祛痰，祛风湿，散肿毒。主治咯血，吐血，衄血，尿血，血痢，肠风下血，崩漏下止，咳嗽痰多，风湿痹痛，丹毒，烫伤。

■柏子仁　养心安神，敛汗，润肠通便。主治惊悸怔忡，失眠健忘，盗汗，肠燥便秘。

■柏根白皮　凉血，解毒，敛疮，生发。主治烫伤，灸疮，疮疡溃烂，毛发脱落。

■柏枝节　祛风除湿，解毒疗疮。主治风寒湿痹，霍乱转筋，牙龈肿痛，恶疮，疥癣。

■柏脂　除湿清热，解毒杀虫。主治疥癣，癞疮，秃疮，黄水疮，丹毒。

【采收加工】■侧柏叶　全年均可采收，以夏、秋季采收者为佳。剪下大枝。干燥后取其小枝，扎成小把，置通风处风干。不宜暴晒。

■柏子仁　秋、冬季采收成熟球果，晒干，收集种子，碾去种皮，簸净。

■柏根白皮　冬季采挖其根，洗净，刮去表面栓皮，剖开，以木槌敲击，使皮部与木心分离，录取白皮，晒干。

■柏枝节　全年均可采收，以夏、秋季采收者为佳。剪取树枝，置通风处风干备用。

■柏脂　春、夏季，砍伤树干，使树脂渗出凝结成块后收取。

【用法用量】■侧柏叶　内服：煎汤，6～15 g；或入丸、散。外用：适量，煎水平洗，捣敷或研末调敷。

■柏子仁　内服：煎汤，10～15 g，便溏者制霜用；或入丸、散。外用：适量，研末调敷；或鲜品捣敷。

■柏根白皮　内服：煎汤，6～12 g；或入丸、散。外用：适量，入猪油内煮枯去渣，涂抹患处。

■柏枝节　内服：研末，3～6 g。外用：适量，捣敷；或研末调敷；或煎水洗。

■柏脂　外用：适量，涂敷或熬膏搽。

【用药经验】①肾盂肾炎，血尿：侧柏叶9 g，荠菜24 g，仙鹤草15 g，淡竹叶9 g，水煎服。②疥疮：柏油、明矾、花椒各等分，上为细末，入香油调敷数次立效。

圆　柏 *Sabina chinensis* (L.) Antoine

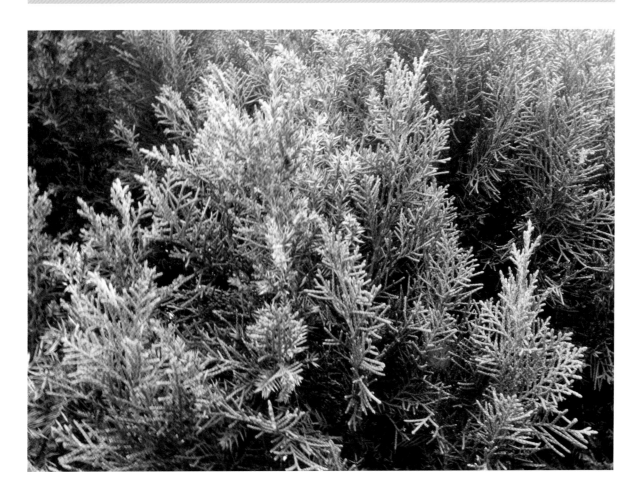

【别　　名】刺柏（《本草汇言》），桧柏、松柏（《广西药用植物名录》），红心柏（北京），珍珠柏（云南）。

【形态特征】乔木，高8~20 m。树皮深灰色，纵裂，成条片开裂；幼树的枝条通常斜上伸展，形成尖塔形树冠，老则下部大枝平展，形成广圆形的树冠；小枝通常直或稍成弧状弯曲，生鳞叶的小枝近圆柱形或近四棱形。叶二型，即刺叶及鳞叶；刺叶生于幼树之上，老龄树则全为鳞叶，壮龄树兼有刺叶与鳞叶；生于一年生小枝的一回分枝的鳞叶三叶轮生，近披针形，先端微渐尖，背面近中部有椭圆形微凹的腺体；刺叶三叶交互轮生，斜展，疏松，披针形，先端渐尖，上面有两条白粉带。雌雄异株，稀同株，雄球花黄色，椭圆形，雄蕊5~7对，常有3~4花药。球果近圆球形，两年成熟，熟时暗褐色，被白粉，有1~4粒种子；种子卵圆形，扁，顶端钝，有棱脊及少数树脂槽。

【分布与生境】梵净山地区资源分布的代表区域：上平锁、护国寺、天庆寺、六股坪等地。生于海拔500～1000 m的中性土、钙质土及微酸性土壤中。

【中　药　名】桧叶（叶）。

【功 效 主 治】祛风散寒，活血解毒。主治风寒感冒，风湿关节痛，荨麻疹，阴疽肿毒初起，尿路感染。

【采 收 加 工】全年均可采收其叶，洗净，鲜用或晒干。

【用 法 用 量】内服：煎汤，鲜品15～30 g。外用：适量，捣敷；煎水熏洗或烧烟熏。

【用 药 经 验】①风寒感冒：鲜桧叶15～21 g，黄酒炖服。②风湿关节痛：鲜桧叶水煎，熏洗患处。③荨麻疹：取桧叶，卷在粗纸中，用火烧之，取其烟气遍熏身体。④初起硬结肿痛：取鲜桧叶适量，加红糖捣烂，敷贴。

杉 科

柳 杉 *Cryptomeria fortunei* Hooibr. ex Otto et Dietrich

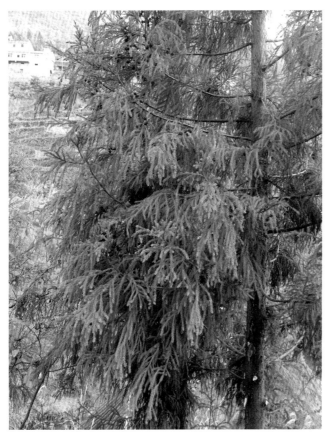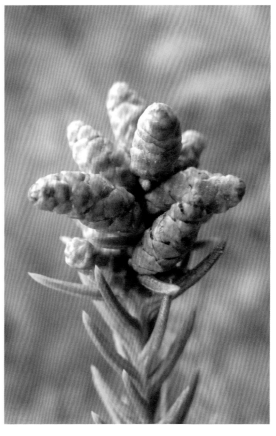

【别　　　名】长叶孔雀松（《中国裸子植物志》），华杉树（《浙江药用植物志》）。

【形 态 特 征】乔木，高15～25 m。小枝细长，常下垂。叶钻形，略向内弯曲，先端内曲，四边有气孔线，长1～1.5 cm，幼树及萌芽枝的叶长达2.4 cm。雄球花单生叶腋，长椭圆形，集生于小枝上部，呈短穗状花序状；雌球花顶生于短枝上。球果圆球形或扁球形，直径1.2～2 cm；种鳞上部有4～5短三角形裂齿，鳞背中部或中下部有1个三角状分离的苞鳞尖头；种子褐色，近椭圆形，扁平，边缘有窄翅。花期4月，球果10月成熟。

【分布与生境】梵净山地区资源分布的代表区域：盘溪试验场、平定、大河边、山塘等地。生长于海拔1100～1400 m地带，有数百年的老树。

【中　药　名】柳杉（根皮、树皮），柳杉叶（叶）。

【功效主治】■柳杉　解毒，杀虫，止痒。主治癣疮，鹅掌风。

　　　　　　　■柳杉叶　清热解毒。主治痈疽疮毒。

【采收加工】■柳杉　根皮全年均可采挖，去表面栓皮，切片，鲜用或晒干；树皮春、秋季采收，切片，鲜用或晒干。

　　　　　　　■柳杉叶　春、夏季采摘，鲜用或晒干。

【用法用量】■柳杉　外用，适量，捣敷或煎水洗。

　　　　　　　■柳杉叶　外用，适量，捣敷或煎水洗。

【用药经验】①癣疮：鲜柳杉皮250 g，捣细，加食盐30 g，沸水冲泡，水洗患处。②对口疽：柳杉嫩叶适量，捣烂，外敷患处。

杉　木　*Cunninghamia lanceolata* (Lamb.) Hook.

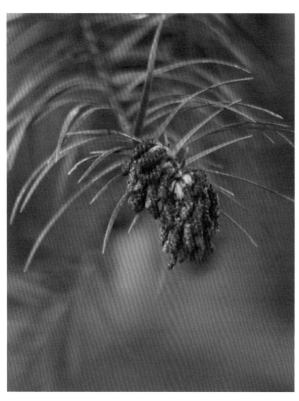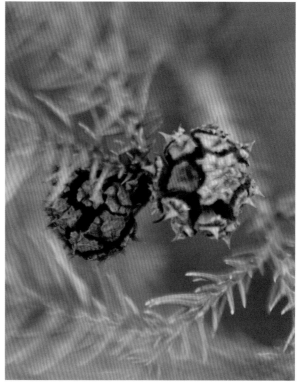

【别　　　名】沙木（《本草纲目》），正杉、正木（《中药大辞典》），杉树（江西、安徽、福建、四川）。

【形态特征】常绿乔木，高20～30 m，树冠塔形。叶披针形或条状披针形，革质且坚硬，长2～5 cm，宽3～5 mm，上面深绿色有光泽；中脉不明显，下面中脉显著，有阔白色粉带2条。球花单性，雌雄同株；雄花序圆柱状，簇生枝顶，基部有覆瓦状鳞片数枚；雌花单生或3～4朵生枝梢，球状。球果近球形或卵圆形；苞鳞革质，扁平，三角状宽卵形，边缘有细齿，先端有刺状尖头，向内曲或微反曲，宿存。种子长圆形或长卵形，暗褐色，两侧有窄翅。花期4月，球果11月成熟。

【分布与生境】梵净山地区资源分布的代表区域：土地坳、盘溪、护国寺、坝梅寺、冷家坝、高峰、密麻树等地。生于海拔700～2500 m的山坡上。

【中　药　名】杉材（心材、树枝），杉木根（根、根皮），杉木节（结节），杉木皮（树皮），杉叶（叶），杉塔（球果），杉子（种子），杉木油（油脂）。

【功效主治】■杉材　辟恶除秽，除湿散毒，降逆气，活血止痛。主治霍乱，跌打肿痛，风湿毒疮，脚气肿满，心腹胀痛，烧烫伤，创伤出血。

　　　　　　■杉木根　祛风利湿，行气止痛，理伤接骨。主治风湿痹痛，胃痛，疝气痛，淋病，白带异常，血瘀崩漏，痔疮，骨折，脱臼，刀伤。

　　　　　　■杉木节　祛风止痛，散湿毒。主治脚气肿痛，胃痛，骨节疼痛，带下，跌扑损伤，臁疮。

　　　　　　■杉木皮　利湿，消肿解毒。主治水肿，脚气，漆疮，流火，烫伤，金疮出血，毒虫咬伤。

　　　　　　■杉叶　祛风，化痰，活血，解毒。主治慢性支气管炎，半身不遂，脓疱疮，风疹，跌打损伤，蛇虫咬伤牙痛，烧伤。

　　　　　　■杉塔　温肾壮阳，杀虫解毒，宁心，止咳。主治遗精，阳痿，白癜风，乳痈，心悸，咳嗽。

　　　　　　■杉子　理气散寒，止痛。主治疝气疼痛。

　　　　　　■杉木油　利尿排石，消肿杀虫。主治淋证，尿路结石，遗精，带下，顽癣，疔疮。

【采收加工】■杉材　四季可采，鲜用或晒干备用。

　　　　　　■杉木根　全年均可采收，除去泥土，洗净，切片晒干或鲜用。

　　　　　　■杉木节　全年均可采收，鲜用或晒干。

　　　　　　■杉皮　全年均可采剥树皮，鲜用或晒干。

　　　　　　■杉叶　全年可采其叶，鲜用或晒干。

　　　　　　■杉塔　7～8月间采摘球果，晒干。

　　　　　　■杉子　7～8月采摘球果，晒干后收集种子。

■杉木油　全年可采收。春、夏季在杉树干有刀砍开树皮，待油脂浸出，收取。

【用法用量】■杉材　内服：煎汤，15～30 g；或煅存性研末。外用：煎水熏洗或烧存性，研末调敷。

■杉木根　内服：煎汤，30～60 g。外用：适量，捣敷或烧存性，研末调敷。

■杉木节　内服：煎汤，10～30 g；或为散；或浸酒。外用：适量，煎水浸泡；或烧存性，研末调敷。

■杉皮　内服：煎汤，10～30 g。外用：适量，煎水熏洗或烧存性，研末调敷。

■杉叶　内服：煎汤，15～30 g。外用：适量，煎水含漱，捣汁涂或研末调敷。

■杉塔　内服：煎汤，10～90 g。外用：适量，研末调敷。

■杉子　内服：煎汤，5～10 g。

■杉木油　内服：煎汤，3～20 g；或冲服。外用：适量，搽患处。

【用药经验】①烫伤：杉木烧炭存性，研粉，调植物油外敷患处。②刀伤出血：取杉木二层皮研细粉撒敷。

水　杉 *Metasequoia glyptostroboides* Hu et Cheng

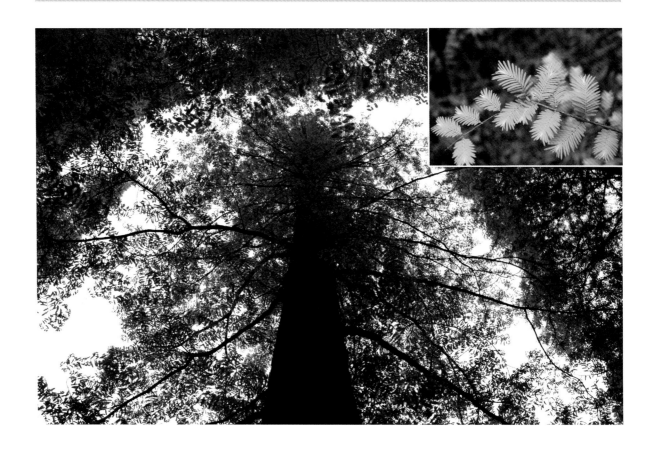

【别　　　名】水杉（《南越笔记》），水松柏（广东）。

【形态特征】乔木，高20～35 m；树干基部常膨大；幼树皮裂成薄片脱落，大树裂成长条状脱落；侧生小枝排成羽状，长4～15 cm，冬季凋落。叶条形，每带有4～8条气孔线，叶在侧生小枝上列成二列，羽状，冬季与枝一同脱落。球果下垂，近四棱状球形或矩圆状球形，长1.8～2.5 cm；种鳞木质，盾形，通常11～12对，能育种鳞有5～9粒种子；种子扁平，倒卵形，周围有翅，先端有凹缺。花期2月下旬，球果11月成熟。

【分布与生境】梵净山地区资源分布的代表区域：梵净山生态站、凯马林场等地。生于海拔750～1500 m的河流两旁、湿润山坡及沟谷等。

【中　药　名】水松皮（树皮），水松球果（球果），水松枝叶（枝叶）。

【功效主治】■水松皮　杀虫止痒，去火毒。主治水疱疮，水火烫伤。

　　　　　　■水松球果　理气止痛。主治胃痛，疝气痛。

　　　　　　■水松枝叶　祛风湿，通络止痛，杀虫止痒。主治风湿骨痛，高血压，腰痛，皮炎。

【采收加工】■水松皮　全年均可采剥，鲜用或晒干。

　　　　　　■水松球果　秋、冬季采摘，阴干备用。

　　　　　　■水松枝叶　全年均可采收，晒干或鲜用。

【用法用量】■水松皮　外用：适量煎水洗；或煅炭研末调敷。

　　　　　　■水松球果　内服：煎汤，15～30 g。

　　　　　　■水松枝叶　内服：煎汤，15～30 g。外用：适量，煎水服或捣敷。

【用药经验】烫伤：水松皮烧炭，研粉，调植物油外敷患处。

松　科

雪　松　*Cedrus deodara* (Roxburgh) G. Don

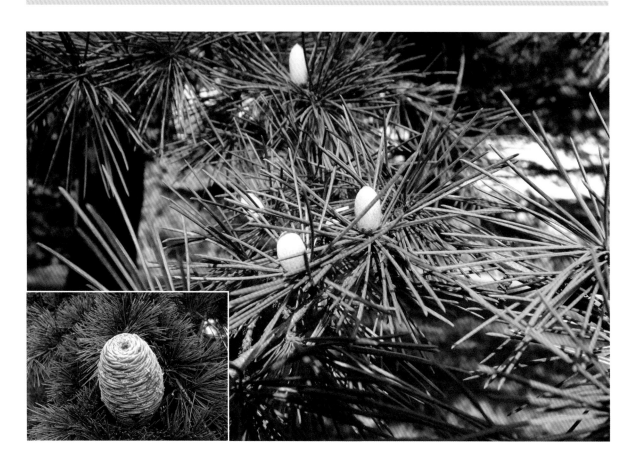

【别　　　名】喜马拉雅杉（《中国高等植物图鉴》）。

【形 态 特 征】乔木，在原产地高达75 m，胸径4.3 m。树皮深灰色，裂成不规则的鳞状块片；大枝平展，枝梢微下垂，树冠宽塔形，小枝细长，微下垂，一年生长枝淡灰黄色，密被短绒毛，微被白粉，二至三年生长枝灰色、淡褐灰色或深灰色。针叶长2.5～5 cm，宽1～1.5 mm，先端锐尖，常呈三棱状，上面两侧各有2～3条气孔线，下面有4～6条气孔线，幼叶气孔线被白粉。球果卵圆形、宽椭圆形或近球形，长7～12 cm，熟前淡绿色，微被白粉，熟时褐色或栗褐色；中部的种鳞长2.5～4 cm，宽4～6 cm，上部宽圆或平，边缘微内曲，背部密生短绒毛。种子近三角形，连翅长2.2～3.7 cm。花期10～11月，球果翌年10月成熟。

【分布与生境】梵净山地区资源分布的代表区域：黑丸河、金厂等地。生于海拔800 m以下村旁。

【中　药　名】香柏（叶或木材）。

【功效主治】清热利湿，散瘀止血。主治痢疾，肠风便血，水肿，风湿痹痛，麻风病。

【采收加工】叶全年可采，木材在伐木时采收，去皮，晒干。

【用法用量】内服：煎汤，10～15 g。

【用药经验】①脱发：鲜松针60 g，煎汤洗头。②预防流行性感冒：鲜松针30～60 g，煎服。

华山松 *Pinus armandi* Franch.

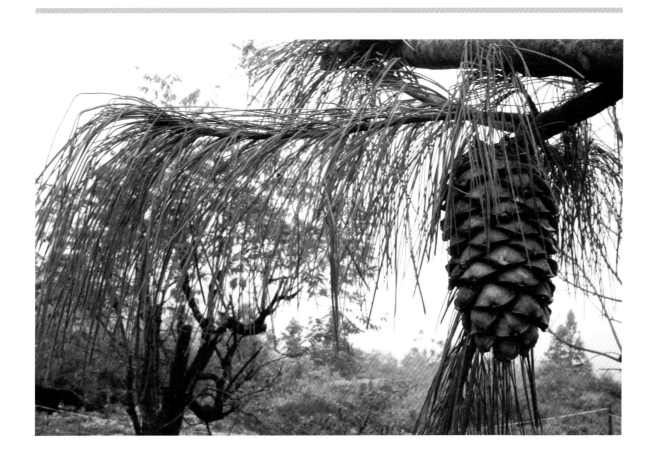

【别　　　名】五叶松（《中国裸子植物志》）。

【形态特征】乔木，高达35 m。幼树树皮灰绿色或淡灰色，平滑，老则呈灰色，裂成方形或长方形厚块片固着于树干上，或脱落；枝条平展，形成圆锥形或柱状塔形树冠；一年生枝绿色无毛，微被白粉。针叶5针一束，长8～15 cm，直径1～1.5 mm，边缘具细锯齿，仅腹面两侧各具4～8条白色气孔线；叶鞘早落。雄球花黄色，卵状圆柱形，长约1.4 cm，基部围有近10枚卵状匙形的鳞片，多数集生于新枝下部，呈穗状，排列较疏松。球果圆锥状长卵圆形，长10～20 cm，直径5～8 cm，幼时绿色，成熟时黄色，种鳞张开，种子脱落，果梗长2～3 cm；中部种鳞近斜方状倒卵形，长3～4 cm，鳞盾近斜方形，先端钝圆或微尖，鳞脐不明显；种子倒卵圆形，长1～1.5 cm，无翅或两侧及顶端具棱脊，稀具极短的木质翅。花期4～5月，球果第二年9～10月成熟。

【分布与生境】梵净山地区资源分布的代表区域：护国寺、岑上坡、刘家湾等地。生于海拔1000～3300 m的针阔叶混交林中。

【中　药　名】松叶（针叶）。

【功效主治】祛风燥湿，杀虫止痒，活血安神。主治风湿痹痛，跌打损伤，失眠，浮肿，湿疮，疥癣，慢性肾炎，高血压，风疹瘙痒，预防流行性乙型脑炎、流行性感冒。

【采收加工】全年可采收，以腊月采者最好，晒干或鲜用。

【用法用量】内服：煎汤，9～15 g（鲜叶30～60 g）；或浸酒。外用：适量，鲜品捣敷或煎水洗。

【用药经验】①血小板减少性紫癜：鲜松叶60 g，鲜茅根15 g，藕节15 g，仙鹤草15 g，水煎，分2次服，每日1剂。②夜盲症：松叶30 g，苍术15 g，黑芝麻30 g，研末，每服9 g。

马尾松 *Pinus massoniana* Lamb.

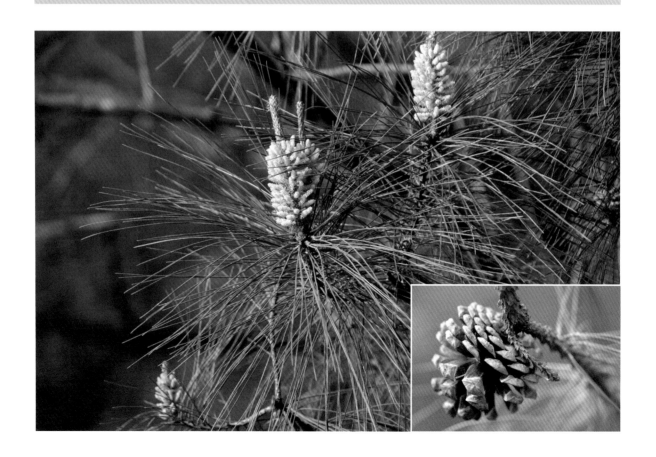

【别　　　名】青松、山松、枞松（广东、广西），枞树（梵净山）。

【形 态 特 征】常绿乔木，高15～25 m。针叶2针一束，稀3针一束，长10～15 cm，边缘有锯齿，两面有气孔线；叶鞘初呈褐色，后渐变成灰黑色，宿存。花单性，雌雄同株，雄球花聚生于新枝基部成穗状花序状；雄花多数，螺旋状排列；雌球花有多数螺旋状排列的珠鳞，每珠鳞腹面基部有2胚珠，背面基部有1小苞鳞。球果卵圆形或圆锥状卵形，长4～8 cm，直径2.5～4 cm，有短柄，单生或2个以上簇生；种鳞的鳞盾菱形，扁平或微隆起，有显著横脊，鳞脐微凹；种子长卵形，暗褐色，种翅长约12 mm。花期4～5月，球果第2年10～12月成熟。

【分布与生境】梵净山地区资源分布的代表区域：护国寺、张家坝、龙门坳、坝溪、盘溪、冷家坝等地。生于海拔700～1500 m的山坡，广泛自然分布或人工栽培。

【中　药　名】松叶（叶），松笔头（嫩枝尖端），松花（花粉），松节（枝干结节），松油（树脂），松木皮（树皮），松根（根或根皮）。

【功 效 主 治】■松叶　祛风燥湿，杀虫止痒，活血安神。主治风湿痹痛，跌打损伤，失眠，浮肿，湿疮，疥癣，慢性肾炎，高血压，风疹瘙痒；预防流行性乙型脑炎、流行性感冒。

■松笔头　祛风利湿，活血消肿，清热解毒。主治风湿痹痛，淋证，尿浊，跌打损伤，乳痈，动物咬伤，夜盲症。

■松花　祛风益气，收湿，止血。主治头痛眩晕，泄泻下痢，湿疹湿疮，创伤出血。

■松节　祛风燥湿，舒筋通络，活血止痛。主治风寒湿痹，腰腿痛，脚痹痿软，跌损伤痛。

■松油　活血通络，消肿止痛。主治关节肿痛，肌肉痛，跌打损伤。

■松木皮　祛风除湿，活血止血，敛疮生肌。主治风湿骨痛，跌打损伤，肠风下血，久痢，湿疹，痈疽疮久不收口，汤火伤。

■松根　祛风除湿，活血止血。主治风湿痹痛，风疹瘙痒，白带异常，咳嗽，跌打损伤，呕血，吐血，风虫牙痛。

【采 收 加 工】■松叶　全年可采，以腊月采者最好。采后晒干，放置干燥处。

■松笔头　春季松树嫩枝梢长出时采收，鲜用或晒干。

■松花　4～5月开花时，将雄球花摘下，晒干，搓下花粉，除去杂质，过筛取细粉。

■松节　全年可采，于伐倒的松树上，收集锯下的瘤状节，晒干。

■松油　通常选择生长7～15年的树木，在树干基部用刀自皮部割至边材部，挖洞或切成"V"字形、螺旋纹槽，使油树脂自伤口流出，收集后，加水蒸馏，使松节油馏出，残渣冷却凝固，即得。

■松木皮　全年均可采剥，洗净，切段，晒干。

■松根　全年均可采挖，或剥取根皮，洗净，切片或切段，晒干。

【用法用量】■松叶　内服：煎汤，9~15 g，鲜叶30~60 g；或浸酒。外用：适量，煎水洗。

■松笔头　内服：煎汤，10~30 g。外用：捣敷。

■松花　内服：煎汤，30~60 g；浸酒或调服。外用：适量，干撒或调敷。

■松节　内服：煎汤，9~15 g；或浸酒。外用：适量，浸酒涂擦。

■松油　外用：适量，涂擦。

■松木皮　外用：适量，研末撒或调敷。

■松根　内服：煎汤，30~60 g。外用：适量，鲜品捣敷；或煎水洗。

【用药经验】①淋证：松尖15 g，水煎加酒为引服。②风湿痹痛，跌打损伤：松尖9~15 g，水煎服。③风湿性关节炎：松节18 g，桑枝30 g，木瓜9 g，水煎服。

黄山松 *Pinus taiwanensis* Hayata

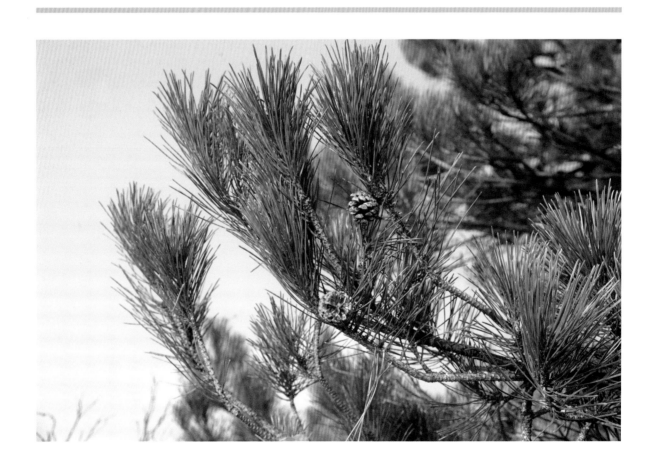

【别　　　名】台湾松（《经济植物手册》），长穗松（《中国裸子植物志》），台湾二叶松（《植物分类学报》）。

【形 态 特 征】乔木，高15～30 m。树皮深灰褐色，裂成不规则鳞状厚块片或薄片；枝平展，老树树冠平顶；一年生枝无毛。针叶2针一束，稍硬直，长5～13 cm，多为7～10 cm，边缘有细锯齿，两面有气孔线。雄球花圆柱形，淡红褐色，长1～1.5 cm，聚生于新枝下部成短穗状。球果卵圆形，长3～5 cm，直径3～4 cm，向下弯垂；熟时褐色或暗褐色，常宿存树上6～7年；中部种鳞近矩圆形，长约2 cm，近鳞盾下部稍窄，基部楔形，鳞盾稍肥厚隆起，近扁菱形，横脊显著，鳞脐具短刺；种子倒卵状椭圆形，具不规则的红褐色斑纹，连翅长1.4～1.8 cm。花期4～5月，球果第二年10月成熟。

【分布与生境】梵净山地区资源分布的代表区域：棉絮岭、中灵寺、太子石、骄子岩等地。生于海拔1500～1900 m的山脊上。

【中　药　名】松叶（针叶）。

【功 效 主 治】祛风燥湿，杀虫止痒，活血安神。主治风湿痹痛，脚气，跌打损伤，神经衰弱，湿疮，疥癣，慢性肾炎，高血压，风疹瘙痒。预防流行性乙型脑炎、流行性感冒。

【采 收 加 工】全年可采收，以腊月采者最好，晒干或鲜用。

【用 法 用 量】内服：煎汤，6～15 g（鲜叶30～60 g）；或浸酒。外用：适量，鲜品捣敷或煎水洗。

【用 药 经 验】①血小板减少性紫癜：鲜松叶60 g，鲜茅根15 g，藕节15 g，仙鹤草15 g，水煎，分2次服，每日1剂。②夜盲症：松叶30 g，苍术15 g，黑芝麻30 g，研末，每服9 g。

黑　松　*Pinus thunbergii* Parl.

【别　　　名】日本黑松（《中国树木分类学》）。

【形 态 特 征】乔木，高15～30 m 。一年生枝无毛。针叶2针一束，深绿色，粗硬，长6～12 cm，直径1.5～2 mm，边缘有细锯齿，背腹面均有气孔线。雄球花淡红褐色，圆柱形，长1.5～2 cm，聚生于新枝下部；雌球花单生或2～3个聚生于新枝近顶端，直立，有梗，卵圆形。球果熟时褐色，圆锥状卵圆形或卵圆形，长4～6 cm，直径3～4 cm，向下弯垂；中部种鳞卵状椭圆形，鳞盾微肥厚，横脊显著，鳞脐微凹，有短刺；种子倒卵状椭圆形，连翅长1.5～1.8 cm，种翅灰褐色。花期4～5月，种子第二年9～10月成熟。

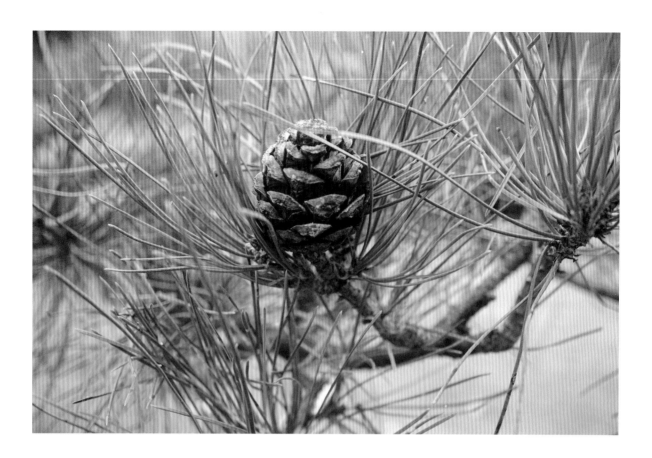

【分布与生境】梵净山地区资源分布的代表区域：坝梅寺。生于海拔1000 m以下的疏林或灌丛中。

【中 药 名】松叶（叶），松花（花粉）。

【功 效 主 治】■松叶 祛风燥湿，杀虫止痒，活血安神。主治风湿痹痛，脚气，湿疮，癣，风疹瘙痒，跌打损伤，神经衰弱，慢性肾炎，体虚浮肿，脱发等。

■松花 祛风，益气，收湿，止血。主治头痛眩晕，泄泻下痢，湿疹湿疮，创伤出血。

【采 收 加 工】■松叶 全年均可采收，以秋季采者最好，晒干或鲜用。

■松花 春季开花期间采收雄花穗，晾干，搓下花粉，过筛，收取细粉，再阴干。

【用 法 用 量】■松叶 内服：煎汤，6～5 g，鲜品30～60 g；或浸酒。外用：适量，鲜品捣敷或煎水洗。

■松花 内服：煎汤，3～9 g；或冲服。外用：适量，干撒或调敷。血虚、内热者慎服。

【用 药 经 验】①预防流行性感冒：鲜松叶30～60 g，水煎服。②脱发：鲜松针60 g，煎汤洗头。

罗汉松科

罗汉松 *Podocarpus macrophyllus* (Thunb.) D. Don

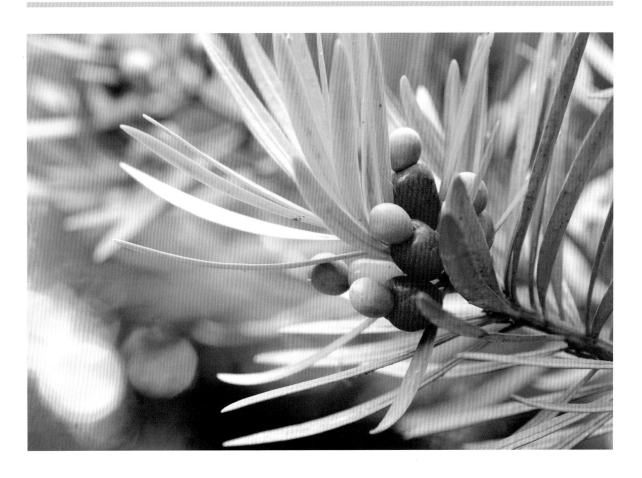

【别　　　名】罗汉杉（《中山传信录》），长青（《本草纲目拾遗》），土杉（台湾）。

【形态特征】乔木，高10～20 m。树皮灰色或灰褐色，浅纵裂，成薄片状脱落；枝开展或斜展，较密。叶螺旋状着生，条状披针形，微弯，长7～12 cm，宽7～10 mm，先端尖，基部楔形，上面深绿色，有光泽，中脉显著隆起，下面带白色、灰绿色或淡绿色，中脉微隆起。雄球花穗状、腋生，常3～5个簇生于极短的总梗上，长3～5 cm，基部有数枚三角状苞片；雌球花单生叶腋，有梗，基部有少数苞片。种子卵圆形，先端圆，熟时肉质假种皮紫黑色，有白粉，种托肉质圆柱形，红色或紫红色，柄长1～1.5 cm。花期4～5月，种子8～9月成熟。

【分布与生境】梵净山地区资源分布的代表区域：黑湾河等地。多为庭园、村旁栽种。

【中　药　名】罗汉松实（种子及花托），罗汉松（根皮），罗汉松叶（枝叶）。

【功 效 主 治】■罗汉松实　行气止痛，温中补血。主治胃脘疼痛，血虚面色萎黄。

　　　　　　　■罗汉松根皮　活血祛瘀，祛风除湿，杀虫止痒。主治跌打损伤，风湿痹痛，癣疾。

　　　　　　　■罗汉松叶　止血。主治吐血，咯血。

【采 收 加 工】■罗汉松实　秋季种子成熟时连同花托一起采摘，晒干。

　　　　　　　■罗汉松根皮　全年均可采挖，洗净，鲜用或晒干。

　　　　　　　■罗汉松叶　全年均可采收，洗净，鲜用或晒干。

【用 法 用 量】■罗汉松实　内服：煎汤，10~20 g。

　　　　　　　■罗汉松根皮　内服：煎汤，9~15 g。外用：适量，捣烂敷，或煎水熏洗。

　　　　　　　■罗汉松叶　内服，煎汤，10~30 g。

【用 药 经 验】①神经衰弱所致的失眠、心悸：罗汉松实10 g，合欢花6 g，远志6 g，柏子仁6 g，水煎服。②疥癣瘙痒：罗汉松根皮、川槿皮各适量，切碎成小块，加醋浸泡半月以上，以醋搽患处。③吐血，咯血：罗汉松叶30 g，加蜜枣2枚，水煎服。

三尖杉科

三尖杉 *Cephalotaxus fortunei* Hook. f.

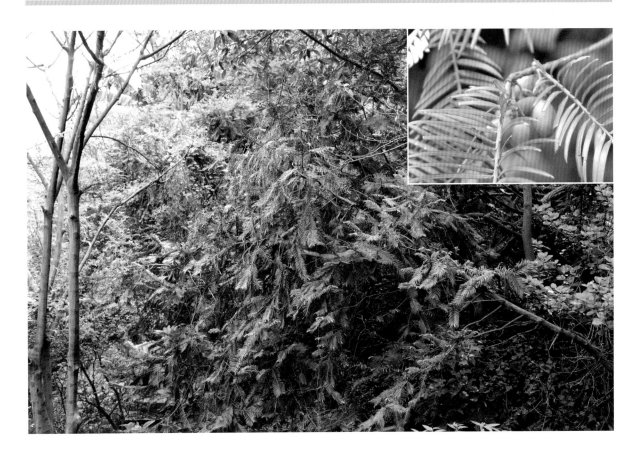

【别　　名】头形杉（《中国裸子植物志》），桃松、藏杉（四川），狗尾松（湖北），山榧树（浙江）。

【形 态 特 征】乔木，高达20 m。树皮褐色或红褐色，裂成片状脱落；枝条较细长，稍下垂；树冠广圆。叶螺旋状排成2列，披针状线形，通常微弯，长5～10 cm，宽3～4 mm，上部渐窄，先端长渐尖，基部楔形或宽楔形，上面深绿色，中脉隆起，下面气孔带白色，较绿色边带宽3～5倍。雄球花8～10聚生成头状，总花梗较粗；雌球花的胚珠3～8枚发育成种子，总梗长1.5～2 cm。种子椭圆状卵形或近圆球形，长2～3 cm，假种皮熟时紫色或红紫色，先端有小尖头。花期4月，种子8～10月成熟。

【分布与生境】梵净山地区资源分布的代表区域：坝梅寺、丁家坪、岑上坡等地。生于海拔1000 m以下山谷的疏林中，或沟旁林缘等。

【中　药　名】三尖杉（枝叶），三尖杉根（根），血榧（种子）。

【功效主治】■三尖杉　抗癌。主治恶性淋巴瘤，白血病，肺癌，胃癌，食管癌，直肠癌等。

　　　　　　■三尖杉根　抗癌，活血，止痛。主治直肠癌，跌打损伤。

　　　　　　■血榧　消积驱虫，润肺止咳。主治食积腹胀，小儿疳积，虫积，肺燥咳嗽。

【采收加工】■三尖杉　四季可采，晒干备用。

　　　　　　■三尖杉根　全年均可采挖，去净泥土，洗净，切片晒干。

　　　　　　■血榧　秋季种子成熟时采摘，晒干。

【用法用量】■三尖杉　内服：煎汤，9～30 g，或提取枝叶中生物碱，制成注射剂使用。

　　　　　　■三尖杉根　内服：煎汤，10～60 g。

　　　　　　■血榧　内服：煎汤，6～15 g；或炒熟食。

【用药经验】①直肠癌：三尖杉根60 g，水煎服。②咽喉肿痛：三尖杉种子、三匹风、桂花根、
　　　　　　射干各10 g，水煎服。

篦齿三尖杉 *Cephalotaxus oliveri* Mast.

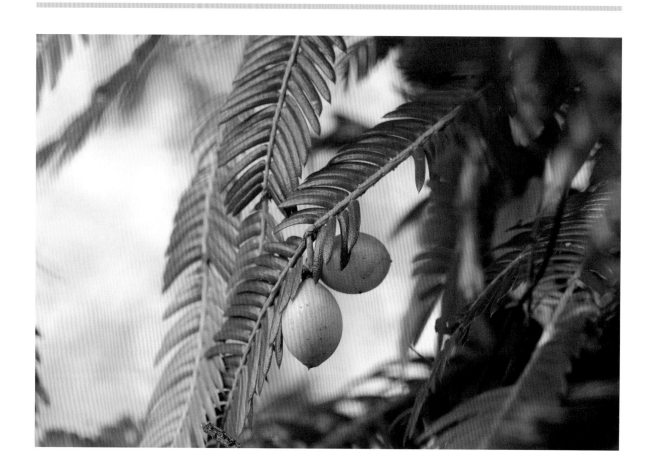

【别　　　名】阿里杉（《中国树木学》），梳叶圆头杉（《峨眉植物图志》），花枝杉（《中国裸子植物志》）。

【形 态 特 征】灌木，高达4 m。树皮灰褐色。叶条形，质硬，平展成两列，排列紧密，通常中部以上向上方微弯，稀直伸，长1.5～3.2 cm，宽3～4.5 mm，基部截形或微呈心形，几无柄，先端凸尖或微凸尖，上面深绿色，微拱圆，中脉微明显或中下部明显，下面气孔带白色，较绿色边带宽1～2倍。雄球花6～7聚生成头状花序，基部及总梗上部有10余枚苞片，每一雄球花基部有1枚广卵形的苞片，雄蕊6～10枚，花药3～4，花丝短；雌球花的胚珠通常1～2枚发育成种子。种子倒卵圆形、卵圆形或近球形，长约2.7 cm，直径约1.8 cm，顶端中央有小凸尖，有长梗。花期3～4月，种子8～10月成熟。

【分布与生境】梵净山地区资源分布的代表区域：小溪沟、白沙等地。生于海拔300～1800 m的阔叶树林或针叶树林内。

【中　药　名】篦子三尖杉（种子和枝叶）。

【功 效 主 治】抗癌。主治血液系统肿瘤及其他恶性实体瘤。

【采 收 加 工】枝叶全年可采收；种子秋季成熟时采收，晒干。

【用 法 用 量】提取其中三尖杉酯碱使用。

粗 榧 *Cephalotaxus sinensis* (Rehder et Wilson.) Li

【别　　　名】中华粗榧杉、粗榧杉（《中国裸子植物志》），竹叶粗榧（《海南植物志》），中国粗榧（《中国树木学》），扁柏（贵州）。

【形 态 特 征】灌木或小乔木，高达15 m。树皮灰褐色或灰色，裂成薄片状脱落。叶条形，螺旋状着生，排成2列，长2～5 cm，宽约3 mm，上部渐窄，先端渐尖端有短尖头，基部近圆形，质地较厚，上面深绿色，中脉明显，下面有2条白色气孔带，较绿色边带宽2～4倍。雄球花6～7聚生成头状，单生叶腋；雄球花卵圆形，基部有1枚苞片，雄蕊4～11枚；雌球花头状，生于小枝基部，通常2～5个胚珠发育成种子。种子生于总花梗上端，卵圆形或椭圆状卵圆形，被白粉，先端中央右边尖头。花期3～4月，种子10～11月成熟。

【分布与生境】梵净山地区资源分布的代表区域：回香坪、九龙池、万宝岩、烂茶顶等地。生于海拔600～2000 m的花岗岩、砂岩及石灰岩山地。

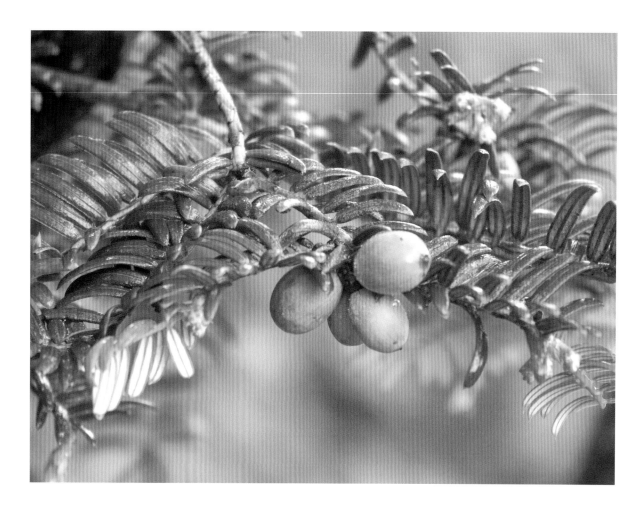

【中　药　名】粗榧枝叶（枝叶），粗榧根（根）。

【功效主治】■粗榧枝叶　抗癌。主治白血病，恶性淋巴瘤。

　　　　　　　■粗榧根　祛风除湿。主治风湿痹痛。

【采收加工】■粗榧枝叶　全年均可采收，晒干。

　　　　　　　■粗榧根　全年可采挖，洗净，刮去粗皮，切片，晒干。

【用法用量】■粗榧枝叶　一般提取其生物碱制成注射剂使用。

　　　　　　　■粗榧根　内服：煎汤，15～30 g。

红豆杉科

穗花杉 *Amentotaxus argotaenia* (Hance) Pilger

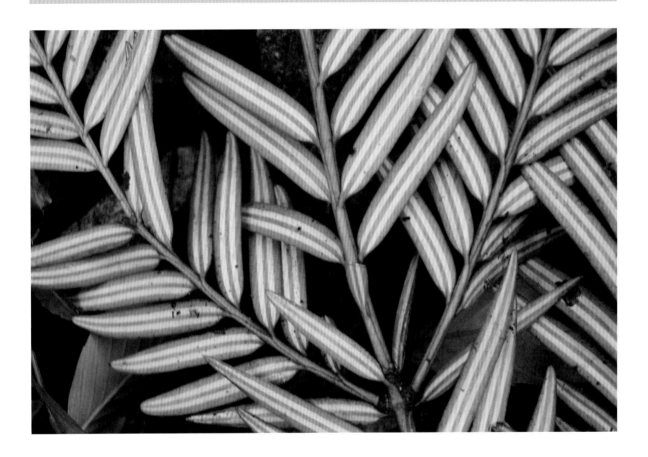

【别　　　名】岩子柏（《贵州中草药名录》）。

【形 态 特 征】灌木或小乔木，高达7 m。树皮灰褐色或淡红褐色，裂成薄片状脱落；小枝斜展或向上伸展，圆或近方形，一年生枝绿色，二或三年生枝绿黄色、黄色或淡黄红色。叶基部扭转列成2列，条状披针形，直或微弯镰状，长3～11 cm，宽6～11 mm，先端尖或钝，基部渐狭，楔形或宽楔形，有极短的叶柄，边缘微向下曲，下面白色气孔带与绿色边带等宽或较窄；萌生枝的叶较长，通常镰状，稀直伸，先端有渐尖的长尖头，气孔带较绿色边带为窄。雄球花穗1～3（多为2）穗集生，长5～6.5 cm。种子椭圆形，成熟时假种皮鲜红色，顶端有小尖头露出。花期4月，种子10月成熟。

【分布与生境】梵净山地区资源分布的代表区域：长岗岭、六股坪、洼溪河等地。生于海拔300～1100 m的阴湿溪谷两旁或林内。

【中 药 名】穗花杉种子（种子），穗花杉叶（叶），穗花杉根（根及树皮）。

【功 效 主 治】■穗花杉种子　驱虫，消积。主治虫积腹痛，小儿疳积。

　　　　　　　■穗花杉叶　清热解毒，祛湿止痒。主治毒蛇咬伤，湿疹。

　　　　　　　■穗花杉根　活血，止痛，生肌。主治跌打损伤，骨折。

【采 收 加 工】■穗花杉种子　秋季种子成熟时采收，晒干。

　　　　　　　■穗花杉叶　夏、秋季采收，鲜用或晒干。

　　　　　　　■穗花杉根　全年均可采挖，洗净，鲜用或晒干。

【用 法 用 量】■穗花杉种子　内服：煎汤，6～15 g。

　　　　　　　■穗花杉叶　外用：适量，煎水熏洗；或鲜品捣敷。

　　　　　　　■穗花杉根　外用：适量，捣敷；或研末撒。

红豆杉 *Taxus wallichiana* Zucc. var. *chinensis* (Pilg.) Florin

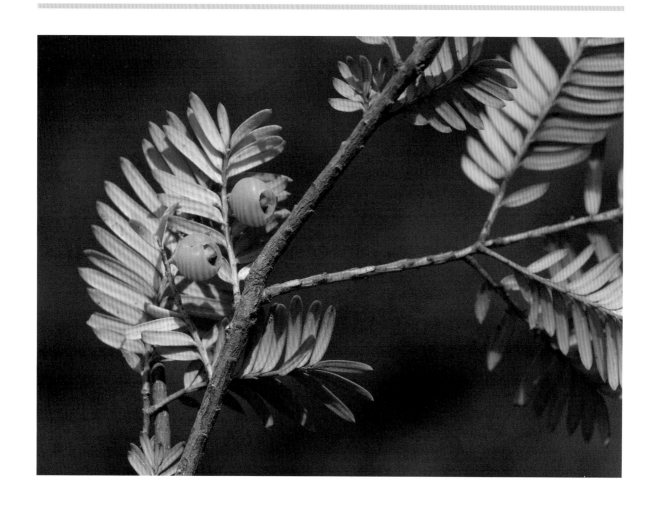

【别　　　名】美丽红豆杉（《经济植物手册》），南方红豆杉（《中国树木学》），杉公子（四川），赤椎（浙江），榧子木（福建）。

【形 态 特 征】常绿乔木，高5～15 m。树皮红褐色。叶条形，微弯，长1.5～2.5 cm，宽2.5～3.5 mm，边缘不反卷，先端渐尖或微急尖，中脉带不明显，下面沿叶脉两侧有两条宽灰绿色或黄绿色的气孔带，其色泽常与气孔带相同。种子卵圆形，生于红色肉质的杯状假种皮中，长约5 mm，先端微有二脊，种脐卵圆形。花期5～6月，果期11～12月。

【分布与生境】梵净山地区资源分布的代表区域：烂茶顶、锯齿山、白云寺、黄柏沟、凤凰山等地。

【中　药　名】血榧（种子），红豆杉（枝叶）。

【功 效 主 治】■血榧　主治食积，驱蛔虫。

　　　　　　　　■红豆杉　抗癌。主治卵巢癌，乳腺癌等。

【采 收 加 工】■血榧　秋季采收种子，阴干。

　　　　　　　　■红豆杉　四季采收，鲜用或切片晒干。

【用 法 用 量】■血榧　内服：炒熟煎汤，15～18 g。

　　　　　　　　■红豆杉　内服：煎汤，6～18 g。

【用 药 经 验】①食积：血榧7枚，研粉，用温开水送服，每日1次，连服7 d。②咽喉肿痛：血榧、三匹风、桂花根、射干各10 g，水煎服。

南方红豆杉 *Taxus wallichiana* Zucc. var. *mairei* (Lemee et H. Leveille) L. K. Fu et Nan Li

【别　　　名】美丽红豆杉（《经济植物手册》），杉公子（四川），赤椎（浙江），榧子木（福建）。

【形 态 特 征】常绿乔木，高5～15 m。树皮红褐色。叶常较宽长，多呈弯镰状，通常长2～3.5（～4.5）cm，宽3～4(～5) mm，上部常渐窄，先端渐尖，下面中脉带上无角质乳头状突起点，或局部有成片或零星分布的角质乳头状突起点，或与气孔带相邻的中脉带两边有一至数条角质乳头状突起点，中脉带明晰可见，其色泽与气孔带相异，呈淡黄绿色或绿色，绿色边带亦较宽而明显。种子通常较大，微扁，多呈倒卵圆形，上部较宽，稀柱状矩圆形，长7～8 mm，直径5 mm，种脐常呈椭圆形。花期5～6月，果期11～12月。

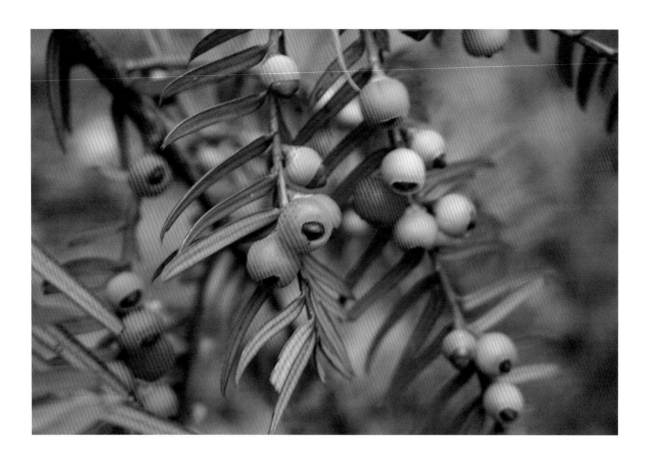

【分布与生境】梵净山地区资源分布的代表区域：太平楠、老街一带。生于向阳山坡灌丛中。

【中　药　名】血榧（种子），红豆杉（枝叶）。

【功效主治】■血榧　治食积，驱蛔虫。

　　　　　　　■红豆杉　抗癌。主治卵巢癌，乳腺癌等。

【采收加工】■血榧　秋季采收种子，阴干。

　　　　　　　■红豆杉　四季采收，鲜用或切片晒干。

【用法用量】■血榧　内服：炒熟煎汤，15～18 g。

　　　　　　　■红豆杉　内服：煎汤，6～18 g。

【用药经验】①食积：血榧7枚，研粉，用温开水送服，每日1次，连服7 d。②咽喉肿痛：血榧、三匹风、桂花根、射干各10 g，水煎服。

三白草科

裸 蒴 *Gymnotheca chinensis* Decne.

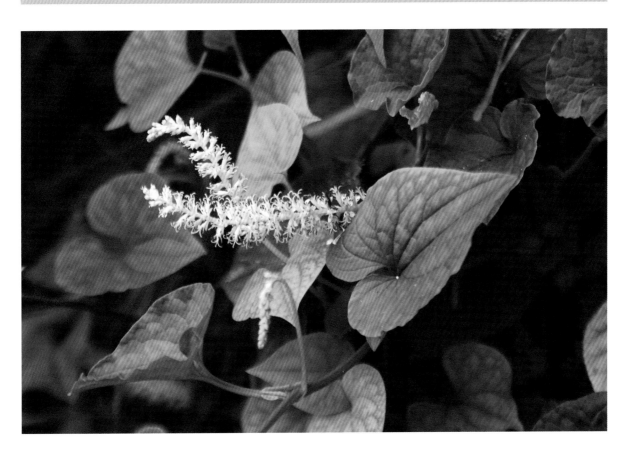

【别　　名】还魂草（《广西中药志》），白折耳根、水折耳（《贵州中草药名录》），摘耳荷、裸蕊（《湖南药物志》）。

【形态特征】多年生无毛草本。茎纤细，匍匐，长通常30~65 cm，节上生根。叶纸质，无腺点，叶片肾状心形，长3～6.5 cm，宽4～7.5 cm，顶端阔短尖或圆，基部具2耳，边全缘或有不明显的细圆齿；叶脉5～7条，均自基部发出，有时最外1对纤细或不显著；叶柄与叶片近等长；托叶膜质，与叶柄边缘合生，长1.5～2 cm，基部扩大抱茎，叶鞘长为叶柄的1/3。花序单生，长3.5～6.5 cm；总花梗与花序等长或略短；花序轴压扁，两侧具阔棱或几成翅状；苞片倒披针形，有时最下的1片略大而近舌状；花药长圆形，纵裂，花丝与花药近等长或稍长，基部较宽；子房长倒卵形，花柱线形。花、果期4～11月。

【分布与生境】梵净山地区资源分布的代表区域：马槽河、小黑湾等地。生于海拔750 m以下的水旁或林谷中。

【中　药　名】百部还魂（全草）。

【功效主治】消食，利水，活血，解毒。主治食积腹胀，痢疾，泄泻，水肿，小便不利，带下，跌打损伤，疮疡肿毒，蜈蚣咬伤。

【采收加工】夏、秋季采收，洗净，鲜用或晒干。

【用法用量】内服：煎汤，6～30 g；或代茶饮。外用：适量，鲜品捣敷。

【用药经验】①闭经：百部还魂、夏枯草、白泡荷各适量，水煎服。②肿痛：百部还魂6～15 g，水煎服。

蕺　菜　*Houttuynia cordata* Thunb.

【别　　　名】鱼腥草、折耳根（四川、云南、贵州），狗贴耳（广东梅县）。

【形态特征】腥臭草本，高30～60 cm。茎下部伏地，上部直立。叶薄纸质，卵形或阔卵形，长4～10 cm，宽2.5～6 cm，背面常呈紫红色；叶脉5～7条，叶柄长1～3.5 cm，无毛；托叶膜质。花小，无花被，排成与叶对生、长约2 cm的穗状花序；总苞片4，生于总花梗之顶，白色，花瓣状；雄蕊3，花丝下部与子房合生；雌蕊由3心皮合生组成。蒴果近球形，顶端开裂，具宿存花柱。种子多数，卵形。花期4～7月。

【分布与生境】梵净山地区资源分布的代表区域：天庆寺、岩高坪、护国寺、坝梅寺、桃树岭等地。生于海拔1650 m以下的路旁、林中空旷处。

【中　药　名】鱼腥草（全草）。

【功效主治】清热解毒，利水消肿。主治肺痈吐脓，痰热喘咳，热痢，热淋，痈疮肿毒等。

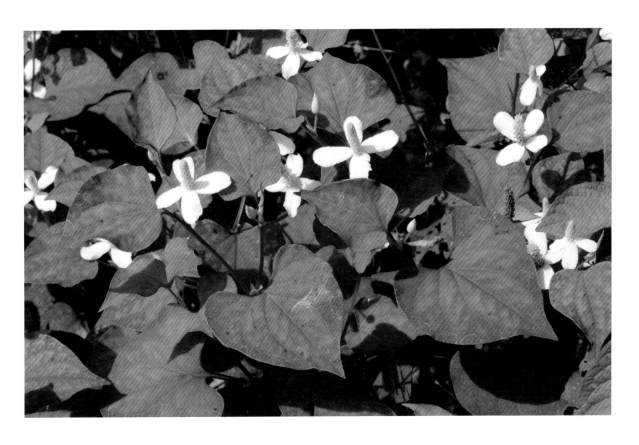

【采 收 加 工】鲜品全年均可采割，干品夏季茎叶茂盛花穗多时采割，除去杂质，晒干。

【用 法 用 量】内服：煎汤，15 ~ 25 g，不宜久煎；或鲜品捣汁，用量加倍。外用：适量，捣敷或煎汤熏洗。

【用 药 经 验】①肺脓肿：鱼腥草30 g，桔梗15 g，水煎服或研末冲服。②痢疾：鱼腥草20 g，山楂6 g，水煎加蜂蜜服。③流行性腮腺炎：新鲜鱼腥草适量，捣烂外敷患处，以胶布包扎固定，每日2次。④习惯性便秘：鱼腥草5 ~ 10 g，沸水浸泡10 ~ 12 min后代茶饮。治疗期间停用其他药物，10 d为1个疗程。⑤急性黄疸性肝炎：鱼腥草180 g，白糖30 g，水煎服，每日1剂，连服5 ~ 10剂。⑥肾病综合征：鱼腥草100 ~ 150 g，沸水1 L浸泡0.5 h代茶饮，每日1剂，3个月为1个疗程，疗程之间间隔2 ~ 3 d。⑦体疮：米粉加入鱼腥草嫩叶做成饼，油煎服。

三白草 *Saururus chinensis* (Lour.) Baill.

【别　　　名】白花照水莲（《福建中草药》），田三白、白黄脚（《闽东本草》），白面姑（广西），白叶莲（江西）。

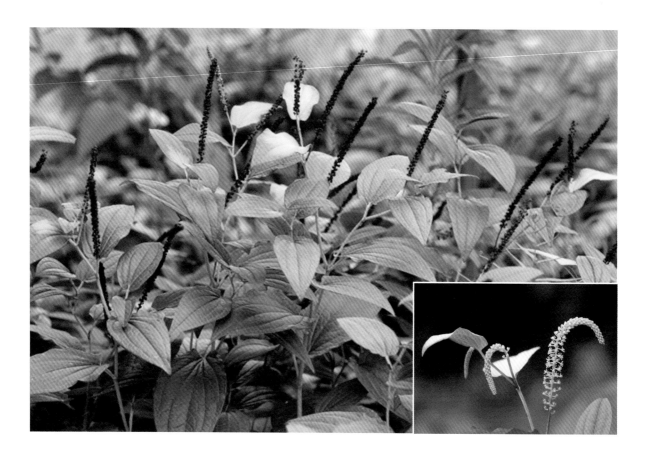

【形态特征】湿生草本，高约1 m。茎粗壮，有纵长粗棱和沟槽，下部伏地，常带白色，上部直立，绿色。叶纸质，阔卵形至卵状披针形，长10～20 cm，宽5～10 cm，顶端短尖或渐尖，基部心形或斜心形，两面均无毛，上部叶较小，茎顶端的2～3片于花期常为白色，呈花瓣状；叶脉5～7条，均自基部发出；叶柄长1～3 cm，无毛，基部与托叶合生呈鞘状，略抱茎。花序白色，长13～20 cm。果近球形，直径约3 cm，表面多疣状凸起。花期4～6月。

【分布与生境】梵净山地区资源分布的代表区域：岩高坪、护国寺、天庆寺、漆树坪、银厂坪、中间沟、亚盘岭等地。生于海拔750 m以下的路旁、田埂或沟边潮湿处。

【中　药　名】三白草（全草）。

【功效主治】清热解毒，利尿消肿。主治肺炎，肺脓肿，热痢，疟疾，化脓性关节炎，水肿，淋病，白带异常，慢性宫颈炎，痈肿，痔疮，脱肛，湿疹，秃疮，疥癣。

【采收加工】全年均可采收，以夏秋季质量较好，洗净，晒干或阴干。

【用法用量】内服：煎汤，15～30 g，鲜品倍量；或捣汁。外用：鲜品适量，捣烂敷患处。

【用药经验】①水肿：三白草、车前草各适量，水煎服。②肾炎水肿：三白草6～15 g，水煎服。

胡椒科

石南藤 *Piper wallichii* (Miq.) Hand. -Mazz.

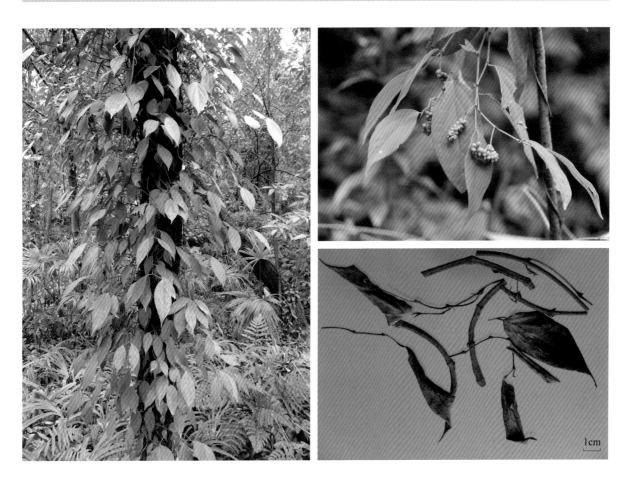

1cm

【别　　　名】搜山虎（《滇南本草》），风藤（《本草纲目》），巴岩香（《分类草药性》），

石菱藤、细叶青竹蛇（广东）。

【形态特征】常绿攀缘木质藤本，有节，幼枝被疏毛。叶互生，厚纸质，椭圆形或狭椭圆形，长

7～11 cm，宽3～5 cm，先端渐尖，基部宽楔形或圆形，全缘，下面被毛；叶脉5～7

条，最上一对离基1～2.5 cm自中脉发出，弧形上升；叶柄长0.5～1 cm。花单性，

雌雄异株，穗状花序与叶对生，长4～7.5 cm，下垂，雄花序与叶等长，总花梗与

叶柄等长，花序轴被毛，苞片圆形，光滑；雄蕊2枚，花药较花丝短；雌花序短于叶

片，总花梗长于叶柄，长2～4 cm，苞片于果期延长，具白色长毛；子房离生，柱头

3～4，披针形。浆果球形，无柄，离生，集成穗状，果穗长短不一。花期5～6月，

果期7~8月。

【分布与生境】梵净山地区资源分布的代表区域：盘溪试验场、青龙洞、二道拐、观音阁、杨家场、艾家坝等地。生于海拔800 m以下的林中阴处或湿润地，攀缘于岩石或树干。

【中　药　名】石南藤（茎叶或全株）。

【功 效 主 治】祛风湿，通经络，强腰脚，活血止痛，止咳平喘。主治风寒湿痹，筋骨疼痛，腰痛，阳痿，咳嗽气喘，跌打肿痛。

【采 收 加 工】8~10月割取带叶茎枝，晒干后，扎成小把。

【用 法 用 量】内服：煎汤，6~15 g；酿酒或酒煮；或煮汁，熬膏。外用：适量，鲜品捣敷或捣烂炒热包敷；或浸酒外搽。

【用 药 经 验】①风寒湿痹，腰膝酸痛：石南藤、淫羊藿、五加皮各30 g，当归、白芍各12 g，川芎9 g，水煎温服。②跌打损伤：石南藤适量，捣烂，加酒适量，蒸热，内服少许，外搽患处。③胃痛：石南藤、臭胡椒各15 g，良姜9 g，水煎服。④牙龈肿痛：石南藤茎少许，嚼碎，含痛处。

金粟兰科

宽叶金粟兰 *Chloranthus henryi* Hemsl.

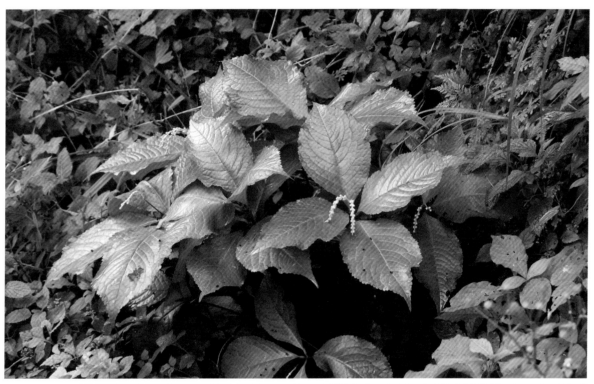

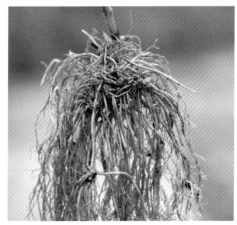
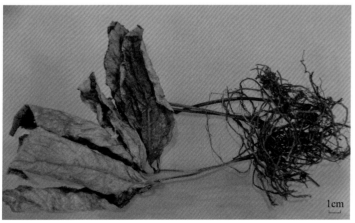

1cm

【别　　名】大叶及己（《浙江药用植物志》），四叶对、四大金刚（《中国植物志》），四块瓦（《四川中药志》）。

【形态特征】多年生草本，高30～50 cm。茎直立，光滑无毛，具4～5个节。叶通常4枚，轮生于茎顶端，纸质，宽椭圆形至卵状椭圆形，长7～10 cm，宽约6 cm，先端渐尖，钝头，边缘具圆齿，齿端芒尖，基部渐狭，呈阔楔形，两面光滑，背面叶脉被有白色柔毛；无柄或近于无柄。穗状花序顶生，通常两歧或总状分枝；苞片通常宽卵状三角形或近半圆形；花白色；雄蕊3，倒卵圆形，合生成1片状体，3裂。核果卵球形或球形，先端具尖状突起，外果皮肉质。花期4～5月。

【分布与生境】梵净山地区资源分布的代表区域：马槽河、大黑湾、铜矿厂、黎家坝、洼溪河等地。生于海拔950 m以下的阴湿地或路边灌丛中。

【中 药 名】四大天王（全草或根）。

【功 效 主 治】祛风除湿，活血散瘀，解毒。主治风湿痹痛，肢体麻木，风寒咳嗽，跌打损伤，疮肿，毒蛇咬伤。

【采 收 加 工】夏、秋季采挖，洗净，晒干。

【用 法 用 量】内服：煎汤，3～10 g；或浸酒服。外用：适量，捣敷。本品有毒，内服须慎用。

【用 药 经 验】①骨折，风湿疼痛，跌打损伤：四大天王适量，内服或外用。②月家病：四大天王、矮坨坨（滇黔地黄连）、龙胆草、柳叶过山龙各适量，泡酒服。③跌打损伤：四大天王、接骨木、川芎、见血飞（飞龙掌血）、青藤香（马兜铃）、蒲公英、五加皮、接骨龙各适量，研末，外包患处。

草珊瑚 *Sarcandra glabra* (Thunb.) Nakai.

【别 名】九节风（《分类草药性》），接骨金粟兰（《福建药物志》），满山香（湖南），接骨茶（广西），九节茶（浙江）。

【形 态 特 征】多年生常绿亚灌木，高50～100 cm。茎与枝条有膨大的节。叶对生，革质，卵状长圆形至披针状长圆形，长6～15 cm，宽3～7 cm，先端渐尖，基部楔形，边缘有粗锯齿，齿端为腺体状硬骨质；叶柄无毛；托叶鞘状。花小，黄绿色，有芳香，两性，无花被，排成顶生短穗状花序；花序长1～3 cm，单个或2～3个聚生；雄蕊1，药隔膨大成卵形，花药2室；雌蕊1，由1心皮组成；子房1，卵形，柱头无柄。核果球形，熟时红色。花期6月，果期8～9月。

【分布与生境】梵净山地区资源分布的代表区域：马槽河、郭家沟、艾家坝等地。生于海拔900 m以下的山坡、沟谷林下阴湿处。

【中 药 名】肿节风（全草）。

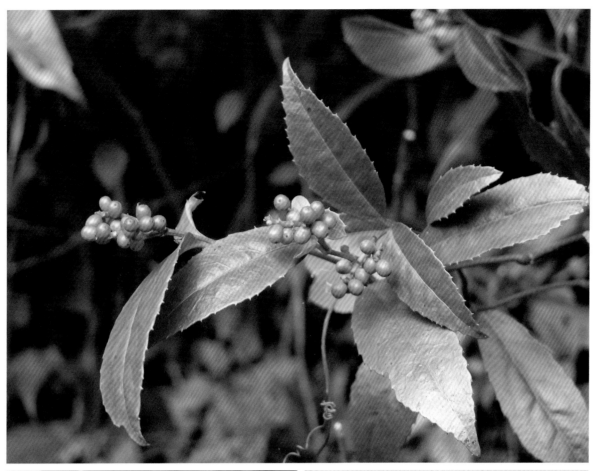

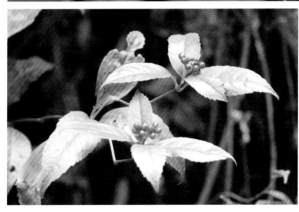
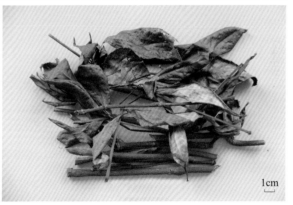

【功 效 主 治】祛风除湿，活血散瘀，清热解毒。主治风湿痹痛，肢体麻木，跌打损伤，骨折，妇
　　　　　　　女痛经，肺炎，急性阑尾炎，急性胃肠炎，细菌性痢疾，胆囊炎，口腔炎等。

【采 收 加 工】全年可采收，鲜用或晒干。

【用 法 用 量】内服：煎汤，9～15 g；或浸酒。外用：适量，捣敷；研末调敷或煎水熏洗。

【用 药 经 验】①夏季湿病：肿节风适量，水煎服。②红痢：肿节风、豪猪刺、十大功劳、地枇
　　　　　　　杷、金樱子各适量，水煎服。③骨折：肿节风、栀子、蛇葡萄根、泽兰各适量，捣
　　　　　　　烂外敷。④劳伤腰痛：肿节风、四块瓦、退血草各15 g，煨酒服。

杨梅科

杨 梅 *Myrica rubra* Sieb. et Zucc.

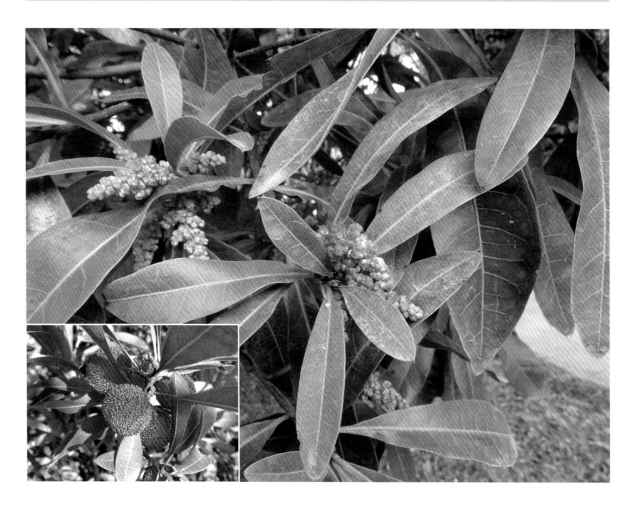

【别　　　名】椴梅（《台湾药用植物志》），山杨梅（浙江），朱红、珠蓉、树梅（福建）。

【形 态 特 征】常绿乔木；树冠球形。单叶互生，长椭圆形或倒披针形，革质，长8～13 cm，上部狭窄，先端稍钝，基部狭截形，全缘；或先端有少数钝锯齿，上面深绿色，有光泽，下面色稍淡，平滑无毛，有金色腺体。花雌雄异株；雄花序单独或数条丛生于叶腋，圆柱状，长1～3 cm，孕性苞片近圆形，每苞片内生1雄花，雄花具2～4枚卵形小片，4～6枚雄蕊。雌花序常单生于叶腋，较雄花序短而细瘦，每苞片腋内生1雌花；雌花通常具4枚卵形小苞片。核果球状，外表面具乳头状凸起，直径1～1.5 cm，外果皮暗红色，内果皮坚硬，含种子1枚。花期3～4月，果期6～7月。

【分布与生境】梵净山地区资源分布的代表区域：梵净山生态站等地，常有栽培。生于海拔1500 m
以下的山坡或山谷林中。

【中　药　名】杨梅树皮（树皮、根皮），杨梅叶（叶），杨梅（果实），杨梅核仁（种仁）。

【功效主治】■杨梅树皮　行气活血，止痛，止血，解毒消肿。主治脘腹疼痛，牙痛，疝气，跌
打损伤，骨折，吐血，外伤出血，疮疡肿痛，痢疾等。

　　　　　　■杨梅叶　燥湿祛风，止痒。主治皮肤湿疹。

　　　　　　■杨梅　生津除烦，和中消食，解酒，涩肠止泻，止血。主治烦渴，呕吐，胃痛，
食欲不振，饮酒过度，腹泻，跌打损伤等。

　　　　　　■杨梅核仁　利水消肿，敛疮。主治脚气，牙痛。

【采收加工】■杨梅树皮　全年均可采挖，多在栽培整修时趁新鲜剥取树皮、根皮或挖取全根，
鲜用或晒干。

　　　　　　■杨梅叶　全年均可采收，通常在嫩枝时采，鲜用或晒干。

　　　　　　■杨梅　6~7月果实成熟后采收，分批采摘，鲜用或晒干。

　　　　　　■杨梅核仁　食用果实时，留下种仁，鲜用或晒干。

【用法用量】■杨梅树皮　内服：煎汤，9~15 g；或浸酒；或入丸、散。外用：适量，煎汤熏
洗；或漱口；或研末调敷；或吹鼻。

　　　　　　■杨梅叶　外用：适量，煎水洗。

　　　　　　■杨梅　内服：煎汤，15~30 g。外用：适量，烧灰涂敷。

　　　　　　■杨梅核仁　内服：煎汤，6~9 g。外用：适量，烧灰敷。

【用药经验】①吐血，血崩：杨梅鲜根60 g，水煎服。②雷公藤中毒：杨梅鲜果1.5~2.5 kg，捣
汁，每隔1 h服100 mL；另取鲜根125 g，水煎2次，浓缩成400 mL，每次服100 mL，
与果汁交替服用。③胃气滞疼痛：杨梅根皮6~9 g，水煎服。

杨柳科

响叶杨 *Populus adenopoda* Maxim.

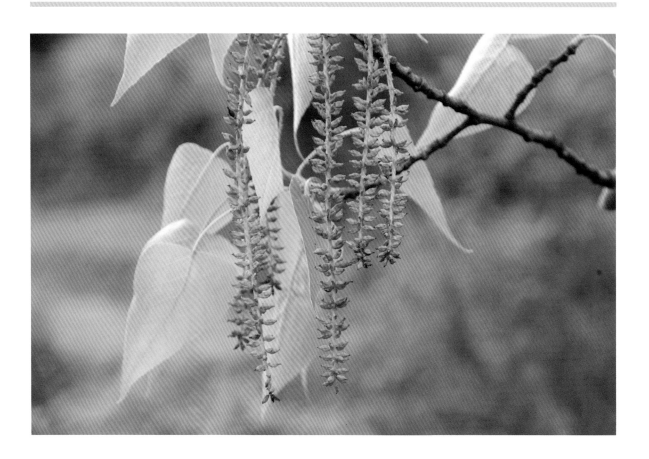

【别　　　名】白杨树（《天目山药用植物志》），绵杨（《陕西中药名录》）。

【形 态 特 征】落叶乔木，高15～30 m。树皮灰白色，光滑，老树深灰色，纵裂。嫩枝暗赤色，具柔毛，老枝灰褐色，无毛。叶互生，叶片卵状圆形或卵形，长7～10 cm，宽5～10 cm，基部截形或心形，先端长渐尖，边缘有内曲圆锯齿，齿眼有腺点，上面无毛或沿脉有柔毛，深绿色，光亮，下面灰绿色，幼时被密柔毛；叶柄侧扁，顶端有2显著腺点。柔荑花序下垂，雄花序长6～10 cm，苞片条裂，有长缘毛，花盘齿裂。果序长12～30 cm；花序轴有毛；蒴果卵状长椭圆形，先端渐尖，无毛，有短柄，2瓣裂。种子阔卵状椭圆形，暗褐色。花期3～4月，果期4～5月。

【分布与生境】梵净山地区资源分布的代表区域：红石溪、盘溪、聂耳坪、白沙等地。生于海拔500～900 m阔叶林中。

【中 药 名】响叶杨（根皮、树皮或叶）。

【功 效 主 治】祛风止痛，活血通络。主治风湿痹痛，四肢不遂，龋齿疼痛，损伤瘀血肿痛。

【采 收 加 工】根皮、树皮多在冬、春季采收，趁鲜剥取，鲜用或晒干；叶夏季采收，鲜用或晒干。

【用 法 用 量】内服：煎汤，9～15 g，或泡酒。外用：适量，煎水洗；或鲜品捣敷。

【用 药 经 验】跌打损伤：响叶杨树皮20 g，小血藤、大血藤、块节凤仙花各50 g，水煎服。

垂 柳 *Salix babylonica* L.

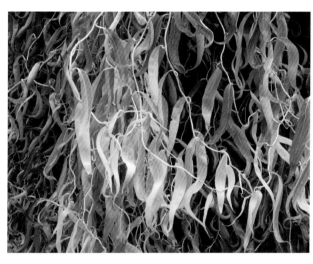 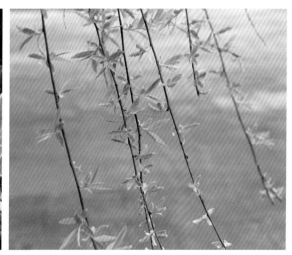

【别 名】青丝柳（《本草拾遗》），水柳（浙江），垂丝柳（四川），清明柳（云南）。

【形 态 特 征】落叶乔木，高10～12 m。枝多长而下垂，小枝幼时微有毛。互生，披针形至线状披针形，长9～16 cm，宽5～15 cm，先端长渐尖，基部楔形，边缘具细锯齿，侧脉15～30对。花单性，雌雄异株，柔荑花序先叶开放或与叶同时开放，总梗有短柔毛；雌花序长达5 cm，轴有毛，苞片圆形至线状披针形，早落；雄花有2腺体，雄蕊2，分离，基部具长柔毛；雌花有1腺体，子房无毛，无柄，花柱极短，柱头2裂。蒴果绿褐色，成熟后2裂。种子有绵毛。花期3～4月，果期4～5月。

【分布与生境】梵净山地区资源分布的代表区域：坝溪、盘溪、金厂、张家坝等地。生于海拔800 m以下的河边、村旁等。

【中 药 名】柳枝（枝条），柳白皮（树皮、根皮），柳根（根），柳叶（叶），柳花（花序）。

【功效主治】■柳枝　祛风利湿，解毒消肿。主治风湿痹痛，小便淋浊，黄疸，风疹瘙痒，疔疮，丹毒。

■柳白皮　祛风利湿，消肿止痛。主治风湿骨痛，风肿瘙痒，黄疸，白带异常，乳痛，牙痛，烫火伤。

■柳根　清热解毒，利尿，平肝止痛，透疹。主治慢性支气管炎，小便淋浊，尿道感染，高血压，风疹瘙痒，烧烫伤等。

■柳叶　清热，透疹，利尿，解毒。主治痧疹透发不畅，白浊，疔疮疖肿，乳腺炎，尿道炎，膀胱结石，烫伤，牙痛，高血压。

■柳花　祛风，利湿，止血，散瘀。主治黄疸，咳血，吐血，便血，血淋，经闭，齿痛。

【采收加工】■柳枝　春季采收嫩枝条，鲜用或晒干。

■柳白皮　多在冬、春季采收，趁鲜剥取树皮或根皮，除去粗皮，鲜用或晒干。

■柳根　四季均可采挖，洗净，鲜用或晒干。

■柳叶　春、夏季采收，鲜用或晒干。

■柳花　春季花初开放时采收，鲜用或晒干。

【用法用量】■柳枝　内服：煎汤，30～60 g。外用：适量，煎水含漱或熏洗。

■柳白皮　内服：煎汤，15～30 g。外用：适量，煎水洗；或酒煮；或炒热温熨。

■柳根　内服：煎汤，15～30 g。外用：适量，麻油调敷。

■柳叶　内服：煎汤，15～30 g；鲜品30～60 g。外用：适量，煎水洗；或捣敷；或研末调敷；或熬膏涂。

■柳花　内服：煎汤，6～12 g；或研末，3～6 g；或捣汁。外用：适量。

【用药经验】①白带异常：柳根15 g，萱草根9 g，草果6 g，炖肉服。②胞衣不下：柳白皮30 g，百草霜3 g，煨水服。③水肿：柳根（盐水炒）30 g，商陆9 g，野高粱15 g，煨水服。④黄疸：柳花、酢浆草各15 g，煨水服。⑤红崩：柳根、梨树寄生各6 g，大夜关门、鸡冠花各3 g，煨水，加海螵蛸粉3 g吞服。⑥疔疮：柳白皮、蜂糖罐根皮、黄瓜根各15 g，煨水服；另用药渣捣绒，敷患处。⑦癣：柳叶、桃叶、核桃叶各3 g，捣绒泡醋，搽患处。

中华柳 *Salix cathayana* Diels.

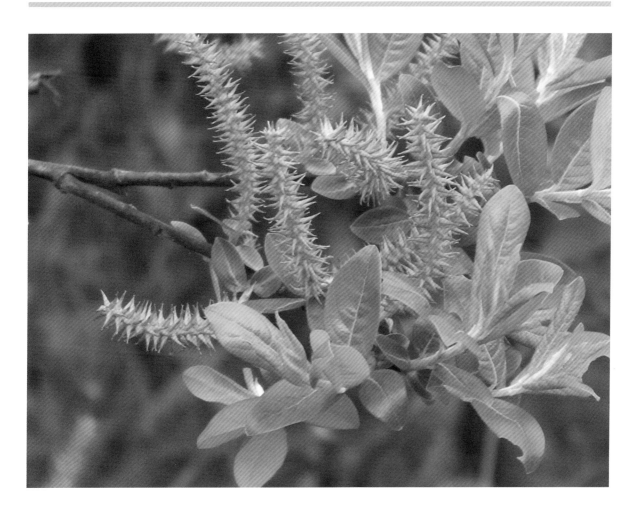

【别　　　名】中国柳（《秦岭植物志》）。

【形 态 特 征】灌木，高0.6～1.5 m，多分枝。小枝褐色或灰褐色，当年生小枝具绒毛。芽卵圆形或长圆形，先端钝，被绒毛。叶长椭圆形或椭圆状披针形，长1.5～5.2 cm，宽0.6～1.5 cm，两端钝或急尖，上面深绿色，有时被绒毛，下面苍白色，无毛，全缘；叶柄略有柔毛。雄花序长2～3.5 cm，密花，花序梗有长柔毛，通常具3片叶子；雄蕊2，花丝下部有疏长柔毛，长为苞片的2～3倍，花药黄色；雌花序狭圆柱形，长2～3 cm，花序梗短，密花；子房无柄，无毛，椭圆形，花柱短，顶端2裂，柱头短，2裂；苞片倒卵状长圆形，有缘毛；腺体1，腹生。蒴果近球形，无柄或近无柄。花期4～5月，果期6～7月。

【分布与生境】梵净山地区资源分布的代表区域：凤凰山、棉絮岭、叫花洞、烂茶顶等地。生于海拔2000～2200 m的灌丛中。

【中　药　名】中华柳（根）。

【功效主治】清热，解毒，利尿，平肝，止痛，透疹。主治慢性支气管炎，尿道炎，膀胱炎，膀胱结石，白浊，高血压，痈疽肿毒，烫火伤，关节肿痛，牙痛，瘰疬，皮肤瘙痒。

【采收加工】春、夏季采收，除去杂质，切段，鲜用或晒干。

【用法用量】内服：煎汤，5～10 g。外用：适量，煎水洗；或捣敷。

皂 柳 *Salix wallichiana* Anderss.

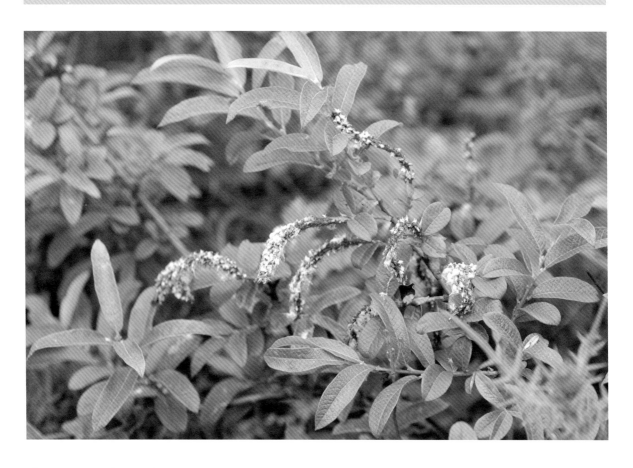

【别　　　名】毛狗条（梵净山）。

【形态特征】灌木或乔木，高4～8 m。小枝幼时被毛，红褐色、黑褐色或绿褐色。芽有棱，常外弯，红褐色或栗色。叶披针形、长圆状披针形、卵状长圆形或狭椭圆形，长4～8 cm，宽1～2.5 cm，先端急尖至渐尖，基部楔形至圆形，幼时发红色，全缘；叶柄长约1 cm；托叶短于叶柄，半心形，边缘有牙齿。花序先叶开放或近同时开放，无花序梗；雄花序长1.5～2.5 cm；雄蕊2，花药大，椭圆形，花丝离生；苞片长圆形或倒卵形，先端急尖；雌花序圆柱形，长2.5～4 cm；子房狭圆锥形，密被短柔毛，花柱短至明显，柱头2～4裂；苞片长圆形，有长毛。蒴果开裂后果瓣向外反卷。花期4～5月，果期5～6月。

【分布与生境】梵净山地区资源分布的代表区域：团龙、中间沟、坝溪河、郭家沟等地。生于海拔700～950 m的山谷溪流旁。

【中　药　名】皂柳根（根）。

【功效主治】祛风除湿，解热止痛。主治风湿关节痛，头风疼痛。

【采收加工】全年均可采挖，洗净，切片，晒干。

【用法用量】内服：煎汤，15～30 g。外用：适量，煎汤熏洗，或捣敷。

【用药经验】①风湿性关节炎：皂柳根30 g，水煎服；或熏洗患处。②头风痛：皂柳根25 g，石菖蒲、橙子皮各9 g，捣绒炒热包患处。

紫　柳 *Salix wilsonii* Seemen.

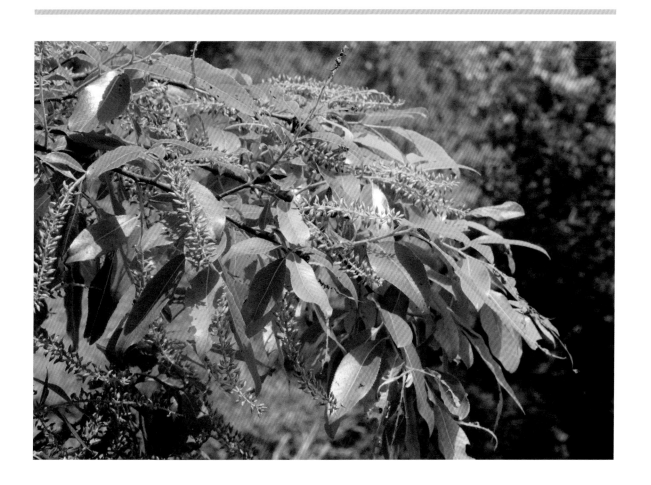

【别　　　名】野杨柳、威氏柳、山杨柳（《拉汉药用植物名称和检索手册》）。

【形 态 特 征】落叶乔木，高12～15 m。一年生枝暗褐色，嫩枝有毛，后无毛。叶椭圆形，广椭圆形至长圆形，稀椭圆状披针形，长4～5 cm，宽2～3 cm，先端急尖至渐尖，基部楔形至圆形，幼叶常发红色，上面绿色，下面苍白色，边缘有圆锯齿或圆齿；叶柄有短柔毛，通常上端无腺点；托叶不发达，卵形，早落，萌枝上的托叶发达，肾形，长达1 cm以上，有腺齿。花与叶同时开放；花序梗长1～2 cm，有3～5小叶；雄花序长3～6 cm，轴密生白柔毛；雄蕊3～5；雌花序长2～4 cm，疏花；花序轴有白柔毛；子房狭卵形或卵形，无毛，有长柄，柱头短，2裂；腹腺宽厚，抱柄，两侧常有2小裂片，背腺小。蒴果卵状长圆形。花期3～4月，果期5月。

【分布与生境】梵净山地区资源分布的代表区域：青冈坪、护国寺、木耳坪等地。生于海拔950～1600 m的灌丛中。

【中　药　名】紫柳（根）。

【功 效 主 治】祛风除湿，活血化瘀。主治风湿性关节炎。

【采 收 加 工】全年可采挖，洗净切片晒干或鲜用。

【用 法 用 量】内服：煎汤，5～10 g；或浸酒。外用：适量，捣敷。

胡桃科

青钱柳 *Cyclocarya paliurus* (Batal.) Iljinsk.

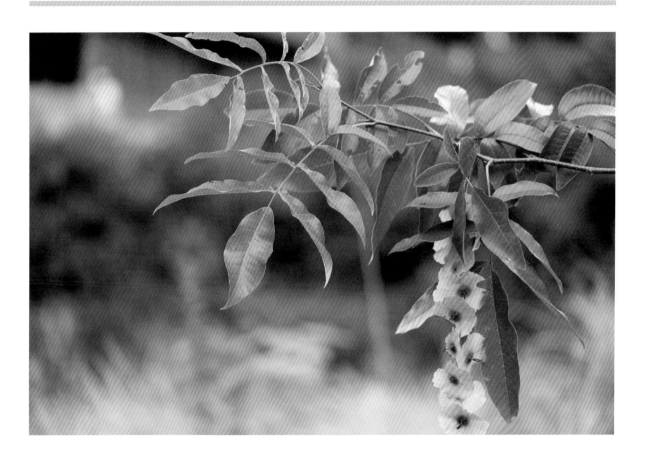

【别　　名】甜茶树（《全国中草药汇编》），青钱李、山沟树（浙江），山麻柳（湖北、湖南），山化树（安徽）。

【形态特征】落叶乔木，高10～30 m。树皮灰色。枝条黑褐色，具灰黄色皮孔。奇数羽状复叶，长15～35 cm，小叶7～9片；叶片革质，长椭圆状卵形至阔披针形，长5～14 cm，宽2～6 cm，顶端钝或急尖，稀渐尖，基部歪斜，叶缘有锐锯齿，上面有腺体，下面网状脉明显，有灰色细小的鳞片及盾状腺体。花单性，雌雄异株；雄柔荑花序3条或稀2～4条成1束，雄蕊20～30枚，有时仅12枚；雌柔荑花序单独顶生，雌花7～10朵，雌花苞片与2小苞片贴生至子房中部，花被片4，子房下位，花柱短，柱头2裂，裂片羽毛状。坚果，扁球形，在四周由苞片及小苞片形成革质圆盘状翅，顶端有4枚宿存的花被片及花柱。花期4～5月，果期7～9月。

【分布与生境】梵净山地区资源分布的代表区域：燕子阡、大水溪、坝梅寺等地。生于海拔700～1550 m的山谷密林中或林缘。

【中　药　名】青钱柳叶（叶）。

【功效主治】祛风止痒。主治皮肤癣疾。

【采收加工】春、夏季采收，除去杂质，洗净，鲜用或干燥。

【用法用量】外用：适量，鲜品捣烂取汁涂搽。

【用药经验】藓：青钱柳嫩叶捣烂，取汁搽涂。

黄杞 *Engelhardia roxburghiana* Wall.

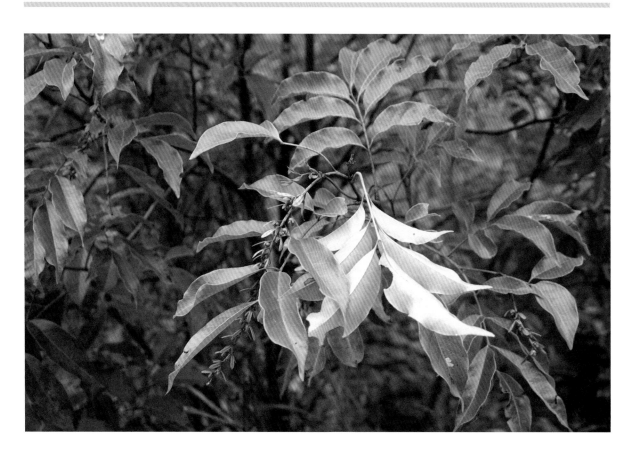

【别　　　名】土厚朴（《广西药用植物名录》），假玉桂（云南、广东）。

【形态特征】半常绿乔木，高6～10 m，全体无毛。树皮褐色。偶数羽状复叶，长12～25 cm，叶柄长3～8 cm，小叶3～5对；叶片革质，长椭圆状披针形至长椭圆形，长6～14 cm，宽2～5 cm，顶端渐尖，基部歪斜，全缘，侧脉10～13对。花单性，雌雄同株或稀异株；雌花序1条及雄花序数条长而俯垂，形成一顶生的圆锥花序束；顶端为雌花序，下方为雄花序，或雌雄花序分开。雄花花被片4枚，兜状，雄蕊10～12枚。雌花苞片3裂，花被片4枚，贴生于子房，子房近球形，柱头4裂。果实坚果状，球形，外果皮膜质，内果皮骨质，苞片托于果实基部，形成膜质状果翅，中间果翅裂片长3～5 cm。花期5～6月，果期8～9月。

【分布与生境】梵净山地区资源分布的代表区域：丁家坪、二道拐、杨家场、大岩棚等地。生于海拔600～900 m的阔叶林中。

【中　药　名】黄杞皮（树皮），黄杞叶（叶）。

【功 效 主 治】■黄杞皮　行气化湿，导滞。主治脾胃湿滞，脘腹胀闷，泄泻。

　　　　　　　■黄杞叶　清热止痛。主治感冒发热，疝气腹痛。

【采 收 加 工】■黄杞皮　夏、秋季采剥树皮，洗净，鲜用或晒干。

　　　　　　　■黄杞叶　春、夏、秋季采收，洗净，鲜用或晒干。

【用 法 用 量】■黄杞皮　内服：煎汤，6～15 g。

　　　　　　　■黄杞叶　内服：煎汤，9～15 g。

野核桃 *Juglans cathayensis* Dode.

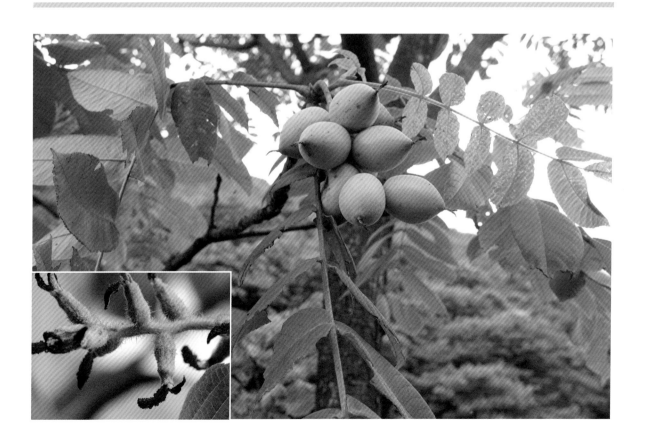

【形态特征】乔木或有时呈灌木状，高达12～25 m，胸径达1～1.5 m；幼枝灰绿色，被腺毛，髓心薄片状分隔；顶芽裸露，锥形，黄褐色，密生毛。奇数羽状复叶，通常40～50 cm长，叶柄及叶轴被毛，具9～17枚小叶；小叶近对生，无柄，硬纸质，卵状矩圆形或长卵形，长8～15 cm，宽3～7.5 cm，顶端渐尖，基部斜圆形或稍斜心形，边缘有细锯齿，两面均有星状毛，上面稀疏，下面浓密；中脉和侧脉亦有腺毛，侧脉11～17对。雄性柔荑花序生于去年生枝顶端叶痕腋内，长可达18～25 cm，花序轴有疏毛；雄花被腺毛，雄蕊约13枚，花药黄色，有毛，药隔稍伸出；雌性花序直立，生于当年生枝顶端，花序轴密生棕褐色毛，初时长2.5 cm，后来伸长达8～15 cm，雌花排列成穗状；雌花密生棕褐色腺毛，子房卵形，花柱短，柱头2深裂。果序常具6～10（13）个果或因雌花不孕而仅有少数，但轴上有花着生的痕迹；果实卵形或卵圆状，长3～4.5（～6）cm，外果皮密被腺毛，顶端尖，核卵状或阔卵状，顶端尖，内果皮坚硬，有6～8条纵向棱脊，棱脊之间有不规则排列的尖锐的刺状凸起和凹陷，仁小。花期4～5月，果期8～10月。

【分布与生境】梵净山地区资源分布的代表区域：月亮坝、胜利坳、农家坪、白沙、亚木沟、大罗河沟等地。生长在海拔600～1500 m的阔叶林中。

【中　药　名】野核桃（种仁）。

【功效主治】润肺止咳，温肾助阳，润肤，通便。主治燥咳无痰，虚喘，腰膝酸软，肠燥便秘，皮肤干燥。

【采收加工】9～10月中旬，待外果皮变黄、大部分果实顶部已开裂或少数已脱落时，打落果实，核果用水洗净，倒入漂白粉中，待变黄白色时捞起，冲洗，晾晒，用40～50℃烘干，敲开核桃，取出核仁，晒干。

【用法用量】内服：煎汤；30～50g，或捣碎嚼10～30g。或捣烂冲酒。外用：适量，捣烂，涂搽。

【用药经验】腰痛：野核桃仁（炒熟）150～180 g。捣烂，冲酒服。

胡　桃　*Juglans regia* L.

【别　　　名】虾蟆（《酉阳杂俎》），核桃仁（《本草纲目》），胡桃穰（《梅师方》），胡桃肉（《海上集验方》）。

【形态特征】落叶乔木，高20～25 m。奇数羽状复叶，长25～30 cm，小叶5～9枚，椭圆状卵形至长椭圆形，长6～15 cm，宽3～6 cm，顶端钝圆或急尖，顶生小叶基部宽楔形或

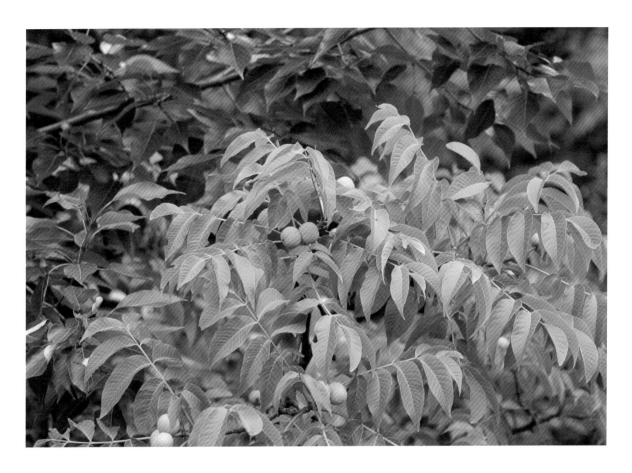

楔形，侧小叶基部不对称，背面脉腋内有簇生短柔毛。花单性，雌雄同株，与叶同时开放，雄柔荑花序腋生，下垂，长5～10 cm，花小而密集，花被片1～4，均被腺毛，雄蕊6～30枚；雌花序穗状，直立，生于幼枝顶端，通常有雌花1～3，总苞片3枚，贴生于子房；花被4裂，高出总苞片；花柱短，柱头2裂。果实近球形，核果状，直径4～6 cm，外果皮绿色，肉质，不规则开裂；核状坚果球形，表面有凹凸或皱折刻纹，先端短尖头。花期5月，果期10月。

【分布与生境】梵净山地区资源分布的代表区域：上平锁、桃树岭、青冈坪、金盏坪等地。生于海拔600～900 m，常有栽培。

【中　药　名】胡桃仁（种仁），胡桃花（花），青胡桃果（果实），胡桃叶（叶），胡桃根（根及根皮），胡桃树皮（树皮）。

【功效主治】■胡桃仁　补气固精，温肺定喘，润肠。主治肾虚喘嗽，腰痛脚弱，阳痿，遗精，小便频数，石淋，大便燥结。

　　　　　　■胡桃花　软坚散结，除疣。主治赘疣。

　　　　　　■青胡桃果　止痛，乌须发。主治胃脘疼痛，须发早白。

　　　　　　■胡桃叶　收敛止带，杀虫，消肿。主治白带异常，疥疮，象皮肿。

■胡桃根　止泻，止痛，乌须发。主治腹泻，牙痛，须发早白。

■胡桃树皮　涩肠止泻，解毒，止痒。主治泄泻，痢疾，皮肤瘙痒。

【采收加工】■胡桃仁　白露前后果实成熟时采收，将果实外皮沤烂，击开核壳，取其核仁，晒干。

■胡桃花　5~6月盛开时采收，除去杂质，鲜用或晒干。

■青胡桃果　夏季采收未成熟果实，洗净，鲜用或晒干。

■胡桃叶　春、夏、秋季均可采收，鲜用或晒干。

■胡桃根　全年均可采收，挖取根，洗净，切片；或剥取根皮，切片，鲜用。

■胡桃树皮　全年均可采收，或结合栽培砍伐整枝采剥茎皮和枝皮，鲜用或晒干。

【用法用量】■胡桃仁　内服：煎汤，9~15 g；单味嚼服，10~30 g；或入丸、散。外用：适量，研末调敷。

■胡桃花　外用：适量，酒浸涂搽。

■青胡桃果　内服：煎汤，9~15 g；或浸酒。外用：适量，搽须发。

■胡桃叶　内服：煎汤，15~30 g。外用：适量，煎水洗，熏或捣敷。

■胡桃根　内服：煎汤，9~15 g。外用：适量，煎水洗。

■胡桃树皮　内服：煎汤，3~9 g。外用：适量，煎水洗；或研末调敷。

【用药经验】①马脾风（喘惊）：青胡桃果1个，车前草、钩藤、石窝苣、白薇、岩乳香各等分加淘米水捣细，取汁服。②肾虚耳鸣、遗精：胡桃仁3个，五味子7粒，蜂蜜适量，于睡前嚼服。③全身发痒：胡桃树皮煎水洗。

化香树 *Platycarya strobilacea* Sieb. et Zucc.

【别　　名】栲香、栲花树、栲果树（《浙江药用植物志》），化香柳（《秦岭植物志》），花木香（《山东经济植物》），山麻柳（四川、贵州）。

【形态特征】落叶小乔木，高2~6 m。幼枝被有褐色柔毛，不久即脱落而无毛。叶长15~30 cm，具7~23枚小叶。小叶纸质，侧生小叶无叶柄，对生或生于下端者偶尔有互生，卵状披针形至长椭圆状披针形，长4~11 cm，宽1.5~3.5 cm，基部歪斜，顶端长渐尖，边缘有锯齿，顶生小叶具长2~3 cm的小叶柄，基部对称，圆形或阔楔形。花序束生于枝条顶端，位于顶端中央的为两性花序，位于下方的为雌花序，位于上

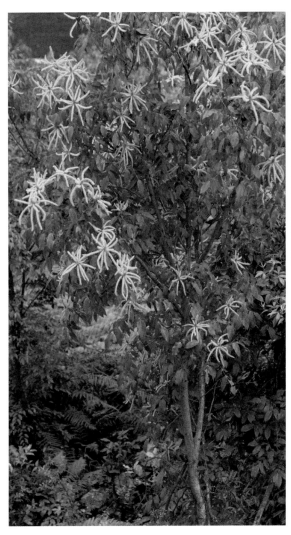
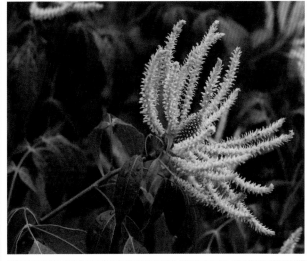
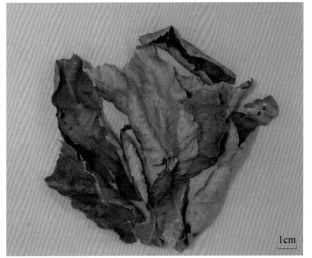

方的为雄花序。果序球果状，卵状椭圆形至长椭圆状圆柱形，长2.5~5 cm，直径2~3 cm。花期5~6月，果期7~8月。

【分布与生境】梵净山地区资源分布的代表区域：岩高坪、棉絮岭、木耳坪、天庆寺、盘溪、两岔河等地。常生于海拔600~1300 m的向阳山坡及杂木林中。

【中　药　名】化香树根（根），化香树叶（叶），化香树果（果实）。

【功 效 主 治】■化香树根、叶　清热解毒，杀虫止痒。主治疔疮，疮痈肿毒，骨痈流脓，顽癣，癞头疮。

■化香树果　活血行气，消肿止痛，燥湿杀虫。主治内伤胸胀，腹痛，筋骨疼痛，痈肿，疥癣。

【采 收 加 工】■化香树根、叶　夏季采收，阴干或晒干。

■化香树果　秋季果实近成熟时采收，晒干。

【用 法 用 量】■化香树根、叶　外用：适量，煎水洗或嫩叶搽患处。

■化香树果 内服：煎汤，9～18 g。外用：适量，煎水洗或研末调敷。

【用药经验】①疗毒类急性炎症：化香树叶、雷公藤叶、芹菜叶、大蒜各等分（均用鲜品），捣烂外敷。疮疡溃烂后不可使用。②干疮：化香树叶、鸦胆子果、铜钱草各适量，水煎洗。③烂脚丫：化香树根皮及鲜叶捣烂取汁搽患处。

枫 杨 *Pterocarya stenoptera* C. DC.

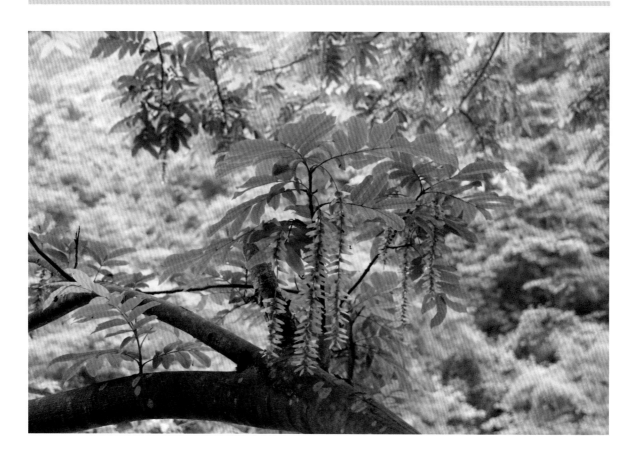

【别 名】枫杨皮（《湖南药物志》），麻柳（湖北），蜈蚣柳（安徽）。

【形态特征】落叶乔木，高达30 m。树皮黑灰色，幼树具柔毛和皮孔。叶互生，多为偶数或稀奇数羽状复叶，长8～16 cm（稀达25 cm）；叶轴有窄翼，小叶10～16枚，长椭圆形，顶端圆尖，基部偏斜，边缘有细锯齿，长8～12 cm，宽2～3 cm，中脉及侧脉上有极短的星芒状毛，侧脉腋内有簇生星芒状毛。柔荑花序，与叶同时开放，花单性，雌雄同株，雄花序单生于叶腋内，长6～10 cm；花被苞片状，先端裂成1～4片，雄蕊5～12枚；雌柔荑花序顶生，长10～15 cm，雌花单生苞片腋内，两侧各有

1枚小苞片，花被片4枚，花柱单一，柱头2裂。果序下垂，长20～45 cm，果序轴常有宿存的毛；坚果长椭圆形，两侧有小苞片增大成条形至阔条形的果翅。花期4～5月，果期8～9月。

【分布与生境】梵净山地区资源分布的代表区域：黄家坝、马槽河、盘溪河、坝溪、金厂河等地。生于海拔750 m以下的山谷溪边。

【中　药　名】枫柳皮（树皮），麻柳果（果实），麻柳树根（根或根皮），麻柳叶（叶）。

【功效主治】■枫柳皮　祛风止痛，杀虫，敛疮。主治风湿麻木，寒湿骨痛，头颅伤痛，齿痛，疥癣，烫伤，溃疡日久不敛。

■麻柳果　温肺止咳，解毒敛疮。主治风寒咳嗽，疮疡肿毒，天疱疮。

■麻柳树根　祛风止痛，杀虫止痒，解毒敛疮。主治风湿痹痛，牙痛，疥癣，疮疡肿毒，溃疡日久不敛，烫伤，咳嗽。

■麻柳叶　祛风止痛，杀虫止痒，解毒敛疮。主治风湿痹痛，牙痛，膝关节痛，疥癣，湿疹，阴道滴虫，烫伤，创伤，溃疡不敛，血吸虫病，咳嗽气喘。

【采收加工】■枫柳皮　夏、秋季剥取树皮，鲜用或晒干。

■麻柳果　夏、秋季果实近成熟时采收，鲜用或晒干。

■麻柳树根　全年均可采挖，除去泥土，洗净，晒干，或剥去根皮，晒干。

■麻柳叶　春、夏、秋季均可采收，除去杂质，鲜用或晒干。

【用法用量】■枫柳皮　外用：适量，煎水含漱或熏洗；或乙醇浸搽。有毒，不宜内服。

■麻柳果　内服：煎汤，9～25 g。外用：适量，煎水洗。

■麻柳树根　内服：煎汤，3～6 g；或浸酒。外用：适量，研末调敷；或捣敷。

■麻柳叶　内服：煎汤，6～15 g。外用：适量，煎水外洗；或乙醇浸搽；或捣敷。

【用药经验】①皮肤疮癣：麻柳叶、苦参各120 g，红浮漂90 g，煎水洗患处。②烂脚丫：麻柳叶捣烂揉患处。③癞头疮：麻柳叶适量，煎水洗患处。

桦木科

桤　木　*Alnus cremastogyne* Burk.

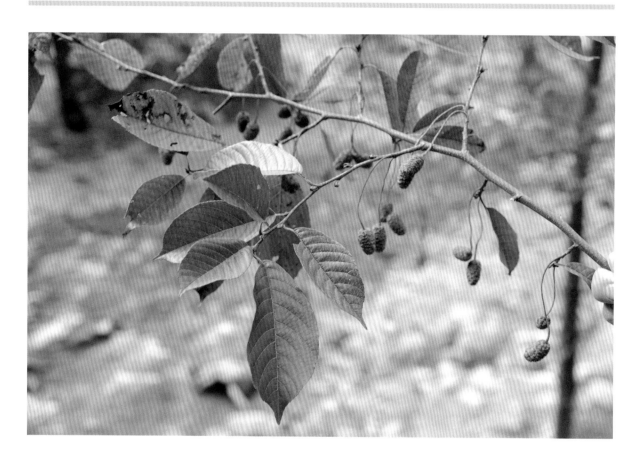

【别　　　名】罗拐木、牛屎树、菜壳蒜（《贵州民间药物》），水漆树、水青冈（《秦岭巴山天然药物志》）。

【形 态 特 征】乔木，高30～40 m；树皮灰色，平滑；枝条灰色或灰褐色，无毛；小枝褐色，幼时被短柔毛。叶倒卵形、倒卵状矩圆形，长4～14 cm，宽2.5～8 cm，顶端骤尖或锐尖基部楔形或微圆，边缘具几不明显而稀疏的钝齿，上面疏生腺点，幼时疏被长柔毛，下面密生腺点，几无毛，脉腋间有时具簇生的髯毛，侧脉8～10对；叶柄长1～2 cm，幼时具短柔毛。花单性，雌雄同株；雄花为柔荑花序，单生，下垂，长3～4 cm，每一苞片有花3朵。雌花序球形，每苞片花2朵，无花萼。果序单生于叶腋，矩圆形，长1～3.5 cm；序梗细瘦，柔软，下垂，长4～8 cm，幼时被短柔毛；果苞木质，顶端具5枚浅裂片。小坚果卵形。花期4～5月，果期8～9月。

【分布与生境】梵净山地区资源分布的代表区域：冷家坝等地。生于海拔500～2000 m的山坡或河岸边林中。

【中　药　名】桤木皮（树皮），桤木枝梢（枝叶）。

【功效主治】▪桤木皮　凉血止血，清热解毒。主治吐血，衄血，崩漏，肠炎，痢疾，风火赤眼，黄水疮。

▪桤木枝梢　清热凉血，解毒。主治腹泻，痢疾，吐血，黄水疮，毒蛇咬伤。

【采收加工】▪桤木皮　全年均可采收，鲜用或晒干。

▪桤木枝梢　春、夏季采收，鲜用或晒干。

【用法用量】▪桤木皮　内服：煎汤，10～15 g。外用：适量，鲜品捣敷；或煎水洗。

▪桤木枝梢　内服：煎汤，9～15 g。外用：鲜品适量，捣敷。

【用药经验】①麻风：桤木皮、小米柴、三棱草（八面风）各250 g，捣绒，水煎洗患处。②腹泻：桤木皮9 g，捣绒，兑温开水服，每日3次。③毒蛇咬伤：桤木枝梢适量，嚼烂敷伤处。

华南桦 *Betula austrosinensis* Chun ex P. C. Li.

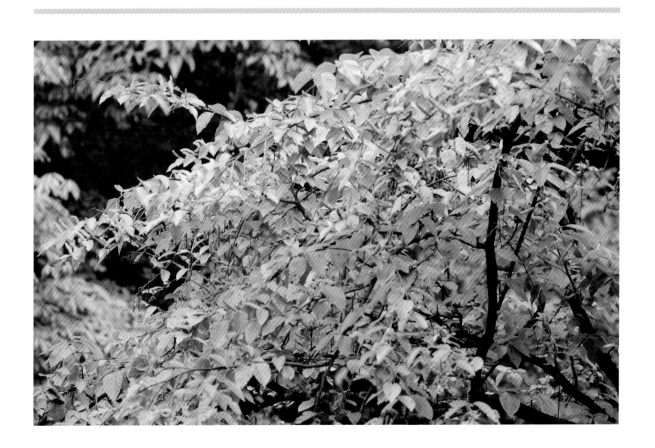

【形态特征】落叶乔木，高达25 m；树皮褐色，成块状开裂；枝条褐色无毛；小枝幼时被淡黄色柔毛。叶厚纸质，长卵形、椭圆形、矩圆形或矩圆状披针形，长5～14 cm，宽2～7 cm，顶端渐尖，基部圆形或近心形，边缘具不规则的细而密的重锯齿，上面无毛或幼时疏被毛，下面沿脉密被长柔毛，侧脉12～14对；叶柄长1～2 cm。果序单生，直立，圆柱状，长2.5～6 cm；果序梗多少被短柔毛；果苞3裂，中裂片较侧裂片稍长，裂片钝圆，具短毛，侧裂片矩圆形，微开展，长及中裂片1/2。小坚果狭椭圆形或矩圆状倒卵形，膜质翅宽为果的1/2。花期6～7月，果期8～9月。

【分布与生境】梵净山地区资源分布的代表区域：回香坪、骄子岩、长坂坡等地。生于海拔1200～1700 m的阔叶林中。

【中药名】华南桦（树皮）。

【功效主治】利水通淋，清热解毒。主治淋证，水肿，疮毒。

【采收加工】夏、秋季采收，剥取树皮，除去杂质，鲜用或晒干。

【用法用量】内服：煎汤，10～15 g。外用：适量，捣敷。

香 桦 *Betula insignis* Franch.

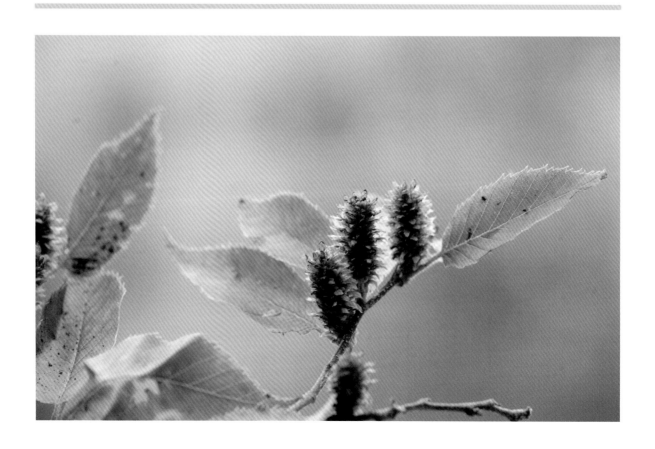

【形态特征】乔木，高达25 m；树皮灰黑色，有香味。幼枝被黄色柔毛。叶椭圆形或卵状披针形，长8~13 cm，先端渐尖或稍尾尖，基部宽楔形或圆，上面疏被长柔毛，下面密被树脂腺点，沿脉被长柔毛，脉腋具髯毛，具骤尖重锯齿，侧脉12~15对；叶柄长0.8~2 cm，幼时密被白色长柔毛。雌花序直立或下弯，长圆形，长2.5~4 cm，序梗不明显；苞片长0.7~1.2 cm，密被柔毛，近缘具纤毛，裂片均为披针形，侧裂片直立，长及中裂片1/2。小坚果窄长圆形，长约4 mm，无毛。果期9~10月。

【分布与生境】梵净山地区资源分布的代表区域：鱼泉沟、中灵寺、长坂坡、牛风包、牛头山等地。生于海拔1100~1700 m的密林中。

【中 药 名】香桦（根）。

【功 效 主 治】降逆气，止泻痢，祛风止痉。用于治疗狂犬咬伤，腹泻。

【采 收 加 工】全年均可采挖，洗净，晒干。

【用 法 用 量】内服：煎汤，10~15 g。

亮叶桦 *Betula luminifera* H. Winkl.

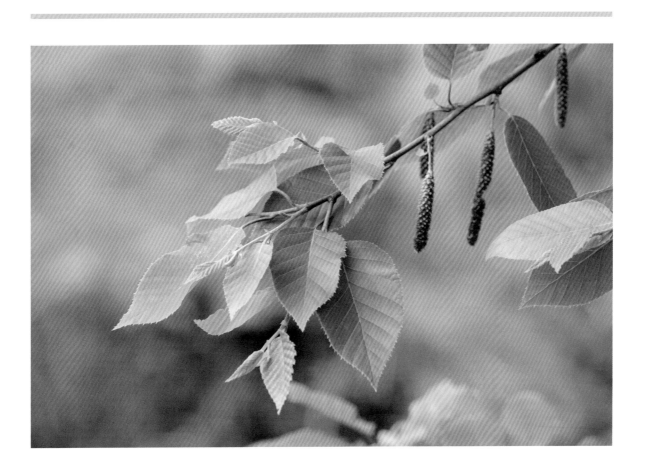

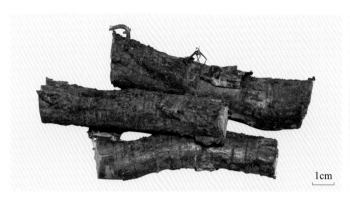
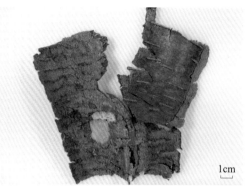

【别　　　名】红桦树、花胶树（《全国中草药汇编》），光叶桦（《天目山药用植物志》），狗
　　　　　　　啃木（《贵州草药》），光皮桦（《中国树木分类学》），化桃树（《云南思茅中
　　　　　　　草药选》）。

【形 态 特 征】乔木，高可达20 m。小枝密被淡黄色短柔毛。叶矩圆形、宽矩圆形、矩圆披针形、
　　　　　　　有时为椭圆形或卵形，长4.5～10 cm，宽2.5～6 cm，顶端骤尖或呈细尾状，基部圆
　　　　　　　形，或近心形，边缘具不规则的刺毛状重锯齿，叶上面仅幼时密被短柔毛，下面密
　　　　　　　生树脂腺点，沿脉疏生长柔毛，脉腋间具髯毛，侧脉12～14对；叶柄长1～2 cm，
　　　　　　　密被短柔毛及腺点。雄花序2～5枚簇生于小枝顶端或单生于小枝上部叶腋。果序大
　　　　　　　部单生，长圆柱形，长3～9 cm；序梗长1～2 cm，下垂；中裂片矩圆形、披针形或
　　　　　　　倒披针形，顶端圆或渐尖，侧裂片小，卵形，有时不甚发育而呈耳状或齿状。花期
　　　　　　　3～4月，果期5～6月。

【分布与生境】梵净山地区资源分布的代表区域：坝梅寺、天庆寺、护国寺、红石溪、黎家坝等
　　　　　　　地。生于海拔1200 m以下的杂木林中。

【中　药　名】亮叶桦（根），亮叶桦皮（树皮），亮叶桦叶（叶）。

【功 效 主 治】■亮叶桦　清热利尿。主治小便不利，水肿。

　　　　　　　■亮叶桦皮　祛湿散寒，消滞和中，解毒。主治感冒，风湿痹痛，食积饱胀，小便
　　　　　　　短赤，乳痈，疮毒，风疹。

　　　　　　　■亮叶桦叶　清热利尿，解毒。主治水肿，疔毒。

【采 收 加 工】■亮叶桦　全年均可采挖，洗净，晒干。

　　　　　　　■亮叶桦皮　夏、秋季剥取树皮，鲜用或晒干。

　　　　　　　■亮叶桦叶　春、夏季采收，鲜用或晒干。

【用 法 用 量】■亮叶桦　内服：煎汤，10～15 g。

　　　　　　　■亮叶桦皮　内服：煎汤，15～30 g。外用：适量，捣敷。

　　　　　　　■亮叶桦叶　内服：煎汤，10～15 g。外用：适量，鲜叶捣敷。

【用 药 经 验】①小便不利：亮叶桦9～15 g，煨水服。②水肿：亮叶桦15 g，煨水服。

川黔千金榆 *Carpinus fangiana* Hu.

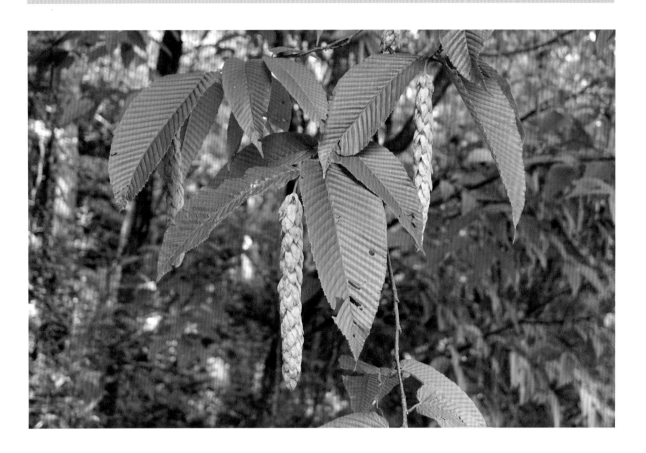

【形态特征】乔木，高12～20 m。小枝无毛。叶厚纸质，长卵形、卵状披针形、椭圆形，长6～27 cm，宽2.5～8 cm，顶端渐尖，基部心形、近圆形或阔楔形，边缘具不规则的刺毛状重锯齿，两面沿脉有长柔毛，侧脉24～34对；叶柄粗壮，长约1.5 cm。果序长可达45～50 cm，序梗、序轴均密被短柔毛及稀疏的长柔毛；果苞纸质，椭圆形，部分地遮盖着小坚果，中裂片的外侧内折，内外侧边缘的上部均具疏细齿，顶端锐尖，具5条基出脉，网脉显著，两面沿脉疏被短柔毛，背面的基部密被刺刚毛。小坚果矩圆形，无毛，具不明显的细肋。花期3～4月，果期7～8月。

【分布与生境】梵净山地区资源分布的代表区域：小黑湾、马槽河、密麻树等地。生于海拔700～2100 m的山谷沟旁疏林中。

【中　药　名】长穗鹅耳枥（根皮）。

【功效主治】清热解毒。主治痈肿疮毒。

【采收加工】全年均可采收，挖取根，洗净，剥取皮，晒干或鲜用。

【用法用量】外用：鲜品捣绒，敷患处。

藏刺榛 *Corylus ferox* Wall. var. *thibetica* (Batal.) Franch.

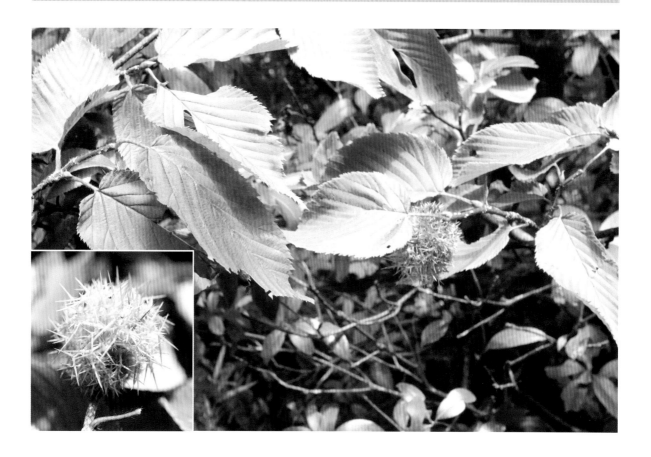

【形态特征】落叶乔木，高5～12 m。小枝疏被长柔毛。叶厚纸质，倒卵形或椭圆形，长
5～15 cm，宽3～9 cm，顶端尾状，基部近心形或近圆形，有时两侧稍不对称，边
缘具刺毛状重锯齿，上面仅幼时疏被长柔毛，下面沿脉密被淡黄色长柔毛，脉腋间
有时具簇生的髯毛，侧脉8～14对；叶柄较细瘦，长1～3.5 cm，密被长柔毛或疏被
毛至几无毛。雄花序1～5枚排成总状；苞鳞背面密被长柔毛；花药紫红色。果3～6
枚簇生，极少单生；果苞钟状，成熟时褐色，上部密被分枝针刺。

【分布与生境】梵净山资源分布的代表区域：叫花洞、燕子阡、淘金河、万宝岩等地。生于海拔
1650～2200 m的疏林中。

【中 药 名】藏刺榛（种仁）。

【功 效 主 治】滋补强壮。主治痢疾，咳喘。

【采 收 加 工】秋季果实成熟时采收，晒干，除去杂质，取出种仁。

【用 法 用 量】内服：9～15 g。

壳斗科

锥 栗 *Castanea henryi* (Skan) Rehd. et Wils.

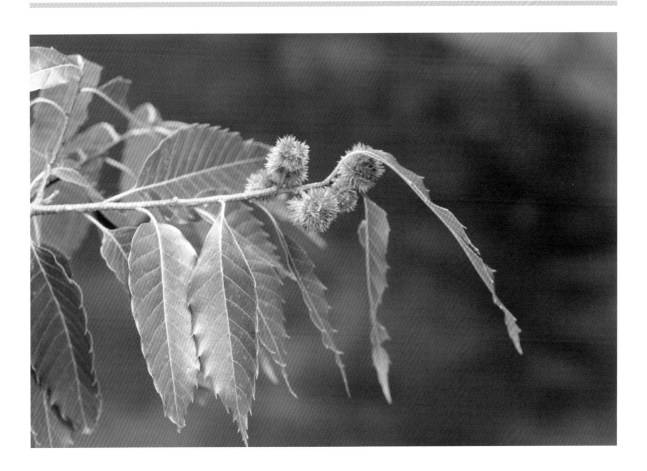

【别　　名】尖栗、箭栗（湖南），旋栗（湖北），棒栗（四川）。

【形 态 特 征】落叶乔木，高达30 m。小枝无毛。叶长圆形或披针形，长10～23 cm，宽3～7 cm，先端长渐尖至尾状长尖，基部圆或宽楔形，一侧偏斜，细锯齿具芒尖，嫩叶下面两侧有疏长毛及腺点；侧脉12～16对；叶柄长1～1.5 cm。雄花序长5～16 cm，花簇有花1～3朵；每壳斗有雌花1～2朵，多1花发育结实，花柱无毛，稀在下部有疏毛。成熟壳斗近圆球形，连刺直径2.5～4.5 cm，刺密或疏生；坚果卵圆形，顶部有伏毛。花期5～7月，果期9～10月。

【分布与生境】梵净山地区资源分布的代表区域：中灵寺、核桃湾、红石溪、垮山湾等地。生于海拔600～1400 m疏林或林缘。

【中　药　名】锥栗仁（种仁），锥栗壳（壳），锥栗花（花），栗毛球（总苞），锥栗树皮（树
　　　　　　　皮），锥栗根（根）。

【功 效 主 治】■锥栗仁　养胃健脾，补肾强腰，活血止血。

■锥栗壳　化痰散结。

■锥栗花　主治泻痢，便血，瘰疬，赤白带下。

■栗毛球　主治丹毒，瘰疬，百日咳。

■锥栗树皮　主治丹毒，癞疮，口疮，漆疮，创伤。

■锥栗根　主治补肾（疝）气，血痹。

【采 收 加 工】■锥栗仁　秋季采收，晒干。

■锥栗壳　剥取种仁时收集，晒干。

■锥栗花　春季采集，鲜用或阴干。

■栗毛球　剥取果实时收集，晒干。

■锥栗树皮　全年均可剥取，鲜用或晒干。

■锥栗根　全年可采挖，鲜用或晒干。

【用 法 用 量】■锥栗仁　内服：适量，生食或煮熟。外用：适量，捣敷。

■锥栗壳　内服：煎汤，30~60 g，煅炭研末，每次3~6 g。外用：适量，研末调敷。

■锥栗花　内服：煎汤，9~15 g；或研末。

■栗毛球　内服：煎汤，9~30 g。外用：适量，煎水洗或研末调敷。

■锥栗树皮　内服：煎汤，5~10 g。外用：适量，煎水洗；或烧灰调敷。

■锥栗根　内服：煎汤，5~10 g；或酒浸。

栗

Castanea mollissima Bl.

【别　　　　名】板栗、栗实（《新修本草》），栗果（《滇南本草》），大栗（《天目山药用植物
　　　　　　　志》）。

【形 态 特 征】落叶乔木，高达20 m。幼枝被灰褐色柔毛。叶椭圆至长圆形，长11 ~ 17 cm，宽稀
　　　　　　　达7 cm，顶部短至渐尖，基部近截平或圆，两侧不相等，叶缘具芒状锯齿，羽状
　　　　　　　脉10 ~ 17对，下面淡绿色，有白色绒毛；叶柄长1 ~ 2 cm。花单性，雌雄同株，雄
　　　　　　　花序穗状，生于新枝下部叶腋，长10 ~ 20 cm，被毛；雌花无梗，常生于雄花序下

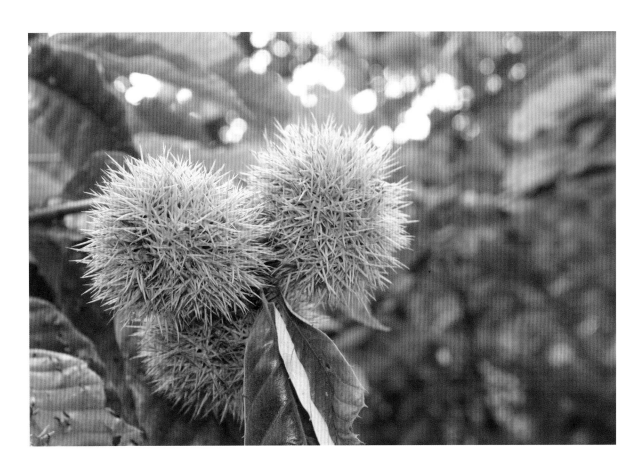

部，外有壳斗状总苞。成熟壳斗的锐刺有长有短，有疏有密，密时全遮蔽壳斗外壁，疏时则外壁可见，壳斗连刺直径4.5～6.5 cm，密被紧贴星状柔毛，每壳斗有2～3坚果，成熟时裂为4瓣。坚果深褐色。花期4～6月，果期8～10月。

【分布与生境】梵净山地区资源分布的代表区域：苏家坡、岑上坡、牛角洞、洼溪河等地。生于海拔600～1000 m的疏林中。

【中 药 名】栗子（种仁），栗壳（外果皮），栗树皮（树皮），栗树根（根），栗花（花序），栗叶（叶）。

【功效主治】■栗子　养胃健脾，补肾强筋，活血止血。主治反胃，泄泻，腰脚软弱，吐、衄血，金疮，折伤肿痛。

　　　　　　■栗壳　降逆生津，化痰止咳，清热散结，止血。主治反胃，呕哕，消渴咳嗽痰多，百日咳，腮腺炎，瘰疬，衄血，便血。

　　　　　　■栗树皮　解毒消肿，收敛止血。主治丹毒，癞疮，口疮，漆疮，打伤。

　　　　　　■栗树根　行气止痛，活血调经。主治偏肾（疝）气，红肿牙痛，月经不调。

　　　　　　■栗花　清热燥湿，止血散结。主治泻痢，便血，瘰疬。

　　　　　　■栗叶　清肺止咳，解毒消肿。主治百日咳，肺结核，咽喉肿痛，漆疮。

【采收加工】■栗子　总苞由青转黄色，采摘，剥取种仁，晒干。

■栗壳　剥取种仁时收集，晒干。

■栗树皮　全年均可剥取，鲜用或晒干。

■栗树根　全年均可采挖，鲜用或晒干。

■栗花　春季采集，鲜用或晒干。

■栗叶　夏、秋采集，多鲜用。

【用法用量】■栗子　内服：适量，生食或煮食；或烧存性研末服，30～60 g。外用：适量，捣敷。

■栗壳　内服：煎汤，30～60 g；或煅炭研末，每次3～6 g。外用：适量，研末调敷。

■栗树皮　内服：煎汤，5～10 g。外用：煎水洗；或烧灰调敷。

■栗树根　内服：煎汤，15～30 g；或浸酒。

■栗花　内服：煎汤，9～15 g；或研末。

■栗叶　内服：煎汤，9～15 g。外用：适量，煎汤洗；或烧存性研末敷。

【用药经验】①月家病：栗花适量，水煎服。②红肿牙痛：栗树根、棕榈根各适量，水煎煮鸡蛋服。③小儿呕吐：栗花，水煎服。④瘰疬久不愈：栗花、贝母，研末，每日酒服3 g；栗花、八月瓜、金樱子，捣烂敷。⑤跌打损伤：栗树皮，捣烂敷患处。

茅　栗
Castanea seguinii Dode.

【别　　　名】栭栗（《本草纲目》），金栗、毛栗（《草药手册》）。

【形态特征】小乔木或灌木状，高3.5～10 m。小枝暗褐色，托叶细长，开花仍未脱落。叶倒卵状椭圆形或长椭圆形，长6～14 cm，宽4～5 cm，顶部渐尖，基部楔尖至圆，或耳垂状，常一侧偏斜，边缘具短刺状锯齿，羽状脉12～17对，下面褐黄色，具鳞状腺点。花单性，雄花序穗状，长5～12 cm，单生叶腋，雄花簇有花3～5朵；雌花单生或生于混合花序的花序轴下部，3～5朵聚生。壳斗外壁密生锐刺；每壳斗有3～7个坚果，坚果扁球形，褐色。花期5～7月，果期9～11月。

【分布与生境】梵净山地区资源分布的代表区域：柏子坪、蓝家寨等地。生于海拔650～900 m山坡灌丛中或林缘。

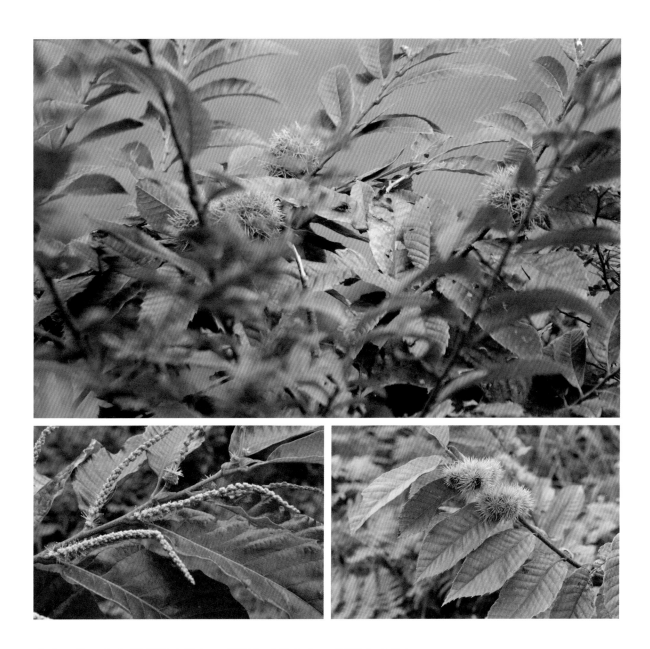

【中 药 名】茅栗根（根），茅栗仁（种仁），茅栗叶（叶）。

【功 效 主 治】■茅栗根　清热解毒，消食。主治肺炎，肺结核，消化不良。

　　　　　　　■茅栗仁　安神。主治失眠。

　　　　　　　■茅栗叶　消食健脾。主治消化不良。

【采 收 加 工】■茅栗根　全年均可采挖，除去泥土，洗净，晒干。

　　　　　　　■茅栗仁　秋季果实成熟，总苞未裂开转黄时采摘，阴干，待总苞自然裂开，选出

　　　种子，剥出种仁，晒干。

　　　　　　　■茅栗叶　夏、秋季采收，鲜用或晒干。

【用 法 用 量】■茅栗根　内服：煎汤，15～30 g。外用：适量，煎水洗。

　　　　　　　■茅栗仁、茅栗叶　内服：煎汤，15～30 g。

【用药经验】①肺热咳嗽、胸痛：茅栗根、虎刺根、黄荆根、黄栀子各9 g，灯心草为引，水煎服。②肺痨咳嗽：茅栗根、大青叶各30 g，虎刺、白及、百合、百部各9 g，土大黄6 g，猪肺为引，水煎，服汤，食肺。③脚气肿痛：茅栗幼树根45 g，淡墨鱼1个，水煎服，每日1次。④失眠：茅栗仁、莲子（去心）各30 g，红枣3～7个，白糖60～120 g，炖服。

甜 槠 *Castanopsis eyrei* (Champ.ex Benth.) Tutch.

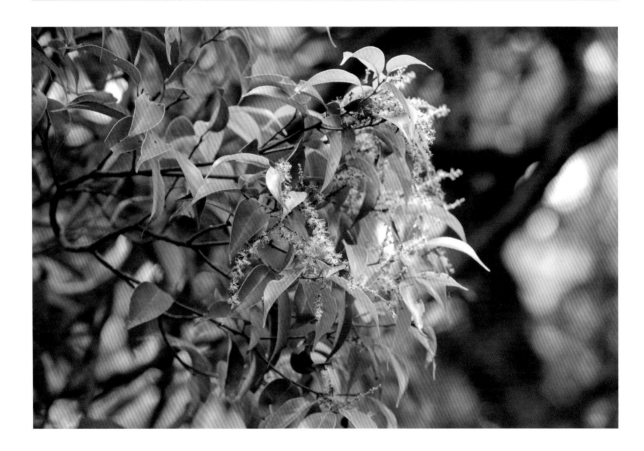

【别　　　名】茅丝栗（浙江），丝栗（湖南），甜锥（福建），反刺槠（《台湾木本植物志》）。

【形 态 特 征】常绿乔木，高10～18 m。小枝无毛。叶卵形或长椭圆形，长5～13 cm，宽4～5 cm，先端长渐尖，基部歪斜，楔形或稍圆形，全缘或近顶端疏生浅齿，下面被灰白色蜡鳞层，侧脉8～11对；叶柄长0.7～1.5 cm。花序轴无毛。壳斗宽卵形圆形，连刺直径2～3 cm，顶部刺短，密集；果圆锥形，直径1～1.4 cm，无毛。花期4～5月，果期9～11月。

【分布与生境】梵净山地区资源分布的代表区域：鱼坳、月亮坝、银厂坪、二道拐、大岩屋等地。生于海拔600～1300 m的阔叶林中。

【中 药 名】甜槠（根皮）。

【功 效 主 治】健胃燥湿，止泻。主治脾虚泄泻。

【采 收 加 工】全年均可采收，晒干。

【用 法 用 量】内服：煎汤，3～9 g。

丝栗栲 *Castanopsis fargesii* Franch.

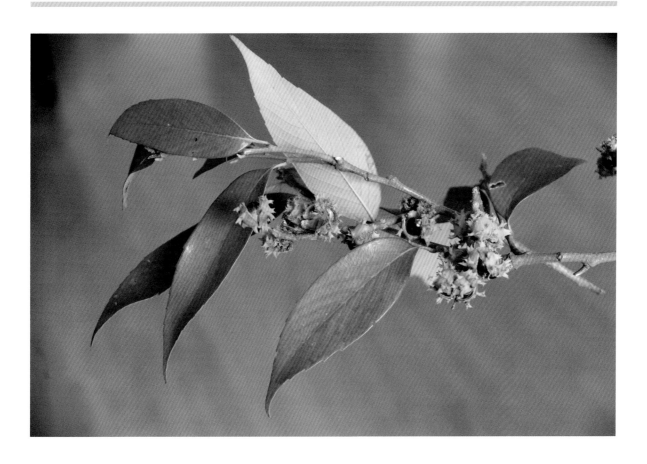

【别　　　　名】栲、红栲、红叶栲、红背槠、火烧柯（台湾）。

【形 态 特 征】乔木，高10～30 m。嫩枝顶部及嫩叶叶柄、叶背均被红锈色细片状蜡鳞。叶长椭圆形或披针形，稀卵形，长7～15 cm，宽2～5 cm，顶部短尖或渐尖，基部近于圆或宽楔形，有时一侧稍短且偏斜，全缘或有时在近顶部边缘有少数浅裂齿，或二者兼有，侧脉11～15条；叶柄长1～2 cm。雄花穗状或圆锥花序，花单朵密生于花序轴上，雄蕊10枚；雌花单朵散生于长有时达30 cm的花序轴上。壳斗通常圆球形或宽卵形，连刺直径2.5～3 cm，不规则瓣裂，每壳斗有1坚果；坚果圆锥形，长1～1.5 cm。花期4～6月，果期8～10月。

【分布与生境】梵净山地区资源分布的代表区域：二道拐、丁家坪、杨家场、密麻树等地。生于海拔500～800 m的阔叶林中。

【中　药　名】栲树皮（根皮），栲树花（总苞）。

【功效主治】■栲树皮　涩肠止泻，主治肠炎腹泻。

　　　　　　■栲树花　清热止痛，主治痈肿疮毒。

【采收加工】■栲树皮　全年均可采，除去外面栓皮层，晒干或鲜用。

　　　　　　■栲树花　花落前采摘花苞，晒干。

【用法用量】■栲树皮　内服：煎汤，6～15 g。

　　　　　　■栲树花　外用：适量，研末外敷。

钩　锥　*Castanopsis tibetana* Hance.

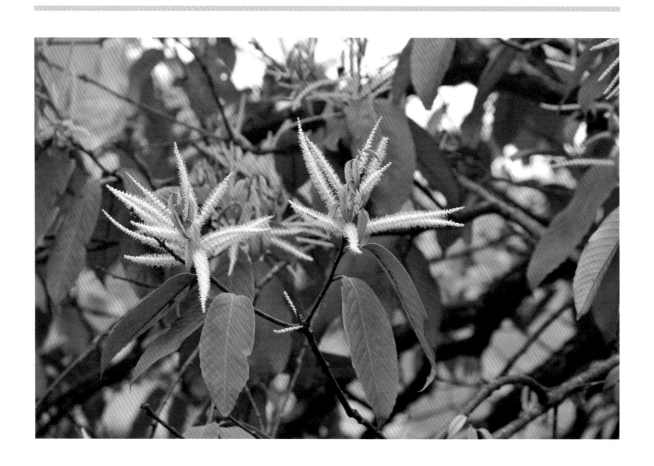

【别　　　名】钩栗（《本草拾遗》），甜槠子（《日用本草》），猴栗（《全国中草药汇编》），木栗（《浙江药用植物志》），猴板栗（《贵州中草药名录》）。

【形 态 特 征】乔木，高达30 m，树皮灰褐色，粗糙。新生嫩叶暗紫褐色，成长叶革质，卵状椭圆形，卵形，长椭圆形或倒卵状椭圆形，长15～30 cm，宽5～10 cm，顶部渐尖，短突尖或尾状，基部近于圆或短楔尖，对称或有时一侧略短且偏斜，叶缘至少在近顶部有锯齿状锐齿，网状脉明显，叶背红褐色（新生叶）、淡棕灰或银灰色（老叶）；叶柄长1.5～3 cm。雄穗状花序或圆锥花序，花序轴无毛，雄蕊通常10枚，花被裂片内面被疏短毛；坚果1个，圆球形，一般4瓣开裂，通常在基部合生成刺束，将壳壁完全遮蔽，刺几无毛或被稀疏微柔毛；坚果扁圆锥形，被毛。花期4～5月，果翌年8～10月成熟。

【分布与生境】梵净山地区资源分布的代表区域：盘溪试验场、丁家坪、冷家坝、大岩屋、大岩棚等地。生于海拔500～850 m的山谷阔叶林中。

【中　药　名】钩栗（果实）。

【功 效 主 治】厚肠，止痢。主治痢疾。

【采 收 加 工】秋季果实成熟时采收，去壳，果实晒干，研粉。

【用 法 用 量】内服：研粉，15～30 g，沸水冲服。

青 冈 *Cyclobalanopsis glauca* (Thunb.) Oerst.

【别　　　名】青冈栎、铁栎（《中国高等植物图鉴》），花梢树、铁栗子（《中国树木志》）。

【形 态 特 征】常绿乔木，高达20 m。小枝无毛。叶片革质，倒卵状椭圆形或长椭圆形，长6～13 cm，宽2～5.5 cm，顶端渐尖或短尾状，基部圆形或宽楔形，叶缘中部以上有疏锯齿，侧脉每边9～13条，叶背被平伏白色单毛，老时渐脱落；叶柄长1～3 cm。雄花序长5～6 cm，花序轴被苍色绒毛。果序长1.5～3 cm，着生果2～3个。壳斗碗形，包着坚果1/3～1/2，被薄毛；小苞片合生成5～6条同心环带，环带全缘或有细缺刻，排列紧密。坚果卵形或椭圆形，果脐平坦或微凸起。花期4～5月，果期10月。

【分布与生境】梵净山地区资源分布的代表区域：洼溪河、铧口尖、观音阁等地。生于海拔500～900 m的阔叶林或林缘。

【中　药　名】槠子（种仁），槠子皮叶（树皮、叶）。

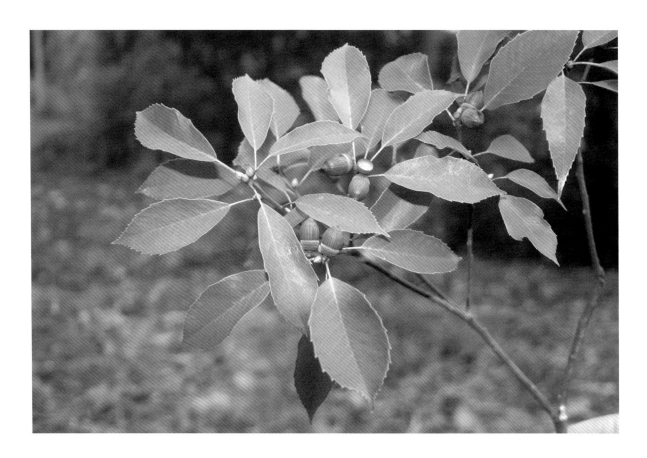

【功 效 主 治】■槠子　种涩肠止泻，生津止渴。主治泄泻，痢疾，津伤口渴，伤酒。

　　　　　　　■槠子皮叶　止血，敛疮。主治产妇血崩，臁疮。

【采 收 加 工】■槠子　秋季果实成熟时采收，晒干后剥取种仁。

　　　　　　　■槠子皮叶　全年均可采收，鲜用或晒干。

【用 法 用 量】■槠子　内服：煎汤，10～15 g。

　　　　　　　■槠子皮叶　内服：煎汤，9～15 g。外用：适量，嫩叶贴敷。

【用 药 经 验】酒膈：苦槠煮熟，细嚼频食。

米心水青冈 *Fagus engleriana* Seem.

【别　　　　名】米心树，米心稠，恩氏山毛榉。

【形 态 特 征】落叶乔木，高达25 m。叶菱状卵形，长5～9 cm，宽2.5～4.5 cm，先端短尖，基部宽
　　　　　　　楔形或近于圆，常一侧略短，叶缘波浪状，侧脉每边9～14条，在叶缘附近急向上
　　　　　　　弯并与上一侧脉连结，嫩叶的中脉被长伏毛。果梗长2～7 cm，无毛；壳斗基部小

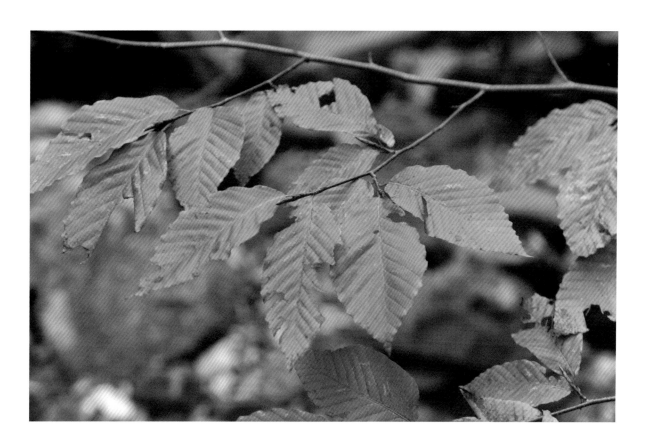

苞片狭倒披针形、无毛，上部的为线状而弯钩，被毛；每壳斗有坚果2，稀3个，总梗纤细下垂；坚果脊棱的顶部有狭而稍下延的薄翅。花期4~5月，果期8~10月。

【分布与生境】梵净山地区资源分布的代表区域：淘金河、刘家纸厂、下牛塘等地。生于海拔1300~1600 m的阔叶林中。

【中　药　名】米心水青冈（根、树皮）。

【功效主治】收敛止泻，解毒消炎。主治肠炎泄泻，疮疡肿毒。

【采收加工】全年均可采收，鲜用或晒干。

【用法用量】内服：3~9 g。外用：适量，捣敷。

水青冈 *Fagus longipetiolata* Seem.

【别　　　名】毛洼栎子（湖北）。

【形态特征】落叶乔木，高15~25 m。叶片卵形或卵状披针形，长9~15 cm，宽4~6 cm，顶部短尖至短渐尖，基部宽楔形或近于圆，有时一侧较短且偏斜，叶缘波浪状，有短的尖齿，幼时下面中脉疏被短柔毛，侧脉每边9~15条，直达齿端；叶柄长1~3.5 cm。

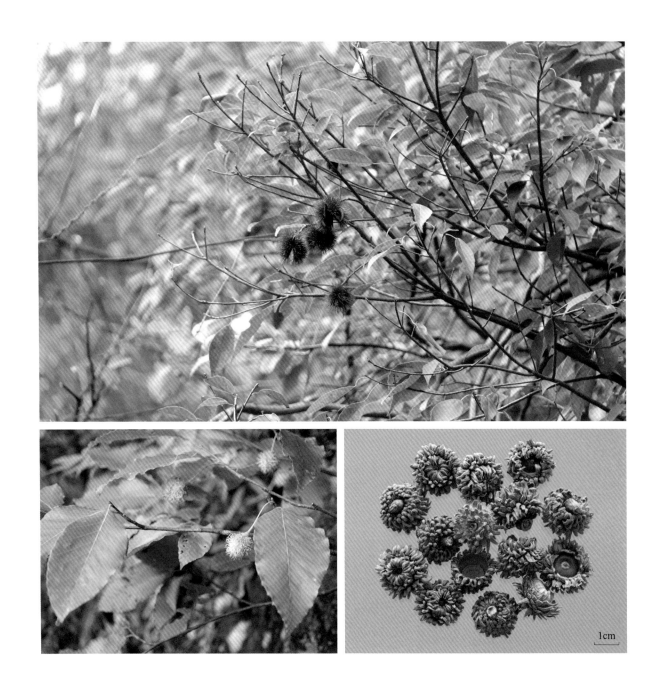

壳斗4（3）瓣裂，稍增厚的木质；壳斗小苞片线状，下弯或"S"形弯曲，总梗长1～10 cm；每壳斗具2果；果三棱形，棱脊顶部有窄而稍下延窄翅。花期4～5月，果期9～10月。

【分布与生境】梵净山地区资源分布的代表区域：鱼坳、青龙洞、岩高坪等地。生于海拔1400 m以下地带。

【中　药　名】水青冈（壳斗）。

【功效主治】健胃，消炎，理气。主治食欲不振，消化不良。

【采收加工】秋季果实成熟时，剥取果实，将壳斗晒干。

【用法用量】内服：煎汤，3～9 g。

麻 栎 *Quercus acutissima* Carr.

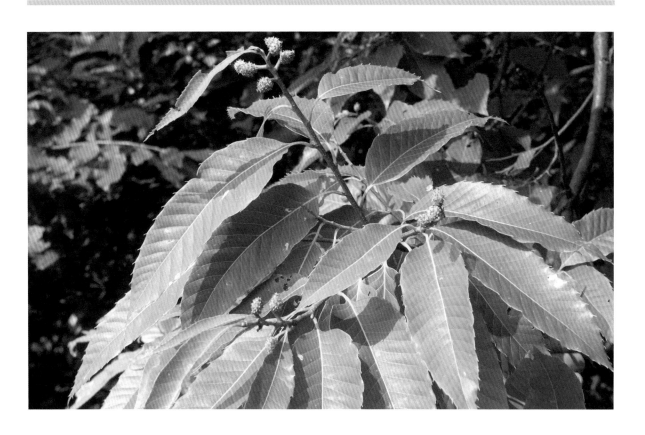

【别　　名】栎（《本草拾遗》），橡栎（《本草图经》），橡子树（《救荒本草》）。

【形态特征】落叶乔木，高达30 m，胸径达1 m，树皮深灰褐色，深纵裂。幼枝被灰黄色柔毛，后渐脱落，老时灰黄色，具淡黄色皮孔。冬芽圆锥形。叶片形态多样，通常为长椭圆状披针形，长8~19 cm，宽2~6 cm，顶端长渐尖，基部圆形或宽楔形，叶缘有刺芒状锯齿，叶片两面同色，侧脉每边13~18条；叶柄长1~5 cm，幼时被柔毛，后渐脱落。雄花序常数个集生于当年生枝下部叶腋，有花1~3朵，花柱30，壳斗杯形，包着坚果约1/2，连小苞片直径2~4 cm，高约1.5 cm；小苞片钻形或扁条形，向外反曲。坚果卵形或椭圆形，直径1.5~2 cm，高1.7~2.2 cm，顶端圆形，果脐突起。花期3~4月，果期翌年9~10月。

【分布与生境】梵净山地区资源分布的代表区域：亚盘岭、大坳、栗耳坪等地。生于海拔500~900 m的灌丛或阔叶林中。

【中 药 名】橡实（果实），橡实壳（壳斗），橡木皮（根皮或树皮）。

【功效主治】■橡实　收敛固涩，止血，解毒。主治泄泻痢疾，便血，痔血，脱肛，小儿疝气，疮痈久溃不敛，乳腺炎，睾丸炎。

　　■ 橡实壳　涩肠止泻，止带，止血，敛疮。主治赤白下痢，肠风下血，脱肛，带下，崩中，牙疳，疮疡。

　　■ 橡木皮　解毒利湿，涩肠止泻。主治泄泻，痢疾，疮疡，瘰疬。

【采收加工】■ 橡实　冬季果实成熟后采收，连壳斗摘下，晒干后除去壳斗，再晒至足干，通风干燥处贮放。

　　■ 橡实壳　采收橡实时收集，晒干。

　　■ 橡木皮　随时可采，洗净，晒干，切片。

【用法用量】■ 橡实　内服：煎汤，3～10 g；或入丸、散，每次1.5～3 g。外用：适量，炒焦研末调涂。

　　■ 橡实壳　内服：煎汤，3～10 g；或炒焦研末，每次3～6 g。外用：适量，烧存性，研末，调敷，或煎汁洗。

　　■ 橡木皮　内服：煎汤，3～10 g。外用：适量，煎汤或加盐，浸洗。

【用药经验】①睾丸炎：麻栎焙焦存性研粉，每次6 g，每日2次，黄酒冲服。②乳腺炎：麻栎18 g，瓜蒌皮15 g，紫花地丁30 g，煎服。③漆疮：麻栎树皮煎水外洗。

白　栎　*Quercus fabri* Hance.

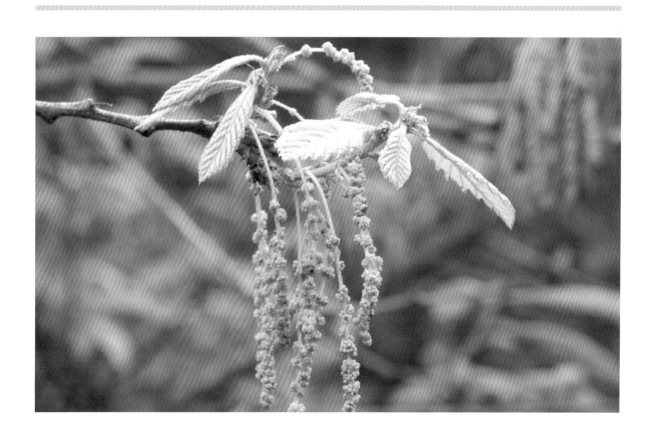

【别　　　名】白反栎、青冈树（《中国高等植物图鉴》），金刚栎、梄栎（《中国树木志》），
　　　　　　　白青冈（《贵州植物志》），豺狗栗、泽栗（《浙江药用植物志》），白柴蒲树
　　　　　　　（《天目山药用植物志》）。

【形 态 特 征】落叶乔木，高达20 m。小枝密生灰色至灰褐色绒毛。叶互生；叶柄被棕黄色绒毛；
　　　　　　　叶片革质，倒卵形或椭圆状倒卵形，长7～15 cm，宽3～8 cm，顶端钝或短渐尖，
　　　　　　　基部楔形或窄圆形，叶缘具波状锯齿或粗钝锯齿，幼时两面被灰黄色星状毛，侧脉
　　　　　　　每边8～12条，叶背支脉明显；叶柄被棕黄色绒毛。雄花序长6～9 cm，花序轴被绒
　　　　　　　毛，雌花序长1～4 cm，生2～4朵花，壳斗杯形，包着坚果约1/3；小苞片卵状披针
　　　　　　　形，排列紧密，在口缘处稍伸出。坚果长椭圆形或卵状长椭圆形，果脐突起。花期
　　　　　　　4月，果期9～10月。

【分布与生境】梵净山地区资源分布的代表区域：岑上坡、雀子坳、凉风坳等地。生于海拔
　　　　　　　500～900 m的灌丛或疏林中。

【中　药　名】白栎蔀（果实、总苞或根）。

【功 效 主 治】理气消积，明目解毒。主治疳积，疝气，泄泻，痢疾，火眼赤痛，疮疖。

【采 收 加 工】夏、秋季采收带虫瘿的果实及总苞，晒干。根全年可采，鲜用或晒干。

【用 法 用 量】内服：煎汤，15～20 g。外用：适量，煅炭研敷。

【用 药 经 验】①小儿疳积：白栎蔀21～24 g，麦芽6 g，野刚子（马钱科醉鱼草）根12～15 g，
　　　　　　　水煎，早、晚各服1次。②大人疝气及小儿溲如米泔：白栎蔀3～5个，煎汤加白糖
　　　　　　　服。③肠炎，痢疾：白栎根15 g，算盘子根18 g，青木香6 g，水煎服。④头疖：白
　　　　　　　栎果实、总苞烧灰存性，研细末，香油调敷患处。

栓皮栎 *Quercus variabilis* Bl.

【别　　　名】粗皮栎、软木栎（《中国高等植物图鉴》），青冈碗（《贵州草药》），厚皮青冈
　　　　　　　（《贵州植物志》），粗皮青冈（四川）。

【形 态 特 征】落叶乔木，高达30 m。小枝无毛。叶片卵状披针形或长椭圆形，长8～15 cm，宽
　　　　　　　2～6 cm，顶端渐尖，基部圆形或宽楔形，叶缘具刺芒状锯齿，叶背密被灰白色星
　　　　　　　状绒毛，侧脉每边13～18条，直达齿端；叶柄长1～3 cm，无毛。雄花序长达
　　　　　　　14 cm，花序轴密被褐色绒毛，花被4～6裂，雄蕊10枚或较多；雌花序生于新枝上

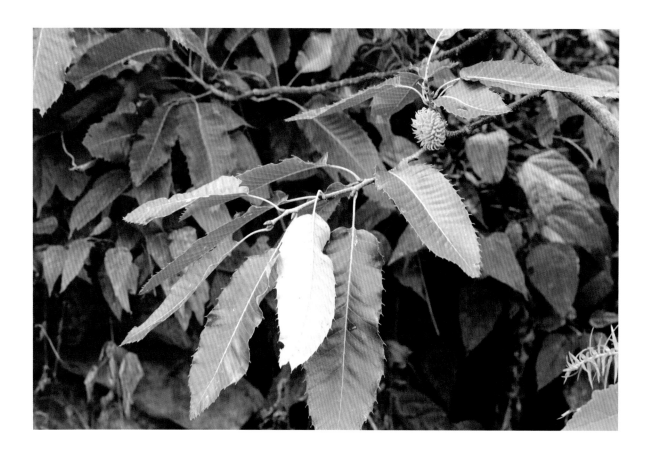

端叶腋，有短梗。壳斗杯形，包着坚果2/3，连小苞片直径2.5~4 cm，高约1.5 cm；小苞片钻形，反曲，被短毛。坚果近球形或宽卵形，高、直径均约1.5 cm，顶端圆，果脐突起。花期3~4月，果期翌年9~10月。

【分布与生境】梵净山地区资源分布的代表区域：马槽河、六股坪、郭家沟等地。生于海拔500~850 m的阔叶林中。

【中 药 名】青杠碗（果壳或果实）。

【功效主治】止咳，止泻，止血，解毒。主治咳嗽，急性乳腺炎，久泻，久痢，痔漏出血，头癣。

【采收加工】秋季果实成熟时采收，晒干。

【用法用量】内服：煎汤，10~15 g。外用：适量，研末调敷。

【用药经验】①咳嗽：青杠碗15 g，煨水服。②水泻：青杠碗30 g，煨水服。③头癣：青杠碗适量研末，调菜油搽患处。

榆 科

糙叶树 *Aphananthe aspera* (Thunb.) Planch.

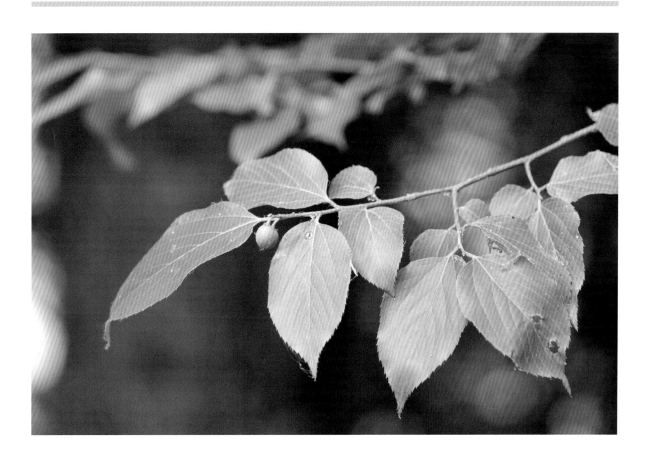

【别　　名】唐榆（《新华本草纲要》），牛筋树（《天目山药用植物志》）。

【形态特征】落叶乔木，高达25 m，胸径达50 cm，稀灌木状；树皮带褐色或灰褐色，有灰色斑纹，纵裂，粗糙，当年生枝黄绿色，一年生枝红褐色，老枝灰褐色，皮孔明显，圆形。叶纸质，卵形或卵状椭圆形，长5～10 cm，宽3～5 cm，先端渐尖或长渐尖，基部宽楔形或浅心形，有的稍偏斜，边缘锯齿有尾状尖头，基部三出脉，其侧生的一对直伸达叶的中部边缘，侧脉6～10对，近平行地斜直伸达齿尖，叶面被刚伏毛，粗糙；托叶膜质，条形。雄聚伞花序生于新枝的下部叶腋，雄花被裂片倒卵状圆形，内凹陷呈盔状，中央有一簇毛；雌花单生于新枝的上部叶腋，花被裂片条状披针形。核果近球形、椭圆形或卵状球形，由绿变黑，被细伏毛，具宿存的花被和柱头。花期3～5月，果期8～10月。

【分布与生境】梵净山地区资源分布的代表区域：丁家坪、蓝家寨等地。生于海拔750 m以下的村
旁、阔叶林中。

【中　药　名】糙叶树皮（根皮、树皮）。

【功效主治】主治腰肌劳损疼痛。

【采收加工】春、秋季剥取，晒干。

【用法用量】内服：煎汤，10～20 g。

【用药经验】腰部损伤酸痛：糙叶树皮21～24 g，加杜仲等量。水煎。冲黄酒或白酒，每日早、
晚餐前各服1次。

紫弹树 *Celtis biondii* Pamp.

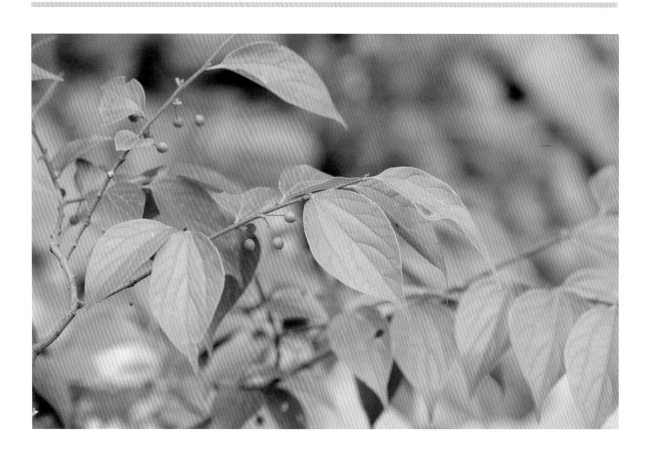

【别　　　名】沙楠子树、中筋树（《全国中草药汇编》），黄果朴（《浙江药用植物志》），紫
弹朴、构皮树（《贵州中草药名录》），牛筋树（《天目山药用植物志》）。

【形态特征】落叶小乔木至乔木，高达18 m，树皮暗灰色；当年生小枝幼时黄褐色。叶宽卵形、
卵形至卵状椭圆形，长2.5～7 cm，宽2～3.5 cm，基部钝至近圆形，稍偏斜，先端

渐尖至尾状渐尖，在中部以上疏具浅齿，薄革质，边稍反卷，上面脉纹多下陷，被毛的情况变异较大；托叶条状披针形，被毛，比较迟落，往往到叶完全长成后才脱落。果序单生叶腋，通常具2果（少有1或3果），由于总梗极短，很像果梗双生于叶腋，总梗连同果梗长1~2 cm，被糙毛；果幼时被疏或密的柔毛，后毛逐渐脱净，黄色至橘红色，近球形，核两侧稍压扁，侧面观近圆形，表面具明显的网孔状。花期4~5月，果期9~10月。

【分布与生境】梵净山地区资源分布的代表区域：艾家坝、岩棚、丁家坪等地。生于海拔650~850 m的灌丛或杂木林中。

【中 药 名】紫弹树叶（叶），紫弹树枝（茎枝），紫弹树根皮（根皮）。

【功效主治】■紫弹树叶　清热解毒。主治疮毒溃烂。

　　　　　　■紫弹树枝　通络止痛。主治腰背酸痛。

　　　　　　■紫弹树根皮　解毒消肿，祛痰止咳。主治乳痈肿痛，痰多咳喘。

【采收加工】■紫弹树叶　春、夏季采集，鲜用或晒干。

　　　　　　■紫弹树枝　全年均可采，切片，晒干。

　　　　　　■紫弹树根皮　春初、秋末挖取根部，除去须根，泥土，剥皮，晒干。

【用法用量】■紫弹树叶　外用：适量，捣敷或研末调敷。

　　　　　　■紫弹树枝　内服：煎汤，15~30 g。

　　　　　　■紫弹树根皮　内服：煎汤，10~30 g。外用：适量，捣敷。

【用药经验】腰酸背痛：紫弹树枝30~60 g，狗脊9~15 g，酒、水各半，炖服。

珊瑚朴 *Celtis julianae* Schneid.

【别　　　名】糖罐罐（梵净山）。

【形态特征】落叶乔木，高达30 m，当年生小枝、叶柄、果柄密生褐黄色茸毛。叶厚纸质，宽卵形至尖卵状椭圆形，长6~12 cm，宽3.5~8 cm，基部近圆形，先端短渐尖至尾尖，叶面粗糙至稍粗糙，叶背密生短柔毛，近全缘。果单生叶腋，果梗粗壮，长1~3 cm，果椭圆形至近球形，金黄色至橙黄色。花期3~4月，果期9~10月。

【分布与生境】梵净山地区资源分布的代表区域：六股坪、丁家坪、烂泥坳、盘溪试验场等地。生于海拔850 m以下的疏林或路旁。

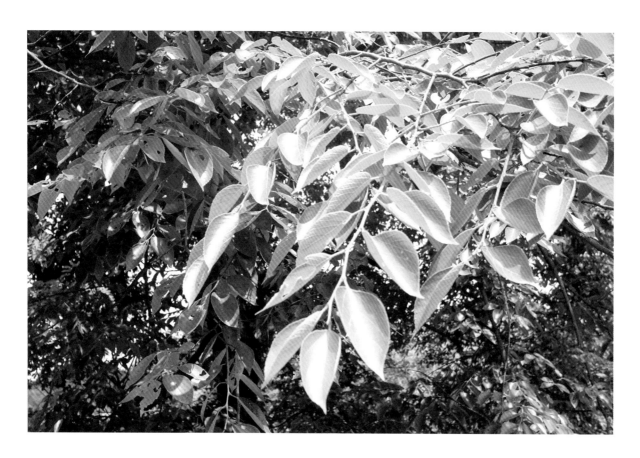

【中 药 名】珊瑚朴（茎叶）。

【功 效 主 治】主治咳喘。

【采 收 加 工】春、夏季采收，鲜用或晒干。

朴 树 *Celtis sinensis* Pers.

【别　　　名】黄果朴（《中国高等植物图鉴》），朴榆（《中国药用植物图鉴》），紫荆朴（《湖北植物志》），小叶朴（《台湾植物志》）。

【形 态 特 征】落叶乔木，高12～20 m。一年生枝密被毛。叶互生，叶片革质，卵形或卵状椭圆形，长3～10 cm，宽1.5～4 cm，先端急尖至渐尖，基部圆形或阔楔形，偏斜，中部以上边缘有浅锯齿，下面沿脉及脉腋疏被毛；基出3脉。花杂性，同株，1～3朵，生于当年枝的叶腋，黄绿色，花被片4，被毛，雄蕊4；柱头2。核果单生或2个并生，近球形，熟时黄色或橙黄色；果柄与叶柄近等长；果核有凹陷和棱脊。花期3～4月，果期9～10月。

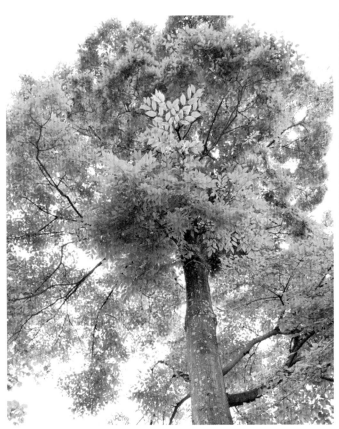
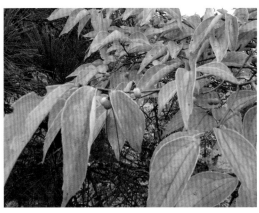
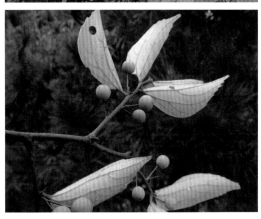

【分布与生境】梵净山地区资源分布的代表区域：青冈坪、大岩棚、大水溪等地。生于海拔
　　　　　　　650～1500 m的阔叶林中。

【中　药　名】朴树皮（树皮），朴树根皮（根皮），朴树叶（叶），朴树果（果实）。

【功 效 主 治】■朴树皮　祛风透疹，消食化滞。主治麻疹透发不畅，消化不良。

　　　　　　　■朴树根皮　祛风透疹，消食化滞。主治麻疹透发不畅，消化不良，食积泻痢，跌
打损伤。

　　　　　　　■朴树叶　清热，凉血，解毒。主治漆疮，荨麻疹。

　　　　　　　■朴树果　清热利咽。主治感冒咳嗽声哑。

【采 收 加 工】■朴树皮　全年均可采，洗净，切片，晒干。

　　　　　　　■朴树根皮　全年均可采收，刮去粗皮，洗净，鲜用或晒干。

　　　　　　　■朴树叶　夏季采收叶，鲜用或晒干。

　　　　　　　■朴树果　冬季果实成熟时采，晒干。

【用 法 用 量】■朴树皮　内服：煎汤，15～60 g。

　　　　　　　■朴树根皮　内服：煎汤，15～30 g。外用：适量，鲜品捣敷。

　　　　　　　■朴树叶　外用：适量，鲜品捣敷；或捣烂取汁涂敷。

　　　　　　　■朴树果　内服：煎汤，3～6 g。

【用药经验】①麻疹，消化不良：朴树皮15~30g，水煎服。②腰痛：朴树皮120~150g，苦参60~90g，水煎冲黄酒、红糖，早、晚空腹各服1次。③痔疮下血，食滞腹泻，久痢不止：朴树根皮30g，水煎，调姜汁少许服。④跌打损伤：朴树鲜根皮捣烂外敷，或取根皮30~60g，炖瘦猪肉服。⑤漆疮，荨麻疹：朴树鲜叶，捣汁涂敷，或揉碎外擦。⑥感冒风寒，咳嗽声哑：朴树果6g。水煎服。

青 檀 *Pteroceltis tatarinowii* Maxim.

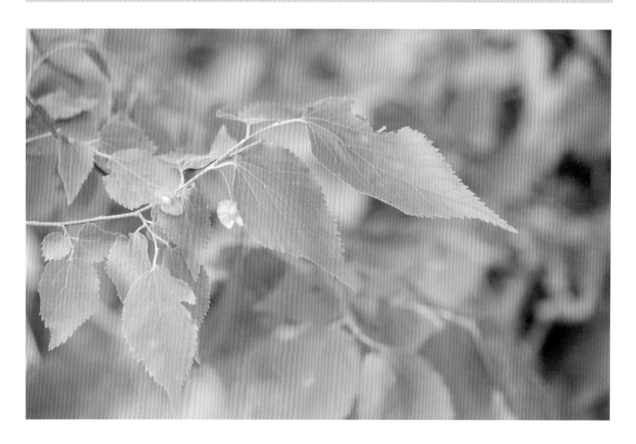

【别　　　名】檀树（河北南口、河南、安徽），摇钱树（陕西华山）。

【形态特征】乔木，高20m或20m以上；小枝疏被短柔毛。叶纸质，宽卵形至长卵形，长3~10cm，宽2~5cm，先端渐尖，基部不对称，楔形、圆形或截形，边缘有不整齐的锯齿，基部三出脉，侧脉4~6对，叶面幼时被短硬毛，叶背在脉上有稀疏的或较密的短柔毛，脉腋有簇毛；叶柄被短柔毛。翅果状坚果近圆形或近四方形，翅宽，稍带木质，下端截形或浅心形，顶端有凹缺，具宿存的花柱和花被，果梗纤细，长1~2cm，被短柔毛。花期3~5月，果期8~10月。

【分布与生境】梵净山地区资源分布的代表区域：仙鹤坪、江口四渡等地。生于海拔750 m以下的
　　　　　　　山谷疏林中。

【中　药　名】青檀（根皮）。

【功效主治】解毒。主治疗疮。

【采收加工】全年均可采收，挖根取其皮，鲜用或晒干。

【用法用量】内服：煎汤，3～9 g。外用：适量，捣敷。

山油麻 *Trema cannabina* Lour. var. *dielsiana* (Hand. -Mazz.) C. J. Chen.

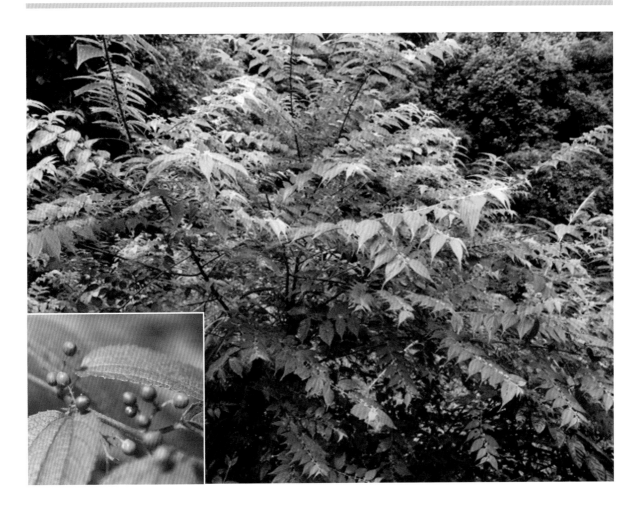

【别　　　名】硬壳榔、滑榔树（《贵州中草药名录》），山脚麻（《浙江药用植物志》），榔树
　　　　　　　（《天目山药用植物志》），仁丹树、野谷麻（江西）。

【形态特征】灌木或小乔木，高2～3.5 m，小枝密生开展粗毛。单叶互生；纸质；卵状披针形至
　　　　　　　长椭圆形，长4～7 cm，宽2～3 cm，先端渐尖，基部圆形或阔楔形，两面均密生短

粗毛，叶脉三出，边缘有圆细锯齿；叶柄被毛。花单性；聚伞花序常成对腋生；花梗和花被片具毛；花被5裂；雄花有雄蕊4～5，花丝短；雌花子房上位，无柄，花柱1，柱头二叉。核果卵圆形，或呈近球形，橘红色，无毛。花期4～5月，果期8～9月。

【分布与生境】梵净山地区资源分布的代表区域：张家坝、小罗河、詹家岭等地。生于海拔700 m以下的路旁、林缘。

【中　药　名】山脚麻（嫩叶、根）。

【功效主治】清热解毒，止痛，止血。主治疖毒，外伤出血。

【采收加工】随采随用，或晒干备用。

【用法用量】嫩叶适量，捣烂加白糖敷患处，每日换1次。

【用药经验】①疖毒：鲜叶捣烂，加白糖外敷患处，每日换1次。②外伤出血：根或叶晒干研细粉，外敷伤处。

多脉榆 *Ulmus castaneifolia* Hemsl.

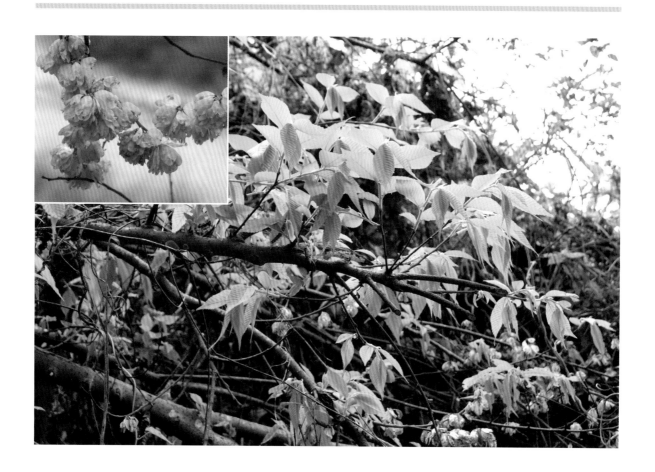

【别　　　名】锈毛榆（《南林学报》）。

【形态特征】落叶乔木，高达20 m。树皮厚，纵裂成条状或成长圆状块片脱落；一年生枝密被白色、红褐色或锈褐色长柔毛。叶长圆状椭圆形、长圆状卵形或倒卵状长圆形，长8～15 cm，宽3.5～6.5 cm，先端长尖，基部偏斜，一边耳状，一边圆或楔形，较长的一边覆盖叶柄，长为叶柄之半或几相等长，叶面幼时密生硬毛，叶背密被长柔毛，边缘具重锯齿，侧脉每边16～35条；叶柄密被柔毛。花在去年生枝上排成簇状聚伞花序。翅果长圆状倒卵形、倒三角状倒卵形，长1.5～3.3 cm，宽1～1.6 cm，果核部分位于翅果上部，宿存花被无毛，4～5浅裂，裂片边缘有毛。花、果期3～4月。

【分布与生境】梵净山地区资源分布的代表区域：改板坪、郭家沟、核桃湾、黄家坝等地。生于海拔650～950 m的路旁或山谷疏林中。

【中　药　名】多脉榆（树皮）。

【功效主治】清热解毒，消肿，利尿祛痰。主治水肿，咳嗽，疮疖肿毒。

【采收加工】全年均可采收，晒干。

【用法用量】内服：煎汤，15～30 g。外用：适量，鲜品，捣敷。

榆　树　*Ulmus pumila* L.

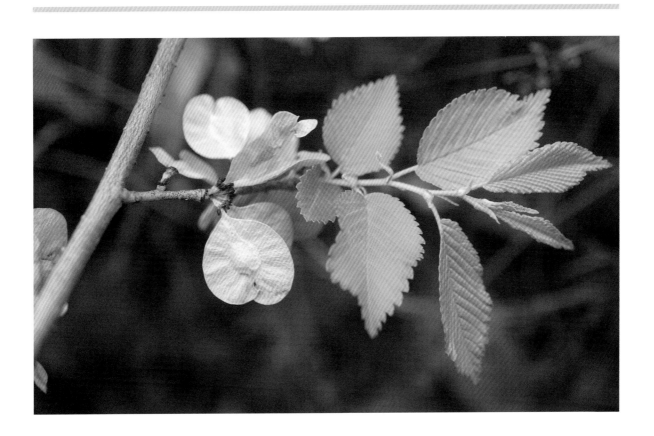

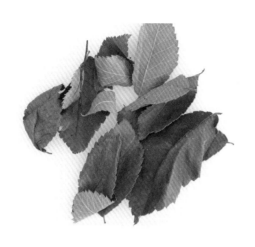
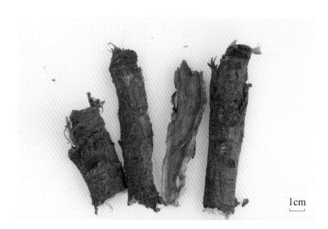

1cm

【别　　　名】榆钱树（《救荒本草》），钱榆（《中药大辞典》），家榆、春榆（《全国中草药汇编》）。

【形 态 特 征】落叶乔木，高达25 m。树皮暗灰褐色，粗糙，有纵棱沟裂；小枝柔软，无毛或有毛。叶互生，纸质，椭圆状卵形、长卵形或椭圆状披针形，长2~8 cm，宽1.2~3.5 cm，先端渐尖或长渐尖，基部偏斜或近对称，一侧楔形至圆，另一侧圆至半心脏形，叶面平滑无毛，叶背幼时有短柔毛，边缘具重锯齿，侧脉每边9~16条。花先叶开放，在去年生枝的叶腋成簇生状。翅果近圆形，稀倒卵状圆形，长1.2~2 cm，除顶端缺口柱头面被毛外，果核部分位于翅果的中部，上端不接近或接近缺口，成熟前后其色与果翅相同，初淡绿色，后白黄色，宿存花被4浅裂，裂片边缘有毛。花、果期3~6月。

【分布与生境】梵净山地区资源分布的代表区域：张家坝、坝溪、芙蓉坝等地。生于海拔1000~2500 m的山谷中。

【中　药　名】榆白皮（根皮或树皮），榆花（花），榆荚仁（果实或种子），榆叶（叶）。

【功 效 主 治】■榆白皮　利水通淋，祛痰，消肿解毒。主治水肿，小便不利，淋浊，带下，咳喘痰多，失眠，内外出血，难产胎死不下，痈疽，瘰疬，秃疮，疥癣。

■榆花　清热定惊，利尿疗疮。主治小儿惊痫，小便不利，头疮。

■榆荚仁　健脾安神，清热利水，消肿杀虫。主治失眠，食欲不振，带下，小便不利，水肿，小儿疳瘦，烫火伤，疮癣。

■榆叶　清热利尿，安神，祛痰止咳。主治水肿，小便不利，石淋，尿浊，失眠，暑热困闷，痰多咳嗽，酒鼻。

【采 收 加 工】■榆白皮　春、夏季采收根皮，砍下老枝条，立即剥取内皮晒干。

■榆花　3~4月采摘花，鲜用或晒干。

■榆荚仁　4~6月果实成熟时采收，除去果翅，晒干。

■榆叶　夏、秋季采叶，鲜用或晒干。

【用 法 用 量】 ■榆白皮　内服：煎汤9~15g；或研末。外用：适量，煎水洗或捣敷；或研末调敷。

■榆花　内服：煎汤，5~9g。外用：适量，研末调敷。

■榆荚仁　内服：煎汤，10~15g。外用：适量，研末调敷。

■榆叶　内服：煎汤，5~15g；或入丸、散。外用：适量，煎水服。

【用 药 经 验】 ①皮肤感染，褥疮：榆树皮60g，小蓟、紫花地丁、蒲公英、马齿苋各15g，共研
细粉，敷患处。②痔疮：榆树根适量，水煎坐浴。

榉 树 *Zelkova serrata* (Thunb.) Makino.

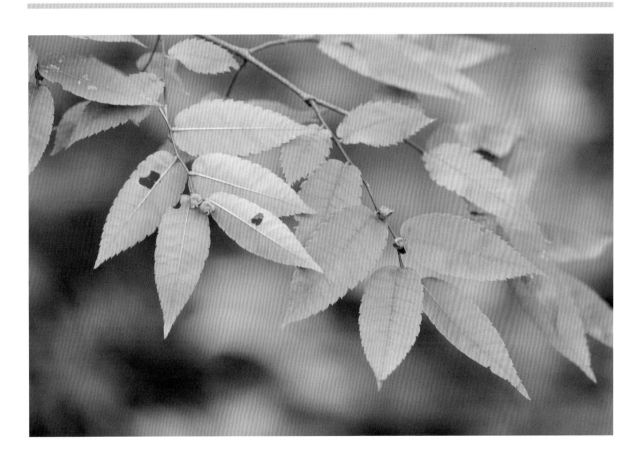

【别　　　名】 大叶榉（《全国中草药汇编》），榉榆（《新华本草纲要》）。

【形 态 特 征】 落叶乔木，高达30m。一年生枝密被白色柔毛。叶互生，硬纸质，叶片椭圆状卵形
或卵状披针形，长3~10cm，宽1.5~5cm，先端渐尖，基部宽楔形或近圆形，上
面粗糙，具脱落性硬毛，下面密被柔毛，边缘具单锯齿，侧脉7~14对。花单性，
雌雄同株；雄花簇生于新枝下部的叶腋，雌花1~3朵生于新枝上部的叶腋；花被片

4～5；雄蕊与花被片同数而对生；雌花仅有雌蕊1，子房1室，花柱2，斜生。核果上部偏斜。花期4月，果期9～11月。

【分布与生境】梵净山地区资源分布的代表区域：丁家坪、六股坪、郭家沟、岩棚、盘溪、火烧岩等地。生于海拔750 m以下的山谷密林中。

【中　药　名】榉树皮（树皮），榉树叶（叶）。

【功 效 主 治】■榉树皮　清热解毒，止血，利水，安胎。主治感冒发热，血痢，便血，水肿，妊娠腹痛，目赤肿痛，烫伤，疮疡肿痛。

　　　　　　　■榉树叶　清热解毒，凉血。主治疮疡肿痛，崩中带下，疔疮。

【采 收 加 工】■榉树皮　全年均可采收，剥皮，鲜用或晒干。

　　　　　　　■榉树叶　夏、秋季采收，鲜用或晒干。

【用 法 用 量】■榉树皮　内服：煎汤，3～10 g。外用：适量，煎水洗。

　　　　　　　■榉树叶　内服：煎汤，6～10 g。外用：适量，捣敷。

【用 药 经 验】妇人崩中下五色，或赤白不止：榉树叶150 g，甘草50 g，麦冬125 g，干姜50 g，煎服。

桑 科

藤 构 *Broussonetia kaempferi* Sieb. var. *australis* Suzuki.

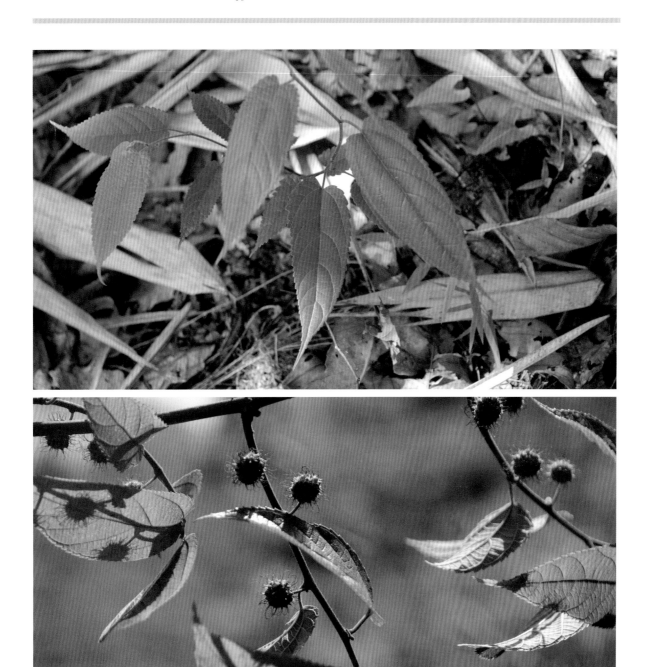

【别　　　名】藤葡蟠、黄皮藤（《浙南本草新编》）。

【形 态 特 征】落叶灌木。枝条蔓生或攀缘，有乳汁。叶互生，卵状椭圆形或卵状披针形，长3.5～8 cm，宽2～3 cm，顶端长渐尖，基部浅心形或截形，常不对称，边缘有细锯齿，少有分裂，两面有毛；叶柄有粗毛。雌雄异株；雄花为下垂的柔荑花序，长1.5～2.5 cm，被毛，花被4深裂，雄蕊4，花药近球形，退化雌蕊小；雌花序球形；苞片多数，上部膨大，顶端3～4条长芒；雌花花被管长椭圆形，上部收缩与花柱紧贴，有锐齿2～3；子房倒卵形，花柱侧生，线形。聚花果球形，肉质，成熟时红色。花期4～6月，果期5～7月。

【分布与生境】梵净山地区资源分布的代表区域：漆树坪、鱼泉沟等地。生于海拔850 m以下的林缘或疏林中。

【中 药 名】构皮麻（全株、根、根皮），小构树叶（叶）。

【功 效 主 治】■构皮麻　祛风除湿，散瘀消肿。主治风湿痹痛，泄泻，痢疾，黄疸，浮肿，痈疖，跌打损伤。

　　　　　　　■小构树叶　清热解毒，祛风止痒，敛疮止血。主治痢疾，神经性皮炎，疥癣，疖肿，刀伤出血。

【采 收 加 工】■构皮麻　全年均可采剥，晒干。

　　　　　　　■小构树叶　全年均可采摘，鲜用或晒干。

【用 法 用 量】■构皮麻　内服：煎汤，30～60 g。

　　　　　　　■小构树叶　内服：煎汤，30～60 g。外用：适量，捣烂敷；或绞汁搽。

【用 药 经 验】①跌打损伤：构皮麻（根皮）、苦参根各30 g，水煎冲酒，每日早、晚餐前各服1次。②腰痛：构皮麻（根）60 g，圆叶猪屎豆根、棉毛旋覆花根各30 g，均用鲜品，加鸡蛋煮，服汤食蛋。③虚弱浮肿：构皮麻嫩尖30 g，同煮稀饭1碗，每日1次，连服7 d。④黄疸性肝炎：构皮麻（全株）125 g，猪肚半只，水煮服，连服3～7剂。⑤痢疾：鲜小构树叶60～90 g，加凉开水捣汁服。⑥疥癣：鲜小构树叶捣烂绞汁，擦患处。⑦刀伤出血：小构树鲜叶捣烂外敷。

构　树

Broussonetia papyrifera (Linn.) L' Hert. ex Vent.

【别　　　名】斑榖（《本草图经》），楮桃树（《救荒本草》），酱黄木（《岭南采药录》），沙纸树（广西）。

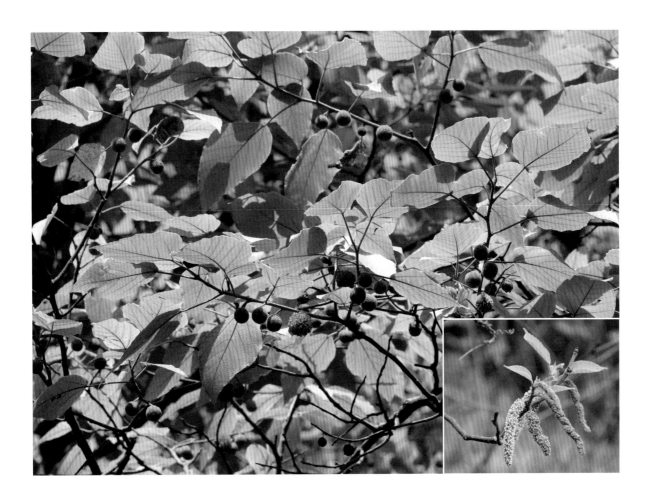

【形态特征】落叶乔木，高10~20 m。树皮暗灰色，平滑，不易裂，全株含乳汁。单叶互生，有时近对生，叶广卵形至椭圆状卵形，长6~18 cm，宽5~9 cm，顶端渐尖，基部心形或偏斜，边缘有粗锯齿，不分裂或3~5裂，表面粗糙，两面密被粗毛和柔毛，侧脉6~7对；叶柄长2.5~8 cm，密生绒毛；托叶卵状长圆形，早落。雄花序下垂，长3~8 cm，花密集；苞片三角状舟形，被粗毛，雄蕊4枚；雌花序球形头状，花密集，苞片多数，被毛，花被管椭圆形，上部收缩成一短管，子房卵圆形，柱头线形有毛。聚花果肉质，球形，直径1.5~3 cm，成熟时橙红色。花期4~5月，果期6~7月。

【分布与生境】梵净山地区资源分布的代表区域：金厂、马槽河、苏家坝等地。生于海拔850 m以下的林缘或村旁。

【中 药 名】楮实（果实），楮树根（根、根皮），楮树白皮（树皮），楮叶（叶）。

【功效主治】■楮实　滋肾益阴，清肝明目，健脾利水。主治肾虚腰膝酸软，阳痿，目昏，目翳，水肿，尿少。

　　　　　　■楮树根　清热利湿，凉血散瘀。主治咳嗽吐血，水肿，血崩，跌打损伤。

　　　　　　■楮树白皮　行水，止血。主治小便不利，水肿胀满，气短咳嗽，便血，妇人血崩。

■楮叶　凉血止血，利尿，解毒。主治吐血，衄血，血崩，外伤出血，水肿，疝气，痢疾，癣疮。

【采收加工】■楮实　8～10月间果实成熟变红色时采摘，除去灰白色膜状宿萼及杂质，晒干。

■楮树根　全年可采挖，剥取根皮，鲜用或晒干。

■楮树白皮　春、夏季剥取构树皮，刮去外皮，晒干。

■楮叶　全年均可采收，晒干或阴干。

【用法用量】■楮实　内服：煎汤，6～10 g；或入丸、散。外用：适量，捣敷。

■楮树根　内服：煎汤，30～60 g。

■楮树白皮　内服：煎汤，6～9 g；酿酒或入丸、散。外用：适量，煎水洗；或烧存性研末点眼。

■楮叶　内服：煎汤，3～6 g；捣汁或入丸、散。外用：适量，捣敷。

【用药经验】①催乳：楮实6～10 g，水煎服。②手脚皲裂：楮树白皮，捆扎开裂处，或捣烂外敷患处。

无花果 *Ficus carica* L.

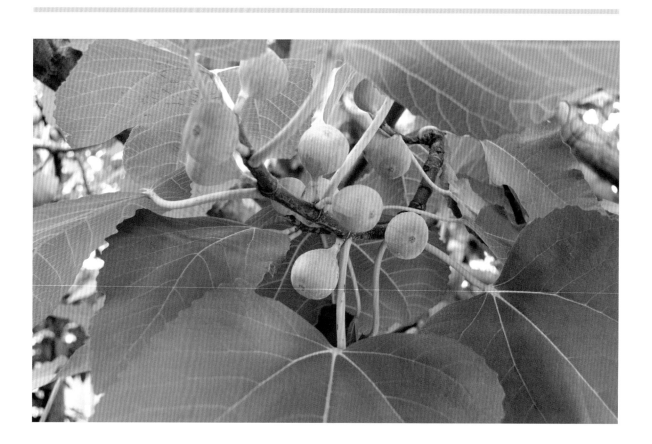

【别　　　名】蜜果（《群芳谱》），文仙果（《草木便方》），品仙果（《民间常用草药汇编》），树地瓜（四川）。

【形 态 特 征】落叶灌木，高3～10 m，多分枝。树皮灰褐色，皮孔明显。小枝直立，粗壮，稀疏短毛。叶互生，厚纸质，广卵圆形或近圆形，长宽近相等，为10～20 cm，通常3～5裂，基部心脏形，裂片通倒卵形，顶端钝，边缘有不规则齿，表明粗糙，背面密生细小钟乳体及灰色短柔毛，基生侧脉3～5条，侧脉5～7对；叶柄粗壮。隐头花序；雌雄异株，雄花和瘿花同生于一榕果内壁，雄花生内壁口部，花被片4～5枚，雄蕊3枚，瘿花花柱侧生，短；雌花花被与雄花同，子房卵圆形，光滑，花柱侧生，柱头2裂，线形。榕果单生叶腋，大而呈梨形，顶部下陷，成熟时紫红色或黄色，卵形。花、果期5～7月。

【分布与生境】梵净山地区资源分布的代表区域：烂泥坳、张家坝、团龙、柏子平等地。生于海拔800 m以下，多为栽培。

【中　药　名】无花果（果实），无花果叶（叶），无花果根（根）。

【功 效 主 治】■无花果　清热生津，健脾开胃，解毒消肿。主治咽喉肿痛，燥咳声嘶，乳汁稀少，肠热便秘，食欲不振，消化不良，泄泻，痢疾，痈肿，癣疾。

■无花果叶　清湿热，解毒疮毒，消肿止痛。主治湿热泄泻，带下，痔疮，痈肿疼痛，瘰疬。

■无花果根　清热解毒，散瘀消肿。主治肺热咳嗽，咽喉肿痛，痔疮，痈疽，筋骨疼痛。

【采 收 加 工】■无花果　7～10月果实呈绿色时分批采摘，用沸水烫后捞取，晒干或烘干。

■无花果叶　夏、秋季采收，鲜用或晒干。

■无花果根　全年均可采挖，除去杂质，鲜用或晒干。

【用 法 用 量】■无花果　内服：煎汤，9～15 g，大剂量可用至30～60 g；或生食鲜果1～2枚。外用，适量，煎水洗，研末调敷或吹喉。

■无花果叶　内服：煎汤，9～15 g。外用：适量，煎水熏洗。

■无花果根　内服：煎汤，9～15 g。外用：适量，煎水洗。

【用 药 经 验】①支气管炎久咳、肺热声嘶：无花果15 g，水煎调冰糖服。②腰痛水肿：无花果、紫花地丁、白茅根、萹蓄、车前草各适量，水煎服。③水肿：无花果、海金沙、六月雪、藁本、紫苏、车前草各适量，水煎服。④癣：将无花果叶柄折断，收取折断处流出的白色浆液，涂擦患处。⑤小儿腹泻：无花果叶30 g，炒热，加红糖15 g，煨水服。⑥乳汁不下：无花果5个，炖猪蹄服，早、晚各1次。⑦痔疮出血：无花果90 g，煨水服。⑧关节痛：无花果根60 g，炖肉服。

异叶榕 *Ficus heteromorpha* Hemsl.

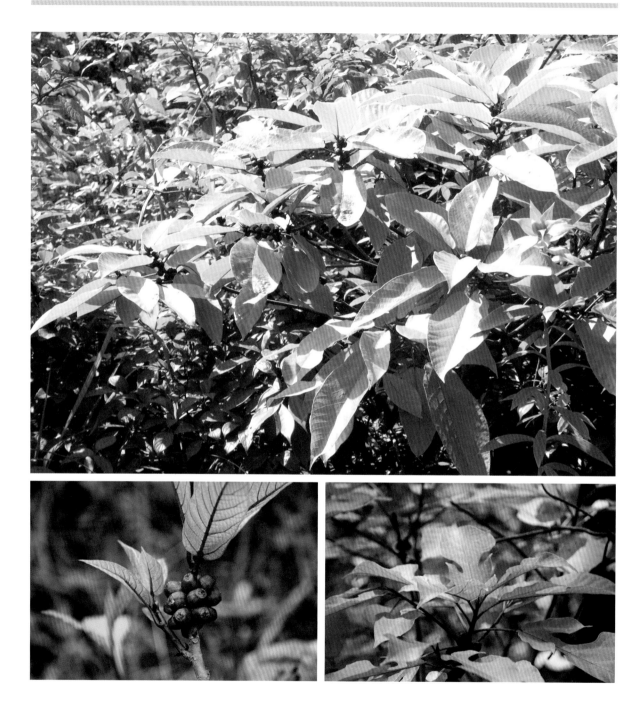

【别　　　名】异叶天仙果（《拉汉种子植物名称》），山枇杷、天枇杷（《湖南药物志》），野枇杷（《陕西中药名录》）。

【形态特征】落叶灌木，高达2~5 m。树皮灰褐色；小枝具锈色硬毛；嫩枝有白色乳汁。单叶互生；叶多形，椭圆状披针形、椭圆形、琴形等，长10~18 cm，宽2~7 cm，先端长渐尖至长尾尖，基部圆形或浅心形，全缘或微波状，偶3裂，侧脉6~15对，基生侧脉短，红色两面粗糙，有时疏生短刚毛；叶柄长1.5~6 cm，红色；托叶披针形，长约1 cm。榕果成对生短枝叶腋，无总梗，球形或圆锥状球形，光滑，成熟时紫黑色，顶生苞片脐状，基生苞片3枚，卵圆形，雄花和瘿花同生于一榕果中；雄花散生内壁，花被片4~5，匙形，雄蕊2~3；瘿花花被片5~6，子房光滑，花柱短；雌花花被片4~5，包围子房，花柱侧生，柱头画笔状，被柔毛。瘦果光滑。花期4~5月，果期5~7月。

【分布与生境】梵净山地区资源分布的代表区域：青龙洞、龙门坳、青冈坪、密麻树等地。生于海拔600~1100 m的疏林或林缘。

【中 药 名】奶浆果（果实），奶浆木（根、全株）。

【功 效 主 治】■奶浆果 补血，下乳。主治脾胃虚弱，缺乳。

　　　　　　　■奶浆木 祛风除湿，化痰止咳，活血，解毒。主治风湿痹痛，咳嗽，跌打损伤，毒蛇咬伤。

【采 收 加 工】■奶浆果 夏、秋季采收，鲜用或晒干。

　　　　　　　■奶浆木 全年均可采收，鲜用或晒干。

【用 法 用 量】■奶浆果 内服：干品30~60 g，鲜品250~500 g，炖肉服。

　　　　　　　■奶浆木 内服：15~30 g，煎汤；或浸酒。外用：适量，煎水洗。

【用 药 经 验】①无名肿毒：奶浆木树皮、叶，捣烂外敷。②血虚缺乳：奶浆果60 g，奶浆藤30 g，炖猪蹄服。③风湿关节痛，跌打损伤：奶浆木根皮、凌霄花根各15 g，牛膝9 g，水煎洗或浸酒服。④咳嗽：奶浆木茎叶30 g，矮地茶15 g，水煎服。⑤毒蛇咬伤：奶浆木全株水煎洗，也可内服。

地　果　*Ficus tikoua* Bur.

【别　　　　名】过江龙（《草木便方》），地蜈蚣（《天宝本草》），过山龙（《贵州民间药物》），野地瓜藤（《贵州草药》），地板藤（《云南中草药》）。

【形 态 特 征】多年生落叶匍匐藤本。全株有乳汁。茎圆柱形或略扁，棕褐色，分枝多，节略膨大，触地生细长不定根。单叶互生；托叶2片，锥形，先端尖，全缘；叶片坚纸质，倒卵状椭圆形，先端急尖，基部近圆形至浅心形，边缘有波状疏浅圆锯齿，上

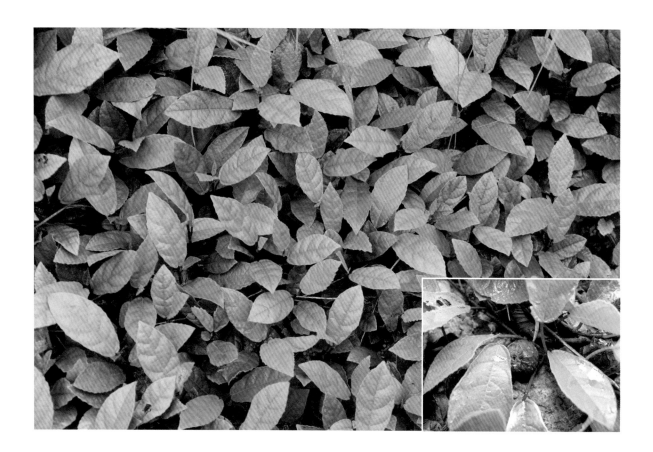

面绿色，被刚毛，下面浅绿色，沿脉被短毛；具三出脉，侧脉3~4对。隐头花序；花单性，雌雄花均着生于囊状肉质花序托内，成对或簇生于无叶的短枝上，花序托扁球形或卵圆形，成熟时深红色，生于匍匐茎上而半没于土中。果为瘦果。花期5~6月，果期7月。

【分布与生境】梵净山地区资源分布的代表区域：青冈坪、火烧岩、团龙、张家坝、坝梅寺、马槽河、冷家坝等地。生于海拔900 m以下的荒地、草坡、路旁或土坎上。

【中　药　名】地果（全株）。

【功效主治】清热利湿，活血通络，解毒消肿。主治肺热咳嗽，痢疾，水肿，黄疸，风湿疼痛，经闭，带下，跌打损伤，无名肿毒等。

【采收加工】9~10月采收，除去杂质，洗净，晒干。

【用法用量】内服：煎汤，9~30 g，或沸水泡饮。外用：适量，捣敷。

【用药经验】①咽喉疼痛：地果9 g，沸水泡服。②腹泻：地果、地榆、茯苓、刺梨根各适量，水煎服。③小儿积食：地果、山楂、牛奶奶（胡颓子）根各适量，煎浓汁内服。④疳积：地果适量，水煎服。

葎 草 *Humulus scandens* (Lour.) Merr.

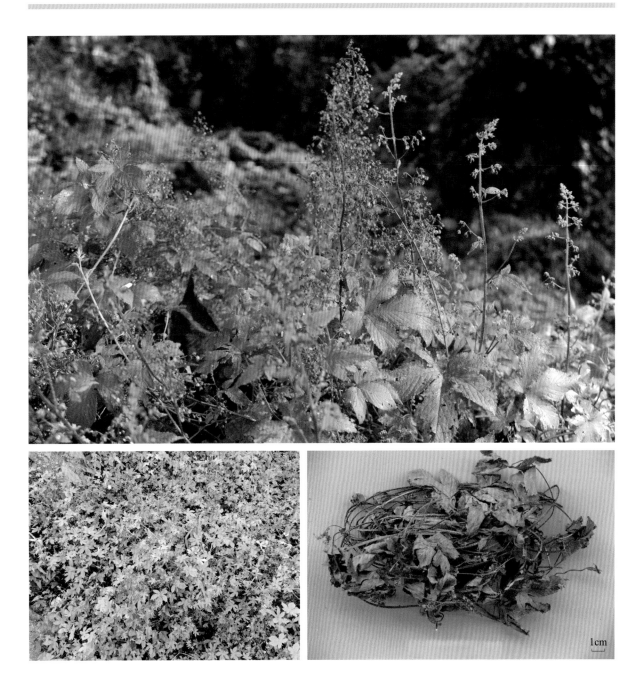

【别　　名】勒草（《名医别录》），葛葎蔓（《新修本草》），来莓草（《开宝本草》），锯锯藤（《贵州民间方药集》），拉拉藤（《江苏野生植物志》）。

【形态特征】缠绕草本，茎、枝、叶柄均具倒钩刺。叶纸质，肾状五角形，掌状5~7深裂，稀为3裂，长、宽均为7~10 cm，基部心脏形，表面粗糙，疏生糙伏毛，背面有柔毛和黄色腺体，裂片卵状三角形，边缘具锯齿；叶柄长5~10 cm。雄花小，黄绿色，圆锥花序，长15～25 cm；雌花序球果状，三角形，顶端渐尖，具白色绒毛；子房为苞片包围，柱头2，伸出苞片外。瘦果成熟时露出苞片外。花期春、夏季，果期秋季。

【分布与生境】梵净山地区资源分布的代表区域：芙蓉坝、月亮坝、寨沙等地。生于海拔700 m以下的沟边、荒地、林缘。

【中药名】葎草（全草）。

【功效主治】清热解毒，利尿通淋。主治肺热咳嗽，虚热烦渴，热淋，水肿，小便不利，湿热泻痢，胃肠炎，热毒疮疡，皮肤瘙痒。

【采收加工】夏、秋季收割全草，除去杂质，晒干。

【用法用量】内服：煎汤，1～5 g，鲜品30～60 g；或捣汁。外用：适量，捣敷；或煎水熏洗。

【用药经验】①肺结核：葎草15 g（鲜品30 g），水煎服，日服3次，每日1剂。②湿疹：葎草研末，用醋调成糊，外敷患处。③毒蛇咬伤：葎草鲜品适量捣绒，敷患处；再用鲜叶30 g、积雪草30 g，水煎代茶喝。④漆疮：葎草、杠板归鲜品各适量，水煎洗。⑤皮肤瘙痒：葎草适量，水煎熏洗。

构　棘　*Maclura cochinchinensis* (Loureiro) Corner.

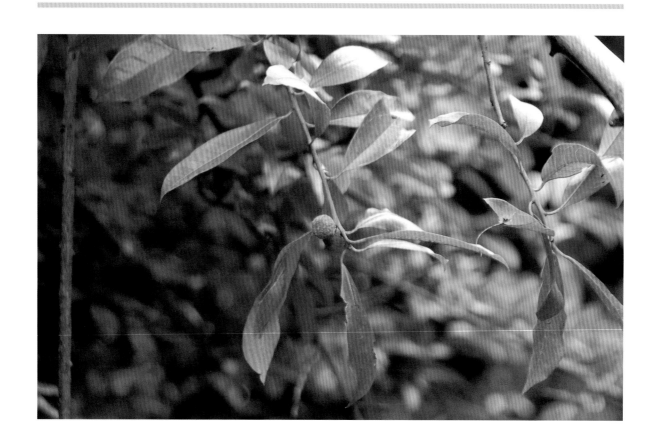

【别　　　名】奴柘（《本草拾遗》），葨芝（《海南植物志》），饭团簕（《广西中草药》），
　　　　　　　小柘树（《中药大辞典》），山荔枝（福建）。

【形 态 特 征】直立或攀缘状灌木，高2～4 m。枝无毛，具粗壮直立或微弯无叶的腋生刺。叶互
　　　　　　　生，革质，椭圆状披针形或长圆形，长3～8 cm，宽2～2.5 cm，先端钝或短渐尖，
　　　　　　　基部楔形，全缘，两面无毛。花单性，雌雄异株，头状花序单生或成对，具短柄，
　　　　　　　被柔毛：雄花花被片4，楔形，不相等，被毛，雄蕊4；雌花序球状，结果时增大，
　　　　　　　直径约1.8 cm，花被片4，顶端厚，被茸毛。聚合果球形，肉质，直径达2～5 cm，
　　　　　　　表面被毛，成熟时橙红色；核果卵圆形，成熟时褐色，光滑。花期4～5月，果期
　　　　　　　6～7月。

【分布与生境】梵净山地区资源分布的代表区域：小黑湾、改板坪、马槽河、艾家坝、郭家沟等
　　　　　　　地。生于山谷疏林中或林缘。

【中　药　名】穿破石（根）。

【功 效 主 治】祛风通络，清热除湿，解毒消肿。主治风湿痹痛，跌打损伤，黄疸，腮腺炎，肺结
　　　　　　　核，胃、十二指肠溃疡，淋浊，闭经，劳伤咳血，疔疮痈肿。

【采 收 加 工】全年均可采挖，除去泥土和须根，晒干；或洗净，切片，晒干。亦可鲜用。

【用 法 用 量】内服：煎汤，9～30 g，鲜品可用至120 g；或浸酒服。外用：适量，捣敷。

【用 药 经 验】治咳嗽：穿破石10～20 g，水煎服。

柘　树　*Maclura tricuspidata* Carriere.

【别　　　名】柘（《植物名实图考》），奴柘（《本草拾遗》），棉柘（《救荒本草》），灰桑
　　　　　　　（湖南），黄桑（云南）。

【形 态 特 征】落叶灌木或乔木，高1.5～12 m。小枝光滑无毛，具坚硬棘刺。单叶互生，近革质，
　　　　　　　卵圆形或卵状披针形，先端渐尖，基部楔形或圆形，全缘或3裂，上面暗绿色，下
　　　　　　　面灰绿色；幼时两面均有毛，后除下面主脉略有毛外，余均光滑无毛；基部三出
　　　　　　　脉，侧脉4～5对；叶柄略有毛；托叶小，分离，侧生。花单性，雌雄异株；皆成头
　　　　　　　状花序，具短梗，单生或成对腋生；雄花被4裂，苞片2，雄蕊4。聚花果近球形，
　　　　　　　红色，有肉质宿存花被及苞片包裹瘦果。花期5～6月，果期9～10月。

【分布与生境】梵净山地区资源分布的代表区域：茶园、马槽河、艾家坝、坝溪、张家坝等地。生

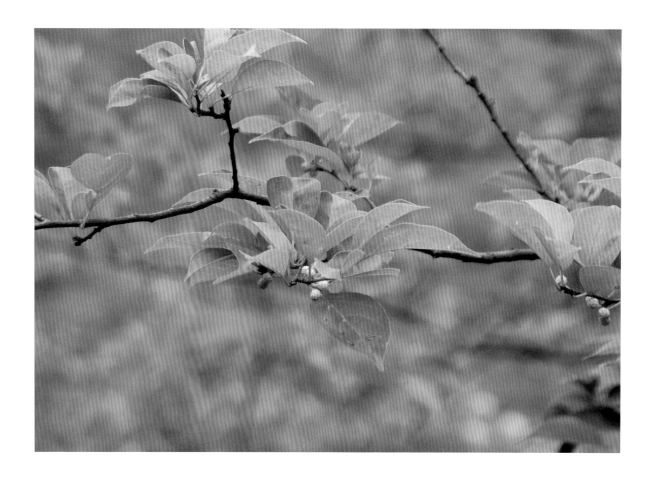

于海拔750 m以下的山谷林缘、路旁，村寨附近有栽培。

【中　药　名】穿破石（根），柘木（木材），柘木白皮（树皮及根皮），柘树果实（果实），柘树茎叶（茎叶）。

【功效主治】■穿破石　祛风通络，清热除湿，解毒消肿。主治风湿痹痛，跌打损伤，黄疸，腮腺炎，肺结核，淋浊，经闭，劳伤咳血，疔疮痈肿。

■柘木　主治虚损，妇女崩中血结，疟疾。

■柘木白皮　补肾固精，利湿解毒，止血，化瘀。主治肾虚耳鸣，腰膝冷痛，遗精，带下，黄疸，疮疖，咯血，呕血，跌打损伤。

■柘树果实　清热凉血，舒筋活络。主治跌打损伤。

■柘树茎叶　清热解毒，舒筋活络。主治疔腮，痈肿，隐疹，湿疹，跌打损伤，腰腿痛。

【采收加工】■穿破石　全年均可采，挖出根部，除去泥土，须根，晒干；或洗净，趁鲜切片，晒干。亦可鲜用。

■柘木　全年均可采收，砍取树干及粗枝，趁鲜剥去皮，切片，鲜用或晒干。

■柘木白皮　全年均可采收，剥取根皮和树皮，刮去栓皮，鲜用或晒干。

■柘树果实　秋季果实将成熟时采收，切片，鲜用或晒干。

■柘树茎叶　夏、秋季采收，鲜用或晒干。

【用法用量】■穿破石　内服：煎汤，9~30 g，鲜者可用至120 g；或浸酒。外用：捣敷。

■柘木　内服：煎汤，30~60 g。

■柘木白皮　内服：煎汤，15~30 g。外用：捣敷。

■柘树果实　内服：煎汤，15~30 g，或研末。

■柘树茎叶　内服：煎汤，9~15 g。外用：煎水洗，或捣敷。

【用药经验】①黄疸：柘木白皮30 g，黄栀子9 g，炖猪蹄服。②劳伤咳嗽：柘木白皮9 g，泡酒或蒸米汤服。③跌打损伤疼痛：柘木白皮30 g，泡酒服；或搽患处。

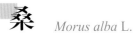

桑　*Morus alba* L.

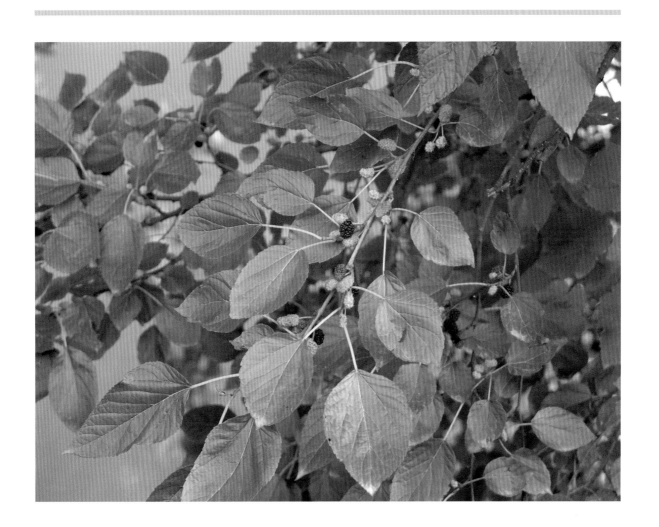

【别　　　名】家桑（《日华子本草》），桑葚树（《救荒本草》），桑树叶（四川、云南、贵州）。

【形 态 特 征】乔木或灌木，高3～10 m或更高。树皮厚，灰色，具不规则浅纵裂；冬芽红褐色，卵形，芽鳞覆瓦状排列，灰褐色，有细毛；小枝有细毛。叶卵形或广卵形，先端急尖、渐尖或圆钝，基部圆形至浅心形，边缘锯齿粗钝，有时叶为各种分裂，表面鲜绿色，无毛，背面沿脉有疏毛，脉腋有簇毛；叶柄具柔毛；托叶披针形，早落，外面密被细硬毛。花单性，腋生或生于芽鳞腋内，与叶同时生出；雄花序下垂，长2～3.5 cm，密被白色柔毛，花被片宽椭圆形，淡绿色；雌花序长1～2 cm，被毛，总花梗被柔毛，雌花无梗，花被片倒卵形，顶端圆钝，外面和边缘被毛，两侧紧抱子房，无花柱，柱头2裂，内面有乳头状突起。聚花果卵状椭圆形，长1～2.5 cm，成熟时红色或暗紫色。花期4～5月，果期5～8月。

【分布与生境】梵净山地区资源分布的代表区域：月亮坝、高丰、张家坝等地。生于海拔850 m以下的林缘、沟边，村寨有栽培。

【中　药　名】桑叶（叶），桑白皮（根皮），桑枝（嫩枝），桑椹（果实）。

【功 效 主 治】■桑叶　疏散风热，清肺，明目。主治风热感冒，发热头痛，汗出恶风，目赤肿痛，咽干口渴，咳嗽胸痛，干咳无痰。

■桑白皮　泻肺平喘，行水消肿。主治肺热咳嗽，水饮停肺。

■桑枝　祛风湿，利关节，行水气。主治风寒湿痹，四肢拘挛，脚气浮肿，肌体风痒。

■桑椹　滋阴养血，生津润肠。主治肝肾不足和血虚精亏的头晕目眩，腰酸耳鸣，须发早白，津伤口渴，消渴，肠燥便秘。

【采 收 加 工】■桑叶　10～11月霜降后采收经霜之叶，除去细枝及杂质，晒干。

■桑白皮　春、秋季挖取其根部，除去泥土及须根，刮去表面黄棕色粗皮，用刀剥离开皮部，除去木心，晒干。

■桑枝　春末、夏初采收当年生嫩枝，去叶，切段，晒干。

■桑椹　5～6月果穗变紫红时采收，晒干或蒸后晒干。

【用 法 用 量】■桑叶　内服：煎汤，4.5～9 g；或入丸、散。外用：适量，煎水洗或捣敷。

■桑白皮　内服：煎汤，9～15 g。外用：适量，捣汁涂抹或煎水洗。

■桑枝　内服：煎汤，10～15 g。外用：适量，煎水熏洗。

■桑椹　内服：煎汤，10～15 g；或熬膏、浸酒、生啖。外用：适量，浸水洗。

【用 药 经 验】①风湿疼痛，跌打损伤：桑白皮15～30 g，水煎服。②肾虚不寐：鲜桑椹30～60 g，水煎服。③流行性感冒：桑叶9 g，紫苏叶、车前草各15 g，野菊花6 g，水煎服。

④眼痛：桑白皮、龙胆草、金线菊、海金沙、薄荷叶各适量，水煎洗。⑤火眼：桑叶、千里光、木贼、黄芩各适量，水煎服，日服3次。⑥撒手惊：桑枝、生姜、车前草、白胡椒各适量，水煎冲蜂蜜服。⑦火烧伤或汤疱疮：经霜桑叶，焙干，烧存性，香油调敷或干敷。⑧高血压：桑叶、桑枝、茺蔚子各15 g，加水1000 mL，煎成600 mL，睡前泡脚3～10 min。⑨蜈蚣毒伤：桑枝、白盐和涂之。

鸡 桑 *Morus australis* Poir.

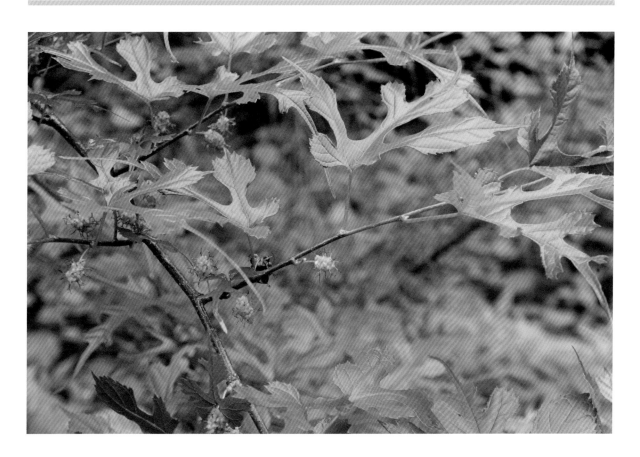

【别　　名】小叶桑（《广西药用植物名录》），小岩桑（《贵州草药》），山桑（山东），马桑（云南），野刺桑（安徽）。

【形态特征】落叶灌木或小乔木，高达15 m。树皮灰褐色，纵裂。单叶互生，卵圆形，长5～14 cm，宽3.5～12 cm，先端急尖或尾状，基部楔形或心形，边缘具粗锯齿，有时3～5裂，两面均有短毛；叶柄长1～1.5 cm，被毛；托叶线状披针形，早落。穗状花序生于新枝的叶腋，花单性，雌雄异株；雄花序长1～1.5 cm，被柔毛，雄花被片与雄蕊均为5枚，绿色，具短梗，花被片卵形；雌花序近球形，长约1 cm，密被白色柔毛，柱头2深裂与柱头等长，宿存。聚合果成熟时红色或暗紫色。花期3～4月，果期4～5月。

【分布与生境】梵净山地区资源分布的代表区域：二道拐、马槽河、刘家湾等地。生于海拔850 m以下的山谷林缘。

【中　药　名】鸡桑叶（叶），鸡桑根（根或根皮）（叶、根或根皮）。

【功效主治】■鸡桑叶　清热解表，宣肺止咳。主治风热感冒，肺热咳嗽，头痛，咽痛。

■鸡桑根　清肺，凉血，利湿。主治肺热咳嗽，鼻衄，水肿，腹泻，黄疸。

【采收加工】■鸡桑叶　春、夏季采收，鲜用或晒干。

■鸡桑根　夏、秋季采挖，刮去栓皮，洗净，切片，晒干。

【用法用量】■鸡桑叶　内服：煎汤，3～9 g。

■鸡桑根　内服：煎汤，6～15 g。

【用药经验】①感冒咳嗽：鸡桑叶，9～15 g，煨水服。②黄疸：鸡桑根15 g，茅草根30 g，煨水服。③鼻血：鸡桑根9 g，榕树须15 g，煨水服。

荨麻科

苎 麻　*Boehmeria nivea* (L.) Gaudich.

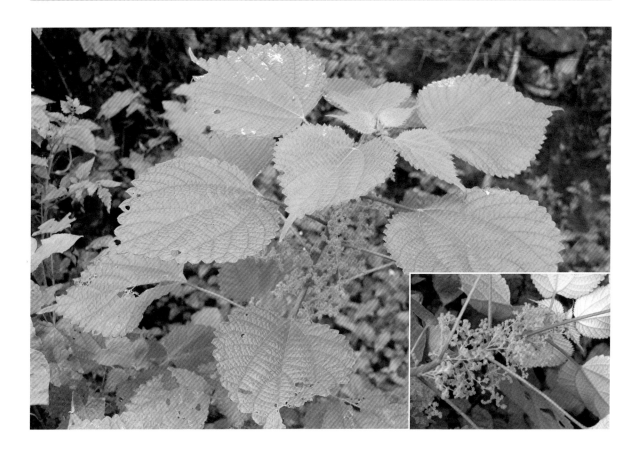

【别　　　名】野麻（贵州、广东、湖南），家麻（江西），白麻（广西）。

【形 态 特 征】亚灌木或灌木，高0.5~1.5 m。茎上部与叶柄均密被长硬毛。叶互生，叶片草质，通常圆卵形或宽卵形，长6~15 cm，宽4~11 cm，顶端骤尖，基部近截形或宽楔形，边缘具锯齿，上面疏被短伏毛，下面密被雪白色毡毛，侧脉约3对；叶柄长2.5~9.5 cm。圆锥花序腋生，或植株上部为雌性，其下为雄性，或同一植株的全为雌性，长2~9 cm；雄团伞花序有少数雄花；雌团伞花序有多数密集的雌花。瘦果近球形，光滑，基部突缩成细柄。花、果期8~10月。

【分布与生境】梵净山地区资源分布的代表区域：苦竹坝、泡林坝、牛角洞、丁家坪等地。生于海拔800 m以下的山谷路旁或林缘。

【中 药 名】苎麻根（根及根茎），苎麻皮（茎皮），苎麻叶（叶），苎花（花），苎麻梗（茎）。

【功效主治】■苎麻根　凉血止血，清热安胎，利尿，解毒。主治吐血，衄血，血淋，便血，崩漏，胎动不安，胎漏下血，小便淋沥，痈疮肿毒，蛇虫咬伤。

■苎麻皮　清热凉血，散瘀止血，解毒利尿，安胎回乳。主治瘀热心烦，产后血晕，腹痛，跌打损伤，创伤出血，血淋，小便不通，肛门肿痛，胎动不安，乳房胀痛。

■苎麻叶　凉血止血，散瘀消肿，解毒。主治咯血，吐血，血淋，尿血，月经过多，外伤出血，跌仆肿痛，肛门不收，丹毒，疮肿，乳痈，湿疹，蛇虫咬伤。

■苎花　清心除烦，凉血透疹。主治心烦失眠，口舌生疮，麻疹透发不畅，风疹瘙痒。

■苎麻梗　散瘀，解毒。主治金疮折损，痈肿，丹毒。

【采收加工】■苎麻根　冬、春季采挖其根，除去泥土及地上部分，切片，晒干。

■苎麻皮　夏、秋季采收，剥取茎皮，鲜用或晒干。

■苎麻叶　春、夏、秋季均可采收，鲜用或晒干。

■苎花　夏季花盛开期间采收，鲜用或阴干。

■苎麻梗　春、夏季采收，鲜用或晒干。

【用法用量】■苎麻根　内服：煎汤，5～30 g；或捣汁。外用：适量，鲜品捣敷，或煎汤熏洗。

■苎麻皮　内服：煎汤，3～15 g；或酒煎。外用：适量，捣敷。

■苎麻叶　内服：煎汤，10～30 g；或研末；或鲜品捣汁。外用：适量，研末，或鲜品捣敷。

■苎花　内服：煎汤，6～15 g。

■苎麻梗　内服：煎汤，6～15 g；或入丸、散。外用：适量，研末调敷，或鲜品捣敷。

【用药经验】①蛇虫咬伤：苎麻叶，适量，捣绒敷患处。②无名肿毒，乳痈：鲜苎麻根、鲜积雪草等量，捣绒包患处。③月家病：苎麻根、野荞麦（金荞麦）各适量，水煎服。④血热崩漏：苎麻根30 g，水煎服。

细野麻 *Boehmeria spicata* (Thunb.) Thunb.

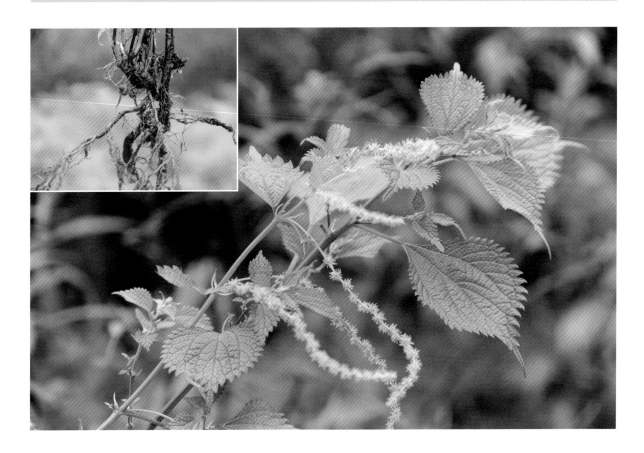

【别　　名】宽叶荨麻（《陕西中草药》），野苎麻（《秦岭植物志》），细穗苎麻（《湖北植物志》）。

【形态特征】多年生草本，茎高60~120 cm。茎和分枝疏生短伏毛。叶对生，同一对叶近等长或稍不等大，叶片草质，宽卵形，长3~8 cm，宽2~6 cm，先端长渐尖，基部圆形或宽楔形，边缘有粗锯齿，两面疏生短糙伏毛；叶柄被疏短伏毛。雌雄异株或同株；穗状花序单生叶腋；花序轴疏生白色短毛；雄花花被4裂，雄蕊4；雌花簇球形；先端有3~4齿裂。瘦果小，倒卵形或菱状倒卵形，上部疏生短毛，宿存柱头丝形。花期6~8月，果期8~10月。

【分布与生境】梵净山地区资源分布的代表区域：牛风包、青龙洞、牛头山等地。生于海拔1200~1800 m的林缘阴湿处或山谷潮湿处。

【中 药 名】麦麸草（全草），麦麸草根（根）。

【功效主治】■麦麸草　祛风止痒，除风利湿。主治皮肤发痒，风湿疮毒，痔疮肿痛。

　　　　　　　■麦麸草根　活血消肿。主治跌打伤肿，痔疮肿痛。

【采收加工】■麦麸草　秋季采收，晒干。

　　　　　　■麦麸草根　秋季采挖，洗净，鲜用或切片晒干。

【用法用量】内服：煎汤，6～9 g。外用：适量，煎水洗。

悬铃叶苎麻 *Boehmeria tricuspis* (Hance) Makino.

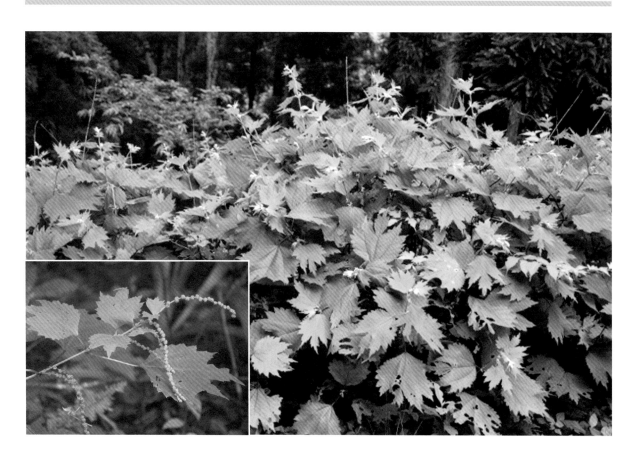

【别　　　名】赤麻（《长白山植物药志》），龟叶麻根（《安徽中草药》）。

【形态特征】亚灌木或多年生草本。茎高50～150 cm，中部以上叶柄和花序轴密被短毛。叶对生，叶片纸质，扁五角形或扁圆卵形，茎上部叶常为卵形，长8～12 cm，宽7～14 cm，顶部三骤尖或三浅裂，基部截形、浅心形或宽楔形，边缘有粗牙齿，上面有糙伏毛，下面密被短柔毛，基出脉3条；叶柄长1.5～6（～10）cm。雌雄同株或异株；穗状花序单生叶腋，细长；雄花序生于下部叶腋，花被片4，椭圆形，雄蕊4，与花被片对生；雌花序常生于上部叶腋，雌花小，花簇球形，花被椭圆形，被柔毛，花柱线形，宿存。瘦果楔形至倒卵状菱形，上部有细柔毛。花期7～8月，果期9～11月。

【分布与生境】梵净山地区资源分布的代表区域：大水溪、杨家坳、中灵寺等地。生于海拔950～1300 m的林缘阴湿处或疏林中。

【中 药 名】赤麻（茎叶），山麻根（根）。

【功效主治】■赤麻　收敛止血，清热解毒。主治咯血，衄血，尿血，便血，崩漏，跌打损伤，无名肿毒，疮疡。

　　　　　　■山麻根　活血止血，解毒消肿。主治跌打损伤，胎漏下血，痔疮肿痛，疖肿。

【采收加工】■赤麻　夏、秋季采叶，洗净，鲜用或晒干。

　　　　　　■山麻根　秋季采挖根，除去泥土，洗净，鲜用或晒干。

【用法用量】■赤麻　内服：煎汤，6～15 g。外用：适量，捣敷；或研末调涂。

　　　　　　■山麻根　内服：煎汤，6～15 g；或浸酒。外用：适量鲜品，捣敷；或煎水洗。

【用药经验】①妊娠漏血：山麻根15 g，紫苏筎、益母草各9 g，艾秆3 g，水煎服。②疖肿：山麻鲜根或鲜叶适量，捣烂敷。

水　麻 *Debregeasia orientalis* C. J. Chen.

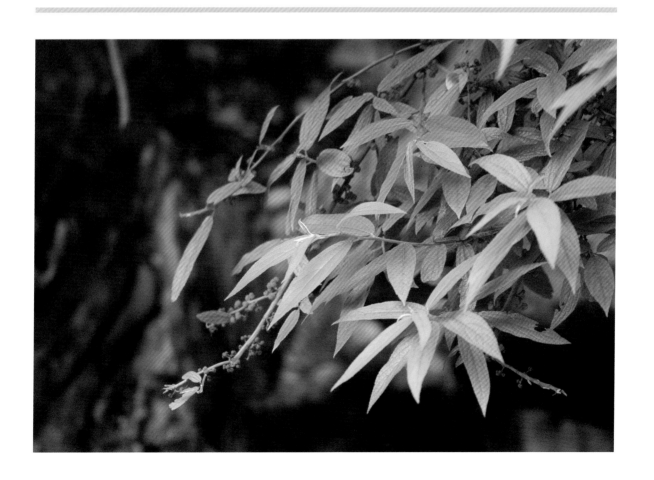

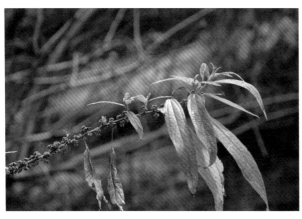
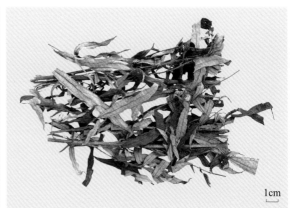

1cm

【别　　　名】柳莓（《广西药用植物名录》），水苏麻（《贵州药用植物名录》），水麻桑
　　　　　　　（《秦岭植物志》），尖麻（《湖北植物志》）。

【形 态 特 征】落叶灌木，高1~4 m。小枝纤细，幼时被白色短柔毛，以后渐变无毛。叶纸质，
　　　　　　　长圆状狭披针形或条状披针形，先端渐尖，基部圆形或宽楔形，长5~18 cm，宽
　　　　　　　1~2.5 cm，边缘有不等的细锯齿，上面暗绿色，常有泡状隆起，疏生短糙毛，背面
　　　　　　　被白色或灰绿色毡毛，基出脉3条，各级脉在背面突起；托叶披针形，顶端浅2裂，
　　　　　　　背面纵肋上疏生短柔毛。花序雌雄异株，生于生枝和老枝的叶腋，二回二歧分枝或
　　　　　　　二叉分枝，具短梗或无梗，长1~1.5 cm，每分枝的顶端各生一球状团伞花簇。雄花
　　　　　　　花被片4，三角状卵形；雄蕊4。雌花花被片4，全生，子房直立，花柱短；柱头画笔头
　　　　　　　状。果序球形，瘦果小，宿存管状花被橙黄色，肉质。花期3~4月，果期5~7月。

【分布与生境】梵净山地区资源分布的代表区域：芭蕉湾、郭家沟、大水溪、罗河沟等地。生于海
　　　　　　　拔850 m以下的山谷溪边、林缘。

【中 药 名】冬里麻（枝叶），冬里麻根（根或根皮）。

【功 效 主 治】■冬里麻　疏风止咳，清热透疹，化瘀止血。主治外感咳嗽，咳血，小儿急惊风，
　　　　　　　麻疹不透，跌打伤肿，妇女腹中包块，外伤出血。

　　　　　　　■冬里麻根　祛风除湿，活血止痛，解毒消肿。主治风湿痹痛，跌打伤肿，骨折，
　　　　　　　外伤出血，疮痈肿毒。

【采 收 加 工】■冬里麻　夏、秋季采收枝叶，鲜用或晒干。

　　　　　　　■冬里麻根　夏、秋季采收，洗净，切片，鲜用或晒干。

【用 法 用 量】■冬里麻　内服：煎汤，15~30 g；或捣汁。外用：适量，研末调敷；或鲜品捣
　　　　　　　敷；或煎水洗。

　　　　　　　■冬里麻根　内服：煎汤，9~15 g。外用：适量，研末撒敷；或鲜品捣敷。

【用 药 经 验】①咳血：冬里麻嫩尖30 g，捣绒取汁，兑白糖服。②风湿性关节炎：冬里麻、红禾

麻各30 g，水煎服；或搽洗患处。③无名毒疮：冬里麻根30 g，家麻根15 g，捣绒敷患处。④小儿急惊风：冬里麻嫩尖10个，葱3 g，水煎服。

骡尖楼梯草 *Elatostema cuspidatum* Wight var. *cuspidatum*.

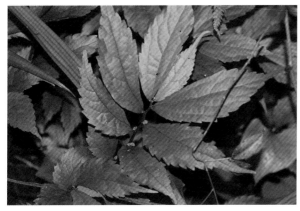
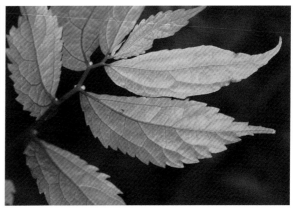

【别　　　名】半边扇（四川南川），冷水草（湖南）。

【形 态 特 征】多年生草本。茎高25～90 cm，不分枝或有少数分枝，无毛。叶无柄或近无柄；叶片草质，斜椭圆形或斜长圆形，有时稍镰状弯曲，长4.5～23 cm，宽1.8～8 cm，顶端骡尖或长骡尖，基部在狭侧楔形或钝，在宽侧宽楔形、圆形或近耳形，边缘在狭侧中部以上，在宽侧自基部之上有尖牙齿，无毛或上面疏被短伏毛，钟乳体稍明显，半离基三出脉，侧脉在狭侧约2条，在宽侧3～5条；托叶膜质，白色，条形或条状披针形，无毛，中脉绿色。花序雌雄同株或异株，单生叶腋。雄花序具短梗；花序托长圆形或近圆形，常2浅裂，无毛；苞片约6，扁卵形或正三角形，顶端具粗角状突起，边缘有短睫毛；小苞片长圆形或船状长圆形，有或无突起。雄花具梗；花被片4，椭圆形，下部合生，顶端之下有角状突起。雌花序具极短梗；花序托椭圆形或近圆形，无毛；苞片多数，扁宽卵形或三角形，顶端有绿色细角状突起；小苞片多数，密集，狭条形，被短柔毛。雌花：花被片不明显；子房卵形。瘦果狭椭圆球形，约有8条纵肋。花期5～8月。

【分布与生境】梵净山地区资源分布的代表区域：叫花洞、双狮子、黄柏沟、牛头山、炕药洞、细沙河等地。生于海拔1300～2200 m的林缘阴湿处。

【中 药 名】骡尖楼梯草（全草）。

【功 效 主 治】祛风除湿，散瘀消肿。主治风湿痹痛，目赤肿痛，跌打损伤。

【采 收 加 工】春、夏、秋季采割，洗净，鲜用或晒干。

【用 法 用 量】内服：煎汤，6～9g。外用：适量，鲜品捣敷，或捣烂与酒揉搓。

【用 药 经 验】①无名肿毒：骤尖楼梯草适量，加酒捣烂敷患处。②红白痢疾：鲜骤尖楼梯草
15g，捣烂泡酒，兑淘米水服，每次1杯，每日2次。③风湿疼痛：骤尖楼梯草适
量，捣烂兑烧酒，揉搓痛处，早、晚各揉搓1次。④骨折：骤尖楼梯草、小马蹄草
各等量，捣绒，加酒精炒热，包伤处，每日换1次。

楼梯草 *Elatostema involucratum* Franch. et Sav.

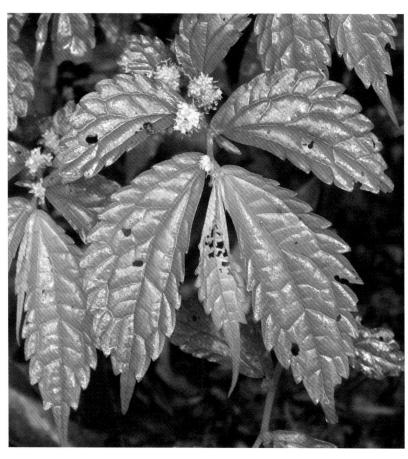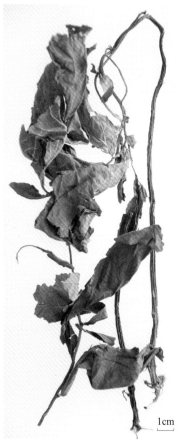

1cm

【别　　　名】赤车使者（《湖南药物志》），半边伞、半边山（《贵州民间药物》），惊风草
（《安徽中草药》）。

【形 态 特 征】多年生草本，高25～60cm。茎肉质，不分枝，无毛。叶无柄或近无柄；叶片草
质，斜倒披针状长圆形或斜长圆形，长4.5～16cm，宽2.2～4.5cm，先端骤尖，基
部狭侧楔形，宽侧圆形或浅心形，边缘有牙齿，上面有少数短糙伏毛，下面无毛

或沿脉有短毛，钟乳体明显，叶脉羽状，侧脉每侧5～8条。雌雄同株或异株。雄花序有梗；花序托不明显，苞片少数；小苞片条形。雄花有梗；花被片5，椭圆形；雄蕊5；雌花序有极短梗；花序托通常很小，周围有卵形苞片；小苞片条形，有睫毛。瘦果卵球形，有少数不明显纵肋。花期5～10月，果期9～11月。

【分布与生境】梵净山地区资源分布的代表区域：青龙洞、石棉厂、密麻树等地。生于海拔1200～1800 m的山谷沟边或林中潮湿处。

【中　药　名】楼梯草（全草），楼梯草根（根茎）。

【功效主治】■楼梯草　清热解毒，祛风除湿，利水消肿，活血止痛。主治赤白痢疾、高热惊风、黄疸、风湿痹痛、水肿、淋证、经闭、疮肿、疟腮、带状疱疹、毒蛇咬伤、跌打损伤、骨折。

　　　　　　■楼梯草根　活血止痛。主治跌打损伤，筋骨疼痛。

【采收加工】■楼梯草　春、夏季节采割，洗净，切段，鲜用或晒干。

　　　　　　■楼梯草根　夏、秋季节采挖，除去地上部分及须根，洗净，晒干。

【用法用量】■楼梯草　内服：煎汤，6～9 g。外用：适量，鲜品捣敷，或捣烂与酒揉搓。

　　　　　　■楼梯草根　内服：煎汤，6～9 g；或泡酒。

【用药经验】①无名肿毒：楼梯草适量，加酒捣烂敷患处。②红白痢疾：鲜楼梯草15 g，捣烂泡酒，兑淘米水服，每次1杯，每日2次。③风湿疼痛：楼梯草适量，捣烂兑烧酒，揉搓痛处，早、晚各揉搓1次。④骨折：楼梯草、小马蹄草各等量，捣绒，加酒精炒热，包伤处，每日换1次。

大蝎子草　*Girardinia diversifolia* (Link) Friis.

【别　　　名】梗麻（《滇南本草》），虎麻、禾麻（《贵州中草药名录》），掌叶蝎子草（《四川常用草药》），大钱麻（《云南中草药》）。

【形态特征】多年生草本，高70 cm。茎下部木质化，全株被柔毛和锐刺状刺毛和糙毛。叶互生；叶片轮廓五角形、宽卵形或扁圆形，长和宽均8～25 cm，基部宽心形或近截形，掌状5～7深裂，一回裂片具少数三角形裂片，边缘具不规则的牙齿或重牙齿，上面疏生糙毛，下面生短伏毛，基生脉3条；叶柄长3～15 cm；托叶大，长圆状卵形，外面疏生细糙伏毛。花雌雄异株或同株，雌花序生上部叶腋，雄花序生下部叶腋，多次二叉状分枝排成总状或近圆锥状，长5～11 cm；雄花密集，花被片4，雄

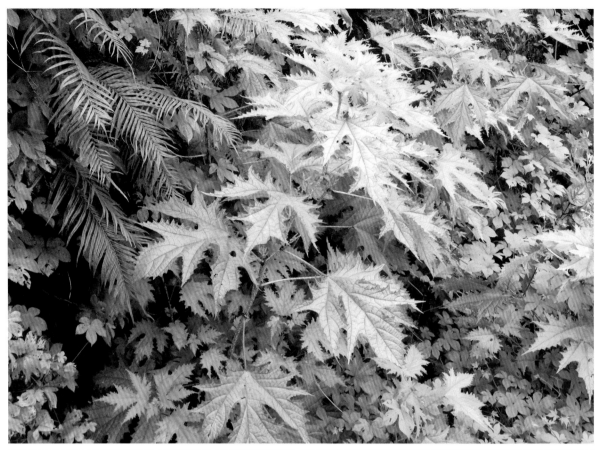

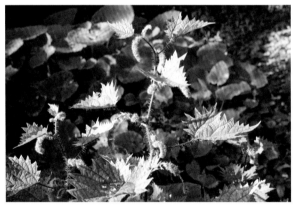
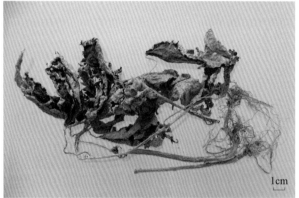

蕊4；雌花序总状或圆锥状，具少数分枝；雌花密集，花被片2，不等大；柱头丝形。瘦果近心形，稍扁，光滑，熟时变棕黑色，表面有粗疣点。花期9～10月，果期10～11月。

【分布与生境】梵净山地区资源分布的代表区域：大水溪、张家坝、郭家沟等地。生于海拔900 m以下的山谷林缘或路旁。

【中 药 名】大钱麻（全株）。

【功 效 主 治】祛风解表，利气消痰，清火解毒。主治伤风咳嗽，胸闷痰多，皮肤瘙痒，水肿疮毒，蛇虫咬伤。

【采 收 加 工】全年可采收，采收时戴上线织或塑料手套，谨防螫毛伤手，将鲜草切段，晒干或鲜用。

【用 法 用 量】内服：煎汤，9~15 g；或捣汁饮。外用：适量，煎水熏洗。

【用 药 经 验】①风湿痹痛：大钱麻15 g，炖猪蹄服，早、晚各一次。②蛇咬伤：大钱麻适量，捣烂敷患处。

糯米团 *Gonostegia hirta* (Bl.) Miq.

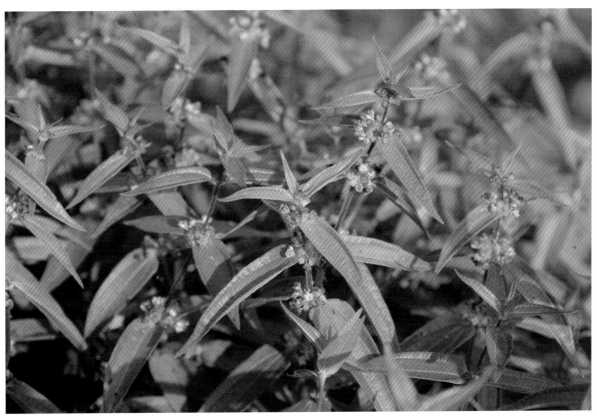

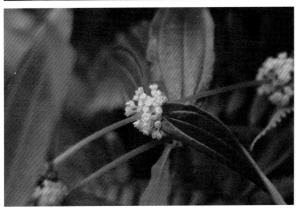
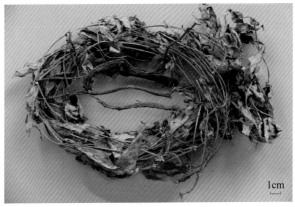

1cm

【别　　　名】捆仙绳（《天宝本草》），玄麻根（《四川中药志》），糯米草（《贵州民间方药集》），红米藤（《浙江民间常用草药》），土加藤（《云南中草药选》）。

【形 态 特 征】多年生草本，茎常蔓生或渐升，长50～100 cm，通常分枝，有短柔毛。叶对生，草质或纸质，宽披针形至狭披针形或狭卵形，长1～10 cm，宽0.7～2.8 cm，先端钝尖，基部圆形至浅心形，全缘，基出脉3～5条，网脉在叶背者明显；托叶钻形。团伞花序，簇生于叶腋；花小，淡绿色，通常两性，有时单性，雌雄异株；苞片三角形。雄花生于枝上部，裂片5，分生，倒披针形；雄蕊与花被裂片同数而对生；雌花被菱状狭卵形，外面被短毛，柱头丝状。瘦果卵球形，先端尖，有光泽，纵棱突起。花期5～9月，果期8～9月。

【分布与生境】梵净山地区资源分布的代表区域：苏家坡、核桃坪、丁家坪等地。生于海拔850 m以下的林缘、路旁。

【中　药　名】糯米藤（全草）。

【功 效 主 治】清热解毒，健脾消积，利湿消肿，散瘀止血。主治乳痈，肿毒，痢疾，消化不良，食积腹痛，疳积，带下，水肿，小便不利，痛经，跌打损伤，咳血，吐血，外伤出血。

【采 收 加 工】全年可采收，鲜用或晒干。

【用 法 用 量】内服：煎汤，10～30 g，鲜品加倍。外用：适量，捣敷。

【用 药 经 验】①疔疮：糯米藤鲜品适量，捣绒敷患处。②痔疮：糯米藤根适量，捣绒敷患处。③小儿积食胀满：糯米藤30 g，煨水服。④急性黄疸性肝炎：鲜糯米藤、糯稻根各60 g，水煎服。⑤湿热带下：鲜糯米藤30～60 g，水煎服。

珠芽艾麻　*Laportea bulbifera* (Sieb. et Zucc.) Wedd.

【别　　　名】铁秤铊（《全国中草药汇编》），零余子荨麻（《中国植物图鉴》），珠芽螫麻（《秦岭植物志》），顶花螫麻（《湖北植物志》）。

【形 态 特 征】一年生草本。根纺锤形，有棱，疏生刺毛。茎高50～150 cm，不分枝或少分枝，具5条纵棱，珠芽1～3个，常生于不生长花序的叶腋，木质化，球形。叶互生，卵形至披针形，长8～16 cm，宽3.5～8 cm，先端渐尖，基部宽楔形或圆形，叶缘有牙齿状锯齿，上面生糙伏毛和稀疏的刺毛。花序雌雄同株，圆锥状；雄花序生于茎顶部

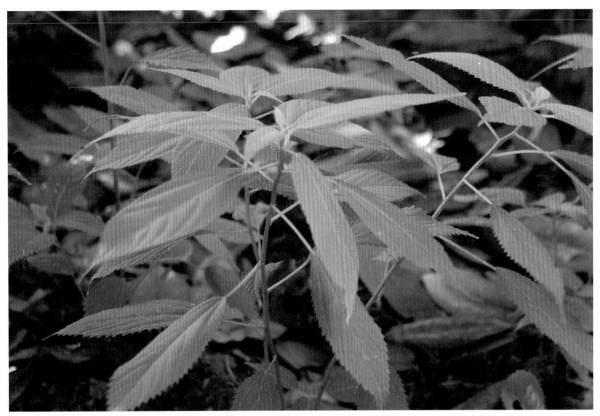

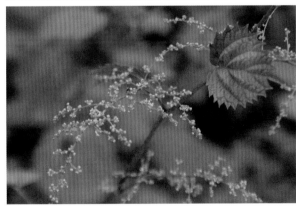
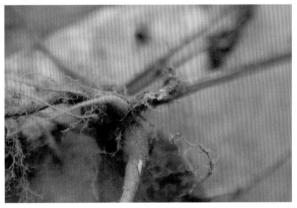

以下的叶腋，具短梗，长3~10 cm，分枝多，开展；雌花序顶生，长10~25 cm，
瘦果圆倒卵形，扁平。花期6~8月，果期8~12月。

【分布与生境】梵净山地区资源分布的代表区域：大河边、艾家坝、鱼坳等地。生于海拔950 m以
下林中湿润处。

【中 药 名】野绿麻根（根），野绿麻（全草）。

【功效主治】■野绿麻根 祛风除湿，活血止痛。主治风湿痹痛，肢体麻木，跌打损伤，骨折疼
痛，月经不调，劳伤乏力，肾炎水肿。

■野绿麻 健脾消积。主治小儿疳积。

【采收加工】■野绿麻根 秋季采挖根部，除去茎、叶及泥土，洗净，晒干。

　　■野绿麻　夏、秋季采挖，洗净，鲜用或晒干。

【用法用量】■野绿麻根　内服：煎汤，9～15 g，鲜品30 g；或浸酒。外用：适量，煎水洗。

　　　　　　　■野绿麻　内服：煎汤，9～15 g。

【用药经验】①风湿麻木：野绿麻根15 g，水煎服；适量，水煎洗。②风湿关节痛：野绿麻根30 g，红五加皮9 g，泡酒服。③风湿：野绿麻、马蜂窝各适量，捣烂，水煎洗患处。④接骨：野绿麻根、大抽筋骨、大黄、香附、鸡矢藤、川芎、三颗针（豪猪刺）、五加皮、接骨木、骨碎补（槲蕨）、血三七、血藤、破骨损、岩马桑各适量，泡酒服。

艾　麻　*Laportea cuspidata* (Wedd.) Friis.

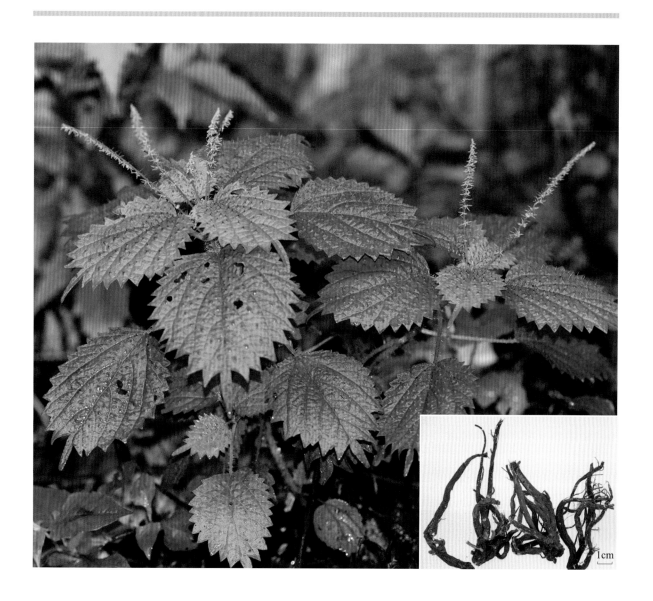

【别　　名】大序艾麻（《中药大辞典》），红头麻、苟麻（《陕西草药》），红火麻、红荨麻（《秦岭植物志》），蛇麻草（《湖北植物志》）。

【形 态 特 征】多年生草本，高40～100 cm。茎直立，疏生刺毛和短柔毛。叶宽卵形或近圆形，长7～22 cm，宽3.5～17 cm，先端常有浅裂，基部圆形或浅心形，边缘具粗锯齿；叶柄长3～14 cm。花序雌雄同株，雄花序生于雌花序之下，长8～17 cm，花被5裂；雌花被片4，不等大，内侧2片，花后增大，外侧2片较小，披针形；子房长圆形，柱头细长，有毛。瘦果斜卵形，扁平，宿存花柱由基部向下弯曲。花期6～7月，果期8～9月。

【分布与生境】梵净山地区资源分布的代表区域：马槽河、洼溪河、银厂坪、陈家沟等地。生于海拔600～900 m沟边或林缘潮湿处。

【中　药　名】红线麻（根）。

【功 效 主 治】祛风除湿，通经活络，消肿，解毒。主治风湿痹痛，肢体麻木，腰腿疼痛，虚肿水肿，淋巴结结核，蛇咬伤。

【采 收 加 工】夏、秋季采挖，除去茎叶及须根，洗净，鲜用或晒干。

【用 法 用 量】内服：煎汤，6～12g，或浸酒。外用：适量，捣敷，或煎水洗。

【用 药 经 验】①筋骨麻木，风疼：红线麻和猪肉共炖，吃肉喝汤。②抽麻，心慌：红线麻12 g，苟蓿根3条，生姜为引。水煎服。③虚肿：红线麻、黑豆各500 g。煎汤，每服2茶杯。④水肿：鲜红线麻（或根煎汁）60 g，黄豆250 g（水2升，泡涨磨成渣）。将红线麻叶用沸水烫过切碎，点入豆渣煮熟，上为一日量，2次吃完，忌盐。⑤老鼠疮：鲜红线麻捣烂，加麝香少许，贴患处。

毛花点草　*Nanocnide lobata* Wedd.

【别　　名】波丝草（《贵州草药》），毛叶冷水花（《浙江药用植物志》），遍地红（《广西药用植物名录》），小九龙盘（《湖北中草药志》）。

【形 态 特 征】一年生或多年生草本，高10～30 cm。茎柔软，铺散丛生，自基部分枝，有向下弯曲的白色短柔毛。单叶互生，叶片三角状卵形或近扇形，长和宽几相等，1～2 cm，先端钝或锐尖，基部宽楔形或近截形，边缘具粗圆齿，两面疏生短柔毛，有点状或条状钟乳体；叶柄长1～2 cm；托叶侧生，分离。雄花序生于枝的上部叶腋，具短

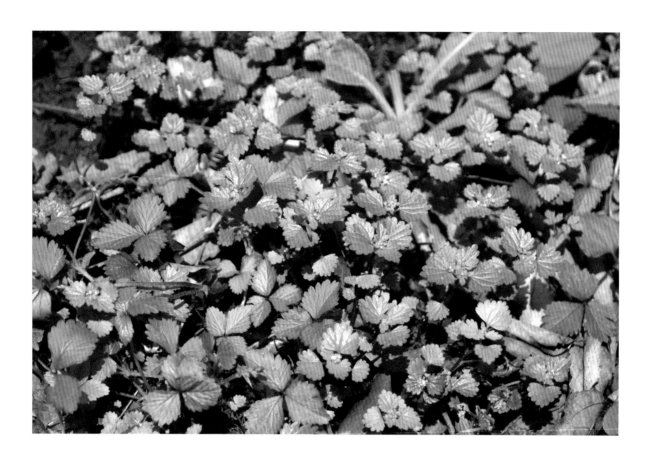

梗，花被片5，雄蕊5；雌花序生于枝的顶部叶腋，具短梗或无梗，雌花被片4，外面一对较大，近舟形，长过子房，内面一对较小，与子房近等长，内包雌蕊1，柱头呈毛笔状1簇。瘦果卵形，疣点状突起。花期4～6月，果期6～8月。

【分布与生境】梵净山地区资源分布的代表区域：大罗河沟、青冈坪、马槽河等地。生于海拔850 m以下的林缘空旷处。

【中　药　名】雪药（全草）。

【功 效 主 治】清热解毒，消肿散结，止咳，止血。主治黄疸，肺结核咳血，痈肿，潮热，痔疮，痱子等。

【采 收 加 工】春、夏季采收，除去杂质，鲜用或晒干。

【用 法 用 量】内服：煎汤，15～30 g。外用：适量，鲜品捣敷；或浸菜油、麻油外搽。

【用 药 经 验】①疮毒，痱疹：雪药15～30 g，煨水服，一日2次；也可捣绒外敷患处。②肺热咳嗽，痰中带血：雪药、岩白菜各15 g，肺筋草、枇杷叶、竹林消各10 g，水煎服。（《四川中药志》）③瘰疬：雪药30 g，鲜夏枯草1.5 kg，蜂蜜适量，熬膏，日服3次，每次服15 mL。（《湖北中草药志》）④热毒痈疮：鲜雪药、铧头草、蒲公英各适量，捣烂外敷。（《四川中药志》）⑤咯血：雪药30～60 g，水煎服。

紫 麻 *Oreocnide frutescens* (Thunb.) Miq.

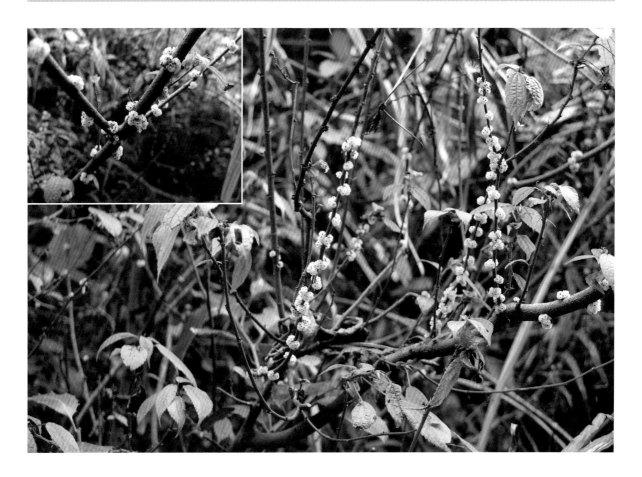

【别　　　名】小麻叶（《分类草药性》），柴苎麻（《四川中药志》），野麻（贵州），
　　　　　　　假山麻（广西）。

【形 态 特 征】小灌木，高1～3 m。小枝被柔毛或近无毛。单叶互生，薄纸质，多生于枝的上部，
　　　　　　　卵形、狭卵形，稀倒卵形，长3～15 cm，宽1.5～6 cm，先端渐尖或尾状渐尖，基部
　　　　　　　圆形，边缘有锯齿或粗牙齿，表面被柔毛，背面被白色短茸毛，钟乳体点状；基出
　　　　　　　脉3条；叶柄长1～7 cm，被粗毛；托叶条状披针形，早落。花小，雌雄异株；簇生
　　　　　　　于落叶腋部或叶腋，几无总花梗；雌团伞花序排成二歧聚伞花序，侧生，有短的总
　　　　　　　花梗；雄花花被片3，卵形，雄蕊3；雌花序球形，近无柄，花被管状，柱头盾形，
　　　　　　　密生一簇长毛。瘦果卵圆形，微具糙毛。花期3～5月，果期6～10月。

【分布与生境】梵净山地区资源分布的代表区域：黄家坝、泡林坝、核桃坪等地。生于海拔850 m
　　　　　　　以下的山谷林缘半阴湿处或溪边。

【中　药　名】紫麻（全株）。

【功效主治】清热解毒，行气活血，透疹。主治感冒发热，跌打损伤，牙痛，麻疹不透，肿疡。

【采收加工】夏、秋季采收，洗净，鲜用或晒干。

【用法用量】内服：煎汤，30~60 g。外用：适量，捣敷；或煎水含漱。

【用药经验】①风湿性关节炎：紫麻根、赶山鞭、百条松、过山龙、水独活、拔力麻、铁打杵各15 g，三加皮10 g，八角枫5 g，水煎服。②风湿疼痛：紫麻根20 g，桑枝、老龙须、制草乌、三白棒、五加皮各15 g，八角枫5 g，岩五加、拔力麻各10 g，水煎服。

赤 车 *Pellionia radicans* (Sieb. et Zucc.) Wedd.

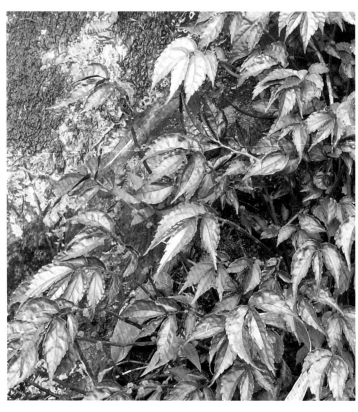
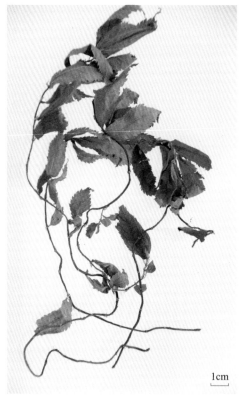

1cm

【别　　　名】小锦枝（《雷公炮炙论》），毛骨草（《福建药物志》），岩下青、坑兰（《浙江药用植物志》），风湿草（《湖北中草药志》）。

【形态特征】多年生草本。茎肉质，褐绿色，长达20~60 cm，上部渐升，下部铺地生不定根，无毛或疏生微柔毛。叶具短柄或无柄，不对称；叶互生，叶片斜狭菱状卵形或披针形，偏斜，长2.4~5 cm，宽0.9~2 cm，先端短渐尖至长渐尖，基部在较狭的一侧斜楔形，在较宽的一侧耳形，边缘在基部或中部以上疏生浅牙齿，两面无毛或近无毛。花小，雌雄异株；雄花序为聚伞状，分枝稀疏，花被片5，椭圆形，具角，雄蕊5；雌花序通常有短梗，近球形，具多数密集的花。瘦果近椭圆球形，有小疣点。花期5～10月。

【分布与生境】梵净山地区资源分布的代表区域：亚木沟、洼溪河、小黑湾等地。生于海拔600～1100 m的山谷林缘潮湿处或溪旁。

【中 药 名】赤车使者（全草及根）。

【功效主治】祛瘀消肿，活血行瘀，解毒止痛。主治风湿骨痛，跌打肿痛，骨折，疮疖，牙痛，肝炎，支气管炎，毒蛇咬伤，烧烫伤等。

【采收加工】春、秋季采收全草，或除去地上部分，洗净，鲜用或晒干。

【用法用量】内服：煎汤，15～30 g。外用：适量，鲜品捣敷；或研末调敷。

【用药经验】①骨折：赤车使者、小马蹄草各等分，捣绒，加酒炒热包伤处。②无名肿毒：赤车使者，适量，加甜酒捣烂敷患处。③风湿疼痛：赤车使者，鲜品，适量，捣绒兑白酒，揉擦患处，早、晚各1次。

蔓赤车 *Pellionia scabra* Benth.

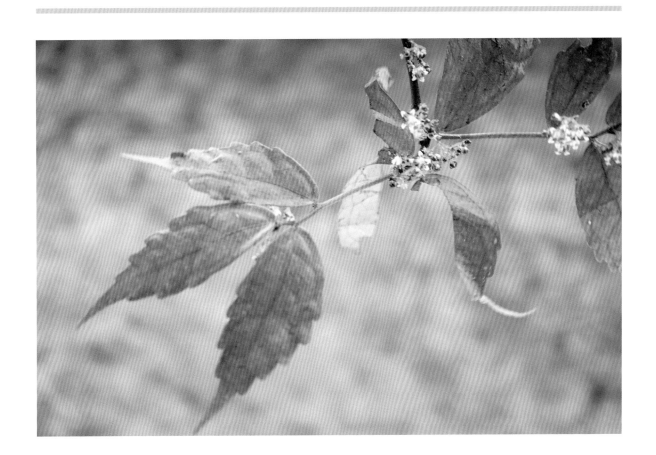

【别　　　名】接骨仙子（《广西本草选编》），毛赤车（《天目山药用植物志》），入脸麻（《河池常用中草药》），粗糙赤车使者（《台湾植物志》）。

【形态特征】小亚灌木。茎高50～100 cm，多分枝，小枝疏被开展的短柔毛。叶无柄或具极短柄；叶片草质，斜长椭圆形或菱状倒披针形，长3.2～8.5 cm，宽1.3～3.2 cm，顶端渐尖、长渐尖或尾状，基部在狭侧微钝，在宽侧近耳形，边缘每侧有3～4个疏牙齿，上面散生少数短硬毛或无毛，下面沿中脉及侧脉疏被短毛，钟乳体不明显或稍明显，密，基出脉3条，侧脉在狭侧2～3条，在宽侧3～5条，不明显；托叶钻形。雄花序单生叶腋或无叶腋部，具梗；花序托近圆形或长方形，无毛；苞片多数，正三角形或三角形，边缘有疏睫毛；小苞片多数，膜质，狭卵形或披针形，顶部有疏睫毛。雌花多数，密集，近无梗；花被片4～5，狭长圆形，外面顶端之下有角状突起，其他的条形，上部约有2根短毛；子房椭圆形，柱头小。花期春季至夏季。

【分布与生境】梵净山地区资源分布的代表区域：火烧岩等地。生于海拔850 m以下的山谷林缘潮湿处或路旁。

【中　药　名】蔓赤车（全株）。

【功效主治】清热解毒，散瘀消肿，凉血止血。主治目赤肿痛，痄腮，扭挫伤，牙痛，妇女闭经，疮疖肿痛，毒蛇咬伤，烧烫伤，外伤出血。

【采收加工】全年可采收，洗净，多鲜用。

【用法用量】内服：煎汤，30～60 g。外用：鲜品适量，捣敷；或捣汁涂。

【用药经验】①带状疱疹：蔓赤车鲜草捣烂取汁，搽患处，每日2～3次。②疮疖肿痛：蔓赤车鲜全草捣烂，调红糖少许，外敷。

冷水花 *Pilea notata* C. H. Wright.

【别　　　名】水麻叶（《贵州民间药物》），甜草（《湖南药物志》），山羊血（《福建药物志》）。

【形态特征】多年生草本，具匍匐茎。茎肉质，高25～70 cm，全株无毛。叶对生，纸质，卵状椭圆形至卵状披针形，长4～11 cm，宽1.5～4.5 cm，先端尾状渐尖或渐尖，基部圆或稀宽楔形，边缘有浅锯齿，两面有条形近横向排列的钟乳体，明显可见基出脉3条；叶柄长1～7 cm，同对叶柄不等长；托叶大，长8～12 cm，脱落，长圆形。花

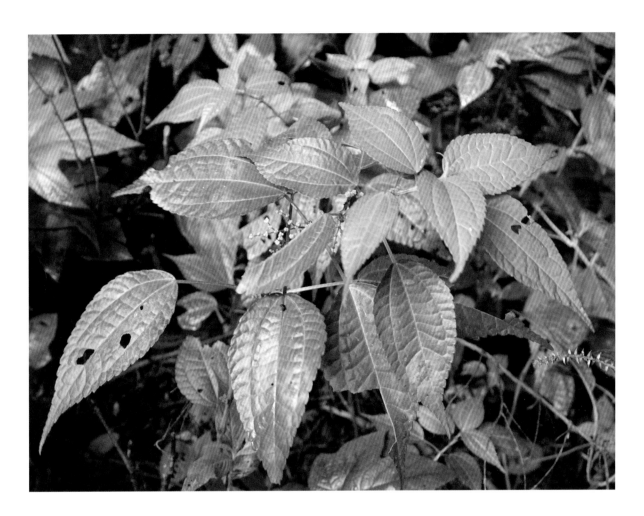

雌雄异株；雄花序为疏松的聚伞花序，雄花花被片4，卵形，背面先端有明显的短角，雄蕊4，与花被片对生，伸出花被片外，退化雌蕊小；雌花序排列较紧密，近无梗，花被片3，中间1片较长，外面有钟乳体，柱头画笔头状。瘦果卵形，表面疣状突起，为宿存的萼所包被。花期6～9月，果期9～11月。

【分布与生境】梵净山地区资源分布的代表区域：护国寺、张家坝、大罗河沟等地。生于海拔700～1300 m的山谷、溪旁或林下阴湿处。

【中 药 名】冷水花（全草）。

【功效主治】清热利湿，退黄，消肿散结，健脾和胃。主治湿热黄疸，赤白带下，淋浊，尿血，跌打损伤，小儿夏季热，消化不良，外伤感染。

【采收加工】夏、秋季采收，洗净，鲜用或晒干。

【用法用量】内服：煎汤，15～30 g；或浸酒。外用：适量，捣敷。

【用药经验】①黄疸周身发黄：鲜冷水花9 g，水杨柳15 g，鲜黄栀9 g，黄泡刺根9 g，枫香根7.5 g，加红糖少许，水煎服，日服2次。②急性黄疸性肝炎：冷水花、田基黄、黄毛耳草各30 g，水煎服。③肺痨：冷水花30 g，泡酒服。

粗齿冷水花 *Pilea sinofasciata* C. J. Chen.

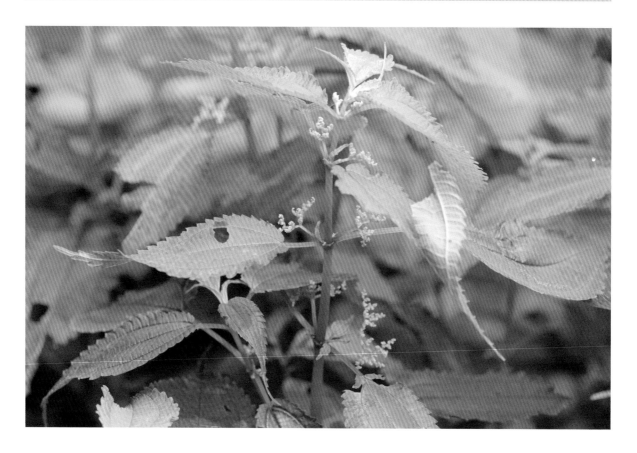

【别　　　名】青药（《贵州中草药名录》），紫绿草（《贵州草药》），水麻叶（《广西药用植物名录》）。

【形 态 特 征】草本。茎肉质，多汁液，单一，高25～100 cm。叶对生；叶片卵形至椭圆状披针形，长4～17 cm，宽2～7 cm，先端渐尖至尾尖，基部楔形或钝圆形，钟乳体蠕虫形，下面近光滑，边缘粗牙齿，基出叶脉3条；叶柄长1～5 cm；托叶小，三角形，宿存。花通常雌雄异株或同株，聚伞圆锥花序腋生，长达3 cm，分枝多，近无总梗；雄花花被片4，椭圆形，雄蕊4，与花被片对生；雌花小，花被片3，近等大，退化雄蕊3。瘦果圆卵形，偏斜，淡黄色，光滑，熟时外面常有细疣点。花期6～7月，果期8～10月。

【分布与生境】梵净山地区资源分布的代表区域：叫花洞、肖家河、九龙池等地。生于海拔1200～2100 m的山谷林下阴湿处或林缘。

【中　药　名】紫绿麻（全草）。

【功 效 主 治】清热解毒，活血祛风，理气止痛。主治高热，喉蛾肿痛，鹅口疮，跌打损伤，骨折，风湿痹痛。

【采 收 加 工】夏、秋季采收，洗净，鲜用或晒干。

【用 法 用 量】内服：煎汤，5～15 g。外用：适量，捣敷。

【用 药 经 验】胃气痛：紫绿麻15 g，茴香3 g，藿香、紫苏各6 g，煨水服。

三角叶冷水花 *Pilea swinglei* Merr.

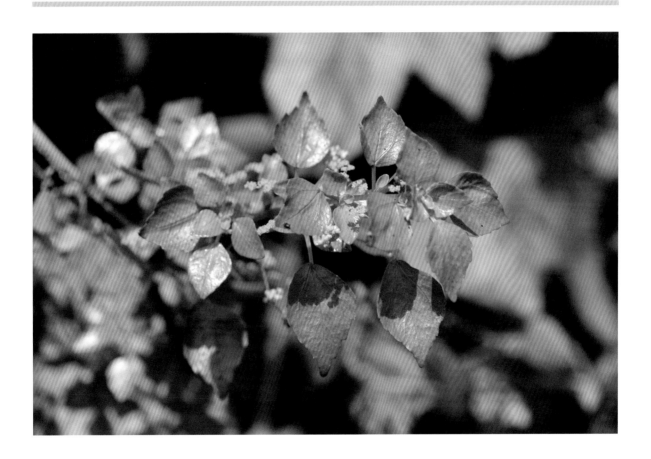

【别　　　名】玻璃草（《全国中草药汇编》），中原冷水花（《东北草本植物志》）。

【形 态 特 征】草本，全株无毛，茎肉质，高7～25 cm。叶近膜质，对生，同对叶鞘不等大，叶片宽卵形或正三角形，长1～3 cm，宽1～2 cm，先端钝或圆形，有时短渐尖，基部圆形或截形，边缘疏生浅牙齿或近全缘，钟乳体密，狭条形，基出脉3条。雌雄同株或异株；花序长达1.5 cm；雄花花被片4，雄蕊4；雌花花被片3，不等大，柱头画笔状。瘦果卵形，扁，光滑。花期6～8月，果期8～11月。

【分布与生境】梵净山地区资源分布的代表区域：洼溪河、大岩屋、漆树坪等地。生于海拔650～1500 m的山谷林中阴湿处。

【中　药　名】三角叶冷水花（全草）。

【功效主治】清热解毒，祛瘀止痛。主治疗肿痈毒，毒蛇咬伤，跌打损伤。

【采收加工】全年均可采收，洗净，鲜用或晒干。

【用法用量】内服：煎汤，9～30 g。外用：适量，鲜品捣敷。

【用药经验】毒蛇（竹叶青）咬伤：三角叶冷水花鲜品15～60 g，黄酒适量，煎服；或取鲜全草适量，捣烂敷患处。

荨　麻 *Urtica fissa* E. Pritz.

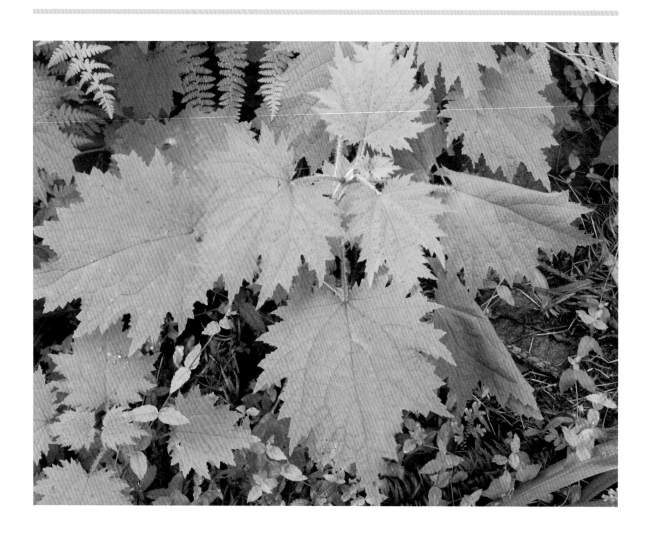

【别　　名】白活麻（《四川中药志》），裂叶荨麻（《高等植物图鉴》），火麻草（《湖北植物志》），火麻（《秦岭植物志》）。

【形态特征】多年生草本，茎高40～100 cm。茎四棱形，密生刺毛和被微柔毛，分枝少。叶对生，近膜质，宽卵形、椭圆形或近圆形轮廓，长5～15 cm，宽3～14 cm，先端渐尖，基部截形或心形，边缘有5～7对浅裂片，裂片自下向上逐渐增大，三角形或长圆形，先端锐尖或尾状，边缘有牙齿状锯齿，上面疏生刺毛和糙伏毛，下面被短柔毛，基出脉5条，侧脉3～6对；叶柄长2～8 cm，密生刺毛和微柔毛；托叶2枚在叶柄间合生，宽矩圆状卵形。雌雄同株，雌花序生上部叶腋，雄的生下部叶腋；花序圆锥状，长达10 cm。雄花具短梗；花被片4，裂片常矩圆状卵形；雌花小，几乎无梗；瘦果近圆形；宿存花被片4。花期8～10月，果期9～11月。

【分布与生境】梵净山地区资源分布的代表区域：密麻树、漆树坪、牛头山等地。生于海拔650～1500 m的山谷林中阴湿处。

【中　药　名】荨麻（全草），荨麻根（根）

【功效主治】■荨麻　祛风通络，平肝定惊，消积通便，解毒。主治风湿痹痛，产后抽风，小儿惊风，脊髓灰质炎后遗症，高血压，消化不良，大便不通，荨麻疹，跌打损伤，蛇虫咬伤。

■荨麻根　祛风，活血，止痛。主治风湿疼痛，荨麻湿疹，高血压。

【采收加工】■荨麻　夏、秋季采收全草，切段，晒干。

■荨麻根　夏、秋季采挖，除去杂质，洗净，鲜用或晒干。

【用法用量】■荨麻　内服：煎汤，5～10 g。外用：适量，捣汁搽；或捣绒外敷；或煎水洗。

■荨麻根　内服：煎汤，15～30 g；或浸酒。外用：适量，煎水洗。

【用药经验】①风湿久痛，类风湿关节炎，风湿性瘫痪：荨麻根、金缕半枫荷、滇白珠各15～30 g，五加皮9～15 g，切细，加糖、酒炒香，水煎服。另用荨麻全草煎水洗澡后入睡。②阴疽：荨麻鲜根、生半夏、橘叶各适量，加酒糟捣烂敷。

铁青树科

青皮木 *Schoepfia jasminodora* Sieb. et Zucc.

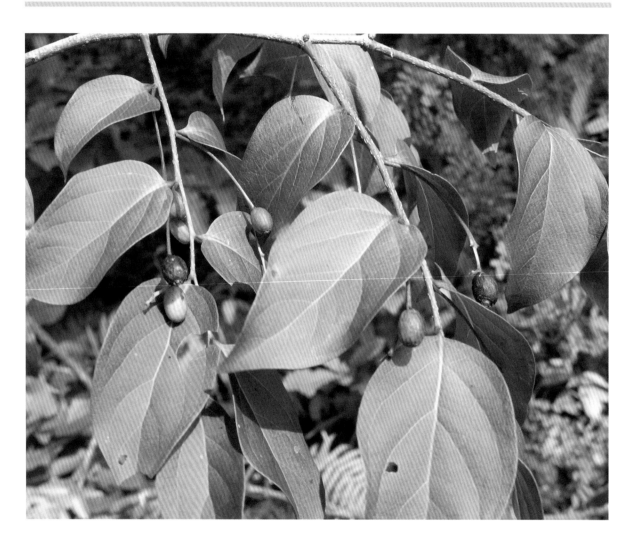

【别　　　名】碎骨风（《全国中草药汇编》），万把刀（《广西药用植物名录》），鸡白柴（《天目山药用植物志》）。

【形态特征】落叶小乔木，高3～14 m。树皮灰褐色；具短枝。小枝无毛，老枝灰褐色。叶互生；叶片纸质，卵形或长卵形，长3.5～7 cm，宽2～4.5 cm，先端近尾状或长尖，基部圆形或宽楔形，上面绿色，背面淡绿色，干后上面黑色，背面淡黄褐色；侧脉4～5条，略呈红色；叶柄红色。花无梗，2～9朵排成穗状花序状的螺旋状聚伞花序，总花梗长1～2.5 cm，红色，果时可增长至4～5 cm；花萼筒杯状，上端有小齿

4~5；花冠钟形，白色或淡黄色，先端具4~5小裂齿，外卷，雄蕊4~5，着生于花冠管上；子房半埋在花盘中；柱头伸出花冠管外。果椭圆形或长圆形，成熟时几全部为增大成壶状的萼筒所包围，增大的萼筒外部紫红色，基部为略膨大的基座所承托。花期3~5月，果期4~6月。

【分布与生境】梵净山地区资源分布的代表区域：眉坨水库、大岩棚、大黑湾等地。生于海拔800~1000 m疏林中或林缘。

【中 药 名】脆骨风（全株）。

【功效主治】祛风除湿，散瘀止痛。主治风湿痹痛，腰痛，产后腹痛，跌打损伤。

【采 收 加 工】夏、秋季采收，洗净，切段，晒干。

【用 法 用 量】内服：煎汤，30~60 g。外用：鲜叶适量，捣敷。

【用 药 经 验】①急性风湿性关节炎：脆风骨60 g，盐肤木根60 g，枫树寄生、土牛膝各15 g。水煎，冲酒服。②跌打肿痛：脆风骨60 g，胡颓子根30 g，三桠苦15 g，仙茅、百两金根各9 g。水煎，冲酒服。

桑寄生科

椆树桑寄生 *Loranthus delavayi* van Tiegh.

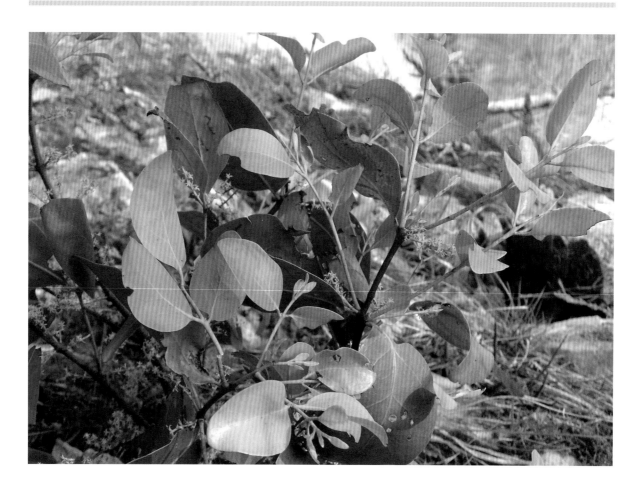

【别　　名】桑树寄生（《新华本草纲要》），桑寄生（《贵州中草药名录》），杂木寄生（《广西植物名录》），椆寄生（《云南植物志》）。

【形态特征】灌木，高0.5～1 m，全株无毛。叶对生，纸质或革质；叶片卵形至椭圆形，长5～10 cm，宽2.5～3.5 cm，先端钝圆或钝尖，基部阔楔形；侧脉5～6对，明显；叶柄长0.5～1 cm。雌雄异株；穗状花序1～3个，腋生，长1～4 cm，具花8～16朵；花单性，黄绿色。雄花苞片杓状，花托杯状，副萼环状；花瓣6枚；雄花：花蕾时棒状，花瓣匙状披针形，花药近球形，不育雌蕊的花柱纤细，先端渐尖；雌花花冠花蕾时柱状，花柱6棱，柱头头状。浆果椭圆形或卵球形，淡黄色，果皮平滑。花期1～3月，果期9～10月。

【分布与生境】梵净山地区资源分布的代表区域：杨家场、回香坪等地。生于海拔900～1700 m
　　　　　　　阔叶林中。

【中　药　名】桐树桑寄生（茎枝）。

【功效主治】祛风湿，补肝肾，续骨。主治风湿痹痛，腰膝疼痛，骨折。

【采收加工】夏、秋季采收枝叶，扎成束，晾干。

【用法用量】内服：煎汤，15～30 g。

毛叶钝果寄生 *Taxillus nigrans* (Hance) Danser.

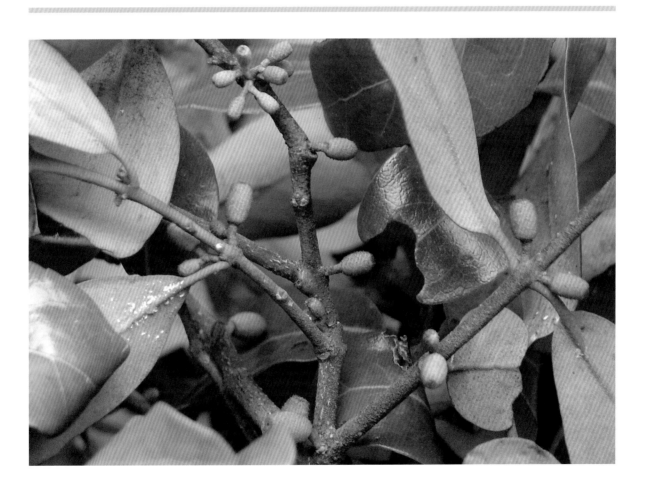

【别　　　名】寄生草（《滇南本草》），茑木（《本草纲目》），毛叶寄生（《中国高等植物
　　　　　　　图鉴》）。

【形态特征】灌木，高0.5～1.5 m；嫩枝、叶、花序和花均密被灰黄色、黄褐色或褐色的叠生星
　　　　　　　状毛和星状毛。叶对生或互生，革质，长椭圆形、长圆形或长卵形，长6～11 cm，
　　　　　　　宽3～5 cm，顶端圆钝或急尖，基部楔形至圆形，上面无毛，下面被绒毛；侧脉

4～5对；叶柄被绒毛。总状花序，1～3个簇生于叶腋或小枝已落叶腋部，具花2～5朵，密集排列呈伞形；苞片三角形；花红黄色，花托卵球形；副萼环状，全缘；花冠花蕾时管状，微弯或近直立，顶部卵球形，裂片4枚，匙形。果椭圆状，两端圆钝，果皮粗糙，具疏生星状毛。花期8～11月，果期翌年4～5月。

【分布与生境】梵净山地区资源分布的代表区域：芭蕉湾、桃树岭、烂泥坳等地。生于海拔600～1000 m的阔叶林中。

【中　药　名】桑寄生（枝叶）。

【功效主治】补肝肾，强筋骨，祛风湿，安胎。主治风湿痹痛，腰膝酸软，筋骨无力，崩漏经多，妊娠漏血，胎动不安，高血压。

【采收加工】冬季至翌年春季采割，除去粗茎，切段，晒干，或蒸后晒干。

【用法用量】内服：煎汤，10～15 g；或入丸、散；或浸酒；或捣汁服。外用：适量，捣绒外敷。

【用药经验】滑胎：菟丝子（炒熟）200 g，桑寄生100 g，川续断100 g，阿胶100 g。将上药前三味轧细，水化阿胶和为丸，一分重。每服二十丸，温开水送下，日再服。

桑寄生 *Taxillus sutchuenensis* (Lecomte) Danser.

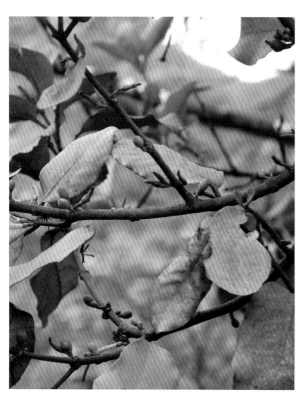
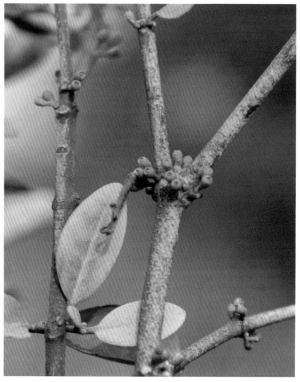

【别　　　名】寄生草（《滇南本草》），茑木（《本草纲目》）。

【形 态 特 征】灌木，高0.5～1 m。嫩枝、叶密被褐色或红褐色星状毛或散生叠生星状毛。叶近对生或互生，革质，卵形至长卵形，长5～8 cm，宽3～4.5 cm，顶端圆钝，基部近圆形，上面无毛，下面被红褐色绒毛；侧脉4～5对，在叶上面明显；叶柄无毛。总状花序1～3个腋生或生于小枝已落叶腋部，具花2～5朵，花密集成伞形；苞片卵状三角形；花红色，花托椭圆形；副萼环状；花冠花蕾时管状，长2.2～2.8 cm，稍弯，下半部膨胀，顶部椭圆形，裂片4枚，披针形，反折；花盘杯状；花柱线状，柱头圆锥状。浆果椭圆状，果皮密生小瘤体，被疏毛，成熟果浅黄色，长达1 cm。花期6～8月。

【分布与生境】梵净山地区资源分布的代表区域：黎家坝、张家坝、苏家坡等地。生于海拔500～1000 m的疏林、林缘的阔叶树上。

【中　药　名】桑寄生（枝叶）。

【功 效 主 治】补肝肾，强筋骨，祛风湿，安胎。主治风湿痹痛，腰膝酸软，筋骨无力，崩漏经多，妊娠漏血，胎动不安，高血压症，骨折，乳汁不下，风湿麻木。

【采 收 加 工】冬季至翌年春季采割，除去粗茎，切段晒干，或蒸后晒干。

【用 法 用 量】内服：煎汤，9～15 g；或入散剂；或浸酒；或捣汁服。外用：适量，捣烂外敷。

【用 药 经 验】①骨折：桑寄生60 g研末，硫磺粉12 g，调均，用纱布包好，放入酒内泡2 d后，每次服15 g，一日3次；另取药渣包患处。②腰酸：桑寄生50 g，八月瓜1个，马鞭草根25 g，煨水服。③胎动不安：桑寄生50 g，紫苏梗25 g，煨水服。④乳汁不下：桑寄生50 g，通打根25 g，炖肉服。⑤风湿麻木：桑寄生、红禾麻、万年茶根各20 g，水煎服。

大苞寄生　*Tolypanthus maclurei* (Merr.) Danser.

【别　　　名】油茶寄生、柿树寄生（《广西药用植物名录》），大苞桑寄生（《中国高等植物图鉴》）。

【形 态 特 征】灌木，高0.5～1 m；幼枝、叶密被黄褐色或锈色星状毛。叶薄革质，互生或近对生，或3～4枚簇生于短枝上，长圆形或长卵形，长2.5～7 cm，宽1～3 cm，顶端急尖，基部楔形。密簇聚伞花序，1～3个生于小枝已落叶腋部或腋生，具花3～5朵；

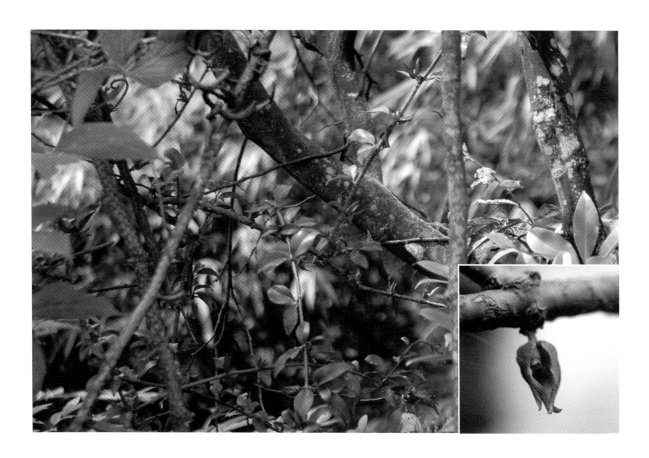

苞片长卵形，淡红色顶端渐尖，基部圆钝或浅心形；花红色或橙色，花托卵球形，被黄褐色或锈色绒毛；副萼杯状，具5浅齿；花冠具疏生星状毛，冠管上半部膨胀，具5纵棱。果椭圆状具星状毛，宿存副萼。花期4～7月，果期8～10月。

【分布与生境】梵净山地区资源分布的代表区域：二道拐、杨家场、观音阁等地。生于海拔600～950 m的枫香等阔叶树上。

【中　药　名】大苞寄生（枝叶）。

【功效主治】补肝肾，强筋骨，祛风除湿。主治头目眩晕，腰膝酸痛，风湿麻木。

【采收加工】夏、秋季采收，扎成束，晾干。

【用法用量】内服：煎汤，15～30 g。

马兜铃科

马兜铃 *Aristolochia debilis* Sieb. et Zucc.

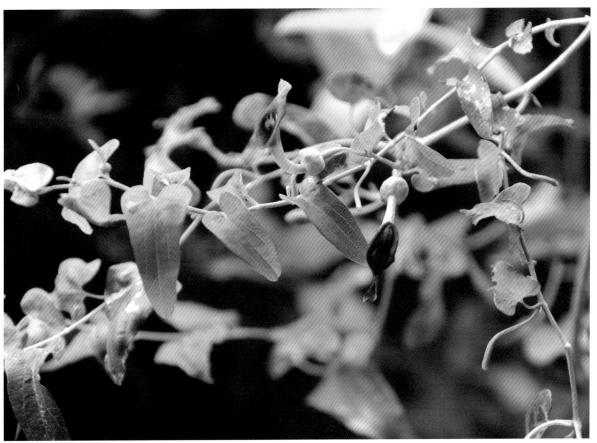

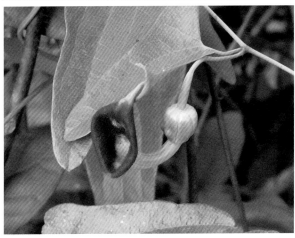

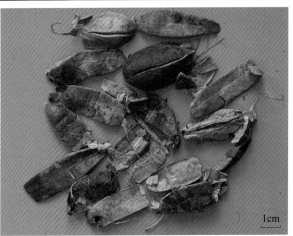

1cm

【别　　　名】兜铃（《新修本草》），马兜零（《蜀本草》），水马香果（《江苏植物药材志》），臭铃铛（《河北药材》），蛇参果（《四川中药志》）。

【形 态 特 征】草质藤本，茎柔弱，无毛。叶纸质，卵状三角形、长圆状卵形或戟形，长3~6 cm，基部宽1.5~3.5 cm，顶端钝圆或短渐尖，基部心形，两侧裂片圆形，下垂或稍扩展；基出脉5~7条；叶柄长1~2 cm。花单生或2朵聚生于叶腋；花梗长1~1.5 cm；小苞片三角形；花被长3~5.5 cm，基部膨大呈球形，向上收狭成一长管，管长2~2.5 cm，管口扩大呈漏斗状，口部有紫斑；子房圆柱形，长约1 cm。蒴果近球形，顶端圆形而微凹，长约6 cm，直径约4 cm，具6棱，成熟时黄绿色。花期7~8月，果期9~10月。

【分布与生境】梵净山地区资源分布的代表区域：茶园等地。生于海拔500~1500 m的山谷阴湿处及山坡灌丛中。

【中　药　名】马兜铃（果实），青木香（根）。

【功 效 主 治】■马兜铃　清肺降气，止咳平喘，清肠消痔。主治肺热喘咳，痰中带血，肠热痔血，痔疮肿痛，水肿。

■青木香　行气活血，利水消肿。主治脘腹刺痛，关节痹痛，妊娠水肿，解毒，消肿，降血压。

【采 收 加 工】■马兜铃　9~10月采摘成熟果实，晒干。

■青木香　10~12月茎叶枯萎时挖取根部，除去须根、泥土，洗净，晒干。

【用 法 用 量】■马兜铃　内服：煎汤，3~9 g；或入丸、散。止咳清热多炙用，外用熏洗宜生用。

■青木香　内服：煎汤，3~9 g；研末，1.5~2 g，每日2~3次。外用：适量，研末调敷；或磨汁涂。

【用 药 经 验】①白痢，鼾病，胃气痛：青木香5 g，水煎服。②消化不良引起的腹胀：青木香5 g，蜘蛛香3 g，隔山消5 g，水煎服。③眼翳：青木香、木姜子、伸筋草（石松）各适量，水煎液熏眼。④胃痛：青木香4 g，研末，冷开水送服。⑤毒蛇咬伤：青木香、一支箭（瓶尔小草）各适量，水煎服。⑥急性胃炎：青木香、蜘蛛香各适量，水煎服。

背蛇生 *Aristolochia tuberosa* C. F. Liang et S. M. Hwang

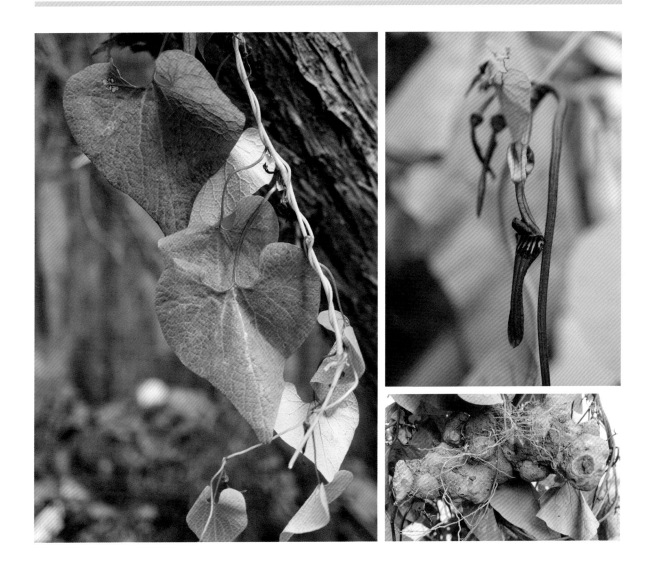

【别　　　名】毒蛇药、避蛇生（云南），牛血莲、躲蛇生（四川）。

【形 态 特 征】草质藤本，全株无毛。块根呈不规则纺锤形，长达15 cm或更长，直径达8 cm，常
2~3个相连，表皮有不规则皱纹，内面浅黄色或橙黄色。茎干后有纵槽纹。叶膜
质，三角状心形，生于茎下部的叶常较大，长8~14 cm，宽5~11 cm，上部长渐
尖，顶端钝，基部心形，两侧裂片圆形，扩展或稍内弯，上面绿色，有时有白斑，
下面粉绿色；基出脉5~7条，最末一级网脉呈树枝状分枝，稀疏而明显，互相不
连接；叶柄长7~14 cm，具槽纹。花单生或2~3朵聚生或排成短的总状花序，腋生
或生于小枝基部已落叶腋部；花梗纤细，长约1.5 cm，近基部有小苞片；小苞片卵
形，稍具柄；花被全长约3.5 cm，基部膨大呈球形，向上急遽收狭成一长管，管口

扩大呈漏斗状，檐部一侧极短，向下翻或有时稍2裂，另一侧延伸成舌片；舌片长圆形，顶端钝或具小凸尖，黄绿色或暗紫色，具5条脉；花药卵形，贴生于合蕊柱近基部，并单个与其裂片对生，子房圆柱形，长1~1.2 cm，6棱；合蕊柱顶端6裂，裂片基部向下延伸成波状圆环。蒴果倒卵形，6棱，基部常下延；果梗长4~5 cm，下垂；种子卵形，背面平凸状，密被小疣点，腹面凹入。花期11月至翌年4月，果期6~10月。

【分布与生境】梵净山地区资源分布的代表区域：小罗河沟、三角岩、密麻树、龙门坳等地。生于海拔1000~1600 m石灰岩山上或山沟两旁灌丛中。

【中 药 名】背蛇生（根）。

【功效主治】消炎散肿，清热解毒，散血止痛。主治湿热痢疾、泄泻、脘腹疼痛、咽喉肿痛、肺结核、毒蛇咬伤、痈肿。

【采收加工】四季均可采收，鲜用或晒干。

【用法用量】内服：煎汤，6~12g，鲜品15~30g。外用：适量，捣烂敷。

短尾细辛 *Asarum caudigerellum* C. Y. Cheng et C. S. Yang.

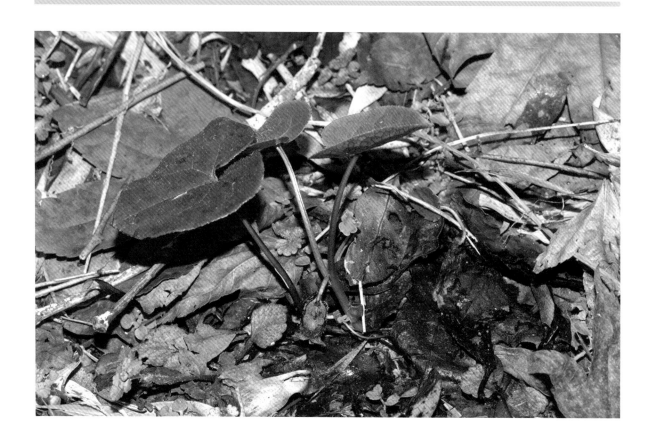

【别　　　名】花脸细辛（《贵州中草药名录》），马蹄香、茗叶细辛（《贵州植物志》），毛乌金、乌金七（《湖北植物志》）。

【形 态 特 征】多年生草本，高20~30 cm。根状茎横走，节间甚长；根多条，纤细；地上茎长2~5 cm，斜升。叶对生，叶片心形，长3~7 cm，宽4~10 cm，先端渐尖或长渐尖，基部心形，两侧裂片长1~3 cm，宽2~4 cm，叶面深绿色，散生柔毛，脉上较密，叶背仅脉上有毛，叶缘两侧在中部常向内弯；叶柄长4~18 cm；芽苞叶阔卵形，长约2 cm，宽1~1.5 cm。花被在子房以上合生成直径约1 cm的短管，裂片三角状卵形，被长柔毛，先端常具短尖尾，通常向内弯曲；雄蕊长于花柱，花丝比花药稍长，药隔伸出呈尖舌状；子房下位，近球状，有6纵棱，被长柔毛，花柱合生，顶端辐射状6裂。果肉质，近球状，直径约1.5 cm。花期4~5月。

【分布与生境】梵净山地区资源分布的代表区域：马槽河、大黑湾、观音阁、密麻树等地。生于海拔950 m以下的河谷潮湿处的疏林。

【中　药　名】短尾细辛（全草）。

【功 效 主 治】祛风散寒，温肺化痰，止痛。主治痰饮咳喘，风寒头痛，胃寒痛，腹痛，齿痛，风湿痹痛，跌打损伤。

【采 收 加 工】全年均可采收，洗净，阴干。

【用 法 用 量】内服：煎汤，1~3 g。

尾花细辛 *Asarum caudigerum* Hance.

【别　　　名】白马蹄香、白三百棒（《贵州草药》），土细辛（《云南中草药》），马蹄香（《福建药物志》），白倒插花（《贵州中草药名录》）。

【形 态 特 征】多年生草本，全株被散生柔毛。叶片阔卵形、三角状卵形或卵状心形，长4~10 cm，宽3.5~10 cm，先端急尖至长渐尖，基部心形，叶背被密毛；叶柄长5~20 cm。花被绿色，被紫红色圆点状短毛丛；花梗长1~2 cm，有柔毛；花被裂片直立，下部靠合如管，喉部稍缢缩，花被裂片上部卵状长圆形，先端骤窄成细长尾尖，尾长可达1.2 cm，外面被柔毛；雄蕊比花柱长；子房下位，具6棱，花柱合生，顶端6裂，柱头顶生。果近球状，具宿存花被。花期4~5月。

【分布与生境】梵净山地区资源分布的代表区域：小黑湾、密麻树、马槽河、青龙洞、鱼泉沟等地。生于海拔900 m以下的山谷疏林或林缘。

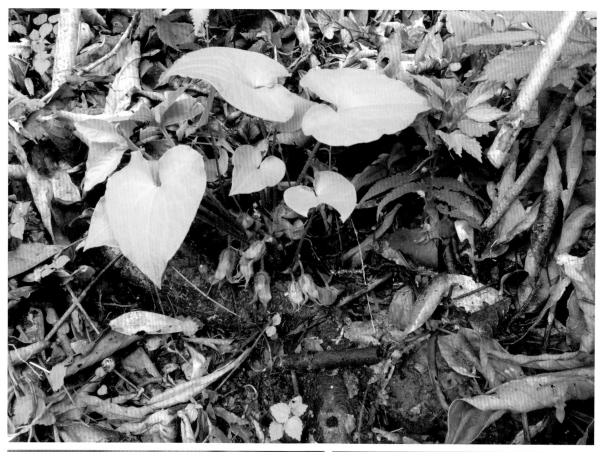

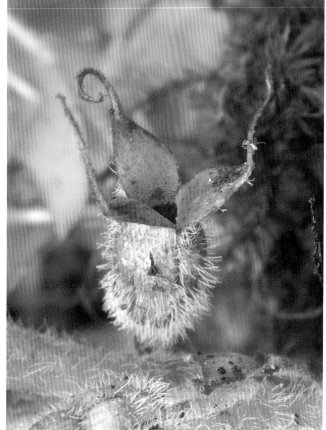

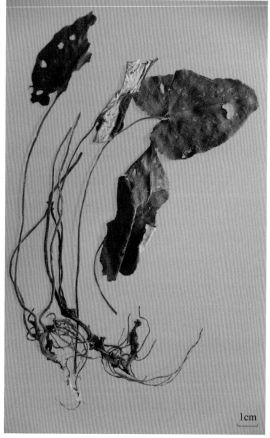

1cm

【中　药　名】尾花细辛（全草）。

【功效主治】温经散寒，化痰止咳，消肿止痛。主治感冒咳嗽，支气管炎，哮喘，口腔炎，喉炎，风湿痹痛，跌打损伤，口舌生疮，毒蛇咬伤，疮疡肿毒。

【采收加工】5～7月连根采挖全草，除去泥土，洗净，及时阴干。

【用法用量】内服：煎汤，3～6 g。外用：适量，研末撒，吹鼻；或煎水含漱。

【用药经验】①风寒感冒咳嗽：尾花细辛3 g，水煎服。②感冒头痛：尾花细辛3 g，南布正15 g，水煎服。③风湿痹痛：尾花细辛3 g，大风藤10 g，黑骨藤10 g，水煎服。④跌打损伤：尾花细辛适量，捣烂外敷患处。

长毛细辛 *Asarum pulchellum* Hemsl.

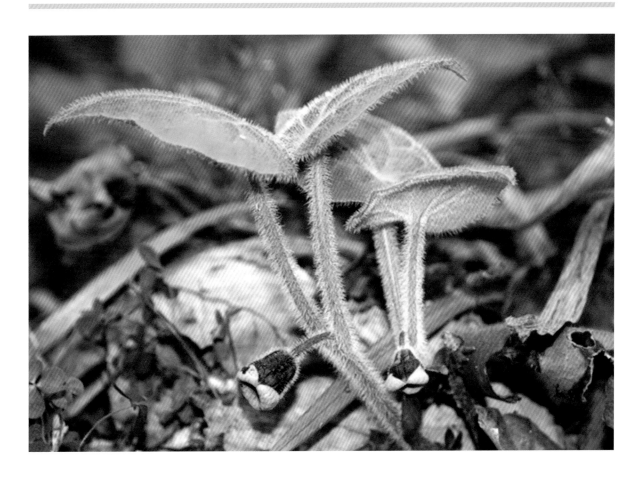

【别　　　名】大细辛（《新华本草纲要》），水细辛（《贵州中草药名录》），毛乌金（《湖北中草药志》），土细辛（《陕西中草药名录》），大乌金草（《神农架中草药》）。

【形态特征】多年生草本，全株密被白色长柔毛。根状茎长可达50 cm，斜升或横走，地上茎长

3 ~ 7 cm，斜升，多分枝。叶对生，卵状心形或阔卵形，长5 ~ 8 cm，宽5 ~ 9.5 cm，先端尖，基部心形，两面密被长柔毛；叶柄长10 ~ 22 cm，有长柔毛；芽苞叶卵形，叶背及边缘密生长柔毛。花紫绿色；花梗长1 ~ 2.5 cm，被毛；花被片裂片卵形，紫色，先端黄白色，被长柔毛，上部反折；雄蕊与花柱近等长，花丝长于花药约2倍，药隔短舌状；子房半下位，近球状，有6纵棱，被长柔毛，花柱合生，顶端辐射状6裂。果近球形，直径约1.5 cm。花期4 ~ 5月。

【分布与生境】梵净山地区资源分布的代表区域：漆树坪、青龙洞等地。生于海拔1600 ~ 2100 m林下阴湿地或水边岩石上。

【中　药　名】大乌金草（全草）。

【功效主治】温肺祛痰，祛风除湿，理气止痛。主治风寒咳嗽，风湿关节痛，胃痛，腹痛，牙痛。

【采收加工】夏季采收带根全草，除去泥土，洗净，置通风处阴干。

【用法用量】内服：煎汤，1 ~ 5 g。

【用药经验】牙痛：大乌金草根茎，嚼烂，含于牙痛处。

蛇菰科

川藏蛇菰 *Balanophora fargesii* (Van Tiegh.) Harms

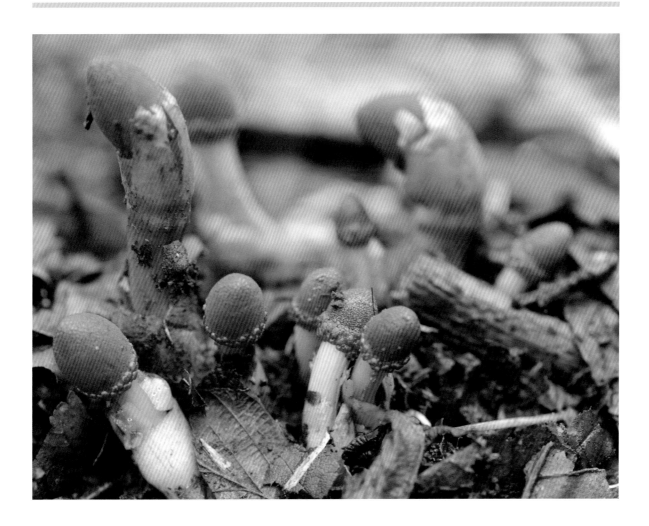

【别　　名】红菌（《云南药用植物目录》），女王一支笔（《湖北中草药志》）。

【形态特征】草本，高14～20 cm。根茎常呈球状卵圆形，直径2～3 cm，黄褐色，略分枝，表面有颗粒状小疣瘤和黄色星芒状皮孔，干时常有纵褶，顶端裂鞘4～5裂，裂片常短三角形，长1～3 cm。花茎长7～12 cm，通常红黄色；鳞苞片3～5枚，轮生，基部连生呈筒鞘状，包着花茎的中部以上，顶端常呈撕裂状。花雌雄同株（序），花序头状；雄花着生于花序基部；花被裂片阔三角形，近开展；聚药雄蕊扁盘状，花药横裂，具短梗；雌花密集于花序上，子房卵圆形；附属体近卵形或近棍棒状。花期7～8月。

【分布与生境】梵净山地区资源分布的代表区域：炕药洞、黑木林、凤凰山等地。生于海拔
　　　　　　　1700~2300 m的阔叶林中。

【中　药　名】寄生黄（全草）。

【功效主治】润肺止咳，行气健胃，清热利湿，凉血止血，补肾涩精。主治肺热咳嗽，脘腹疼
　　　　　　　痛，黄疸，痔疮肿痛，跌打损伤，咯血，月经不调，崩漏，外伤出血，头昏，
　　　　　　　遗精。

【采收加工】秋季采收，除去泥土、杂质，鲜用或晒干。

【用法用量】内服：煎汤，9~15 g；或炖肉、浸酒。

【用药经验】①黄疸：寄生黄9 g，煨水服，每日3次。②痔疮：寄生黄9 g，炖猪大肠1节内服。

红冬蛇菰 *Balanophora harlandii* Hook. f.

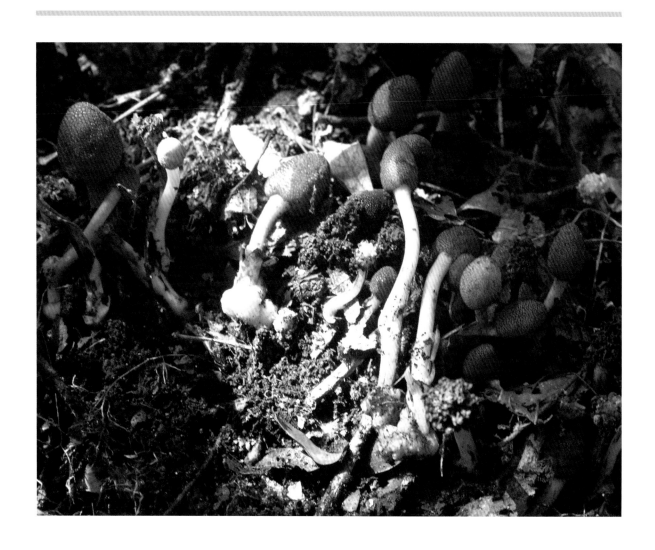

【别　　名】葛花菜（《本草纲目》），铺地开花（《全国中草药汇编》），菌藤菌（《贵州草药》），葛菌、葛蕈药（《四川中药志》），石莲花（《福建药物志》）。

【形态特征】草本，高2.5～9 cm。根茎苍褐色，扁球形，肥厚，不规则分裂，淡黄褐色，具淡白色星状小突起。叶螺旋互生，着生于花茎上，退化，呈鳞片状，卵形、阔卵形或狭卵形，橙黄色。花单性，雌雄异株，为顶生穗状花序；花小型，无数，深红色，密集于序轴表面；雄花的花被4～6瓣，深裂，雄蕊4～6；花丝连合为单体；雌花无花被，雌蕊1，子房卵形，通常无子房柄，1室，1胚珠。坚果。花期9～11月。

【分布与生境】梵净山地区资源分布的代表区域：鱼坳、大黑湾、漆树坪、凉水井等地。生于海拔900～1200 m的阔叶林中。

【中　药　名】葛蕈（全株）。

【功效主治】凉血止血，清热解毒。主治肺热咳嗽，咯血，血崩，肠风下血，痔疮肿痛，梅毒，疔疮，胃脘疼痛。

【采收加工】秋、冬季采挖全草，除去泥土、杂质，阴干或鲜用。

【用法用量】内服：9～15 g，水煎服。外用：适量，捣敷；或研末敷患处。

【用药经验】①肾虚阳痿：葛蕈10 g，鹿蹄草5 g，淫羊藿5 g，泡酒服。②肺热咳嗽，咯血：葛蕈、肺筋草、鹿蹄草、白茅根各适量，水煎服。③胃脘疼痛：葛蕈4～6 g，研末吞服。

蓼 科

金线草 *Antenoron filiforme* (Thunb.) Rob. et Vaut.

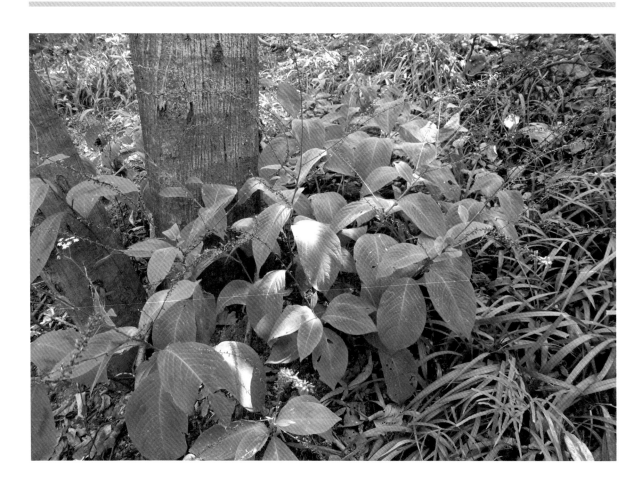

【别　　名】毛蓼、白马鞭（《植物名实图考》），人字草、九盘龙（《广西中药志》），毛血草（《贵州民间药物》）。

【形态特征】多年生草本。根状茎粗壮。茎直立，高50~80 cm，具糙伏毛，有纵沟，节部膨大。叶椭圆形或长椭圆形，长6~15 cm，宽4~8 cm，顶端短渐尖或急尖，基部楔形，全缘，两面均具糙伏毛；叶柄长1~1.5 cm，具糙伏毛；托叶鞘筒状，膜质，褐色，具短缘毛。总状花序呈穗状，通常数个，顶生或腋生，花序轴延伸，花排列稀疏；苞片漏斗状，绿色，边缘膜质，具缘毛；花被4深裂，红色，花被片卵形，果时稍增大；雄蕊5；花柱2，果时伸长，硬化，顶端呈钩状，宿存，伸出花被之外。瘦果卵形，双凸镜状，褐色，有光泽，包于宿存花被内。花期7~8月，果期9~10月。

【分布与生境】梵净山地区资源分布的代表区域：芭蕉湾、杨家场、刘家湾、马槽河、盘溪试验场等地。生于海拔500~950 m的山谷疏林中、林缘及路旁。

【中　药　名】金线草（全草），金线草根（根茎）。

【功效主治】■金线草　凉血止血，清热利湿，散瘀止痛。主治咳血，吐血，便血，血崩，痢疾，泄泻，胃痛，经期腹痛，产后血瘀腹痛，跌打损伤，风湿痹痛，瘰疬，痈肿。

　　　　　　■金线草根　凉血止血，散瘀止痛，清热解毒。主治咳嗽咯血，吐血，崩漏，月经不调，痛经，脘腹疼痛，泄泻，痢疾，跌打损伤，风湿痹痛，瘰疬，痈疽肿毒，烫火伤，毒蛇咬伤。

【采收加工】■金线草　夏、秋季采收，晒干或鲜用。

　　　　　　■金线草根　夏、秋季采挖，洗净，晒干或鲜用。

【用法用量】■金线草　内服：煎汤，9~30 g。外用：适量，煎水洗或捣敷。

　　　　　　■金线草根　内服：煎汤，15~30 g；亦可泡酒或炖肉服。外用：适量，捣敷；或磨汁涂。

【用药经验】①骨折：金线草适量，鲜品捣绒与酒拌匀，包患处。②红白痢疾：金线草根鲜品90 g，红、白糖各15 g，煎水服。

短毛金线草 *Antenoron filiforme* (Thunb.) Rob. et Vaut. var. *neofiliforme* (Nakai) A. J. Li.

【别　　　名】毛蓼、白马鞭（《植物名实图考》），人字草、九盘龙（《广西中药志》），毛血草（《贵州民间药物》）。

【形态特征】多年生草本，高40~100 cm。根茎横走，粗短，具须根；茎直立，细长，不分枝或上部分枝，节膨大。叶互生，叶片椭圆形或宽卵形，长6~13 cm，顶端长渐尖，基部楔形，全缘，两面均有短糙伏毛；叶柄短，托叶鞘筒状，膜质，抱茎，有短缘毛。穗状花序顶生或腋生，形似长鞭；花排列稀疏，长20~40 cm，花序轴有糙伏毛；花小，红色，苞筒状，先端斜形，有睫毛；花被4深裂，椭圆形；雄蕊5，较花被片短；子房上位，卵形；柱头2枚，顶端钩状，宿存。瘦果卵状扁圆形，黄褐色，两面凹起，暗褐色，有光泽。花期7~9月，果期8~11月。

【分布与生境】梵净山地区资源分布的代表区域：洼溪河、马槽河等地。生于海拔500~850 m的林缘或路旁。

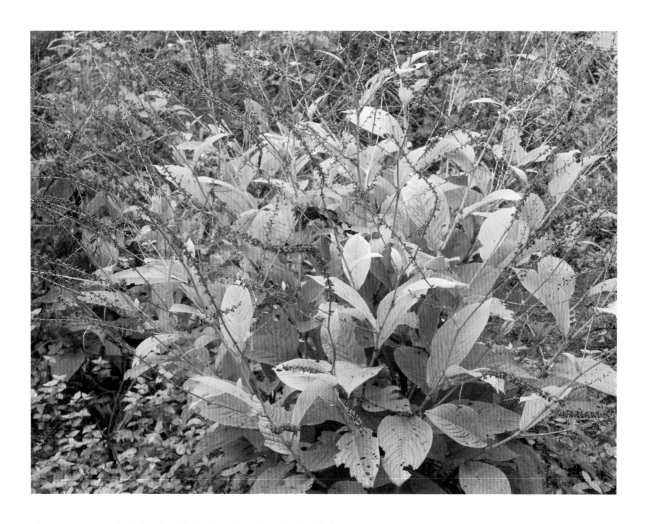

【中 药 名】金线草（全草），金线草根（根茎）。

【功效主治】■金线草 祛风除湿，理气止痛，止血，散瘀。主治风湿骨痛，胃痛，咳血，吐血，便血，血崩，子宫出血，经期腹痛，产后血瘀腹痛，跌打损伤。

■金线草根 凉血止血，散瘀止痛，清热解毒。主治痰嗽咯血，吐血，崩漏，月经不调，脘腹疼痛，泄泻，痢疾，跌打损伤，烫火伤，毒蛇咬伤。

【采收加工】夏、秋季采挖全草及根茎，割下茎叶，分别晒干或鲜用。

【用法用量】■金线草 内服：煎汤，10～30 g。外用：适量，煎水洗或捣敷。

■金线草根 内服：煎汤，15～30 g，或泡酒；或炖肉服。外用：适量，捣敷；或磨汁涂。

【用药经验】①骨折：金线草适量，鲜品捣绒与酒拌匀，包患处。②红白痢疾：金线草根，鲜品90 g，红、白糖各15 g，煎水服。

金荞麦 *Fagopyrum dibotrys* (D. Don) Hara.

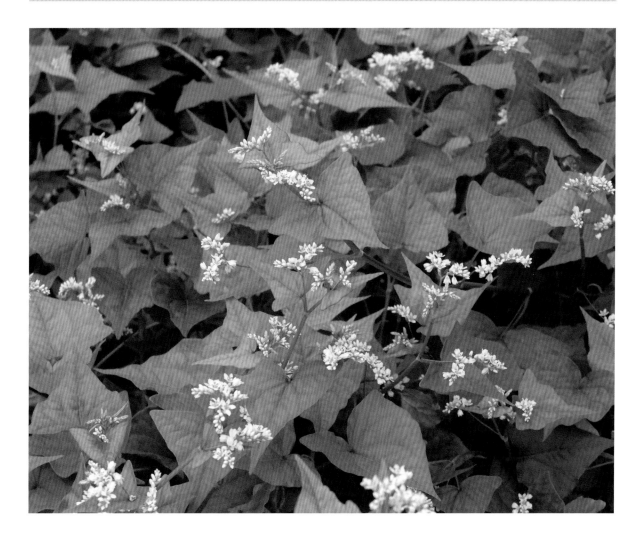

【别　　　名】赤地利（《新修本草》），赤薜荔（《本草纲目》），透骨消（《植物名实图考》），苦荞头（《天宝本草》），荞当归（《陕西中草药》）。

【形 态 特 征】多年生草本，高60～150 cm。全株微被白色柔毛，主根粗大，呈结节状。茎直立，多分枝，具棱槽，中空。叶片三角形，长4～12 cm，先端狭渐尖，基部近截形，叶耳三角状，具尖头，全缘，基出脉7条；中下部茎生叶和基生的叶柄纤细，长可达10余厘米，中部以上的茎生叶的叶柄，较短或渐无柄；托叶鞘筒状，先端截形。花序伞房状，顶生或腋生；苞片卵状披针形，通常内有2～4花；花梗细，与苞片近等长，近中部有关节；花被5裂，裂片长椭圆形，白色；雄蕊8枚；柱头3枚。瘦果宽卵形，黑褐色。花期7～9月，果期8～10月。

【分布与生境】梵净山地区资源分布的代表区域：郭家沟、烂泥坳、罗家湾等地。生于海拔
　　　　　　　500～950 m的林缘或路旁。

【中　药　名】金荞麦（块根）。

【功效主治】清热解毒，祛风利湿。主治咽喉肿痛，痈疮，肝炎，肺痈，筋骨酸痛，头风，胃
　　　　　　痛，细菌性痢疾，白带异常，蛇伤，狂犬病，红斑狼疮。

【采收加工】夏、秋季采挖，除去泥土杂质，洗净，晒干或鲜用。

【用法用量】内服：12～30 g，煎水服；或研末。外用：捣汁或磨汁涂。

【用药经验】①脾胃虚火（小儿流口水）：鲜金荞麦30 g，水煎服。②肺脓肿：金荞麦适量，每
　　　　　　250 g加水或陈黄酒1250 mL，置陶器中密封，隔水煮3 h，药汁内服。③腰腿痛：金
　　　　　　荞麦、徐长卿、一口血（秋海棠）、白升麻、见血飞（飞龙掌血）、牛膝各适量，
　　　　　　泡白酒服。④咽喉肿痛：金荞麦12 g，水煎服。

何首乌 *Fallopia multiflora* (Thunb.) Harald.

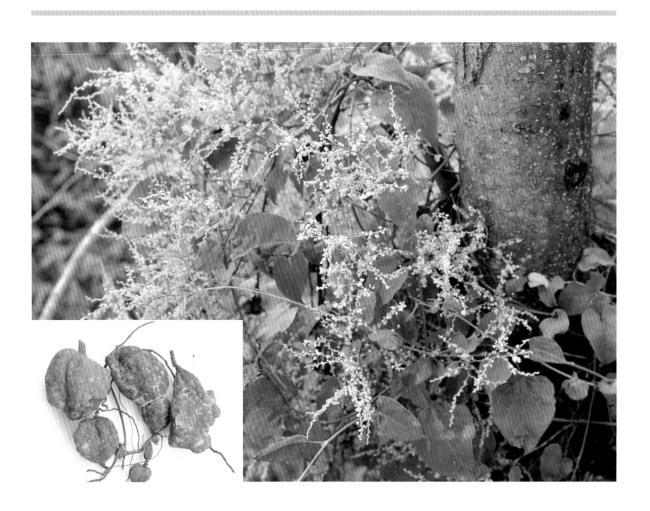

【别　　　名】首乌、地精（《何首乌传》），赤敛（《理伤续断方》），陈知白（《开宝本草》），红内消（《外科精要》），马肝石、山奴（《本草纲目》）。

【形 态 特 征】多年生缠绕草本，长3～4 m。根细长，先端具膨大的块根，皮黑褐色，断面黄褐色。茎中空，基部略木质化，无毛。叶互生，叶片卵形或长卵形，长3～7 cm，宽2～5 cm，先端渐尖，基部心形或近心形。叶柄细长。托叶鞘短筒形，膜质，褐色，抱茎。大型圆锥花序顶生或腋生；苞片小，内有2～4花；花被5裂，白色或淡绿色，椭圆形，背部具翅，并下延至花梗；雄蕊8，比花被稍短；雌蕊1，子房三角状卵形，花柱极短，柱头3裂，头状。瘦果卵形，有3棱，角棱锐，黑褐色，有光泽，包于果期增大的花被内，其花被片具明显的3翅，果梗下垂。花期8～9月，果期9～10月。

【分布与生境】梵净山地区资源分布的代表区域：苏家坡、护国寺、张家坝、高峰、盘溪、铜矿厂、马槽河、艾家坝、冷家坝等地。生于海拔850 m以下的山谷灌丛、林缘。

【中　药　名】何首乌（块根），夜交藤（藤茎）。

【功 效 主 治】■何首乌　补肝，益肾，养血，祛风。主治肾阴亏，发须早白，血虚头晕，高脂血症，腰膝软弱，遗精，崩带，痈肿，肠风，痔疮等。

　　　　　　　■夜交藤　养心，安神，通络，祛风。主治失眠，劳伤，多汗，血虚身痛，痈疽，风疮疥癣等。

【采 收 加 工】■何首乌　秋季采挖块根，洗净，切片晒干、烘干或煮后晒干。

　　　　　　　■夜交藤　夏、秋季采割，除去残枝等，藤茎捆成束晒干或烘干。

【用 法 用 量】■何首乌　内服：煎汤，9～20 g；熬膏、浸酒或入丸、散。外用：煎水洗、研末撒或调涂。

　　　　　　　■夜交藤　内服：煎汤，10～20 g。外用：适量，煎水洗或捣敷。

【用 药 经 验】①病后头昏，颜面黄色：何首乌29 g，炖猪肉内服。②男子淋病：何首乌、蒲公英、金银花、白木槿花各9 g，水煎服。③阴虚：何首乌40 g，白寒石30 g，马鞭草、车前草各25 g，柳叶牛膝50 g，凤尾草25 g，苦竹青30 g，海金沙25 g，水煎服，日服3次。④身体虚弱：何首乌适量，炖猪脚，内服。⑤急性黄疸性肝炎：何首乌5 g，伸筋草、车前草、金丝桃各10 g，水煎服。

萹 蓄 *Polygonum aviculare* L.

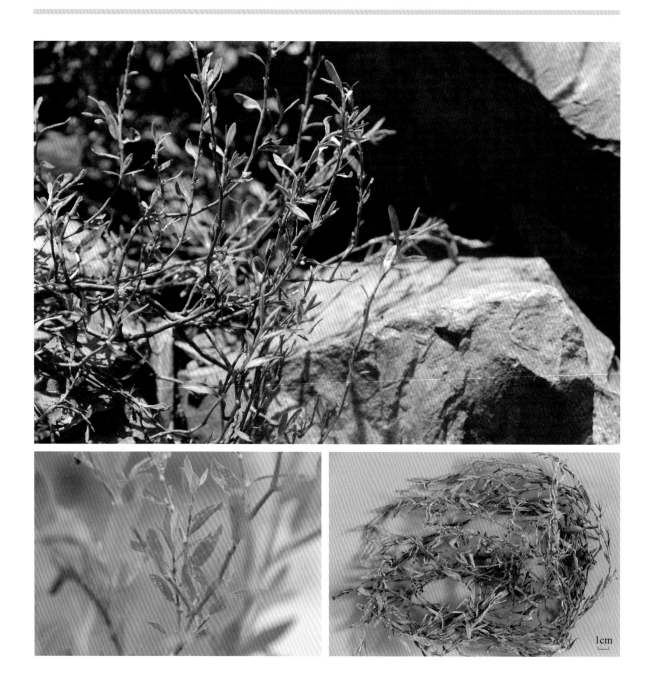

1cm

【别　　　名】萹蔓（《吴普本草》），萹竹（《本草经集注》），粉节草（《本草纲目》），萹
蓄蓼（《植物名实图考》），野铁扫把（《贵州民间方药集》）。

【形态特征】一年生草本，高10～40 cm。茎平卧地上或斜上伸展，基部多分枝，绿色，具纵
棱。叶椭圆形，狭椭圆形或披针形，长1～4 cm，宽0.3～1.2 cm，顶端钝圆或急尖，
基部楔形，边缘全缘，两面均无毛，侧脉明显；叶柄短或近无柄，基部具关节；托

叶鞘膜质，下部褐色，上部白色，撕裂脉明显。花小，单生或数朵簇生于叶腋，遍布于植株；苞片薄膜质；花梗细，顶部具关节；花被5深裂，裂片椭圆形，绿色，边缘白色或淡红色；雄蕊8。瘦果卵形，具3棱，黑褐色，密被由小点组成的细条纹，无光泽。花期5～7月，果期6～8月。

【分布与生境】梵净山地区资源分布的代表区域：张家坝、芙蓉坝、马槽河等地。生于海拔650 m以下的路边、沟边湿地。

【中　药　名】萹蓄（地上部分）。

【功效主治】利尿通淋，杀虫止痒。主治热淋涩痛，小便短赤，虫积腹痛，皮肤湿疹，阴痒带下。

【采收加工】夏季叶茂盛时采收，除去根和杂质，晒干。

【用法用量】内服：煎汤，9～15 g；或入丸、散剂；或鲜品50～100 g捣汁。外用：适量，捣敷或煎水洗。

【用药经验】①痢疾：萹蓄15 g，煎甜酒喝。②蛔虫腹痛：萹蓄30 g，煨水服。③尿道炎，膀胱炎：鲜萹蓄60 g，鲜车前草30 g，捣烂取汁，每日分2次服。④黄疸：鲜萹蓄30～60 g，黄蚬250 g，水煎后当茶饮。

绒毛钟花蓼 *Polygonum campanulatum* Hook. f. var. *fulvidum* Hook. f.

【形态特征】多年生草本，高50～90 cm。茎分枝，平卧或斜生，无毛或上部被短绒毛，节上生不定根。叶互生，叶片长卵形或宽披针形，长7.5～12 cm，宽2.5～5 cm，先端渐尖或尾尖，基部宽楔形或近圆形，下面密生黄褐色绒毛；叶柄长0.7～1 cm；托叶鞘筒状，被柔毛。花序圆锥状，花小，顶生或腋生；花序轴密被柔毛，苞片长卵形，无毛，顶端急尖；花被钟形，5深裂，淡红色或白色；雄蕊8，雌蕊1，子房三棱形。瘦果宽椭圆形，灰白色，具3棱，包于宿存花被内。花期7～9月，果期9～10月。

【分布与生境】梵净山地区资源分布的代表区域：炕药洞、叫花洞、漆树坪、金竹坪等地。生于海拔1000～2200 m的林缘、路旁。

【中　药　名】绒毛钟花蓼（全草）。

【功效主治】清热解毒，活血散瘀，止血。主治疮肿，阴疽，瘰疬，毒蛇咬伤，牙痛，中暑，痢疾，跌打损伤，外伤出血。

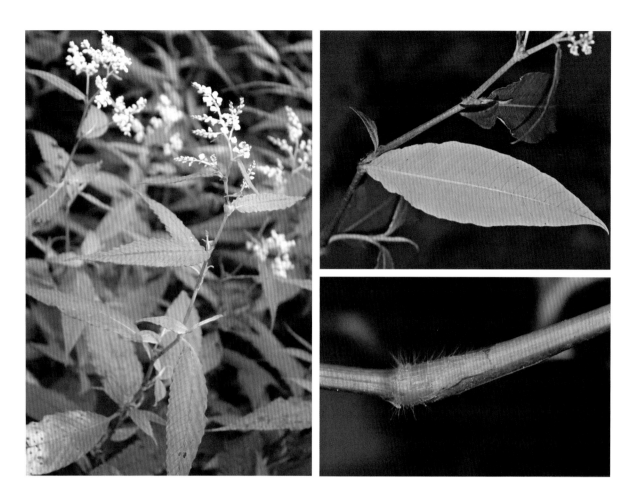

【采收加工】夏、秋季花期采收，鲜用或晒干。

【用法用量】内服：煎汤，9～15 g；或绞汁服。外用：适量，鲜品捣敷。

头花蓼 *Polygonum capitatum* Buch.-Ham. ex D. Don Prodr.

【别　　名】雷公须、火眼丹（《贵州草药》），绣球草、小红草（《云南中草药选》），太阳草（《云南中草药》），石辣蓼（《广西本草选编》），水绣球（《昆明民间常用草药》）。

【形态特征】多年生草本。茎匍匐，丛生，表面红色，基部木质化，先端斜升向上，节部生根，节处着生柔毛。叶互生，椭圆形或卵形，长1.5～3 cm，宽1～2.5 cm，先端急尖，基部楔形，全缘，具腺毛；叶柄基部具耳，包茎；托叶鞘状，先端截形。头状花序直立，近球形，单生或成对，顶生；苞片长卵形；花被淡红色，5深裂，裂片椭圆

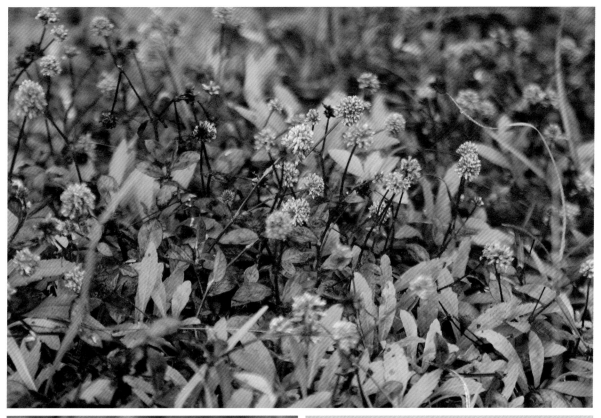

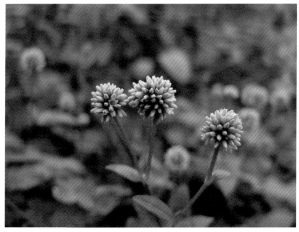

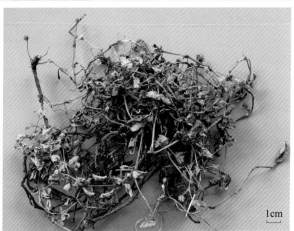

形，先端略钝；雄蕊8，比花被短；子房上位，花柱3，柱头头状。瘦果包于宿存花被内，长卵形，具3棱。花期6～9月，果期8～10月。

【分布与生境】梵净山地区资源分布的代表区域：黑湾河、鱼坳、万宝岩、护国寺、张家坝、冷家坝、牛角洞、芭蕉湾等地。生于海拔750 m以下的山坡林缘、山谷路旁或田边。

【中　药　名】石荞草（全草）。

【功效主治】清热利湿，活血止痛。主治痢疾，肾盂肾炎，膀胱炎，尿路结石，风湿痛，跌打损伤，疖腮，疮疡，湿疹。

【采收加工】全年可采收全草，割取地上，晒干或鲜用。

【用法用量】内服：15～30 g，水煎服。外用：适量，捣敷，煎水洗；或熬膏涂。

【用药经验】①痢疾：石莽草30 g，地榆15 g，水煎服。②肾盂肾炎，尿道结石：石莽草30 g，萹蓄、金钱草（过路黄）各15 g，水煎服。③膀胱炎：石莽草15 g，车前子、凤尾蕨各10 g，水煎服。

火炭母 *Polygonum chinense* L.

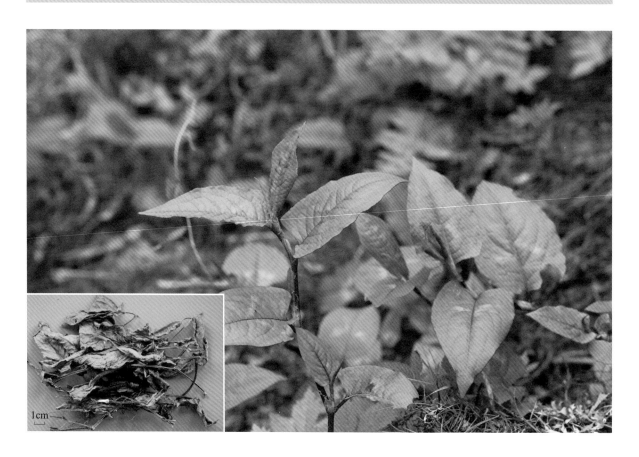

1cm

【别　　名】火炭毛（《生草药性备要》），乌炭子（《植物名实图考》），运药（《分类草药性》），黄鳝藤（《四川中药志》），白饭草（《广东中草药》）。

【形态特征】多年生草本，长0.5～1 m。茎斜卧地面或依附而上，茎直立，通常无毛，具纵棱，多分枝，斜上。叶互生，有柄，叶片卵形或长卵形，长4～10 cm，宽2～4 cm，顶端渐尖，基部截形、楔形或宽心形，并向下延伸至叶柄，边缘全缘，两面无毛，有时下面沿叶脉疏生短柔毛，下部叶具叶柄；叶柄短，基部有草质耳状片，通常早落；托叶鞘膜质，斜截形。头状花序顶生，排列成伞房花序或圆锥花序状；花序轴被腺毛；苞片膜质，卵形，无毛；花被片5深裂，白色或淡红色，裂片在花、果期稍增大，并呈肉质；雄蕊8；子房上位，花柱3裂。瘦果宽卵形，有3棱，黑色，无光泽，包于宿存的花被内。花期7~9月，果期8~10月。

【分布与生境】梵净山地区资源分布的代表区域：叫花洞、万宝岩、回香坪、艾家坝等地。生于海拔650~2200 m的林缘、路旁湿地。

【中　药　名】火炭母草（地上部分），火炭母草根（根）。

【功 效 主 治】■火炭母草　清热利湿，凉血解毒，平肝明目，活血舒筋。主治痢疾，肠炎，泄泻，肝炎，咽喉肿痛，眩晕耳鸣，白喉，肺热咳嗽，百日咳，湿疹，跌打损伤。

　　　　　　　■火炭母草根　补益脾肾，平降肝阳，清热解毒，活血消肿。主治体虚乏力，耳鸣耳聋，头目眩晕，白带异常，乳痈，肺痈，跌打损伤。

【采 收 加 工】■火炭母草　夏、秋季采收，鲜用或切段晒干。

　　　　　　　■火炭母草根　夏、秋采收，除去杂质，鲜用或晒干。

【用 法 用 量】■火炭母草　内服：煎汤，9~15 g，鲜品30~60 g。外用：适量，捣敷；或煎水洗。

　　　　　　　■火炭母草根　内服：煎汤，9~15 g。外用：适量，研末调敷。

【用 药 经 验】①高血压：火炭母草、昏鸡头、臭牡丹根、夏枯草各30 g，土牛膝15 g，钩藤20 g，水煎服。②痢疾，肠炎，消化不良：火炭母草、小凤尾、布渣叶各18 g，水煎服。

水　蓼　*Polygonum hydropiper* L.

【别　　　　名】辣蓼草（《本草求原》），红蓼子草（《重庆草药》），水红花（《云南中草药》），水辣蓼（《浙江民间常用草药》）。

【形 态 特 征】一年生草本，高40~70 cm。茎直立，多分枝，无毛，节部膨大。叶披针形或椭圆状披针形，长4~8 cm，宽0.5~2.5 cm，顶端渐尖，基部楔形，边缘全缘，具缘毛，两面无毛，被褐色小点，有时沿中脉具短硬伏毛，具辛辣味，叶腋具闭花受精花；托叶鞘筒状，膜质，褐色，长1~1.5 cm，疏生短硬伏毛，顶端截形，具短缘毛，通常托叶鞘内藏有花簇。总状花序呈穗状，顶生或腋生，长3~8 cm，通常下垂，花稀疏，下部间断；苞片漏斗状，绿色，边缘膜质，疏生短缘毛，每苞内具3~5花；花梗比苞片长；花被5深裂，稀4裂，绿色，上部白色或淡红色，被黄褐色透明腺点，花被片椭圆形；雄蕊6，稀8，比花被短；花柱2~3，柱头头状。瘦果卵

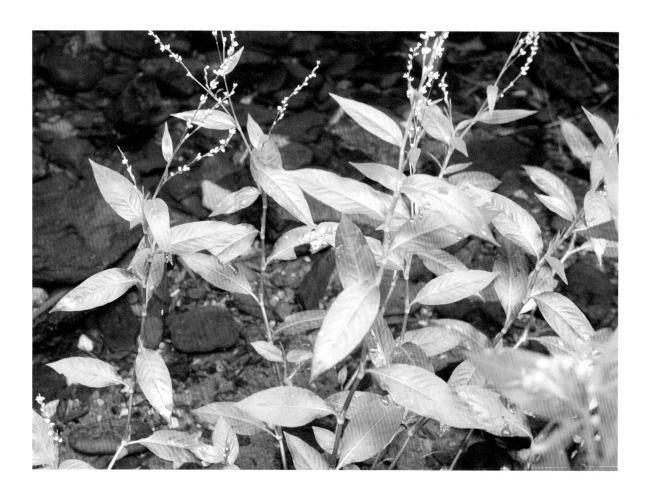

形，双凸镜状或具3棱，密被小点，黑褐色，无光泽，包于宿存花被内。花期5~9月，果期6~10月。

【分布与生境】梵净山地区资源分布的代表区域：郭家沟、张家坝等地。生于海拔500~800 m的田边、路旁潮湿处。

【中药名】水蓼（地上部分），水蓼根（根）。

【功效主治】■水蓼　行滞华湿，散瘀止血，祛风止痒，解毒。

　　　　　　■水蓼根　活血调经，健脾利湿，解毒消肿。

【采收加工】■水蓼　7~8月花期割取地上部分，晒干或鲜用。

　　　　　　■水蓼根　秋季开花时采挖，洗净，鲜用或晒干。

【用法用量】■水蓼　内服：煎汤，15~30 g，鲜品30~60 g；或捣汁。外用：适量，煎水洗或捣敷。

　　　　　　■水蓼根　内服：煎汤，15~20 g；或泡酒。外用：鲜品适量，捣敷或煎水洗。

【用药经验】①月经不调：水蓼根30 g，当归15 g。泡酒服。②绞肠痧：水蓼根15 g。煎水服。

尼泊尔蓼 *Polygonum nepalense* Meisn.

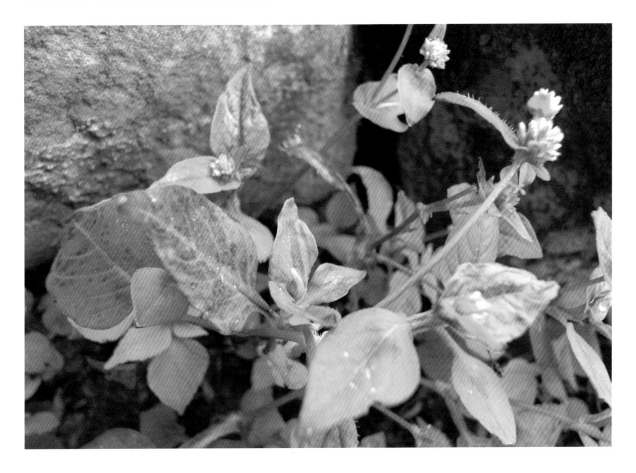

【别　　名】小猫眼、猫儿眼睛、野荞子（《四川常用中草药》），野荞菜（《贵州中草药名录》），头状蓼（《长白山植物药志》）。

【形 态 特 征】一年生草本。茎外倾或斜上，自基部多分枝，无毛或在节部疏生腺毛，高20～40 cm。茎下部叶卵形或三角状卵形，长3～5 cm，宽2～4 cm，先端急尖，基部宽楔形，沿叶柄下延成翅，两面疏被刺毛，茎上部较小；叶柄长1～3 cm，或近无柄，抱茎；托叶鞘筒状，膜质，淡褐色，先端斜截形，无缘毛，基部具刺毛。花序头状，顶生或腋生，基部常具1叶状苞片，花序梗细长；苞片卵状椭圆形，每苞内具1花；花被通常4裂，淡紫红色或白色，花被片长圆形，顶端圆钝；雄蕊5～6，与花被近等长，花药暗紫色；花柱2，下部合生，柱头头状。瘦果宽卵形，双凸镜状包于宿存花被内。花期5～8月，果期7～10月。

【分布与生境】梵净山地区资源分布的代表区域：铜矿厂、芭蕉湾、马槽河、雀子坳等地。生于海拔500～850 m的林缘、山谷路旁。

【中药名】尼泊尔蓼（全草）。

【功效主治】清热解毒，除湿通络。主治咽喉肿痛，目赤，牙龈肿痛，风湿痹痛，关节疼痛，红白痢疾。

【采收加工】夏季采收全草，除去杂质，洗净，切段，晒干或鲜用。

【用法用量】内服：煎汤，9～15 g。外用：适量，鲜品捣敷。

红 蓼 *Polygonum orientale* L.

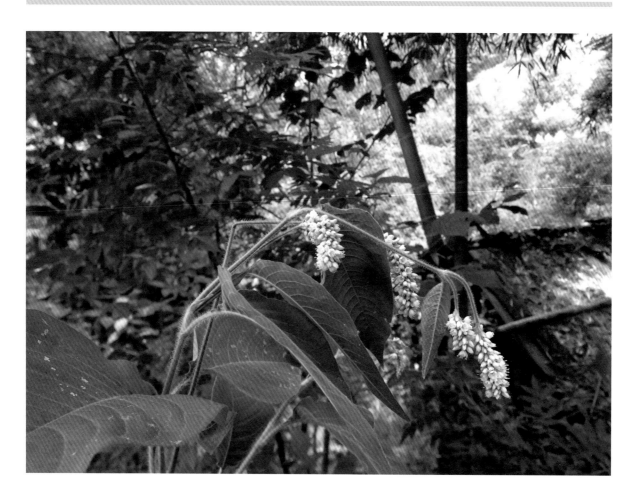

【别　　名】大蓼（《本草拾遗》），水红（《本草图经》），白水荭苗（《救荒本草》），蓼草（《滇南本草》），东方蓼（《中国药用植物志》）。

【形态特征】一年生草本。茎直立，粗壮，高1～2 m，上部多分枝，密被开展的长柔毛及短伏毛。叶片宽椭圆形或卵状披针形，长10～20 cm，宽5～12 cm，顶端渐尖，基部圆形，边缘密生缘毛，两面密生短柔毛，叶脉上密生长柔毛；叶柄长2～7 cm，具开展的长柔毛；托叶鞘筒状，先端具草质叶状翅，长1～2 cm，具长缘毛。总状花序呈穗状，顶生或腋生，长3～8 cm，花紧密，微下垂，通常数个再组成圆锥状；苞片宽漏斗状，每苞内具3～5花；花梗比苞片长；花被5深裂，淡红色或白色；花被片椭圆形；雄蕊7，比花被长。瘦果近扁圆形，双凹，黑褐色，有光泽，包于宿存花被内。花期6～8月，果期8～10月。

【分布与生境】梵净山地区资源分布的代表区域：马槽河、艾家坝等地。生于海拔700 m以下沟边湿地及村边路旁，常有栽培。

【中 药 名】荭草（茎叶），荭草花（花序），水红花子（果实）。

【功 效 主 治】■荭草 祛风除湿，清热解毒，活血，截疟。主治风湿痹痛，痢疾，水肿，痈疮疔疖，蛇虫咬伤，跌打损伤等症。

■荭草花 行气活血，消积，止痛。主治头痛，心胃气痛，小儿疳积。

■水红花子 活血消积，健脾利湿，清热解毒，明目。主治胃脘痛，食少腹胀，火眼，痈肿、瘰疬、水臌。

【采 收 加 工】■荭草 晚秋霜后，采割茎叶，洗净，茎切成小段，晒干；置通风处阴干。

■荭草花 夏季开花时采收，鲜用或晒干。

■水红花子 秋季果实成熟时采收，打下果实，除去杂质，晒干。

【用 法 用 量】■荭草 内服：煎汤，9～15 g，研末或浸酒。外用：适量，研末或捣敷；或煎汁服。

■荭草花 内服：煎汤，3～6 g，研末、熬膏或浸酒。外用：适量，熬膏贴。

■水红花子 内服：煎汤，3～10 g，研末、熬膏或浸酒。外用：适量，熬膏或捣烂敷。

【用 药 经 验】①上吐下泻：荭草花9～15 g，煎水服。②风湿关节痛：鲜荭草60 g，鲜鹅不食草15 g，水煎服。③水肿：荭草、三白草各20 g，通草根10 g，水煎服。④头痛：水红花子研末，每次吞服3 g。

杠板归 *Polygonum perfoliatum* L.

【别 名】倒金钩、烙铁草（《本草纲目拾遗》），刺犁头（《植物名实图考》），虎舌草（《天宝本草》），刺酸浆（《贵州民间方药集》），蛇倒退（《贵阳民间药草》）。

【形态特征】一年生草本。茎攀缘，多分枝，具纵棱，沿棱具稀疏的倒生皮刺。叶三角形，长3～7 cm，宽2～5 cm，顶端钝或微尖，基部截形或微心形，下面沿叶脉疏生皮刺。

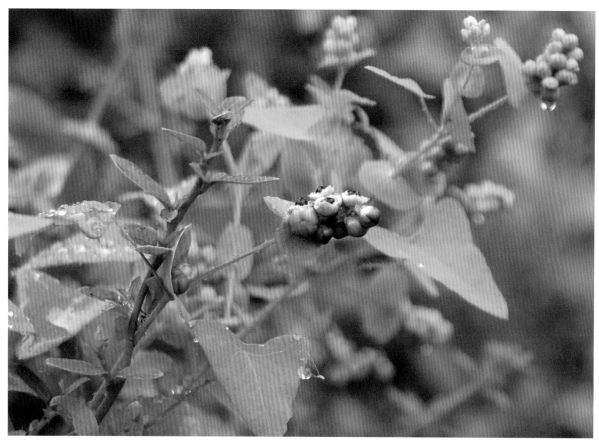

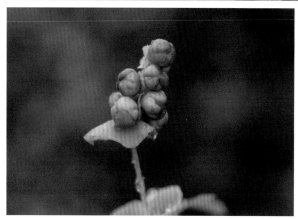

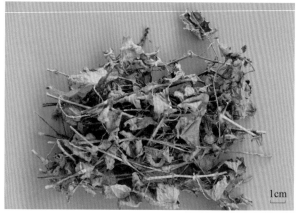

1cm

叶柄与叶片近等长，具倒生皮刺，盾状着生于叶片的近基部。总状花序呈短穗状，
不分枝顶生或腋生，长1~3 cm。苞片卵圆形，每苞片内具花2~4朵。花被5深裂，
白色或淡红色，花被片果时增大，呈肉质，深蓝色。瘦果球形，黑色，有光泽，包
于宿存花被内。花期6~8月，果期7~10月。

【分布与生境】梵净山地区资源分布的代表区域：芙蓉坝、盘溪、马槽河、冷家坝等地。生于海拔
850 m以下的田边、路旁、山谷湿地。

【中　药　名】杠板归（全草），杠板归根（根）。

【功效主治】■ 杠板归　清热解毒，利水消肿，散瘀止血。主治疮痈，乳腺炎，感冒发热，黄水
　　　　　　　　疮，水肿，跌打肿痛，便血，蛇虫咬伤等症。

　　　　　　　■ 杠板归根　解毒消肿。主治对口疮，痔疮，肛瘘。

【采收加工】■ 杠板归　夏、秋季采收，割取地上部分，洗净，切段，晒干或鲜用。

　　　　　　　■ 杠板归根　夏季采挖，除净泥土，鲜用或晒干。

【用法用量】■ 杠板归　内服：10 ~ 15 g，煎水服，鲜品20 ~ 45 g。外用：捣敷；或研末调敷；或
　　　　　　　　煎水熏洗。

　　　　　　　■ 杠板归根　内服：煎汤，9 ~ 15 g，鲜品15 ~ 30 g。外用：适量，捣敷。

【用药经验】①发热：杠板归、白毛夏枯草（筋骨草）各适量，水煎服。②黄水疮，皮肤湿疹：
　　　　　　　杠板归适量，水煎洗患处。③瘰疬：杠板归、螺蛳、绞兰菜、海金沙、魔芋、松木
　　　　　　　各适量，捣烂，敷患处。④痈肿：鲜杠板归60 ~ 90 g，水煎，调黄酒服。⑤疮毒，
　　　　　　　湿疹：杠板归适量，水煎浸洗。⑥毒蛇咬伤：杠板归，适量捣烂敷患处。

丛枝蓼 *Polygonum posumbu* Buch.-Ham. ex D. Don.

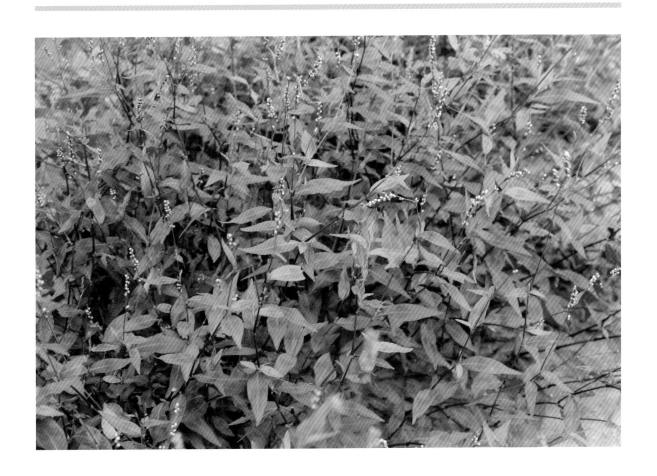

【形态特征】一年生草本，高30～70 cm。茎细弱，基部平卧或斜升，下部多分枝，无毛。叶互生，叶片卵形或卵状披针形，长3～8 cm，宽1～3 cm，顶端尾尖，基部宽楔形，两面及叶缘均有伏毛，边缘具缘毛；托叶鞘短筒状，疏生硬伏毛，顶端截形，缘毛粗壮；叶柄具硬伏毛。总状花序呈穗状，顶生或腋生，花穗纤细，长5～10 cm，具稀疏的小花；苞片漏斗形，无毛，淡绿色，每苞片内含3～4朵花；花被淡红色，5深裂；雄蕊8枚；花柱3枚，下部合生。瘦果卵形，黑褐色，有光泽，包于宿存花被内。花期6～9月，果期7～10月。

【分布与生境】梵净山地区资源分布的代表区域：张家坝、芙蓉坝、徐家沟等地。生于海拔700 m以下的林缘、路旁。

【中药名】丛枝蓼（全草）。

【功效主治】清热燥湿，健脾消疳，活血调经，解毒消肿。主治泄泻，痢疾，疳积，月经不调，湿疹，脚癣，毒蛇咬伤。

【采收加工】夏、秋季生长最旺盛时采割，除去杂质，鲜用或晒干。

【用法用量】内服：煎汤，9～15 g，鲜品15～30 g。外用：适量，捣敷或煎水洗。

【用药经验】①毒蛇咬伤：丛枝蓼60～90 g，东风菜根30 g，水煎服，并以渣捣烂敷（留伤口不敷）。②湿疹、脚癣：丛枝蓼水浸或洗。

赤胫散 *Polygonum runcinatum* Buch.-Ham. ex D. Don var. *sinense* Hemsl.

【别名】土竭力（《植物名实图考》），花扁担（《贵州民间方药集》），红皂药（《民间常用草药汇编》），红泽兰（《贵州民间药物》），田枯七（《湖南药物志》）。

【形态特征】一年生或多年生草本，高30～50 cm。茎直立或斜上升，略有分枝，紫色，有节及细柔毛。叶互生，叶片卵形或三角状卵形，长5～8 cm，宽3～5 cm，顶生裂片较大，三角状卵形，先端渐尖，基部通常具1对裂片，两面无毛或疏生短糙伏毛；叶柄长1～2 cm，通常近基部有草质耳状片，上部叶近无柄；托叶鞘膜质，筒状。头状花序，小型，数个再集成圆锥状，通常数个生于枝顶端；花被片5裂，裂片卵形，先端钝圆，白色或粉红色；雄蕊8枚；雌蕊1，子房上位，卵圆形。瘦果卵圆形，具3棱，黑褐色有细点。花期6～7月，果期7～8月。

【分布与生境】梵净山地区资源分布的代表区域：洼溪河、密麻树、艾家坝等地。生于海拔850 m以下的林缘潮湿处。

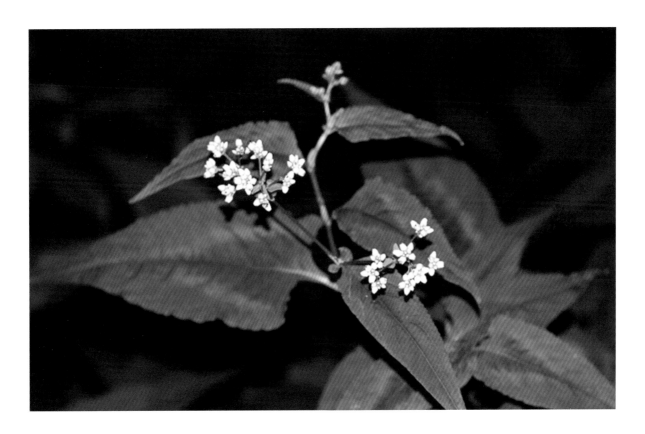

【中 药 名】赤胫散（全草）。

【功 效 主 治】清热解毒，活血消肿。主治痢疾，白带异常，血热头痛，崩漏，经闭、乳痈疮疖，跌打损伤、毒蛇咬伤等。

【采 收 加 工】夏、秋季采收，扎把晒干或鲜用。

【用 法 用 量】内服：煎汤，9～15 g，鲜品15～30 g；或泡酒。外用：适量，鲜品捣敷；或研末调敷；或醋磨搽；或煎水熏洗。

【用 药 经 验】①跌打损伤：赤胫散适量，捣烂包患处。②胃痛：赤胫散10 g，毛血藤15 g，煎水服。③烧伤：赤胫散适量，研末，撒于烧伤处，或调茶油外敷。

刺 蓼 *Polygonum senticosum* (Meisn.) Franch. et Sav.

【别 名】蛇不钻（《湖南药物志》），南蛇草（《甘肃中草药手册》），猫舌草（《全国中草药汇编》），蛇倒退（《贵州中草药名录》）。

【形 态 特 征】多年生草本，茎攀缘，长1～1.5 m，多分枝，被短柔毛，沿棱具倒生皮刺。叶片三角形，长4～8 cm，宽2～7 cm，顶端急尖或渐尖，基部戟形，两面被短柔毛，下面沿叶

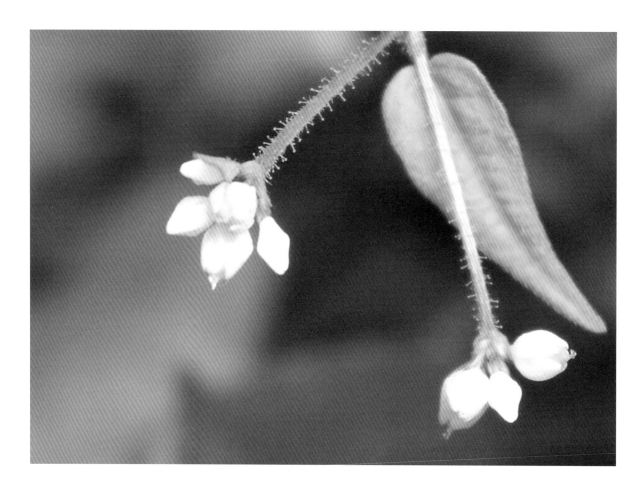

脉具倒生皮刺，边缘具缘毛；叶柄粗壮，长2~7 cm，具倒生皮刺；托叶鞘筒状，边缘具叶状翅，草质，绿色，具短缘毛。花序头状，顶生或腋生，花序梗分枝，密被短腺毛；苞片长卵形，边缘膜质，具短缘毛，每苞内具花2~3朵；花梗粗壮，比苞片短；花被5深裂，淡红色，花被片椭圆形；雄蕊8，成2轮。瘦果近球形，微具3棱，包于宿存花被内。花期6~7月，果期7~9月。

【分布与生境】梵净山地区资源分布的代表区域：鱼坳、漆树坪、马槽河等地。生于海拔900 m以下的疏林、林缘潮湿处。

【中　药　名】廊茵（全草）

【功效主治】清热解毒，散瘀消肿，利湿止痒。主治痈疮疔疖，毒蛇咬伤，湿疹，黄水疮，带状疱疹，跌打损伤，内痔外痔。

【采收加工】夏、秋季采收，洗净，鲜用或晒干。

【用法用量】内服：煎汤，15~30 g；研末，1.5~3 g。外用：适量，鲜品捣敷；或榨汁涂；或煎水洗。

【用药经验】①顽固性痈疗：廊茵全草煎水洗。②婴儿胎毒：廊茵全草煎水洗。③毒蛇咬伤，跌打损伤：廊茵叶捣烂敷伤处。

支柱蓼 *Polygonum suffultum* Maxim.

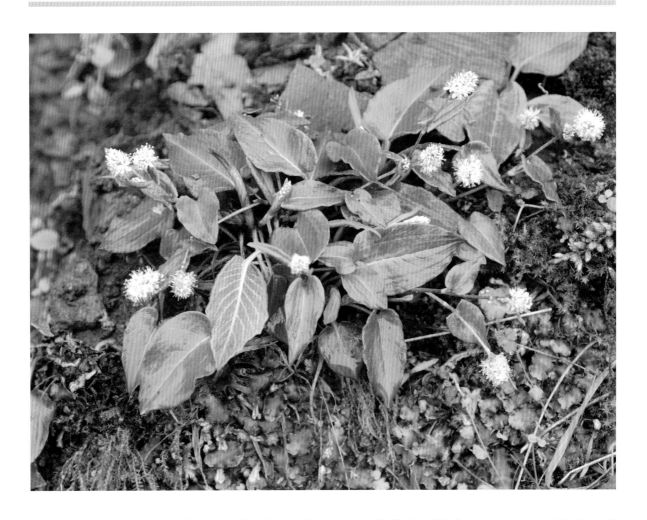

【别　　　名】钮子七（《四川中药志》），算盘七（《贵州民间药物》），血三七（《天目山药用植物志》），九节犁（《陕西中草药》），盘龙七（《湖南药物志》）。

【形 态 特 征】多年生草本，高15～30 cm。根状茎粗壮，通常呈念珠状，黑褐色，茎直立或斜上，细弱，上部分枝或不分枝，通常数条自根状茎发，高10～40 cm。基生叶卵形或长卵形，纸质，长5～12 cm，宽3～6 cm，先端渐尖，基部心形，全缘，下面有时为紫红色；叶柄长4～15 cm；茎生叶卵形，具短柄，最上部的叶无柄，抱茎；托叶鞘膜质，褐色，长2～4 cm，偏斜，每苞内具2～4多花。穗状花序，顶生或腋生，总轴长1～2 cm；小花白色；花梗短小，基部具小苞片；花被5深裂，长椭圆形；雄蕊8，花丝线形；子房上位，呈三角状，花柱3枚，柱头头状。瘦果宽椭圆形，有3锐棱，黄褐色，有光泽。花期6～7月，果期7～10月。

【分布与生境】梵净山地区资源分布的代表区域：炕药洞、滴水岩、九龙池等地。生于海拔
1700～2200 m的山坡路旁、林下潮湿处。

【中　药　名】红三七（根茎）。

【功效主治】止血止痛，活血调经，除湿清热。主治跌打伤痛，外伤出血，吐血，便血，崩漏，
月经不调，赤白带下，湿热下痢，痈疮。

【采收加工】秋季采挖根茎，除去须根及杂质，晾干。

【用法用量】内服：煎汤，9～15 g；研末，6～9 g；或浸酒。外用：适量，研末调敷。

【用药经验】①胃痛：红三七9～12 g，捣碎，温开水送服。②劳伤瘀血：红三七15 g，白酒120 g，
煎服。③红白痢：红三七6 g，红茶花、野薏苡根各3 g，水煎兑红糖服，日服3次。
④脱肛：红三七9 g，羊奶奶根15 g，水煎服。

戟叶蓼 *Polygonum thunbergii* Sieb. et Zucc.

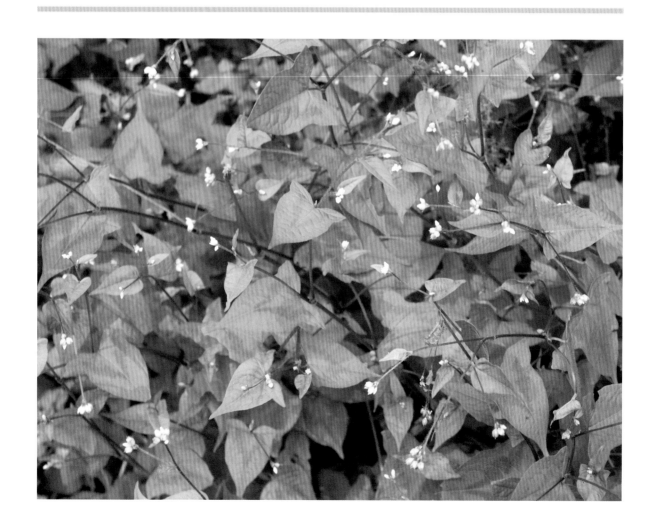

【别　　　名】凹叶蓼、藏氏蓼（《湖南药物志》），火烫草（《湖南省中药资源名录》），水犁壁草（《台湾药用植物志》）。

【形 态 特 征】一年生草本。茎直立或上升，具纵棱，沿棱具倒生皮刺，基部外倾，节部生根，高30～90 cm。叶戟形，长4～8 cm，宽2～4 cm，顶端渐尖，基部截形或近心形，两面疏生刺毛，极少具稀疏的星状毛，边缘具短缘毛，中部裂片卵形或宽卵形，侧生裂片较小，卵形，叶柄长2～5 cm，具倒生皮刺，通常具狭翅；托叶鞘膜质，边缘具叶状翅，翅近全缘，具粗缘毛。花序头状，顶生或腋生，分枝，花序梗具腺毛及短柔毛；苞片披针形，顶端渐尖，边缘具缘毛，每苞内具2～3花；花梗无毛，比苞片短，花被5深裂，淡红色或白色，花被片椭圆形；雄蕊8，成2轮，比花被短；花柱3，中下部合生，柱头头状。瘦果宽卵形，具3棱，黄褐色，无光泽，包于宿存花被内。花期7～9月，果期8～10月。

【分布与生境】梵净山地区资源分布的代表区域：马槽河口、盘溪试验场等地。生于海拔500～850 m的草地、水边。

【中 　药 　名】水麻艻（全草）。

【功 效 主 治】祛风清热，活血止痛。主治风热头痛，咳嗽，干血痨，痧疹，痢疾，跌打伤痛。

【采 收 加 工】夏季采收，鲜用或晒干。

【用 法 用 量】内服：煎汤，9～15 g。外用：适量，研末调敷。

【用 药 经 验】①偏头风：水麻艻30 g，黄荆子30 g，共研末，酒调服。②湿热头痛：水麻艻30 g，石膏粉9 g，研末，酒调服。

酸　模　*Rumex acetosa* L.

【别　　　名】山大黄（《本草拾遗》），山羊蹄（《本草纲目》），牛耳大黄（《贵州民间方药集》），酸姜（《东北药用植物志》），鸡爪黄连（《浙江民间草药》）。

【形 态 特 征】多年生草本。根为须根。茎直立，高40～100 cm，常不分枝。基生叶和茎下部叶箭形，长3～12 cm，宽2～4 cm，顶端急尖或圆钝，基部裂片急尖，全缘或微波状；叶柄长2～10 cm；茎上部叶较小，具短叶柄或无柄；托叶鞘膜质，易破裂。花序狭圆锥状，顶生，分枝稀疏；花单性，雌雄异株；花梗中部具关节；花被片6，成2轮，雄花：内轮花被片椭圆形，雄蕊6；雌花：内轮花被片果时增大，近圆形，

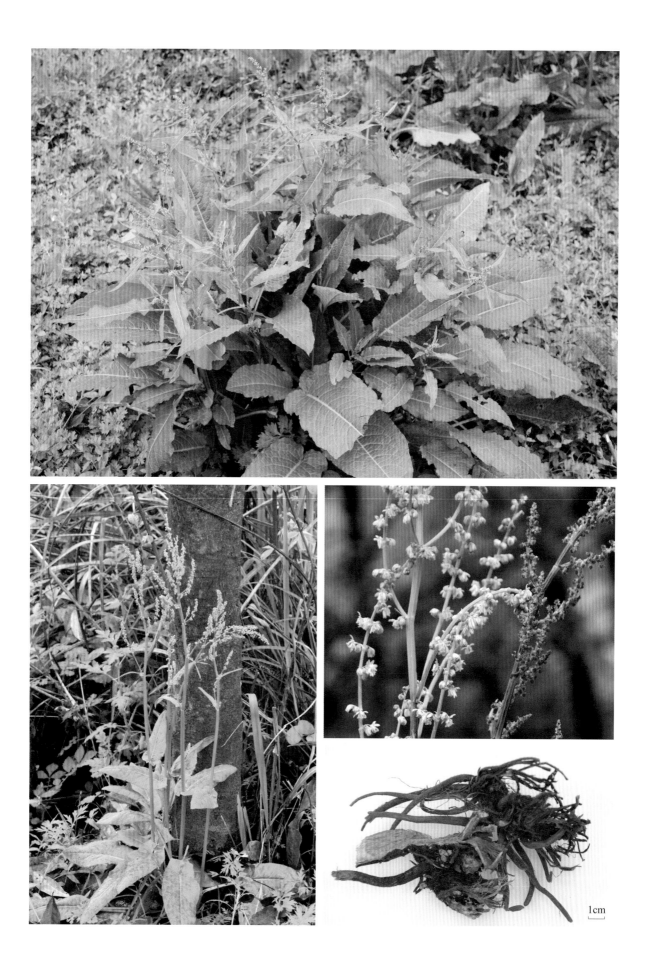

1cm

全缘，基部心形，外花被片椭圆形，反折。瘦果椭圆形，具3锐棱，两端尖，黑褐色，有光泽。花期5~7月，果期6~8月。

【分布与生境】梵净山地区资源分布的代表区域：黎家坝、洼溪河、六股坪等地。生于海拔700 m以下的林缘、路旁潮湿处。

【中 药 名】酸模（根），酸模叶（茎叶）。

【功效主治】■酸模 凉血止血，泻热通便，利尿，杀虫。主治吐血，便血，月经过多，热痢，目赤，便秘，小便不利，淋浊，恶疮，疥癣，湿疹。

　　　　　　■酸模叶 泻热通秘，利尿，凉血止血，解毒。主治便秘，小便不利，内痔出血，疮疡，丹毒，疥癣，湿疹，烫伤。

【采收加工】■酸模 夏季采收，洗净，鲜用或晒干。

　　　　　　■酸模叶 夏季采收，洗净，鲜用或晒干。

【用法用量】■酸模 内服：煎汤，9~15 g；或捣汁。外用：适量，捣敷。

　　　　　　■酸模叶 内服：煎汤，15~30 g。外用：适量，捣敷；或研末调涂。

【用药经验】小便不通：酸模9~12 g，水煎服。

尼泊尔酸模 *Rumex nepalensis* Spreng.

【别　　　名】土大黄（《滇南本草》），牛舌大黄（《植物名实图考》），野萝卜（《福建药物志》）。

【形态特征】多年生草本，高50~100 cm，根粗壮。茎直立，上部分枝。基生叶长圆状卵形，长10~15 cm，宽4~8 cm，先端急尖，基部心形，全缘，茎生叶卵状披针形。叶柄长3~10 cm，托叶鞘膜质，易破裂。圆锥花序生茎枝上部，花序轴有时有叶，花簇生，花梗短，中部以下有关节。花两性，花被片6，外轮花被片椭圆形，内轮花被片宽卵形，果期增大，先端钝，基部近截形，边缘有7~8对刺状齿，先端钩状弯曲，部分或全部花被片背面中下部有椭圆形小瘤。瘦果卵形，两端尖，褐色。花期4~5月，果期6~7月。

【分布与生境】梵净山地区资源分布的代表区域：郭家坝、张家坝、六股坪等地。生于海拔900 m以下的山坡路旁、林缘潮湿处。

【中 药 名】羊蹄根（根），羊蹄叶（叶），羊蹄实（果实）。

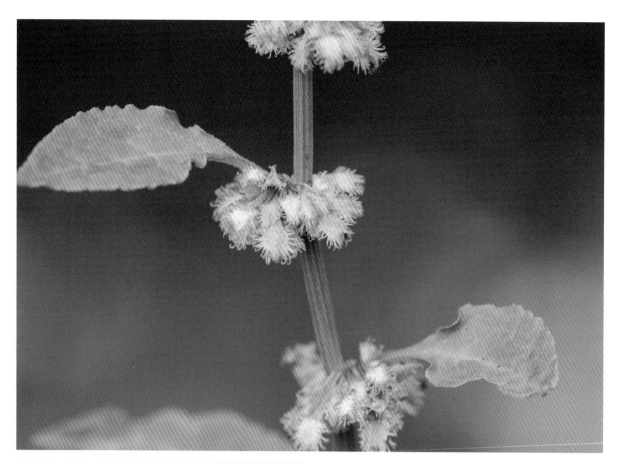

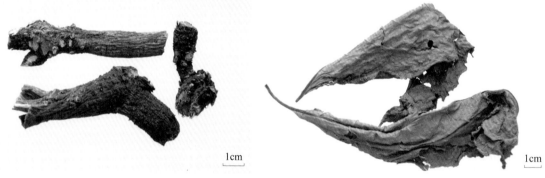

1cm   1cm

【功 效 主 治】■羊蹄根　清热，通便，利水，止血，杀虫。主治大便燥结，淋浊，黄疸，肠风，
　　　　　　　　功能失调性子宫出血，秃疮，疥癣，痈肿，跌打损伤等。

　　　　　　　■羊蹄叶　凉血止血，通便，解毒消肿，杀虫。主治肠风便血，便秘，小儿疳积，
　　　　　　　　痈疮肿毒，疥癣。

　　　　　　　■羊蹄实　凉血止血，通便。主治赤白杂痢。

【采 收 加 工】■羊蹄根　秋季采挖根，除去泥土和杂质，洗净晒干或鲜用。

　　　　　　　■羊蹄叶　夏季采割叶，晒干或鲜用。

　　　　　　　■羊蹄实　夏、秋季果实成熟时采摘，晒干。

【用法用量】■羊蹄根　内服：煎汤，9~15 g。外用：适量，捣敷，磨汁涂；或煎水洗。

　　　　　　■羊蹄叶　内服：煎汤，9~15 g。外用：捣敷；或煎水含漱。

　　　　　　■羊蹄实　内服：煎汤，3~6 g。

【用药经验】①痔疮：羊蹄根20 g，五倍子15 g，水煎坐浴。②淋巴结结核：羊蹄根、艾纳香、头晕药（柔毛路边青）各适量研末，用鸡蛋清调敷患处。③肾炎：羊蹄根、野青菜、马鞭草、茴香根、凤尾草、石韦、萹蓄各30 g，水煎服。④湿热黄疸：羊蹄根、五加皮各15 g，水煎服。

藜 科

藜
Chenopodium album L.

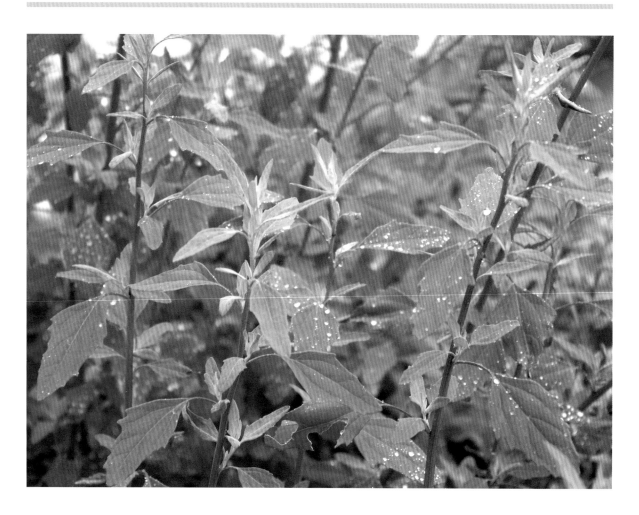

【别　　名】鹤顶草（《土宿本草》），红落藜（《救荒本草》），落藜（《本草纲目》），灰
　　　　　苋菜（《四川中药志》），灰菜（《山东中草药手册》）。

【形态特征】一年生草本，高30～150 cm。茎直立，粗壮，多分枝，具条棱及绿色或紫红色色
　　　　　条；枝条斜升或平展。叶片菱状卵形至宽披针形，长3～6 cm，宽2.5～5 cm，先端
　　　　　急尖或微钝，基部楔形至宽楔形，通常嫩叶无粉，有时嫩叶的上面有紫红色粉，下
　　　　　面多少有粉，边缘具不整齐锯齿；叶柄与叶片近等长，或为叶片长度的1/2。花两
　　　　　性，花簇于枝上部排列成或大或小的穗状圆锥状或圆锥状花序；花被裂片5，宽卵
　　　　　形至椭圆形，背面具纵隆脊，有粉，先端或微凹，边缘膜质；雄蕊5，花药伸出花

被，柱头2。果皮与种子贴生。种子横生，双凸镜状，边缘钝，黑色，有光泽，表面具浅沟纹。花、果期5～10月。

【分布与生境】梵净山地区资源分布的代表区域：艾家坝、张家坝、徐家沟等地。生于海拔500～800 m的路旁、田边或林缘。

【中　药　名】藜（全草）。

【功效主治】清热祛湿，解毒消肿，杀虫止痒。主治发热，咳嗽，痢疾，腹泻，腹痛，疝气，龋齿痛，疥癣，毒虫咬伤湿疮痒疹，毒虫咬伤。

【采收加工】春、夏季割取全草，除去杂质，鲜用或晒干。

【用法用量】内服：煎汤，15～30 g。外用：适量，煎水漱口；或熏洗；或捣敷。

【用药经验】①痢疾，泄泻：藜30 g，水煎服。②湿疹瘙痒：藜、野菊花等量，水煎熏洗。③毒虫咬伤：藜捣烂敷患处。